Chemie für Mediziner
Zeeck/Eick/Krone/Schröder

Zeeck

Chemie
für Mediziner

A. Zeeck, S. Eick, B. Krone und K. Schröder

4., korrigierte Auflage

Mit 87 Abbildungen

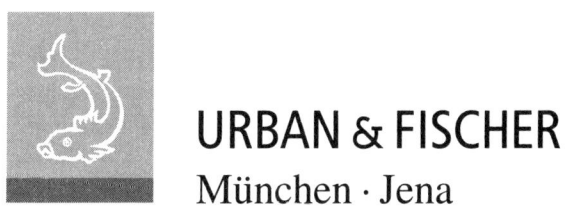

URBAN & FISCHER

München · Jena

Zuschriften und Kritik an:

Urban & Fischer, Lektorat für Medizinstudenten Frau Hennhöfer, Karlstraße 45, 80333 München

Anschriften der Verfasser:

Prof. Dr. Axel Zeeck, Institut für Organische Chemie der Universität Göttingen,
Tammannstr. 2, 37077 Göttingen

Dr. rer. nat. Susanne Eick, Emmericher Str. 208, 47533 Kleve

Dr. rer. nat. Dr. med. Bernd Krone, Zentrum Hygiene und Humangenetik,
Abt. Med. Mikrobiologie, Kreuzbergring 57, 37075 Göttingen

Dr. rer. nat. Karsten Schröder, Ev. Diakonissenanstalt,
Klinische Chemie/Zentrallabor, Gröpelinger Heerstr. 406/408, 28239 Bremen

Wichtiger Hinweis für den Benutzer

Die Erkenntnisse in der Medizin unterliegen laufendem Wandel durch Forschung und klinische Erfahrungen. Herausgeber und Autoren dieses Werkes haben große Sorgfalt darauf verwendet, daß die in diesem Werk gemachten therapeutischen Angaben (insbesondere hinsichtlich Indikation, Dosierung und unerwünschten Wirkungen) dem derzeitigen Wissensstand entsprechen. Das entbindet den Nutzer dieses Werkes aber nicht von der Verpflichtung, anhand der Beipackzettel zu verschreibender Präparate zu überprüfen, ob die dort gemachten Angaben von denen in diesem Buch abweichen und seine Verordnung in eigener Verantwortung zu treffen.

Die Deutsche Bibliothek – CIP-Einheitsaufnahme
Ein Titeldatensatz für diese Publikation ist bei
Der Deutschen Bibliothek erhältlich
ISBN 3-437-42440-8

1. Auflage 1990

Alle Rechte vorbehalten

4. Auflage April 2000

© 2000 Urban & Fischer Verlag München · Jena
00 01 02 03   5 4 3 2 1

Für Copyright in bezug auf das verwendete Bildmaterial siehe Abbildungsnachweis.

Um den Textfluß nicht zu stören, wurde bei Patienten und Berufsbezeichnungen die grammatikalisch maskuline Form gewählt. Selbstverständlich sind in diesen Fällen immer Frauen und Männer gemeint.

Planung: Dr. med. Dorothea Hennessen

Lektorat: Dipl.-Biol. Sabine Hennhöfer

Herstellung: Cornelia Reiter

Druck und Bindung: C. H. Beck'sche Buchdruckerei, Nördlingen

Umschlaggestaltung: prepress ulm GmbH, Ulm

Aktuelle Informationen finden Sie im Internet unter den Adressen:
Urban & Fischer: http://www.urbanfischer.de

Vorwort zur 4. Auflage

Die systematische Chemieausbildung soll aus dem Medizinstudium verbannt werden. Diese Pläne fallen in eine Zeit, wo in den Schulen bis zum Abitur immer weniger Chemie gelehrt wird. Die Wahrscheinlichkeit, daß zukünftige Ärztinnen und Ärzte zum Verständnis der Biochemie und für den Umgang mit Arzneimitteln noch über irgendein chemisches Basiswissen verfügen, tendiert dann gegen Null. Damit geht jeder/jedem in Klinik oder Praxis Tätigem ein Freiheitsgrad für das ärztliche Tun verloren. Sie wissen nicht mehr, was sie tun!

Um so mehr freut es uns, daß viele Studentinnen und Studenten erfolgreich mit unserem Buch gearbeitet haben. Wir vermitteln chemische Grundlagen, die ohne Vorkenntnisse verstanden werden können. Auch haben wir viele positive Rückkoppelungen erhalten, die uns bestätigen, daß wir angemessen auf die Biochemie und Pharmakologie vorbereiten. Bei der Durchsicht des Textes sind insbesondere in der *Allgemeinen Chemie* Fehler und Ungenauigkeiten beseitigt worden, ohne das Gesamtkonzept des Buches zu ändern. Für Fehlerhinweise und Verbesserungsvorschläge möchten wir uns bei vielen Leserinnen und Lesern bedanken.

Göttingen, im Februar 2000

Axel Zeeck
Susanne Eick
Bernd Krone
Karsten Schröder

Vorwort zur 1. Auflage

Der Naturforscher und Arzt *Paracelsus* (1493–1541) prägte die Begriffe „*Sal, Sulphur* und *Mercurius*", um die Prozesse zu beschreiben, die im Menschen wirken. Mit dem heutigen Wissen erkennt man chemische Substanzklassen, denen eine bestimmte, für die Eigenschaften verantwortliche Bindungsart zugrunde liegt: Im festen Salz (Sal) die Ionenbindung, im leicht verdampfbaren Schwefel (Sulphur) die Atombindung, im flüssigen Quecksilber (Mercurius) die Metallbindung. Paracelsus wollte seine medizinische Erfahrung jedoch nicht auf ein chemisches Lehrgebäude reduzieren. Er sah, daß auch der menschliche Gesamtorganismus Kräften ausgesetzt ist, die zur Verfestigung führen (Sal) oder aber zur Auflösung, zur Verflüchtigung (Sulphur). Dazwischen steht Mercurius, es sorgt für den Ausgleich. Wirken die drei Kräfte richtig zusammen, ist der Mensch gesund. Bei Störungen hat der Arzt die Aufgabe, durch seine Behandlung die Harmonie der Lebensprozesse wieder herzustellen. Dies gilt heute wie damals.

Vor dem Ganzen, das ein Arzt sehen sollte, ist ein Lehrbuch „Chemie für Mediziner" etwas Einseitiges. Es bereitet nicht unmittelbar auf ärztliches Handeln vor. Aus dem großen Themenkreis „Chemie" haben wir jedoch solche Passagen ausgewählt, die für die Mediziner bedeutsam sind. Chemiekenntnisse helfen dem Mediziner, die stoffbezogenen Lebensvorgänge und Arzneimittelwirkungen, die in späteren Studienabschnitten zu lernen sind, besser zu verstehen. Für die Leserin/ den Leser bleibt die Aufgabe, im Laufe des Studiums in der Zusammenschau verschiedener Teilfächer das Ganze zu erkennen und ärztliches Handeln daran zu orientieren.

Die Chemie hat ihre eigene Sprache, die bei der Beschreibung von Strukturen und Reaktionen einfacher Moleküle erlernt werden kann. Chemische Grundkenntnisse setzt dieses Buch nicht voraus. Da eine Sprache nicht nur Fakten vermittelt, sind die Themen in größere Gedankenzusammenhänge eingebettet. Dies schafft *Motivation* für das Lernen und hilft *Gedächtnisbrücken* bauen.

Für die Medizinstudenten in der Bundesrepublik geben die „Stoffgrundlagen für die schriftlichen ärztlichen Prüfungen" von 1988 (edition medizin, VCH Verlag, Weinheim 1988) den fachlichen Rahmen vor, den dieses Buch ausfüllt. An vielen Stellen wird der Übergang zur Biochemie hergestellt, ohne jedoch biochemischen Lehrbüchern vorgreifen zu wollen. Die einschlägigen Kapitel des Abschnitts „Chemie für Mediziner und Biochemie" im offiziellen Stoffkatalog sind im Anhang abgedruckt und mit Seitenhinweisen versehen.

Dieses Lehrbuch ist kein Repetitorium, das lediglich die offiziellen Stoffgrundlagen auswalzt. Eine zu knappe Darstellung von Fakten zwingt zum Auswendiglernen und wirkt eher einengend als anregend. Durch die sinngemäße Ergänzung und Einordnung der Themen wird jedoch zwangsläufig mehr vermittelt als für ein durchschnittliches Examen in der „Chemie für Mediziner" erforderlich ist. Durch die starke Gliederung des Textes, ein ausführliches Sachregister und das Verzeichnis „Inhalt der Stoffgrundlagen" ist sichergestellt, daß beim Wiederholen wichtige Themen für sich nachgearbeitet werden können. 343 Übungsaufgaben sollen das Verständnis vertiefen und der Selbstkontrolle dienen.

Dieses Buch ist für Medizinstudenten geschrieben worden, die Interesse für die Chemie mitbringen. Für Studentinnen/Studenten anderer Fächer mit Chemie als Nebenfach eignet es sich als Einführung, die durch Praktika und Seminare vertieft werden kann. Mit diesem Buch hoffen wir, eine Lücke zu schließen zwischen den zu „schmalen" Repetitorien und den vielen Büchern, die mehr für Chemie-Studenten geschrieben wurden. Anregungen und Kritik werden gern entgegengenommen.

Herrn Prof. Dr. E. Schwarzmann gilt unser Dank für die Durchsicht des Teils „Allgemeine Chemie". Frau Marianne Ressel danken wir für die unermüdliche Hilfe bei der Reinschrift des Manuskriptes. Dem Verlag sind wir für die gute Zusammenarbeit bei der Manuskriptdurchsicht und bei der Herstellung dieses Buches zu Dank verpflichtet.

Göttingen, im Sommer 1990

Axel Zeeck
Susanne Eick
Bernd Krone
Karsten Schröder

Inhalt

Vorwort V

Allgemeine Chemie 1

1 Atombau 3

    1.1   Elementarteilchen 3
    1.2   Aufbau eines Atoms 3
    1.3   Isotope (Nuklide) 4
    1.4   Elemente 5
    1.5   Atommasse, Stoffmenge Mol 6
    1.6   Aufbau der Elektronenhülle 7

        1.6.1   Allgemeines 7
        1.6.2   Quantenzahlen 7
        1.6.3   Elektronenkonfiguration 8
        1.6.4   Atomorbitale 10

    1.7   Aufgaben 12

2 Periodensystem der Elemente 13

    2.1   Übersicht und Historisches 13
    2.2   Beschreibung des Aufbaus 13
    2.3   Elektronenkonfiguration als Wegweiser 15
    2.4   Hauptgruppen- und Nebengruppenelemente 15
    2.5   Biochemisch und medizinisch wichtige Elemente 16
    2.6   Radioisotope (Radionuklide) 19
    2.7   Aufgaben 21

3 Grundtypen der chemischen Bindung . . . . , 23

    3.1   Oktettregel 23
    3.2   Metallische Bindung 23
    3.3   Ionenbindung 25

        3.3.1   Kationen 25
        3.3.2   Anionen 25
        3.3.3   Neigung zur Ionenbildung 25
        3.3.4   Atom- und Ionenradien 26
        3.3.5   Salze 27
        3.3.6   Namen wichtiger Ionen/Salze, Molberechnung 28

    3.4   Atombindung 29

        3.4.1   Schreibweise und Definitionen 29
        3.4.2   Moleküle 30
        3.4.3   Bindungslänge und Bindungsenergie 31
        3.4.4   Molekülorbitale 32
        3.4.5   Das Methan-Molekül 33

	3.4.6	C – C-Einfachbindungen	34
	3.4.7	Mehrfachbindungen	35
	3.4.8	Die polarisierte Atombindungen	37
	3.4.9	Dipolmoleküle	38
3.5		Aufgaben	40

4 Erscheinungsformen der Materie ... 41

4.1		Aggregatzustände	41
4.2		Gase	41
	4.2.1	Druck und Druckmessung	41
	4.2.2	Gasgesetze	43
4.3		Flüssigkeiten	44
	4.3.1	Allgemeine Eigenschaften	44
	4.3.2	Wasser und Wasserstoff-Brückenbindungen	45
4.4		Feststoffe	46
4.5		Phasenumwandlungen	47
4.6		Reine Stoffe und Stoffgemische	49
	4.6.1	Unterscheidungsmerkmale	49
	4.6.2	Homogen und heterogen	50
4.7		Aufgaben	51

5 Heterogene Gleichgewichte ... 53

5.1		Definition	53
5.2		Gesättigte Lösungen und Löslichkeit	53
5.3		Nernstsches Verteilungsgesetz	54
5.4		Henry-Daltonsches Gesetz	56
5.5		Adsorption an Oberflächen	56
5.6		Gleichgewichte in Gegenwart von Membranen	57
	5.6.1	Diffusion	57
	5.6.2	Dialyse	58
	5.6.3	Osmose	58
	5.6.4	Donnan-Gleichgewicht	60
5.7		Anwendung auf Trennverfahren	61
5.8		Aufgaben	66

6 Chemische Reaktionen ... 69

6.1		Definition	69
6.2		Chemische Gleichungen	69
6.3		Stöchiometrische Berechnungen	70
6.4		Chemisches Gleichgewicht (homogene Gleichgewichte)	73
6.5		Massenwirkungsgesetz	73
6.6		Energetik chemischer Reaktionen	74
	6.6.1	Allgemeines	74
	6.6.2	Reaktionswärme (= Reaktionsenthalpie)	75
	6.6.3	Reaktionsentropie	76
	6.6.4	Gibbs' freie Energie	76
	6.6.5	Gibbs' freie Energie und chemisches Gleichgewicht	78

6.7　Gekoppelte Reaktionen 79
6.8　Fließgleichgewichte 80
6.9　Aufgaben 81

7　Salzlösungen 83

7.1　Bedeutung 83
7.2　Dissoziation 83
7.3　Hydratation von Ionen 84
7.4　Lösungswärme 85
7.5　Löslichkeitsprodukt 86
7.6　Fällungs-Reaktionen 87
7.7　Elektrolyse 88
7.8　Aufgaben 89

8　Säuren und Basen 91

8.1　Einfache Unterscheidungsmerkmale 91
8.2　Säure/Base-Definitionen nach Brönsted 91
8.3　Konjugierte Säure/Base-Paare, Ampholyte 92
8.4　Eigendissoziation von Wasser, pH-Wert 95
8.5　Stärke von Säuren und Basen 97
8.6　Berechnung von pH-Werten 99
8.7　Messung von pH-Werten 101
8.8　Neutralisation 103
8.9　pH-Wert von Salzlösungen 103
8.10　Säure/Base-Titration 104

8.10.1　Titrationskurven 104
8.10.2　Gehaltsbestimmung 106

8.11　Pufferlösungen 107

8.11.1　Bedeutung für den Stoffwechsel 107
8.11.2　Puffersubstanzen und ihre Wirkung 107
8.11.3　Puffergleichung 108
8.11.4　Pufferkapazität 108
8.11.5　pH-Optimum und Pufferbereich 109
8.11.6　Phosphat-Puffer 110
8.11.7　Kohlensäure-Puffer 111

8.12　Aufgaben 113

9　Oxidation und Reduktion 115

9.1　Entstehen der Begriffe 115
9.2　Definitionen 115
9.3　Umkehrbarkeit von Redox-Teilprozessen 116
9.4　Elektronenfluß zwischen Redoxpaaren 117
9.5　Oxidationszahlen 118

9.5.1　Definition und Beispiele 118
9.5.2　Anwendung bei Redox-Reaktionen 119

9.6　Elektrochemische Zelle (Daniell-Element) 120
9.7　Elektromotorische Kraft (EMK) 122
9.8　Elektrodenpotentiale 123

9.9   Spannungsreihe 125
9.10   Nernstsche Gleichung 126
9.11   Redox- und Säure/Base-Reaktionen im Vergleich 127
9.12   pH-Abhängigkeit von Redoxpotentialen 127

       9.12.1 Beispiele 127
       9.12.2 pH-Bestimmung durch Potentialmessung 128

9.13   Knallgas-Reaktion und Atmungskette 130
9.14   Aufgaben 131

10   Metallkomplexe 133

10.1   Koordinative Bindung 133
10.2   Aufbau von Metallkomplexen 133
10.3   Chelatkomplexe 135
10.4   Reaktionen mit Metallkomplexen 137

       10.4.1 Liganden-Austauschreaktionen 137
       10.4.2 Stabilität von Metallkomplexen 137
       10.4.3 Chelat-Effekt 138

10.5   Durch Komplexbildung beeinflußte Eigenschaften von
       Metallionen 139
10.6   Biochemische und medizinische Bedeutung von
       Chelatkomplexen 140
10.7   Aufgaben 141

Organische Chemie

Zur Definition 145
Hinweise zur chemischen Bindung 146

11   Kohlenwasserstoffe 149

11.1   Alkane 149

       11.1.1 Summenformel und Struktur 149
       11.1.2 Nomenklatur 150
       11.1.3 Molekülmodelle 152
       11.1.4 Konformation 152
       11.1.5 Physikalische Eigenschaften 154
       11.1.6 Aufgaben 155

11.2   Cycloalkane 155

       11.2.1 Struktur 155
       11.2.2 Konformation des Cyclohexans 156
       11.2.3 Cyclohexanderivate 157
       11.2.4 Aufgaben 158

11.3   Reaktionen der Alkane 158

       11.3.1 Homolytischer/heterolytischer Bindungsbruch . . . 158
       11.3.2 Radikalische Halogenierung 159
       11.3.3 Alkylhalogenide 161
       11.3.4 Oxidation der Alkane 162
       11.3.5 Aufgaben 163

11.4   Alkene 163

	11.4.1	Nomenklatur	163
	11.4.2	Geometrische Isomerie	163
	11.4.3	Additions-Reaktionen	164

Addition von Chlorwasserstoff 165 · Addition von Wasser 166
Addition von Brom 167 · Addition von Wasserstoff 167

	11.4.4	Bildung von Alkenen durch Eliminierung	168
	11.4.5	Diene und Polyene	169
	11.4.6	Aufgaben	171
11.5	Aromaten	. . . .	171
	11.5.1	Molekülbau und Mesomerie des Benzols	172
	11.5.2	Reaktionen des Benzols	173
	11.5.3	Einzelschritte der elektrophilen aromatischen Substitution	174
	11.5.4	Aufgaben	175
11.6	Allgemeines zum Ablauf chemischer Reaktionen	176
	11.6.1	Energetik (= Thermodynamik) chemischer Reaktionen .	176
	11.6.2	Reaktionskinetik	177
	11.6.3	Katalyse	179
	11.6.4	Aufgaben	180

12 Verbindungen mit einfachen funktionellen Gruppen 183

12.1	Alkohole und Phenole	. . . .	183
	12.1.1	Allgemeines	183
	12.1.2	Klassifizierung und Nomenklatur	184
	12.1.3	Eigenschaften	185
	12.1.4	Mehrwertige Alkohole und Phenole	189
	12.1.5	Wichtige Alkohole	190
	12.1.6	Aufgaben	192
12.2	Ether	. . . .	193
	12.2.1	Nomenklatur und Eigenschaften	193
	12.2.2	Reaktionen	194
	12.2.3	Diethylether	195
	12.2.4	Aufgaben	195
12.3	Thioalkohole (Mercaptane)	. . . .	196
	12.3.1	Nomenklatur und Eigenschaften	196
	12.3.2	Reaktionen	196
	12.3.3	Aufgaben	198
12.4	Amine	. . . .	198
	12.4.1	Nomenklatur und Klassifizierung	198
	12.4.2	Basizität	199
	12.4.3	Salzbildung	199
	12.4.4	Wichtige Amine	200
	12.4.5	Aufgaben	200
12.5	Nucleophile Substitution	. . . .	201
	12.5.1	Begriffe und Beispiele	201
	12.5.2	S_N2- und S_N1-Reaktion	202
	12.5.3	Aufgaben	204

13 Carbonylverbindungen 205

13.1	Aldehyde und Ketone	. . . .	205
	13.1.1	Bau und Reaktionsverhalten der CO-Gruppe	205

13.1.2   Beispiele 206
13.1.3   Herstellung und Eigenschaften 207
13.1.4   Keto-Enol-Tautomerie 208
13.1.5   Addition von Wasser und Alkoholen 209
13.1.6   Addition primärer Amine 211
13.1.7   Reduktion 212
13.1.8   Aldol-Kondensation 213
13.1.9   Aufgaben 214

13.2   Chinone 215
       13.2.1   Aufgaben 217

13.3   Carbonsäuren 217
       13.3.1   Struktur und Nomenklatur 217
       13.3.2   Eigenschaften 219
       13.3.3   Salzbildung 220
       13.3.4   Carbonsäuren mit zusätzlichen funktionellen Gruppen . . 222
       13.3.5   Aufgaben 225

13.4   Carbonsäure-Derivate 226
       13.4.1   Allgemeines 226
       13.4.2   Carbonsäurechloride 227
       13.4.3   Carbonsäureanhydride 228
       13.4.4   Carbonsäureester 229
       13.4.5   Thioester 233
       13.4.6   Carbonsäureamide 233
       13.4.7   Aufgaben 235

13.5   Derivate anorganischer Säuren 235
       13.5.1   Kohlensäure und Harnstoff 236
       13.5.2   Phosphorsäure 237
       13.5.3   Schwefelsäure 240
       13.5.4   Freie Energie der Hydrolyse 240
       13.5.5   Aufgaben 242

14   Stereochemie 243

14.1   Verbindungen mit einem Chiralitätszentrum 243
       14.1.1   Grundbegriffe 243
       14.1.2   Enzymatische Reduktion, Stereoselektivität 244
       14.1.3   Schreibweise und Nomenklatur chiraler Verbindungen . . 246
       14.1.4   R,S-Nomenklatur 248

14.2   Verbindungen mit zwei Chiralitätszentren 249
       14.2.1   Enantiomere und Diastereomere 249
       14.2.2   Racemat-Trennung 250
       14.2.3   meso-Weinsäure 251

14.3   Zur Struktur organischer Moleküle 252
       14.3.1   Arten der Isomerie 252
       14.3.2   Konstitution, Konfiguration und Konformation . . . 253

14.4   Aufgaben 255

15   Aminosäuren und Peptide 257

15.1   Struktur einfacher Aminosäuren 257
15.2   Stereochemie 258
15.3   Säure/Base-Eigenschaften 259

15.3.1   Neutralform und Zwitter-Ion 259
15.3.2   Molekülform in Abhängigkeit vom pH-Wert, pK_S-Werte . 260
15.3.3   Chelat-Komplexe 260
15.3.4   Titrationskurve und Puffereigenschaften 261
15.3.5   Isoelektrischer Punkt 262
15.3.6   Decarboxylierung von Aminosäuren 264
15.3.7   Aufgaben 265

15.4   Einfache Derivate von Aminosäuren 265
15.5   Peptide 266

15.5.1   Peptidbindung und Primärstruktur (Sequenz) 266
15.5.2   Aufbau von Peptidketten 268
15.5.3   Abbau von Peptidketten 269
15.5.4   Aufgaben 270

15.6   Sekundärstruktur von Polypeptiden 270
15.7   Kräfte, die die Raumstruktur von Polypeptiden stabilisieren . . . 273
15.8   Insulin 275

16   Kohlenhydrate 277

16.1   Allgemeines 277
16.2   Monosaccharide 278

16.2.1   Nomenklatur und Stereochemie 278
16.2.2   Eigenschaften und Reaktionen 281
16.2.3   Bildung cyclischer Halbacetale, Haworth-Formel 282
16.2.4   Sesselform-Schreibweise der Pyranosen 285
16.2.5   Abgewandelte Monosaccharide 286
16.2.6   Glykoside 288
16.2.7   Aufgaben 290

16.3   Disaccharide 291
16.3 1   Aufgaben 294
16.4   Polysaccharide 294
16.4.1   Aufgaben 296
16.5   Glykolipide und Glykoproteine 297

17   Heterocyclen 299

17.1   Allgemeines 299
17.2   Fünfgliedrige Heterocyclen 299
17.3   Sechsgliedrige Heterocyclen 302
17.4   Mehrkernige Heterocyclen 304
17.5   Nukleinsäuren 305
17.6   Bausteine komplexer organischer Moleküle 307
17.7   Aufgaben 310

18   Spektroskopie organischer Verbindungen 313

18.1   Allgemeines 313
18.2   UV-Spektren 313
18.3   IR-Spektren 316
18.4   NMR-Spektren 317
18.5   Massenspektren 320

Anhang 323

        Stoffgrundlagen für die schriftlichen ärztlichen Prüfungen von 1988 . . . 325

Lösungen der Aufgaben 331

        Allgemeine Chemie 331
        Organische Chemie 341

Sachverzeichnis 355

Allgemeine Chemie

1. Atombau

1.1 Elementarteilchen

Die **Atome** sind die Bausteine der Materie. *Leukipp* und sein Schüler *Demokrit* kamen im 4. Jahrhundert vor Christus durch Gedankenexperimente zu dieser Einsicht. Sie waren der Meinung, daß sich die kleinsten Bausteine der Materie nicht mehr teilen lassen (gr. *atomos* = unteilbar). Dies erwies sich als unzutreffend. Heute wissen wir, daß man bei der Zerlegung von Atomen zahlreiche subatomare Partikel (= Elementarteilchen) nachweisen kann. Von diesen betrachten wir nur drei: **Protonen** (p^+), **Neutronen** (n) und **Elektronen** (e^-). Dies genügt, um die wichtigsten Eigenschaften der Atome und die wichtigsten Unterschiede zwischen verschiedenen Atomen zu verstehen. In der Atomphysik kennt man heute außerdem eine große Vielfalt von z. T. sehr kurzlebigen Elementarteilchen.

Die genannten Elementarteilchen lassen sich durch ihre *Ladung* und *Masse* charakterisieren (Tab. 1/1). Die Elementarladung beträgt absolut $-1,6 \cdot 10^{-19}$ C (= Coulomb) für ein Elektron und $+1,6 \cdot 10^{-19}$ C für ein Proton. Das Neutron ist ungeladen. Da jede meßbare Ladung ein ganzzahliges Vielfaches der Elementarladung ist, genügt es zur Verständigung, relative Ladungen ($-1/+1$) anzugeben.

Proton und Neutron haben ungefähr die gleiche Masse, ein Elektron besitzt nur etwa 1/2000 der Masse eines Protons. Die absoluten Massen in Gramm sind schwer zu handhaben, man verwendet deshalb relative Massen. Diese sind beim Proton und Neutron etwa gleich 1. Die Stellen hinter dem Komma ergeben sich, weil der Bezugspunkt, die **atomare Masseneinheit**, nicht das Proton oder das Neutron ist, sondern 1/12 der Masse eines Kohlenstoffatoms ^{12}C (s. Kap. 1.5).

Tab. 1/1. Ladung und Masse der drei wichtigsten Elementarteilchen

Name	Symbol	relative Ladung	relative Masse	absolute Masse (in g)
Proton	p^+	$+1$	1.0073	$1,6 \cdot 10^{-24}$
Neutron	n	0	1.0087	$1,6 \cdot 10^{-24}$
Elektron	e^-	-1	$5 \cdot 10^{-4}$	$9,1 \cdot 10^{-28}$

1.2 Aufbau eines Atoms

Jedes Atom besitzt einen **Atomkern**, in dem sich Protonen und Neutronen, auch **Nukleonen** genannt, befinden, und eine **Atomhülle**, in der sich **Elektronen** aufhalten. Der Atomkern ist positiv geladen und vereinigt nahezu die gesamte Masse eines Atoms in sich. Die Elektronen umgeben den Kern als Wolke negativer Ladung. Jedes Atom ist nach außen hin *neutral*.

Ein Atom hat einen *Durchmesser* von etwa 10^{-10} m (= 0,1 nm = 100 pm): Erst wenn man 10^8 Atome aneinanderreiht, ergibt sich eine Kette von 1 cm Länge. Der Atomkern hat nur einen Durchmesser von 10^{-15} m (= 1 fm, 1 Femto-Meter). Die Größenrelation von Gesamtatom zu Atomkern ist wie die einer großen Sporthalle zu einem Tischtennisball, es gibt also sehr viel Platz in einem Atom. Dieser Platz steht den Elektronen zur Verfügung, die bei einer dichten Atompackung, wie z.B. in einem Stück Metall, die Atomkerne auf Distanz halten. Um einen Eindruck von den atomaren Dimensionen zu erhalten, kann man

Tab. 1/2. Größen und Abstände in Mikro- und Makrokosmos

		m
Atomkern	Durchmesser	10^{-15}
Atom	Durchmesser	10^{-10}
Hämoglobin	Ausdehnung	10^{-8}
Zellkern	Durchmesser	10^{-6}
Erythrocyten	Durchmesser	10^{-5}
Mensch	Größe	1,7
Erde	Durchmesser	10^{7}
Sonne	Durchmesser	10^{9}
Erde–Sonne	Abstand	10^{11}
Weltall	Ausdehnung	10^{25}

Größen und Abstände in der Welt wie in Tabelle 1/2 vergleichen. Man erkennt, daß der *Mensch* ziemlich genau zwischen *Mikrokosmos* und *Makrokosmos* seinen Platz hat.

Der Atomkern ist positiv geladen. Die Summe der Protonen im Atomkern ergibt die sogenannte **Kernladungszahl** (KLZ). Ordnet man die Atome nach steigender KLZ, wird daraus gleichzeitig die **Ordnungszahl** (OZ) der Elemente. Das einfachste Atom ist das Wasserstoffatom (Elementsymbol H, es hat die Kernladungszahl 1 und damit auch die Ordnungszahl 1. Natriumatome (Na) haben die Kernladungszahl 11, Phosphoratome (P) 15, Uranatome (U) 92. Da Atome nach außen hin neutral sind, wird die Ladung eines Atomkerns durch die entsprechende Anzahl Elektronen in der Umgebung des Atomkerns ausgeglichen. Für Atome gilt also:

> Kernladungszahl = Ordnungszahl = Zahl der Protonen im Atomkern
> = Zahl der Elektronen.

Sauerstoff hat die Ordnungszahl 8. Damit ist klar, daß ein Sauerstoffatom 8 Protonen im Atomkern enthält und 8 Elektronen in der Elektronenhülle. Ein Sauerstoffatom besitzt jedoch die relative Atommasse 16. Dies bedeutet, daß der Atomkern neben den 8 Protonen noch 8 Neutronen enthalten muß, da die Elektronen zur Masse praktisch nichts beitragen. 16 ist die **Massenzahl** (= Nukleonenzahl) eines Sauerstoffatoms. Ein Atom ist bezüglich der enthaltenen Elementarteilchen vollständig charakterisiert, wenn man neben der Ordnungszahl noch die Massenzahl angibt. Für Atome der oben genannten Elemente gilt: $^{1}_{1}$H, $^{16}_{8}$O, $^{23}_{11}$Na, $^{31}_{15}$P und $^{238}_{92}$U.

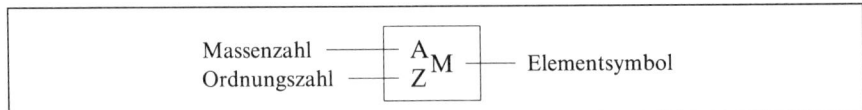

1.3 Isotope (= Nuklide)

Ein Atom mit bestimmter Ordnungs- und Massenzahl wird auch Nuklid genannt. Es gibt Atome, die in der Kernladungszahl (= Ordnungszahl) übereinstimmen, sich jedoch in der Massenzahl unterscheiden. Dies bedeutet, daß die Atomkerne dieselbe Anzahl Protonen enthalten, jedoch eine unterschiedliche Anzahl Neutronen. Beim Chlor z. B. kennt man die Nuklide $^{35}_{17}$Cl und $^{37}_{17}$Cl oder beim Uran $^{235}_{92}$U und $^{238}_{92}$U. Man bezeichnet die Nuklide *eines* Elements als **Isotope**. Wir haben in den Beispielen Chlor-Isotope (Unterschied: 2 Neutronen) und Uran-Isotope (Unterschied: 3 Neutronen) kennengelernt. Die abgekürzte Schreibweise $^{A}_{Z}$M hilft also nicht nur, den Atomaufbau zu beschreiben, sondern ermöglicht auch das Erkennen von Isotopen, die in der Natur weit verbreitet sind. Die Isotope eines Elementes können *stabil* sein oder *instabil*. Sie können *natürlichen* Ursprungs sein oder werden *künstlich* hergestellt, z. B. durch Kernspaltung oder durch Beschuß von Atomen mit Elementarteilchen.

1.4 Elemente

Liegt ein Stoff vor, der nur aus Atomen mit ein und derselben Kernladungszahl besteht, spricht man von einem **chemischen Element**. Die bekannten Elemente (z. Z. 109) haben einen Namen und eine Abkürzung (= *Elementsymbol*). Das Elementsymbol leitet sich nicht immer vom deutschen Namen des Elements ab (s. Tab. 1/3). Man muß es kennen, um chemische Gleichungen lesen zu können.

Viele Elemente setzen sich aus mehreren stabilen Isotopen zusammen. Für die Zahl der Isotope gibt es natürliche Grenzen. Bei Elementen mit kleinen Ordnungszahlen stimmt die Zahl der Protonen und der Neutronen in etwa überein. Bei Elementen mit hoher Ordnungszahl gibt es einen geringfügigen Neutronenüberschuß: Die Neutronen werden im Atomkern benötigt, um die sich gegenseitig abstoßenden Protonen zusammenzuhalten. Wird von diesem „Gleichgewicht" mehr oder weniger stark abgewichen, werden die Atomkerne *instabil* und versuchen, sich durch Abgabe von Elementarteilchen zu stabilisieren. Es treten *Radioisotope* auf, die *radioaktiv* sind (s. Kap. 2.6). Man kennt z. B. drei **Wasserstoff-Isotope**: $_1^1$H, $_1^2$H (= Deuterium) und $_1^3$H (= Tritium). Die ersten beiden sind stabil. Tritium ist radioaktiv. Beim Kohlenstoff ($_6^{11}$C, $_6^{12}$C, $_6^{13}$C, $_6^{14}$C) sind die Nuklide $_6^{11}$C und $_6^{14}$C radioaktiv. Einige Beispiele zeigt Tabelle 1/3.

Tab. 1/3. Liste einiger Elemente mit Namen, Elementsymbol, Ordnungszahl (OZ), relativer Atommasse und Nennung einiger z. T. künstlicher Isotope

Element	Symbol	OZ	relative Atommasse	Isotope (= Nuklide)
Wasserstoff	H	1	1.008	^{1}H, ^{2}H, ^{3}H*
Kohlenstoff	C	6	12.011	^{11}C*, ^{12}C, ^{13}C, ^{14}C*
Stickstoff	N	7	14.007	^{13}N*, ^{14}N, ^{15}N
Sauerstoff	O	8	15.999	^{16}O, ^{18}O
Natrium	Na	11	22.990	^{23}Na, ^{74}Na*
Magnesium	Mg	12	24.305	^{24}Mg, ^{25}Mg, ^{26}Mg
Phosphor	P	15	30.974	^{31}P, ^{32}P*
Schwefel	S	16	32.066	^{32}S, ^{35}S*
Chlor	Cl	17	35.453	^{35}Cl, ^{37}Cl
Kalium	K	19	39.102	^{39}K, ^{40}K, ^{42}K*
Calcium	Ca	20	40.08	^{40}Ca, ^{45}Ca*, ^{47}Ca*
Eisen	Fe	26	55,847	^{55}Fe*, ^{56}Fe, ^{59}Fe*
Cobalt	Co	27	58.932	^{58}Co*, ^{59}Co, ^{60}Co*
Iod	I	53	126.904	^{125}I*, ^{127}I, ^{131}I*
Uran	U	92	238.029	^{238}U*, ^{235}U*

*) Das Nuklid ist radioaktiv

Die Isotopenzusammensetzung der natürlich vorkommenden Elemente ist praktisch konstant. Es gibt eine definierte **Isotopenhäufigkeit**. Wasserstoff z. B. enthält 99,99% $_1^1$H und 0,01% $_1^2$H, Kohlenstoff 98,9% $_6^{12}$C und 1,1% $_6^{13}$C, Chlor 75% $_{17}^{35}$Cl und 25% $_{17}^{37}$Cl. $_{50}$Sn setzt sich aus 10 Isotopen zusammen, während $_{15}$P ein *Reinelement* ist. Der Anteil instabiler Isotope ist, wenn diese nicht nachgebildet werden, wegen des hohen Alters der Erde gering und müßte zukünftig weiter abnehmen.

1.5 Atommasse, Stoffmenge Mol

Ein Wasserstoffatom $_1^1$H wiegt $1,66 \cdot 10^{-24}$ g, ein Natriumatom $_{11}^{23}$Na das 23-fache. Diese Massen sind umständlich und unvorstellbar klein. Man definierte deshalb eine **relative Atommasse** und setzte die Masse des Kohlenstoff-Nuklids $_6^{12}$C gleich 12,000. Aus dem Massenvergleich mit diesem Nuklid ergeben sich alle anderen Werte. Die relative Atommasse „1" entspricht somit 1/12 der Masse des genannten Kohlenstoff-Nuklids. Ein Blick in Tab. 1/3 läßt erkennen, daß kein Element eine glatte Atommasse aufweist. Hierfür gibt es drei Gründe:

1) Die Masse eines Protons oder Neutrons ist nicht genau gleich 1 (s. Tab. 1/1).
2) Die Massen der Elementarteilchen addieren sich nicht genau, weil es eine atomare Bindungsenergie gibt, die zu einer Massenabnahme führt (Massendefekt).
3) Die Zahlen in den Tabellenwerken spiegeln zugleich die natürliche Isotopenhäufigkeit eines Elements wieder. Beim Kohlenstoff z. B. liegt die relative Atommasse wegen des Anteils von ^{13}C etwas über 12.

Die genauen relativen Atommassen der Elemente benötigt man, um z. B. bei chemischen Reaktionen genaue Massenbilanzen aufstellen zu können. Die Massen sind für einige Elemente in Tab. 1/3 angegeben. Man findet sie für alle Elemente im Periodensystem der Elemente (Abb. 2/1 in Kap. 2).

Nimmt man 12,000 g des Kohlenstoffisotops $_6^{12}$C und dividiert durch die absolute Masse eines C-Atoms ($12 \cdot 1,6 \cdot 10^{-24}$ g), so erhält man die Anzahl der C-Atome in der vorgegebenen Menge des Kohlenstoff-Isotops. Das Ergebnis lautet $6,02 \cdot 10^{23}$. Die Zahl ist eine Naturkonstante und heißt **Avogadro-Konstante** N_A (früher Loschmidt-Zahl). Von ihr ausgehend wird die **Stoffmenge** n mit ihrer Einheit **Mol** (Einheitszeichen mol) definiert. 1 mol eines Elements enthält $6,02 \cdot 10^{23}$ Atome. Entsprechend gilt, daß 1 mol einer chemischen Verbindung $6,02 \cdot 10^{23}$ Moleküle enthält. Die Avogadro-Konstante gibt also an, wie viele Teilchen in der Stoffmenge 1 mol enthalten sind. Anders ausgedrückt: Gleiche Stoffmengen verschiedener Stoffe enthalten die gleiche Anzahl Teilchen.

> Avogadro-Konstante: $N_A = 6,02 \cdot 10^{23}$ mol^{-1}

Mit der Stoffmengen-Angabe wird es sehr viel leichter, chemische Reaktionen qualitativ zu beschreiben, weil die Stoffmenge unabhängig ist von äußeren Parametern, wie z. B. Druck und Temperatur.

> 1 mol eines Elementes entspricht der relativen Atommasse in Gramm.
> 1 mol einer Verbindung entspricht der relativen Molekülmasse in Gramm.

Mit den bekannten Abkürzungen kann man auch kleine Teilmengen beschreiben (Tab 1/4). Selbst 1 nmol (= 1 Nanomol = 10^{-9} mol) enthält immer noch ca. $6 \cdot 10^{14}$ Teilchen des betrachteten Stoffes, das sind mehr Teilchen als es Menschen auf der Erde gibt (ca. 10^{10}). Sich diese Größenordnungen zu verdeutlichen, wird wichtig, wenn über die Dosierung von Arzneimitteln gesprochen wird.

Tab. 1/4. Stoffmenge n (mol) und Teilmengen davon am Beispiel des Elementes Eisen (Fe).

Stoffmenge n	Masse m	Anzahl der Eisenatome
1 mol	55,847 g	6.02×10^{23}
1 mmol (millimol)	55,847 mg	6.02×10^{20}
1 µmol (mikromol)	55,847 µg	6.02×10^{17}
1 nmol (nanomol)	55,845 ng	6.02×10^{14}

1.6 Aufbau der Elektronenhülle

1.6.1 Allgemeines

Das Bindungsverhalten einzelner Atome, beziehungsweise die chemischen Eigenschaften eines Elementes werden unmittelbar von der **Elektronenhülle** bestimmt. Bei der Ausbildung einer chemischen Bindung, d. h. beim Ablauf chemischer Reaktionen werden Elektronen umgeordnet. Man muß etwas über den *Aufbau der Elektronenhülle* wissen, also über die Zahl, die Energie und die Aufenthaltsräume der Elektronen einzelner Atome.

In einem Atom üben die positiv geladenen Atomkerne und die negativ geladenen Elektronen eine Anziehungskraft aufeinander aus. Will man z. B. ein Elektron weiter vom Atomkern entfernen oder gar ganz ablösen, so muß man Energie aufwenden, wodurch das Elektron *energiereicher* wird. Ein Beispiel aus der Mechanik soll die Energiebetrachtung veranschaulichen: Um einen Stein vom Fußboden auf einen Tisch zu legen, muß man Energie aufwenden, der Stein wird auf ein höheres Energieniveau angehoben: Er ist um einen Energiebetrag ΔE energiereicher als vorher. Fällt der Stein vom Tisch, wird die Energie wieder frei – dies spürt man, wenn einem der Stein auf den Fuß fällt.

1.6.2 Quantenzahlen

Elektronen, die den Atomkern einhüllen, haben nicht alle die gleiche Energie. Sie verteilen sich auf verschiedene *Energieniveaus*. Die *Hauptniveaus* (= Schalen) werden mit zunehmendem Abstand vom Atomkern durch die Buchstaben K, L, M, N usw. gekennzeichnet: Elektronen der K-Schale befinden sich dichter am Atomkern, sind somit energieärmer als Elektronen auf der L- oder M-Schale. Alternativ zur Schalen-Bezeichnung durch Buchstaben verwendet man auch die **Hauptquantenzahlen** $n = 1, 2, 3$ usw.

Innerhalb eines Hauptniveaus gibt es für die Elektronen verschiedene *Unterniveaus*, charakterisiert durch die **Nebenquantenzahl** l. Sie ist abhängig von der Hauptquantenzahl und reicht für jede Schale von $l = 0$ bis $l = n - 1$. Die Unterniveaus werden durch die Buchstaben s ($l = 0$), p ($l = 1$), d ($l = 2$) und f ($l = 3$) gekennzeichnet. Mit anderen Worten: Die K-Schale (1. Schale) enthält nur s-Elektronen, die L-Schale (2. Schale) s- und p-Elektronen, die M-Schale (3. Schale) s-, p- und d-Elektronen usw.

Diese Unterniveaus lassen sich entsprechend ihrer **Magnetquantenzahl** m weiter aufspalten. m nimmt jeden Wert zwischen $+ l$ und $- l$ (einschließlich 0) ein. Für $l = 0$ ist $m = 0$, d. h. bei den s-Elektronen gibt es keine Aufspaltung des Niveaus. Für $l = 1$ ist $m = 3$, d. h. es können drei Zustände eingenommen werden ($+ 1, 0, - 1$), für die p-Elektronen gibt es drei verschiedene Niveaus (p_x, p_y und p_z), die energetisch jedoch gleichwertig sind. Für $l = 2$ ist $m = 5$, was zu fünf energetisch gleichwertigen Niveaus für die d-Elektronen führt.

Ein letztes Unterscheidungsmerkmal für Elektronen ist die **Spinquantenzahl**, die der Drehrichtung eines Elektrons um seine eigene Achse entspricht und nur die Werte $+ \frac{1}{2}$ und $- \frac{1}{2}$ annehmen kann.

> Kein Elektron eines Atoms stimmt in allen vier Quantenzahlen mit einem anderen überein (Pauli-Prinzip).

Mit der genannten Regel kann man die maximale Elektronenzahl für jedes Unterniveau und für jede Schale ableiten (Tab. 1/5). Die Summe der Elektronen einer Schale ergibt sich nach der Formel $2 n^2$ aus der zugehörigen Hauptquantenzahl n. Haupt- und Unterniveau werden durch die Schreibweise 1s, 2s, 2p, 3s usw. gekennzeichnet. Will man zusätzlich angeben, wie viele Elektronen sich auf einem

Niveau befinden, schreibt man die Elektronenzahl als Hochzahl. Für die maximale Elektronenzahl der Niveaus ergibt sich: $1s^2, 2s^2, 2p^6, 3s^2, 3p^6, 3d^{10}, 4s^2, 4p^6$ usw.

Tab. 1/5. Maximale Elektronenzahl ($e^\ominus$-Zahl) pro Schale und pro Unterniveau (abgeleitet aus den Quantenzahlen)

n	l	m	Spin	maximale $e^\ominus$-Zahl	maximale $e^\ominus$-Zahl pro Schale ($2n^2$)
1 (K-Schale)	0 (1 s)	0	$\pm 1/2$	2	2
2 (L-Schale)	0 (2 s)	0	$\pm 1/2$	2	8
	1 (2p)	3	je $\pm 1/2$	6	
3 (M-Schale)	0 (3s)	0	$\pm 1/2$	2	18
	1 (3p)	3	je $\pm 1/2$	6	
	2 (3d)	5	je $\pm 1/2$	10	
4 (N-Schale)	0 (4s)	0	$\pm 1/2$	2	32
	1 (4p)	3	je $\pm 1/2$	6	
	2 (4d)	5	je $\pm 1/2$	10	
	3 (4f)	7	je $\pm 1/2$	14	

1.6.3 Elektronenkonfiguration

Die **Elektronenhülle** eines beliebigen Atoms läßt sich mit den vorgenannten Regeln ganz genau beschreiben. Man kommt zur **Elektronenkonfiguration** eines Atoms, wenn man dessen Ordnungszahl kennt und drei Hinweise berücksichtigt:
1) Die Besetzung der Niveaus, sofern man den Normalzustand (= Grundzustand) eines Atoms betrachtet, erfolgt nacheinander. Man beginnt mit dem energieärmsten 1s-Niveau.
2) Mehr als zwei Elektronen pro Unterniveau sind ausgeschlossen.
3) Bei energetisch gleichwertigen Unterniveaus (z. B. p_x, p_y, p_z) erfolgt die Besetzung jedes Niveaus zunächst nur mit einem Elektron bevor ein zweites mit entgegengesetztem Spin dazu kommt.

Für die ersten 12 Elemente des Periodensystems (Ordnungszahl 1 bis 12) ist die Elektronenkonfiguration in Tab. 1/6 angegeben. Die Elektronen, die sich in der äußeren Schale befinden, heißen **Valenzelektronen**.

Tab. 1/6. Elektronenkonfiguration der ersten zwölf Elemente des Periodensystems

Element	Abkürzung	Kernladungszahl	Elektronenkonfiguration	Valenzelektronen
Magnesium	Mg	12	$1s^2\ 2s^2\ 2p^6\ 3s^2$	2
Natrium	Na	11	$1s^2\ 2s^2\ 2p^6\ 3s^1$	1
Neon	Ne	10	$1s^2\ 2s^2\ 2p^6$	(8)
Fluor	F	9	$1s^2\ 2s^2\ 2p^5$	7
Sauerstoff	O	8	$1s^2\ 2s^2\ 2p^4$	6
Stickstoff	N	7	$1s^2\ 2s^2\ 2p^3$	5
Kohlenstoff	C	6	$1s^2\ 2s^2\ 2p^2$	4
Bor	B	5	$1s^2\ 2s^2\ 2p^1$	3
Beryllium	Be	4	$1s^2\ 2s^2$	2
Lithium	Li	3	$1s^2\ 2s^1$	1
Helium	He	2	$1s^2$	(2)
Wasserstoff	H	1	$1s^1$	1

Will man für die Elektronen eines Atoms gleichzeitig die Energie der besetzten Niveaus kennzeichnen, benötigt man ein **Energieniveauschema** (Abb. 1/1). Aus diesem ist ersichtlich, daß sich bis zum 3p-Niveau alles so ordnet, wie man es

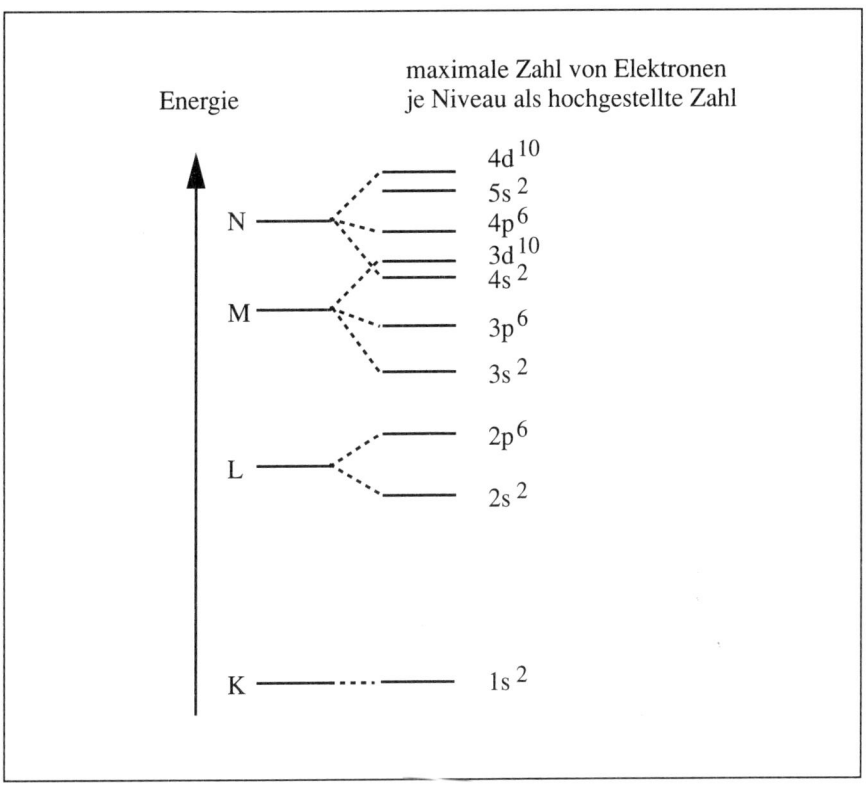

Abb. 1/1. Enegieniveauschema der Elektronenhülle mit Kennzeichnung der Schalen und der Unterniveaus.

erwartet. Dann überschneiden sich Energieniveaus der Schalen. Das 4s-Niveau ist *energieärmer* als das 3d-Niveau. Es werden erst Elektronen in die 4. Schale eingebaut bevor die restlichen Niveaus der 3. Schale aufgefüllt werden. Beim 5s- und 4d-Niveau ist es ähnlich. In den Fällen sind die 4s- bzw. 5s-Elektronen die Valenzelektronen.

Ein detailliertes Energieniveauschema für das Kohlenstoffatom zeigt Abb. 1/2. Die Pfeile auf den Niveaus kennzeichnen jeweils ein Elektron, durch die Pfeilrichtung wird der Spin des Elektrons charakterisiert. Das Kohlenstoffatom besitzt 4 Valenzelektronen (Abb. 1/2). Als komplizierteres Beispiel wollen wir uns noch die Elektronenkonfiguration des **Eisenatoms** ($_{26}$Fe) anschon. Sie lautet: $1s^2$, $2s^2$, $2p^6$, $3s^2$, $3p^6$, $3d^6$, $4s^2$. Das Eisenatom hat 2 Valenzelektronen. Das 3d-Niveau ist noch

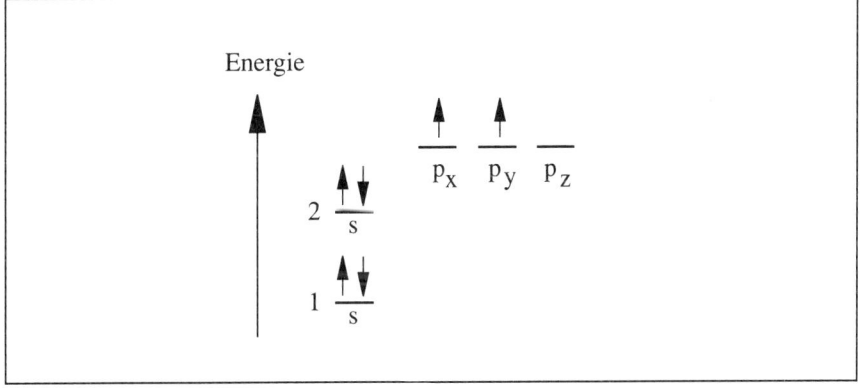

Abb. 1/2. Elektronenkonfiguration des Kohlenstoffatoms ($1s^2$, $2s^2$, $2p^2$).

nicht voll aufgefüllt: Zur vollen Besetzung dieses Unterniveaus fehlen 4 Elektronen.

Durch Zufuhr von Energie können Atome aus ihrem *Grundzustand* in einen *angeregten Zustand* überführt werden. Dies geschieht durch Anheben (= promovieren) von Elektronen auf höhere Energieniveaus – man denke an das Beispiel mit dem Stein S. 7. Die aufgenommene Energie kann in Form von Strahlung beim Rückfallen der Elektronen auf die Ausgangsniveaus wieder abgegeben werden. Die Energiebeträge, um die es hier geht, sind *gequantelt*, d. h. für jeden Übergang von einem Niveau zu einem anderen wird ein ganz bestimmter Energiebetrag benötigt oder frei. Dies äußert sich z. B. darin, daß die *Energie* (ΔE), die bei der Rückkehr eines promovierten Elektrons in den Grundzustand frei wird, als *Licht* mit einer charakteristischen Frequenz (ν) abgestrahlt wird.

Es gilt die Beziehung

$$\Delta E = h \cdot \nu$$

$h = 6{,}626 \cdot 10^{-34}$ Js (h ist das Plancksche Wirkungsquantum mit der Einheit Joule $\times$ Sekunde).

Für jedes Element gibt es eine begrenzte Zahl von Elektronenübergängen, so daß nach Anregung in einem Spektrometer ein *Linienspektrum* auftritt, mit dessen Hilfe man die Elemente erkennen und unterscheiden kann (s. Lehrbücher der Physik).

1.6.4 Atomorbitale

Um die Bahn eines den Atomkern umkreisenden Elektrons genau vorhersagen zu können, müßte man Ort und Geschwindigkeit zu jeder Zeit kennen. Das ist nicht möglich, da Elektronen gleichzeitig Wellen- und Teilcheneigenschaft haben. Mathematisch wird dieser Sachverhalt durch die von *Heisenberg* aufgestellte *Unschärferelation* ausgedrückt. Den Teilchencharakter beschreibt das *Bohrsche Atommodell*. Den Wellencharakter drückt die *Wellengleichung* (*Schrödinger Gleichung*) aus: Sie gibt die Wahrscheinlichkeit an, mit der ein Elektron in einer bestimmten Entfernung vom Kern anzutreffen ist. In der Elektronenhülle läßt sich somit für jedes Elektron ein Raum beschreiben, in dem es sich mit großer Wahrscheinlichkeit aufhält. Solche Räume negativer Ladung heißen **Orbitale**.

> Ein Orbital ist ein Raum in der Elektronenhülle, in dem die Aufenthaltswahrscheinlichkeit für ein bestimmtes Elektron zwischen 0 und 1 liegt.

Elektronen sind in dieser quantenmechanischen Betrachtung keine definierten Partikel mehr, sondern Wolken negativer Ladung (*Orbitale = Ladungswolken*). Um deren Form dreidimensional zu beschreiben, werden die *Orbitalgrenzen* so gelegt, daß sich das betrachtete Elektron mit *90% Wahrscheinlichkeit* innerhalb dieser Grenzen bewegt. Aus den Energieniveaus für Elektronen (s. Kap. 1.6.2) sind in der quantenmechanischen Berechnung die Orbitale geworden: Aus dem 1s-Niveau wird das 1s-Orbital, aus den 2s- und 2p-Niveaus die 2s- und 2p-Orbitale usw.

s-Orbitale sind *kugelsymmetrisch* um den Atomkern angeordnet. Sie haben keine Vorzugsrichtung im dreidimensionalen Raum. Abb. 1/3 veranschaulicht die Ladungswolke eines 1s-Elektrons. s-Orbitale gibt es für alle Schalen der Elektronenhülle. Sie ordnen sich wie Kugelschalen ineinander mit dem Atomkern als Zentrum, wobei das 1s-Orbital innen liegt, gefolgt von 2s-, 3s-Orbitalen usw. Das Kugelschalen-Modell ist insoweit eine Vereinfachung, als es innerhalb jedes s-Orbitals je nach Abstand vom Kern unterschiedliche Dichteverteilung der Elektronen gibt.

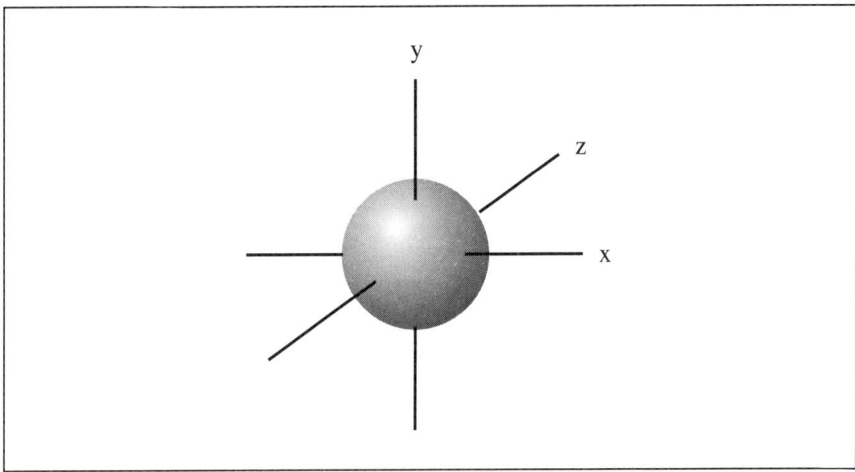

Abb. 1/3. Dreidimensionale Darstellung eines 1s-Elektrons. Innerhalb der Kugelgrenzen ist das Elektron mit 90% Wahrscheinlichkeit anzutreffen. Der Atomkern befindet sich im Zentrum.

In der 2. Schale (L-Schale) wird zunächst das 2s-Orbital besetzt, gefolgt von drei 2p-Orbitalen (p_x, p_y und p_z). Die **p-Orbitale** sind *hantelförmig* um den Atomkern geordnet in Richtung der x-, y- und z-Achse (Abb. 1/4). In Richtung der jeweiligen Achse ist das p-Orbital *rotationssymmetrisch*. Die drei p-Orbitale sind energetisch gleichwertig, sie stehen *senkrecht* aufeinander und jedes kann (wie in Kap. 1.6.2 erläutert) mit maximal 2 Elektronen besetzt werden. Die 3p- oder 4p-Orbitale haben ein ähnliches Aussehen, die größte Ladungsdichte liegt jedoch entsprechend weiter vom Atomkern entfernt.

Bei den *d-* und *f-Orbitalen* der höheren Schalen gibt es für die 5 bzw. 7 energetisch gleichwertigen Atomorbitale eine noch komplexere Raumerfüllung.

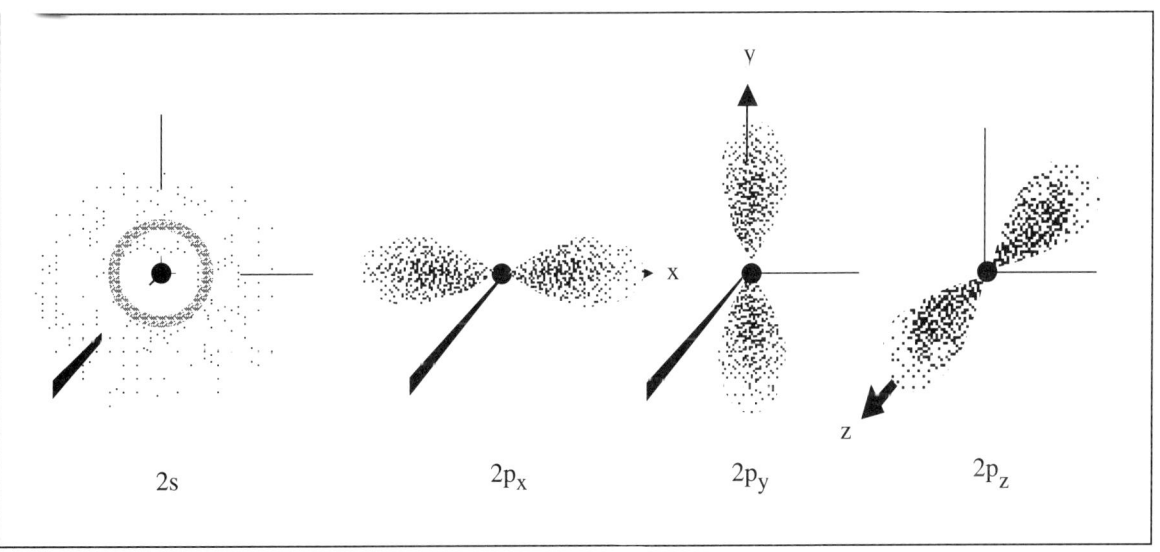

2s $2p_x$ $2p_y$ $2p_z$

Abb. 1/4. Form und räumliche Anordnung des 2s-Orbitals und der 2p-Orbitale.

1.7 *Aufgaben*

1) Wie viele *Elektronen* entsprechen der *Masse* eines *Protons*?

2) Wie viele *Atome* muß man etwa aneinanderreihen, um eine *Kette* von *1 m Länge* zu erhalten?

3) Was läßt sich der Abkürzung $^{31}_{15}P$ entnehmen?
   a) Wie heißt das *Element* und welche *Ordnungszahl* hat es?
   b) Wie lauten die Zahlenwerte für die *Kernladung*, die *Protonen*, die *Nukleonen*, die *Elektronen* und die *Masse*?

4) Was ist ein *chemisches Element*?

5) Was sind *Isotope*? Was versteht man unter *Isotopenhäufigkeit*?

6) Wodurch entsteht *Radioaktivität*?

7) Geben Sie die abgekürzte Schreibweise und die Namen der drei *Wasserstoffisotope* an! Welches Isotop ist *radioaktiv*?

8) Warum sind die Atommassen der Elemente keine *glatten* Zahlen?

9) Wie viele *Atome* enthält *1 mol* Magnesium?

10) Wodurch werden die *chemischen Eigenschaften* eines Elementes bestimmt?

11) Mit wie vielen *Elektronen* können die K-, L- und M-Schale *maximal* besetzt werden?

12) Nennen Sie die vier *Quantenzahlen*, mit denen sich jedes Elektron in der Elektronenhülle eines Atoms beschreiben läßt? Gibt es Elektronen, die in *allen* Quantenzahlen übereinstimmen?

13) Geben Sie möglichst genau die *Elektronenkonfiguration* eines Kohlenstoff- und eines Natriumatoms an! Welches Elektron eines Natriumatoms ist am energiereichsten?

14) Was ist ein *Atomorbital*?

15) Worin gleichen und worin unterscheiden sich die *Elektronenkonfigurationen* von Sauerstoff und Stickstoff?

2 Periodensystem der Elemente

2.1 Übersicht und Historisches

Man kennt heute 109 Elemente, die mit den Ordnungszahlen von 1 bis 109 belegt sind. Elemente bis zur Ordnungszahl 92 (*Uran*) kommen in der Natur vor. Elemente, die eine höhere Ordnungszahl haben, können nur künstlich durch kernchemische Synthesen, z. B. in Atomreaktoren oder Zyklotrons „erbrütet" werden. Sie sind radioaktiv und haben z. T. sehr kurze Halbwertszeiten (s. Kap. 2.6). Das Periodensystem hat also eine Obergrenze, die mit der Instabilität der größer werdenden Atomkerne zusammenhängt: Alle bekannten Nuklide der Elemente 84 bis 92 sind *radioaktiv* (s. Abb. 2/1) ebenso wie die des Elementes 43 (Technetium, Tc).

Die Elemente werden in einem zweidimensionalen Schema angeordnet, das man **Periodensystem** nennt (Abb. 2/1). Früher war man der Meinung, daß mit steigender Ordnungszahl auch die Atommasse regelmäßig zunimmt. Heute weiß man, daß es Ausnahmen gibt, und die Atommasse sich durch den Anteil der natürlichen Isotope von Element zu Element unterschiedlich ändern kann. Die Atommasse ist als Ordnungskriterium der Elemente nicht geeignet — die Elektronenkonfiguration ist ein besseres Charakteristikum.

Das Ordnungsprinzip, nach dem man die Elemente in Perioden untereinander schreibt, wurde 1869 von *L. Meyer* und *D. Mendelejew* erkannt. Ihre Einsicht erwuchs aus dem eingehenden Studium der Elemente. Sie war so fundiert, daß man die Existenz bis dahin unbekannter Elemente vorhersagen konnte. Grundlage der chemischen Eigenschaften der Elemente und ihrer Anordnung im Periodensystem ist die *Elektronenkonfiguration*. Wir wollen versuchen, diese Ordnung zu beschreiben und zu verstehen.

2.2 Beschreibung des Aufbaus

Abb. 2/1 zeigt das Periodensystem der Elemente. In jedem Kästchen steht das *Elementsymbol* und darunter der *Name des Elementes*. In chemischen Formeln und Gleichungen finden nur die Elementsymbole Verwendung. Links unten an jedem Elementsymbol steht die *Ordnungszahl*, die der Kernladungszahl entspricht (s. Kap. 1.2). Über dem Elementsymbol steht die *relative Atommasse* (s. Kap. 1.5). Sie ist bei künstlichen, radioaktiven Elementen keine natürliche Konstante.

Die Elemente stehen in waagerechten Reihen, die **Perioden** heißen. Die Reihen eins bis sieben heißen 1. bis 7. Periode. Die senkrechten Reihen der Elemente nennt man Gruppen: Sie unterteilen sich in **Hauptgruppen** (Ia bis VIIIa) und **Nebengruppen** (Ib bis VIIIb). Zu den Nebengruppen gehören auch die je 14 Elemente der *Lanthanoiden* und *Actinoiden*, die dem Lanthan ($_{57}$La) bzw. Actinium ($_{89}$Ac) folgen. Sie spielen in der Radiologie, und dort besonders für die Tomographie, eine wichtige Rolle. Die Gruppen werden nach neueren Empfehlungen von 1–18 durchnumeriert, so daß die Hauptgruppen die Ziffern 1, 2 und 13–18 tragen, die Nebengruppen die Ziffern 3–12.

Periodensystem der Elemente

Hauptgruppen / Nebengruppen

1 (1A)	2 (IIA)	3 (IIIB)	4 (IVB)	5 (VB)	6 (VIB)	7 (VIIB)	8 (VIIIB)	9 (VIIIB)	10	11 (IB)	12 (IIB)	13 (IIIA)	14 (IVA)	15 (VA)	16 (VIA)	17 (VIIA)	18 (VIIIA)
1.0079 Wasserstoff $_1$H																	4.0026 Helium $_2$He
6.941 Lithium $_3$Li	9.0122 Beryllium $_4$Be											10.811 Bor $_5$B	12.011 Kohlenstoff $_6$C	14.007 Stickstoff $_7$N	15.9994 Sauerstoff $_8$O	18.998 Fluor $_9$F	20.180 Neon $_{10}$Ne
22.990 Natrium $_{11}$Na	24.305 Magnesium $_{12}$Mg											26.982 Aluminium $_{13}$Al	28.086 Silicium $_{14}$Si	30.974 Phosphor $_{15}$P	32.066 Schwefel $_{16}$S	35.453 Chlor $_{17}$Cl	39.948 Argon $_{18}$Ar
39.098 Kalium $_{19}$K	40.078 Calcium $_{20}$Ca	44.956 Scandium $_{21}$Se	47.88 Titan $_{22}$Ti	50.942 Vanadium $_{23}$V	51.996 Chrom $_{24}$Cr	54.938 Mangan $_{25}$Mn	55.847 Eisen $_{26}$Fe	58.933 Cobalt $_{27}$Co	58.69 Nickel $_{28}$Ni	63.546 Kupfer $_{29}$Cu	65.39 Zink $_{30}$Zn	69.723 Gallium $_{31}$Ga	72.61 Germanium $_{32}$Ge	74.922 Arsen $_{33}$As	78.96 Selen $_{34}$Se	79.904 Brom $_{35}$Br	83.80 Krypton $_{36}$Kr
85.468 Rubidium $_{37}$Rb	87.62 Strontium $_{38}$Sr	88.906 Yttrium $_{39}$Y	91.224 Zirkonium $_{40}$Zr	92.906 Niob $_{41}$Nb	95.94 Molybdän $_{42}$Mo	98.906 Technetium $_{43}$Tc*	101.07 Ruthenium $_{44}$Ru	102.91 Rhodium $_{45}$Rh	106.42 Palladium $_{46}$Pd	107.87 Silber $_{47}$Ag	112.41 Cadmium $_{48}$Cd	114.82 Indium $_{49}$In	118.71 Zinn $_{50}$Sn	121.75 Antimon $_{51}$Sb	127.60 Tellur $_{52}$Te	126.90 Iod $_{53}$I	131.29 Xenon $_{54}$XE
132.91 Caesium $_{55}$Cs	137.33 Barium $_{56}$Ba	57–71	178.49 Hafnium $_{72}$Hf	180.95 Tantal $_{73}$Ta	183.85 Wolfram $_{74}$W	186.21 Rhenium $_{75}$Re	190.2 Osmium $_{76}$Os	192.22 Iridium $_{77}$Ir	195.08 Platin $_{78}$Pt	196.97 Gold $_{79}$Au	200.59 Quecksilber $_{80}$Hg	204.38 Thallium $_{81}$Tl	207.2 Blei $_{82}$Pb	208.98 Bismut $_{83}$Bi	208.98 Polonium $_{84}$Po*	209.99 Astat $_{85}$At*	222.02 Radon $_{86}$Rn*
223.02 Francium $_{87}$Fr*	226.03 Radium $_{88}$Ra*	89–103	261 Rutherfordium $_{104}$Rf*	262 Dubnium $_{105}$Db*	263 Seaborgium $_{106}$Sg*	Bohrium $_{107}$Bh*	Hassium $_{108}$Hs*	Meitnerium $_{109}$Mt*									

Lanthanoide

138.91 Lanthan $_{57}$La	140.12 Cer $_{58}$Ce	140.91 Praseodym $_{59}$Pr	144.24 Neodym $_{60}$Nd	146.92 Promethium $_{61}$Pm*	150.36 Samarium $_{62}$Sm	151.97 Europium $_{63}$Eu	157.25 Gadolinium $_{64}$Gd	158.93 Terbium $_{65}$Tb	162.50 Dysprosium $_{66}$Dy	164.93 Holmium $_{67}$Ho	167.26 Erbium $_{68}$Er	168.93 Thulium $_{69}$Tm	173.04 Ytterbium $_{70}$Yb	174.97 Lutetium $_{71}$Lu

Actinoide

227.03 Actinium $_{89}$Ac*	232.04 Thorium $_{90}$Th*	231.04 Protactinium $_{91}$Pa*	238.03 Uran $_{92}$U*	237.05 Neptunium $_{93}$Np*	244.06 Plutonium $_{94}$Pu*	243.06 Americium $_{95}$Am*	247.07 Curium $_{96}$Cm*	247.07 Berkelium $_{97}$Bk*	251.08 Californium $_{98}$Cf*	252.08 Einsteinium $_{99}$Es*	257.10 Fermium $_{100}$Fm*	258.10 Mendelevium $_{101}$Md*	259.10 Nobelium $_{102}$No*	260.11 Lawrencium $_{103}$Lr*

1. Periode, 2. Periode, 3. Periode, 4. Periode, 5. Periode, 6. Periode, 7. Periode

* radioaktive Elemente; angegeben ist die Masse eines wichtigen Isotops (soweit bekannt)

Abb. 2/1. **Periodensystem der Elemente.**
*Angegeben sind in jedem Kästchen: Elementsymbol, Name, Ordnungszahl und relative Atommasse. Bei den Elementen mit * sind alle bekannten Isotope (= Nuklide) radioaktiv. Die neue Numerierung der Haupt- und Nebengruppen (1–18) wurde verwendet, die alte steht in Klammern.*

2.3 Elektronenkonfiguration als Wegweiser

Wie lassen sich die Elemente nun den Perioden und Gruppen zuordnen? Unter Beachtung der Regeln, die aus der Quantenmechanik hervorgegangen sind (Kap. 1.6.2), läßt sich für jedes Element die **Elektronenkonfiguration** angeben. Wir erinnern uns, daß die Atomorbitale der einzelnen Schalen nach steigendem Energieinhalt besetzt werden. Die 1. Schale ist mit zwei s-Elektronen ($1s^2$) schon voll besetzt, entsprechend findet man in der ersten Periode nur die Elemente Wasserstoff (H) und Helium (He). Die 2. Schale vermag maximal 8 Elektronen ($2s^2\,2p^6$) aufzunehmen. Bei den Elementen der 2. Periode werden die Orbitale dieser Schale nacheinander mit Elektronen aufgefüllt. In die 3. Schale werden zunächst bis zu 8 Elektronen ($3s^2\,3p^6$) aufgenommen (Elemente der 3. Periode). Bevor die restlichen 10 Elektronen der 3. Schale nacheinander die zugehörigen d-Orbitale besetzen, werden zunächst nacheinander zwei Elektronen in das 4s-Niveau aufgenommen (Elemente Kalium und Calcium) – dann erst erfolgt die Auffüllung der inneren 3. Schale ($3d^{10}$) und danach die Ergänzung der 4. Schale ($4p^6$). Insgesamt gehören 18 Elemente zur 4. Periode. Dieses „Einschieben" von Elementen durch das Auffüllen innen liegender Schalen wiederholt sich in den höheren Perioden in ähnlicher Weise (Tab. 2/1). In der 6. und 7. Periode müssen zusätzlich noch die Lanthanoiden und Actinoiden eingeschoben werden, die durch die Auffüllung der 4f- und 5f-Orbitale (maximale Besetzung: $4f^{14}$ bzw. $5f^{14}$) gekennzeichnet sind, obwohl sich schon Elektronen in der 6. und 7. Schale befinden.

Tab. 2/1. Reihenfolge bei der Auffüllung der Orbitale innerhalb der Perioden des Periodensystems

1. Periode	$1s^{1-2}$			
2. Periode	$2s^{1-2}$	$2p^{1-6}$		
3. Periode	$3s^{1-2}$	$3p^{1-6}$		
4. Periode	$4s^{1-2}$	$3d^{1-10}$	$4p^{1-6}$	
5. Periode	$5s^{1-2}$	$4d^{1-10}$	$5p^{1-6}$	
6. Periode	$6s^{1-2}$	$4f^{1-14}$	$5d^{1-10}$	$6p^{1-6}$
7. Periode	$7s^{1-2}$	$5f^{1-14}$	$6d^{1-10}$	$7p^{1-?}$

Die Elektronenkonfiguration mit ihrem gesetzmäßigen, wiederkehrenden Raster innerhalb der Perioden (Tab. 2/1) ist gewissermaßen der *quantenmechanische Wegweiser* durch das Periodensystem. Die Gesetzmäßigkeiten der Element-Eigenschaften in den Perioden und Hauptgruppen werden in Kap. 3 besprochen.

2.4 Hauptgruppen- und Nebengruppenelemente

Werden Elektronen in eine äußere Schale aufgenommen, liegen **Hauptgruppenelemente** vor. Bleibt die Zahl der äußeren Elektronen gleich und es treten Änderungen in der Elektronenbesetzung einer weiter innen liegenden Schale auf, kommt man zu **Nebengruppenelementen**.

Zunächst zu den **Hauptgruppen**: Die Elektronen der äußeren Schale heißen **Valenzelektronen**. Abgesehen vom Helium stimmen die Elemente *einer* Hauptgruppe in der Zahl ihrer Valenzelektronen überein. Die Elemente der 1. Hauptgruppe (Ia) verfügen über 1 Valenzelektron, die der 2. Hauptgruppe (IIa) über 2, die der 13. Hauptgruppe (IIIa) über 3 Valenzelektronen. In der 18. Reihe steht die Hauptgruppe VIIIa mit 8 Valenzelektronen. 8 Valenzelektronen sind ein **Oktett** und geben der äußeren Schale eine besondere Stabilität. Aus der Nummer der Hauptgruppe läßt sich die Zahl der Valenzelektronen entnehmen.

Da die Valenzelektronen die chemischen Eigenschaften der Elemente bestimmen, liegt es nahe, daß die Elemente einer Hauptgruppe ähnliche Eigenschaften besitzen und sich damit deutlich von den Elementen anderer Hauptgruppen abgrenzen lassen. Zu dieser Schlußfolgerung sind wir über die Elektronenkonfiguration gelangt. Bei der Aufstellung des Periodensystems im Jahre 1869 wußte man jedoch noch nichts von Elektronen und Orbitalen, sondern hatte beobachtet, daß mit zunehmender Atommasse nach einer Anzahl von Elementen wieder eines mit ähnlichen Eigenschaften wie das zuerst betrachtete folgte. Diese *Periodizität* läßt sich nun verstehen.

Das Periodensystem entsteht durch Reihung der Elemente nach steigender Kernladungszahl und Zusammenfassung chemisch verwandter Elemente in Gruppen.

Die Hauptgruppenelemente haben gemeinsame Eigenschaften, man kennzeichnet sie zusätzlich durch triviale Gruppennamen:

---

1. Hauptgruppe (Ia)	= *Alkalimetalle*	(1 Valenzelektron)
2. Hauptgruppe (IIa)	= *Erdalkalimetalle*	(2 Valenzelektronen)
13. Hauptgruppe (IIIa)	= *Erdmetalle*	(3 Valenzelektronen)
14. Hauptgruppe (IVa)	= *Kohlenstoffgruppe*	(4 Valenzelektronen)
15. Hauptgruppe (Va)	= *Stickstoffgruppe*	(5 Valenzelektronen)
16. Hauptgruppe (VIa)	= *Chalkogene*	(6 Valenzelektronen)
17. Hauptgruppe (VIIa)	= *Halogene*	(7 Valenzelektronen)
18. Hauptgruppe (VIIIa)	= *Edelgase*	(8 Valenzelektronen)

Die *Nebengruppenelemente* besitzen in der Regel 2 Valenzelektronen, die die chemischen Eigenschaften wesentlich bestimmen, z. B. sind alle Nebengruppenelemente *Metalle*. Sie unterscheiden sich in der Elektronenzahl einer inneren Schale, was vergleichsweise kleine Änderungen in den Eigenschaften bewirkt.

Da die Elemente im Periodensystem weltweit nach dem gleichen Schema angeordnet und aufgeschrieben werden (Abb. 2/1), ist es zulässig, von *links* und *rechts*, sowie *oben* und *unten* zu sprechen. Links oben bedeutet z. B., daß man Elemente mit kleiner Ordnungszahl am Anfang einer Periode meint. Die folgenden Definitionen sind damit eindeutig.

Hauptgruppenelement: Beim Durchlaufen einer Periode von links nach rechts werden äußere Schalen mit Elektronen aufgefüllt.
Nebengruppenelemente: Beim Durchlaufen einer Periode von links nach rechts werden innere Schalen mit Elektronen aufgefüllt.

2.5 Biochemisch und medizinisch wichtige Elemente

Von den 81 stabilen Elementen des Periodensystems sind nur etwa 20 für den Menschen sowie für andere Lebewesen auf der Erde notwendig. Die Elemente entfalten ihre Wirkung vielfach nicht in elementarer Form, sondern als Bestandteil chemischer Verbindungen. Um Übersicht zu gewinnen, kann man das vollständige Periodensystem (Abb. 2/1) zu einem „**Periodensystem des Lebens**" (Abb. 2/2) reduzieren. Dabei fällt auf, daß die Mehrzahl dieser Elemente in den ersten vier Perioden angesiedelt ist. Nach dem Zink ($_{30}$Zn) gibt es nur noch wenige lebenswichtige Elemente. Viele der Elemente mit höherer Ordnungszahl sind als wasserlösliche Verbindungen starke Gifte für die Lebensprozesse (z. B. Ba (Barium), Hg (Quecksilber), Pb (Blei)).

Für die Auswahl der lebensnotwendigen Elemente waren wichtig: die Verfüg-

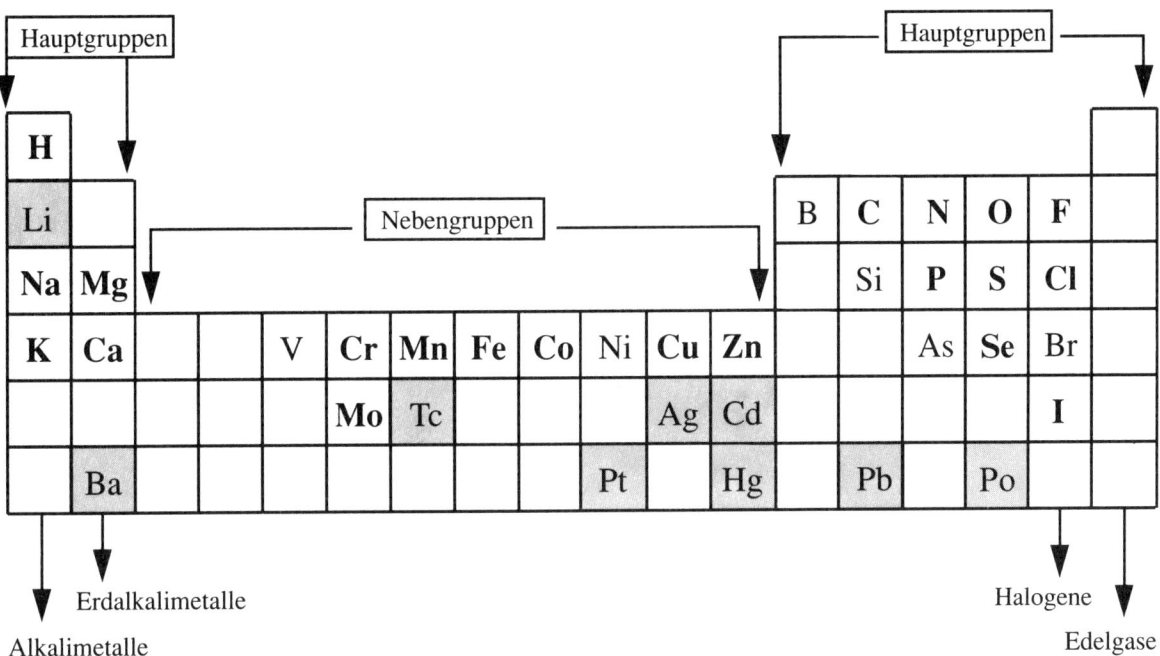

Abb. 2/2. Ausschnitt aus dem Periodensystem. Halbfett: biochemisch wichtige Elemente; grau unterlegt: pharmakologisch oder toxikologisch bedeutsame Elemente; sonstige: Elemente, die außerdem in Naturstoffen bzw. Lebewesen vorkommen.

barkeit in der Umwelt und die Bindungseigenschaften, die für den Aufbau von Molekülen mit bestimmten Funktionen erforderlich sind. Die sogenannte *Bioverfügbarkeit* der Elemente wird bestimmt von ihrer Häufigkeit in der Biosphäre und von der Leichtigkeit, mit der sie sich z. B. aus Mineralien in Lösung bringen lassen. Schlecht verfügbar sind z. B. die auf der Erde sehr häufigen Elemente *Aluminium, Silicium* und *Titan* – sie kommen als wasserunlösliche Oxide im Boden vor. Auf der anderen Seite sind die häufig vorkommenden und gut wasserlöslichen *Alkali-* und *Erdalkalichloride* NaCl (Natriumchlorid), KCl (Kaliumchlorid), $MgCl_2$ (Magnesiumchlorid), $CaCl_2$ (Calciumchlorid) an zentralen Stoffwechselprozessen aller Lebewesen beteiligt.

Am Aufbau des menschlichen Körpers beteiligte Elemente zeigt Tab.2/2. Man muß dazu wissen, daß der Mensch zu 55–60% aus *Wasser* besteht und die Körpersubstanz überwiegend organischer und nur zu einem geringen Teil mineralischer Natur ist. Metallionen sind vielfach für katalytische Prozesse unentbehrlich. *Magnesium* z. B. wird für Reaktionen benötigt, bei denen chemische Energie über Phosphate in Form von *Nukleosid-triphosphaten* gespeichert und freigesetzt wird (s. Kap. 13.5.4). Diese Reaktionen sind im Organismus die wichtigsten Energielieferanten für Stoffwechselprozesse. Als Bestandteil des *Chlorophylls* ist Magnesium bei der *Photosynthese* in grünen Pflanzen von hervorragender Bedeutung. Es hat hier eine ganz besondere Funktion.

Tab. 2/2. Massenanteil wichtiger Hauptgruppenelemente im menschlichen Körper

Element	Symbol	Anteil in %	Element	Symbol	Anteil in %
Sauerstoff	O	65	Schwefel	S	0,25
Kohlenstoff	C	18	Kalium	K	0,2
Wasserstoff	H	10	Natrium	Na	0,15
Stickstoff	N	3	Chlor	Cl	0,15
Calcium	Ca	1,5	Magnesium	Mg	0,05
Phosphor	P	1,0	Andere		0,75

Es ist zu vermuten, daß die Natur es im Laufe der Evolution erst „gelernt" hat, einzelne Elemente für bestimmte Aufgaben optimal zu nutzen. Dies gilt insbesonders für diejenigen Nebengruppenelemente, von denen jedes für die Funktion bestimmter *Enzyme* unerläßlich ist (Tab. 2/3). Es erscheint zumindest plausibel, daß diese Elemente bezüglich ihrer Bedeutung für das Leben folgende Entwicklung erfahren haben:

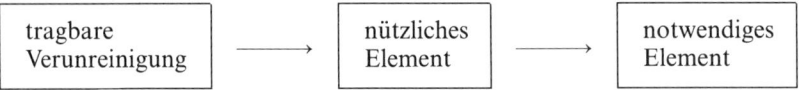

Lebensnotwendige Nebengruppenelemente müssen in Form geeigneter Verbindungen regelmäßig mit der *Nahrung* bzw. dem *Trinkwasser* aufgenommen werden. Da hier die pro Tag benötigte Menge vergleichsweise gering ist, spricht man von **Spurenelementen**. Sie haben für die Aufrechterhaltung der Lebensfunktionen eine ähnliche Bedeutung wie *Vitamine*. Zu den Spurenelementen gehören auch *Fluor, Iod* und *Selen*.

Tab. 2/3. Biochemisch wichtige Nebengruppenelemente (Gesamtmenge bei einem 70 kg schweren Erwachsenen)

Element	Symbol	Gesamtmenge	Aufgabe
Eisen	Fe	4–5 g	Wichtiges Element bei Redoxvorgängen in der Zelle (Cytochrome) und für den O_2-Transport im Hämoglobin.
Zink	Zn	1,4–2,3 g	Essentielles Element für Wachstum, Reifung, Kohlenhydrat- und Proteinstoffwechsel. Wichtig für DNS und RNS-Bildung u. den Hormonstoffwechsel. Es ist z. B. in der Speicherform des Insulins enthalten.
Kupfer	Cu	75–150 mg	Bestandteil vieler Oxidasen, spielt z. B. bei der Melanin-(Hautfarbstoff)synthese eine Rolle.
Mangan	Mn	12–20 mg	Rolle bei der Bildung von Kollagen und Mucopolysacchariden. Es wird für die Blutgerinnung benötigt, bei seinem Fehlen verlängert sich die Prothrombinzeit.
Molybdän	Mo	5–9 mg	Wichtig in der Atmungskette als Bestandteil der Flavoproteine.
Cobalt	Co	1–1,5 mg	Bestandteil von Vitamin B_{12}
Chrom	Cr	0,6–1,4 mg	Phosphogluco-Mutase, Insulinwirkung

Neben den genannten „funktionellen" Elementen gibt es andere, deren Verbindungen in der *medizinischen Diagnostik* oder *Therapie* angewandt werden oder mit denen wir in Form von *Giften* in Kontakt kommen (s. Abb. 2/2 und Tab. 2/4). Hier sind die Grenzen jedoch fließend, weil positive oder negative Wirkung von den Konzentrationen der Stoffe abhängen, mit der diese Elemente auf den menschlichen Körper einwirken. *Arsen-, Zinn-* oder *Bleiverbindungen* z. B. sind in höherer Konzentration giftig – in niedriger (homöopathischer) Dosierung werden sie zur Therapie verwendet. Auch ist zu vermuten, daß die Zahl der lebensnotwendigen Elemente mit höheren Ordnungszahlen als Zink wesentlich größer ist als bisher angenommen. Das Fortschreiten der Erkenntnis hängt u. a. davon ab, wo die Nachweisgrenze für bestimmte Elemente liegt. Zahl und Bedeutung von *Umweltgiften* nehmen seit Beginn der Industrialisierung rasant zu – besonders seit der zweiten Hälfte dieses Jahrhunderts. Schleichende Schäden und Beeinträchtigungen des Lebens in unvorhersehbarer Weise, wie es sich z. B. in der Zunahme von *Allergien* zeigt, sind zu befürchten.

Tab. 2/4. Pharmakologisch und toxikologisch wichtige Elemente

Element	Symbol	Wirkung/Verwendung
Lithium	Li	Spurenelement, Behandlung manisch-depressiver Erkrankungen
Arsen	As	Spurenelement, Umweltgift
Nickel	Ni	Allergien
Chrom	Cr	Allergien
Cadmium	Cd	Spurenelement, Umweltgift
Barium	Ba	wasserlösliche Salze sind starke Gifte, unlösliches Bariumsulfat (Bariumbrei) dient als Röntgen-Kontrastmittel
Quecksilber	Hg	Umweltgift
Blei	Pb	Umweltgift
Iod	I	Spurenelement, Desinfektionsmittel
Platin	Pt	zur Behandlung von Krebs (Cisplatin)
Xenon	Xe	Edelgas, schonende Narkose bei gleichzeitiger Schmerzhemmung

2.6 Radioisotope (= Radionuklide)

Bestimmte Elemente besitzen die Eigenschaft, ohne äußeres Zutun, d. h. spontan Teilchen in Form von Strahlen auszusenden. Diese Erscheinung wurde 1896 von *Becquerel* entdeckt und als **Radioaktivität** bezeichnet. 1898 isolierte *Marie Curie* in mühevoller Arbeit geringe Mengen des radioaktiven Elementes Radium. Später stellte sich heraus, daß Radioaktivität auf einen *Zerfall der Atomkerne* zurückzuführen ist.

Radioaktive Elemente können drei verschiedene Arten von Strahlen aussenden:

1) **α-Strahlen**, die aus positiv geladenen Heliumkernen ($^4_2\text{He}^{++}$) bestehen.
2) **β-Strahlen**, die aus Elektronen des Atomkerns bestehen. Sie entstehen durch den Zerfall eines Neutrons in ein Proton und ein Elektron ($n \rightarrow p^+ + e^-$).
3) **γ-Strahlen**, eine elektromagnetische Strahlung mit z. T. sehr kurzer Wellenlänge.

Reichweite und Durchdringungsfähigkeit nehmen in der Reihenfolge $\alpha \rightarrow \beta \rightarrow \gamma$ zu. Die Energie der Strahlung kann sehr unterschiedlich sein, man unterscheidet „*harte*" und „*weiche*" Strahlung. α- und β-Strahler sind besonders gefährlich, wenn sie in den Körper aufgenommen werden. Im allgemeinen gilt, je energiereicher die Strahlung, desto größer ist die Wahrscheinlichkeit, Biomoleküle irreversibel zu schädigen.

Radioaktive Elemente haben eine begrenzte Lebensdauer. Man definiert die **Halbwertszeit** ($t_{1/2}$) als diejenige Zeit, in der die Hälfte einer bestimmten Zahl radioaktiver Atome zerfallen ist. Das bedeutet, wenn ein radioaktives Element eine Halbwertszeit von 1 Jahr hat, daß von 1000 Atomen dieses Elementes nach 1 Jahr noch 500 vorhanden sind, nach 2 Jahren noch 250, nach 3 Jahren noch 125 usw. Die Abnahme der Atome folgt einer e-Funktion (s. Lehrbücher der Physik). Mit Hilfe der Halbwertszeit kann man eine Vorstellung gewinnen, wie lange radioaktives Material erhalten bleibt, bis sich seine Strahlung verloren hat.

Im Periodensystem (Abb. 2/1) sind die natürlichen und künstlichen radioaktiven Elemente markiert. Ein Blick auf die Halbwertszeiten von *Radium* und *Radon* (Tab. 2/5) macht deutlich, daß es diese Elemente auf der Erde nicht mehr geben dürfte. Sie werden jedoch beim Zerfall des langlebigen ^{238}*Urans* in einer sehr komplexen Zerfallsreihe ständig nachgebildet.

Von den Elementen mit kleinerer Ordnungszahl existieren nebeneinander stabile und instabile radioaktive Isotope (Beispiele s. Tab. 1/3). Besprochen werden sollen die Radioisotope ^3_1H (= Tritium) und $^{14}_6\text{C}$, die beide in kleinen Mengen unter der Einwirkung von *Neutronen* (Bestandteil der Höhenstrahlung) aus Stickstoff ($^{14}_7\text{N}$) hervorgehen:

$$^{14}_7\text{N} + ^1_0\text{n} \longrightarrow\ ^{14}_6\text{C} + ^1_1\text{H} \qquad ^{14}_7\text{N} + ^1_0\text{n} \longrightarrow\ ^{12}_6\text{C} + ^3_1\text{H}$$

19

Tab. 2/5. Einige biochemisch und medizinisch wichtige Radioisotope (= Radionuklide)

Isotop	$t_{1/2}$	Strahlung	Anwendung
^3H	12,3 a	β	Tracer
^{14}C	5568 a	β	Tracer
^{32}P	14,4 d	β	Tracer, Strahlentherapie (Knochen)
^{35}S	87 d	β	Tracer, Tumordiagnostik
^{60}Co	6,2 a	β, γ	Strahlentherapie
^{99m}Tc	6 h	γ	Diagnostik (breite Anwendung)
^{123}I	13 h	γ	Radioiodtest (Schilddrüse)
^{125}I	60 d	γ	Tracer für Proteine (in vitro)
^{131}I	8,4 d	β, γ	Radioiodtherapie (Schilddrüse)
^{222}Rn	3,8 d	α	Kurzwecke (Radonquellen)
^{226}Ra	1622 a	α	Strahlentherapie
^{238}U	$4,5 \cdot 10^9$ a	$\alpha \, (\beta, \gamma)$	Zur Herstellung von Transuranen

a = Jahre, d = Tage, h = Stunden

Tritium und $^{14}_{6}C$ werden in der biochemischen und medizinischen Forschung verwendet, z. B. um dem Weg nachzuspüren, den bestimmte Moleküle (Arzneistoffe, Biosynthese-Vorläufer) im Stoffwechsel nehmen (*Tracer-Methoden*). Dazu ersetzt man in einem organischen Molekül Teile der stabilen Isotope $^{12}_{6}C$ bzw. $^{1}_{1}H$ durch die radioaktiven. Die Enzyme des Stoffwechsels können in der Regel zwischen den Isotopen eines Elementes, d. h. zwischen markierten und unmarkierten Molekülen *nicht* unterscheiden. Sie bauen auch die Radioisotope ein, so daß deren Weg z. B. in bestimmte Organe durch Messung der Radioaktivität verfolgt werden kann. In der lebenden Pflanze ist der Anteil von $^{14}_{6}C$ im Zellmaterial durch die ständige Aufnahme von CO_2 aus der Luft konstant. Stirbt die Pflanze ab, nimmt der Anteil an $^{14}_{6}C$ entsprechend der radioaktiven Halbwertszeit ab. Durch Messung der Radioaktivität kann der Gehalt an $^{14}_{6}C$ und damit das *Alter* von totem Pflanzenmaterial bis zu mehreren tausend Jahren zurück bestimmt werden (*Radiocarbon-Methode*).

Neben den natürlichen Radioisotopen gibt es zahlreiche künstliche, die durch kernchemische Synthesen hergestellt werden und in der *Biochemie*, in der *medizinischen Diagnostik* oder bei der *Strahlentherapie* eine bedeutende Rolle spielen (Tab. 2/5). In der Diagnostik ist es wichtig:
Daß das verwendete Radioisotop als Teil einer chemischen Verbindung (*Radiopharmakon*) bestimmte Zielorgane erreicht, so daß diese dann abgebildet werden können (Abb. 2/3).

Um die Strahlenbelastung der Patienten niedrig zu halten, sollten die verwendeten Radioisotope eine kurze Halbwertszeit haben und möglichst weiche, das heißt langwellige Strahlung aussenden.

^{99m}**Tc** (m = metastabil) stellt zur Zeit das mit Abstand am häufigsten verwendete Radioisotop in der *in vivo*-Diagnostik dar. Es wird aus radioaktivem ^{99}*Molybdän* in einem speziellen „Generator" ständig gebildet und vom Molybdän vor der Verwendung abgetrennt. ^{99m}Tc geht in kurzer Zeit durch γ-Strahlung in das längerlebige ^{99}Tc über, das als weicher β-Strahler nicht mehr gefährlich ist.

Dieses Kapitel sollte nicht abgeschlossen werden, ohne darauf hinzuweisen, daß die Herstellung, Anreicherung, Verwendung, Rückgewinnung und Lagerung von Radioisotopen ein großes *Gefahrenpotential* in sich birgt: Der Mensch hat *kein* Organ, mit dem er radioaktive Strahlung wahrnehmen könnte. Fehlerhafter, fahrlässiger oder leichtsinniger Umgang mit radioaktivem Material kann Folgen für die eigene Gesundheit und die der Nachkommen haben. Bei der Beurteilung des Gefahrenpotentials sollte man sich dreierlei verdeutlichen:

1) Das Leben auf der Erde ist an einen gewissen Anteil *natürlicher Radioaktivität* gewöhnt und angepaßt. Um die Radioaktivität technisch nutzen zu können, müssen die natürlichen Materialien *konzentriert* werden. Erst die dann auftretenden Strahlungsdosen wirken *lebenszerstörend*.

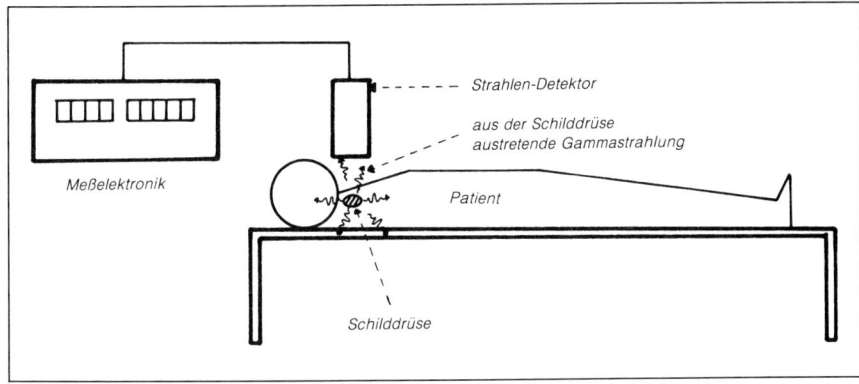

Abb. 2/3. Meßplatz für die Aufnahme eines Szintigramms. Der Patient ist mit einem Radiopharmakon behandelt worden, das in der Schilddrüse angereichert ist und dem Stoffwechsel unterliegt. Die über jeder Stelle gemessene Strahlung ist der Stoffwechselaktivität für diesen Stoff an dieser Stelle proportional, so daß der Kliniker gesunde von kranken Organgebieten unterscheiden kann (z. B. Kalter Knoten in der Schilddrüse).
[Abbildung nach G. Goretzki, Med. Strahlenkunde, Urban & Schwarzenberg, München 1987].

2) Die Umwandlung von Materie in der Atombombe oder im Atomreaktor setzt große Energiemengen frei, hat aber zusätzlich „*ansteckende*" Wirkung auf Elemente, die sonst keine Radioaktivität zeigen. Es entstehen u.a. Radioisotope, die biochemisch wichtige Elemente (Abb. 2/2) im Körper ersetzen können. Die Folge ist, daß auch gefährliche Radioisotope in den Organismus aufgenommen werden und Schäden anrichten. Beispiele dafür sind $^{137}Caesium$ (ersetzt Kalium) und $^{90}Strontium$ (ersetzt Calcium), die eine Halbwertszeit von 30 bzw. 28 Jahren haben.

3) Im Verlauf kernchemischer Synthesen im Atomreaktor treten neue Elemente auf, die es in der Natur *nicht* gibt. *Plutonium* (Pu) z. B. hat eine Halbwertszeit von 24 000 Jahren und ist ein gefährlicher Krebserzeuger. Handhabung, Transport und Lagerung erfordern weitreichende Überwachung und besondere Sicherheitsmaßnahmen, die außerhalb der bisher üblichen Aufgaben eines Staates liegen.

2.7 Aufgaben

1) Wie viele *chemische Elemente* sind bekannt und wie viele davon kommen in der Natur vor?

2) Wie ist das *Periodensystem* aufgebaut?

3) Wodurch bestimmt sich die Reihenfolge, in der die *Orbitale* der Elemente mit *steigender Ordnungszahl* aufgefüllt werden?

4) Wie viele Valenzelektronen besitzen Mg, S, P, I?
Welchen Namen haben die Elemente?

5) Was sind *Nebengruppenelemente*? Nennen Sie 5 biochemisch wichtige Nebengruppenelemente! Wie viele *Valenzelektronen* haben die Nebengruppenelemente in der Regel?

6) Wie viele Elemente enthält das „*Periodensystem des Lebens*" ungefähr? Welchen Platz haben diese Elemente im Periodensystem der Elemente?

7) Welche *vier* Elemente haben im menschlichen Körper den größten Massenanteil?

8) Welche der vier *Elemente* der 1. (= Ia) und der 2. Hauptgruppe (= IIa) sind biochemisch von herausragender Bedeutung?

9) Welches *Nebengruppenelement* hat den größten Massenanteil im menschlichen Körper? Wo spielt es eine Rolle?

10) Was sind *Spurenelemente*? Nennen Sie zwei Metalle und zwei Nichtmetalle!

11) Nennen Sie drei Elemente, die selbst oder in Form ihrer Verbindungen *toxisch* sind!

12) Was sind *Radioisotope* (= *Radionuklide*) und wofür werden sie in der Medizin verwendet? Nennen Sie drei medizinisch wichtige Radionuklide!

13) Welche *Strahlungen* können Radionuklide aussenden? Wie unterscheiden sich die Strahlungsarten in *Reichweite* und *Durchdringungsfähigkeit*?

14) Können *Enzyme* zwischen stabilen und radioaktiven Isotopen eines Elementes unterscheiden?

15) Warum birgt die Herstellung, Anreicherung, Verwendung, Rückgewinnung und Lagerung von *Radionukliden* ein *großes Gefahrenpotential* in sich?

3 Grundtypen der chemischen Bindung

3.1 Oktettregel

Atome eines Elements verbinden sich mit den Atomen anderer Elemente zu *chemischen Verbindungen*. Hierbei ändern sich die chemischen und physikalischen Eigenschaften der Elemente deutlich. Für den Zusammenhalt von Atomen ist eine *chemische Bindung* erforderlich, von der es drei Grundtypen gibt: **Metallische Bindung**, **Ionenbindung** und **Atombindung**. Die Tendenz dazu, die eine oder andere Bindung einzugehen, hängt mit der Elektronenkonfiguration der Valenzelektronen zusammen. Erreichen die Atome durch die Bindung in ihrer Valenzschale eine *Edelgaskonfiguration* $s^2 p^6$ wie bei Neon, Argon oder Krypton bzw. $1 s^2$ bei Helium, so ist die Anordnung energetisch günstig und damit stabil. Edelgase haben deshalb eine geringe Tendenz, mit anderen Elementen Verbindungen einzugehen und liegen daher meist atomar vor. Die übrigen Elemente versuchen sich mit einem oder mehreren Bindungspartnern so zu arrangieren, daß möglichst eine $s^2 p^6$-Konfiguration der Valenzelektronen erreicht wird (**Oktettregel**).

3.2 Metallische Bindung

Die Atome von Elementen mit einem oder zwei, teilweise auch mehr Valenzelektronen können sich fest zusammenlagern, indem sich die Atome in Gittern anordnen und die Valenzelektronen soweit gelockert sind, daß sie sich zwischen den räumlich fixierten, positiv geladenen *Atomrümpfen* frei bewegen können. Die Elektronen sind gleichsam ein dreidimensionales „*Elektronengas*", sie gehören zu keinem einzelnen Atom mehr, sie sind *delokalisiert* und *leicht beweglich*. Derartige Atomverbände haben einen regelmäßigen Aufbau, neigen zur Kristallisation und besitzen eine *gute elektrische Leitfähigkeit*. Elemente mit solchen Eigenschaften heißen **Metalle**. Sie zeichnen sich ferner durch *Glanz, hohe Dichte* und *gute Wärmeleitfähigkeit* aus.

> Die Anziehungskräfte, die zwischen Atomen durch delokalisierte Valenzelektronen zustandekommen, bezeichnet man als *metallische Bindung*.

Im Periodensystem stehen die Metalle bevorzugt in der 1. und 2. Hauptgruppe. Die Elemente der Nebengruppen sind alle Metalle, was sich in dem Synonym **Übergangsmetalle** ausdrückt. Alle Elemente, die keine metallische Bindung eingehen, bezeichnet man als **Nichtmetalle**. Dazwischen gibt es Übergänge, sogenannte *Halbmetalle* wie z. B. Silicium oder Germanium.

Ein Blick auf das Periodensystem (Abb. 3/1) zeigt, wo man Metalle und Nichtmetalle findet. Der *metallische Charakter* nimmt innerhalb einer Hauptgruppe von oben nach unten *zu* und innerhalb einer Periode von links nach rechts *ab*. Der nichtmetallische Charakter ist gegenläufig. In einzelnen Hauptgruppen tritt ein Wechsel der Eigenschaften ein. *Kohlenstoff* (14. Hauptgruppe) ist ein Nichtmetall, *Silicium* und *Germanium* sind Halbmetalle, *Zinn* und *Blei* sind Metalle. Innerhalb einer Periode stehen links die Metalle (Alkali- und Erdalkalimetalle) und rechts die Nichtmetalle (Halogene, Sauerstoff/Schwefel, Edelgase). Anders ausgedrückt: Links unten im Periodensystem stehen typische Metalle (z. B. Cäsium), rechts oben typische Nichtmetalle (z. B. Fluor).

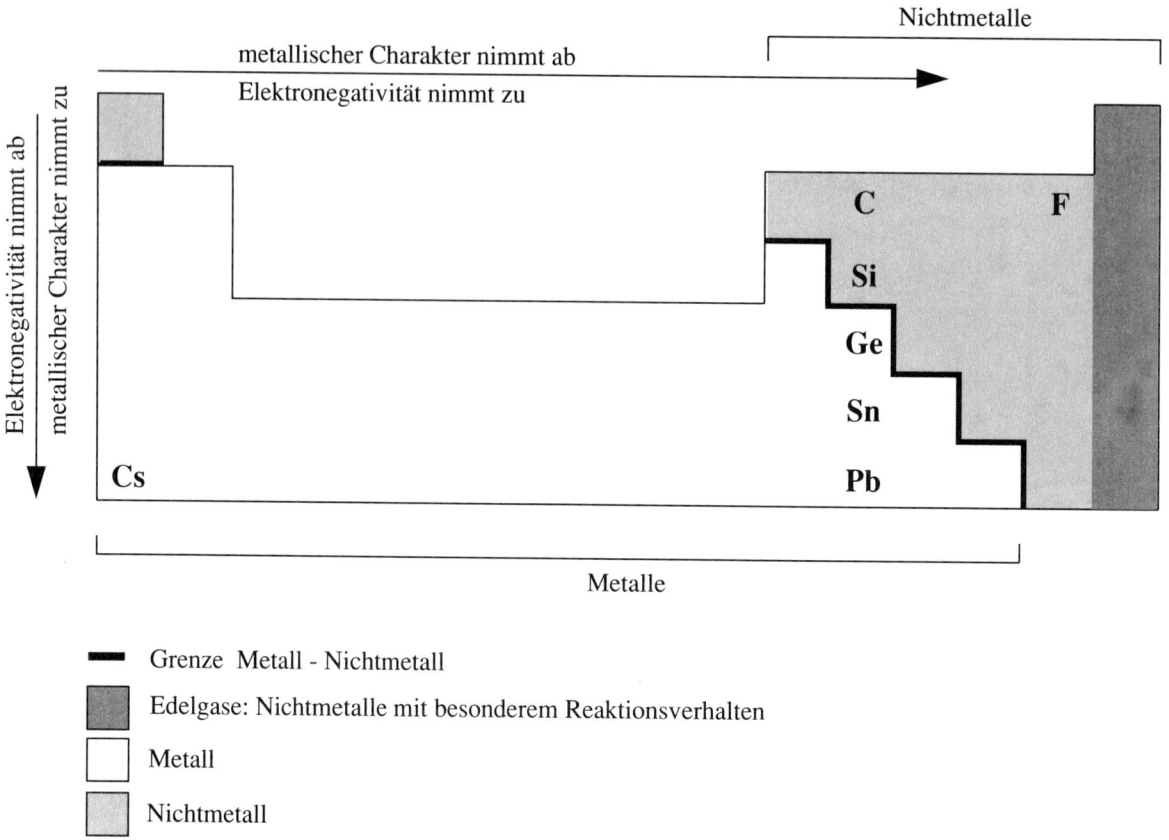

Abb. 3/1. Metalle und Nichtmetalle im Periodensystem. Änderung von Metallcharakter und Elektronegativität innerhalb der Hauptgruppen (beispielhaft Gruppe 14).

Mischt man verschiedene Metalle, z. B. durch Schmelzen und Wiederabkühlen, so bilden sich häufig Mischkristalle, in denen die Metallatome statistisch oder geregelt verteilt sein können. Man bezeichnet solche Metallsysteme, die als Werkstoffe von großer Bedeutung sind, als **Legierungen**. Bei Legierungen spricht man nicht von Verbindungen oder Stoffgemischen, sondern von *intermetallischen Phasen*. In Abhängigkeit von der Größe der Metallatome und der Anzahl der Valenzelektronen weisen manche Legierungen eine definierte Zusammensetzung auf. Sie liegen in bestimmten Kristallstrukturen vor, die anders sind als die der reinen Komponenten. So wird verständlich, daß sich die physikalischen Eigenschaften von Legierungen oft sehr stark von den Eigenschaften der reinen Metalle unterscheiden, z. B. durch eine veränderte *Leitfähigkeit* oder eine größere *Härte*. Aber auch die *Korrosionsbeständigkeit* kann sich erhöhen, wie z. B. beim Eisen durch Zulegieren von Chrom, Nickel oder Molybdän (*V2A-Stahl*). Andere Beispiele für Legierungen sind *Messing* (Cu/Zn), *Neusilber* (Cu/Ni/Zn) oder *Amalgame* (Hg mit anderen Metallen, z. B. Ag). Dies spielt besonders für die Legierungen in der Zahnmedizin eine Rolle.

3.3 Ionenbindung

3.3.1 Kationen

Atome mit einer *geringen* Anzahl Valenzelektronen (Metalle) haben eine Tendenz, diese abzugeben. Dadurch entstehen **Kationen**, das sind positiv geladene Teilchen, deren äußere Schale Edelgaskonfiguration hat. Beispiele:

Natrium-Ion   Magnesium-Ion

$$\text{Na} \xrightarrow{-e^\ominus} \text{Na}^\oplus \qquad \text{Mg} \xrightarrow{-2e^\ominus} \text{Mg}^{2\oplus}$$

$$1s^2\,2s^2\,2p^6\,3s^1 \qquad 1s^2\,2s^2\,2p^6 \qquad 1s^2\,2s^2\,2p^6\,3s^2 \qquad 1s^2\,2s^2\,2p^6$$

Für die Abgabe der Elektronen wird Energie benötigt, die man *Ionisierungsenergie* nennt. Sie nimmt innerhalb einer Periode von links nach rechts *zu* und innerhalb einer Hauptgruppe von oben nach unten *ab*.

3.3.2 Anionen

Atome, denen an der Edelgaskonfiguration der Valenzelektronen ein oder zwei Elektronen fehlen (Nichtmetalle), haben eine Tendenz, diese aufzunehmen und dabei **Anionen**, negativ geladene Teilchen, zu bilden. Beipiele:

Fluorid-Ion   Oxid-Ion

$$\text{F} \xrightarrow{+e^\ominus} \text{F}^\ominus \qquad \text{O} \xrightarrow{+2e^\ominus} \text{O}^{2\ominus}$$

$$1s^2\,2s^2\,2p^5 \qquad 1s^2\,2s^2\,2p^6 \qquad 1s^2\,2s^2\,2p^4 \qquad 1s^2\,2s^2\,2p^6$$

Im ersten Beispiel wird bei diesem Vorgang Energie frei (-328 kJ/mol), im zweiten muß Energie aufgewandt werden ($+704$ kJ/mol). In beiden Fällen bezeichnet man diese Energie als *Elektronenaffinität* (Abgabe: $-$, Aufnahme: $+$). In den Perioden nimmt bei den Elementen der Hauptgruppen 15 bis 17 (Va–VIIa) die Tendenz, daß Energie frei wird, von links nach rechts zu. Beim Sauerstoff wird bei der Aufnahme des ersten Elektrons Energie frei (-141 kJ/mol), das zweite verbraucht dann Energie, die ein Reaktionspartner aufbringen muß. Die Edelgase zeigen keine Neigung, Elektronen aufzunehmen.

3.3.3 Neigung zur Ionenbildung

Die Neigung zur Bildung von Ionen ist nicht bei allen Elementen des Periodensystems gleich ausgeprägt. Eine deutliche Tendenz zur Kationenbildung beobachtet man bei den Elementen der 1. und 2. Hauptgruppe sowie bei den Nebengruppenelementen. Anionen entstehen bevorzugt aus Elementen der 16. und 17. Hauptgruppe. Um bei der Abschätzung der Tendenz zur Ionenbildung nicht auf schwierig zu messende Energiegrößen (Ionsierungsenergie, Elektronenaffinität) angewiesen zu sein, hat man den Begriff der **Elektronegativität** (EN) eingeführt. Es handelt sich um eine relative Größe mit Werten zwischen 0,7 und 4,0.

$$\boxed{0 < \text{EN} < 4,0}$$

Hohe EN bedeutet, daß ein Atom in einer Verbindung eine starke Tendenz hat, Elektronen zu sich herüberzuziehen (Beispiele: F, O). Innerhalb einer Periode (ohne Edelgase) nimmt die EN von links nach rechts *zu*, innerhalb einer Hauptgruppe von oben nach unten *ab* (Abb. 3/2). Elemente, die sich in ihrer EN stark

H 2.2						
Li 1.0	Be 1.6	B 2.0	C 2.6	N 3.0	O 3.4	F 4.0
Na 0.9	Mg 1.3	Al 1.6	Si 1.9	P 2.2	S 2.6	Cl 3.2
K 0.8			Ge 2.0	As 2.2	Se 2.6	Br 3.0
Rb 0.8					Te 2.1	I 2.7

Abb. 3/2. Elektronegativität wichtiger Hauptgruppenelemente.

unterscheiden, bewirken eine gegenseitige Ionisation, es entstehen chemische Verbindungen, die man *Salze* nennt (s. Kap.3.3.5). Atome sehr ähnlicher EN bilden untereinander eher Atombindungen aus (s. Kap.3.4).

3.3.4 Atom- und Ionenradien

Die Atomradien der Elemente ändern sich periodisch. Sie nehmen innerhalb einer Periode (ohne Edelgase) von links nach rechts *ab*, denn durch die steigende positive Kernladung werden die negativen Elektronen stärker angezogen. Innerhalb einer Hauptgruppe nimmt der Atomradius von oben nach unten *zu*, weil jeweils neue, weiter außen liegende Schalen mit Elektronen besetzt werden.

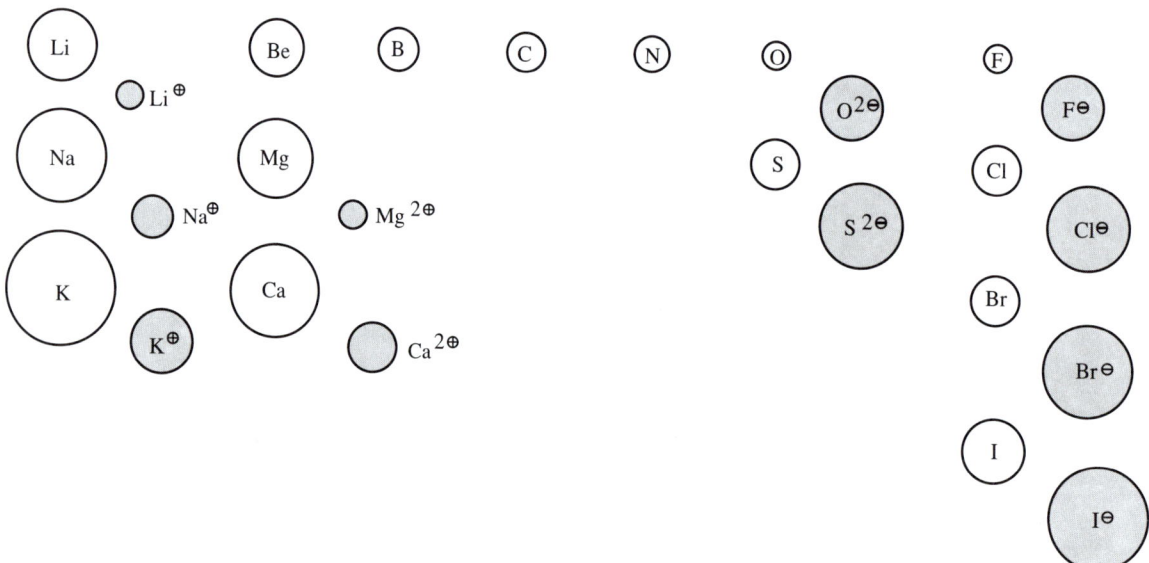

Abb. 3/3. Durchmesser von Atomen und Ionen einiger Hauptgruppenelemente im Vergleich. Die Werte liegen zwischen 120–380 pm (1 pm = 10^{-12} m).

Bildet man aus einem Atom durch Entfernen der Valenzelektronen ein Kation, so nimmt der *Radius* des Teilchens deutlich *ab*. Betrachtet man den Ionenradius verschiedener Elemente (Abb. 3/3), so nimmt er innerhalb einer Hauptgruppe von oben nach unten *zu*. Bei benachbarten Elementen einer Periode hat das zweifach-positiv geladene Kation einen kleineren Radius als das einfach positiv geladene.

Entsteht aus einem Atom durch Aufnahme eines Valenzelektrons ein Anion, dann *vergrößert* sich der Radius des Teilchens. Durch die zusätzliche negative Ladung weitet sich die äußere Schale. Innerhalb einer Hauptgruppe (z. B. der Halogene) nimmt der Ionenradius von oben nach unten erwartungsgemäß *zu* (Abb. 3/3). Anionen sind innerhalb einer Periode deutlich größer als die Kationen.

In Tab. 3/1 ist nochmals zusammengefaßt, welche Größen sich bei der Bildung von Kationen bzw. Anionen aus den Atomen ändern und welche gleich bleiben.

Tab. 3/1. Ionenbildung bei den Elementen Natrium und Fluor (Änderungen sind durch einen Pfeil markiert)

Element		Kernladungs-zahl	Masse	Radius (nm)	Elektronen-konfiguration	Gesamt-ladung
Atom	Na	11	23	0,186	$1s^2\ 2s^2\ 2p^6\ 3s^1$	0
	$\downarrow -e^{\ominus}$			$\downarrow$	$\downarrow$	$\downarrow$
Kation	Na$^{\oplus}$	11	23	0,095	$1s^2\ 2s^2\ 2p^6$	$+1$
Atom	F	9	19	0,064	$1s^2\ 2s^2\ 2p^5$	0
	$\downarrow +e^{\ominus}$			$\downarrow$	$\downarrow$	$\downarrow$
Anion	F$^{\ominus}$	9	19	0,136	$1s^2\ 2s^2\ 2p^6$	-1

3.3.5 Salze

Gibt man in einem Reaktionsgefäß metallisches Natrium und Chlorgas zusammen, so tritt eine heftige Reaktion ein. Aus den Elementen entsteht eine farblose Verbindung, das *Natriumchlorid* (= Kochsalz). Es hat völlig andere Eigenschaften als die zugrundeliegenden Elemente.

$$2\,Na + Cl_2 \longrightarrow 2\,NaCl$$

Kochsalz setzt sich aus Natrium- und Chlorid-Ionen zusammen. Die Schreibweise NaCl macht nicht deutlich, daß die Substanz aus Ionen aufgebaut ist. Bei der Reaktion der Elemente sind von den Natriumatomen Elektronen auf die Chloratome übergegangen. Die entstandenen Ionen bilden einen festen Ionen-verband: In allen drei Richtungen des Raumes reihen sich Kationen und Anionen abwechselnd zu einem **Ionengitter** aneinander (Abb. 3/4). Der Zusammenhalt erfolgt einzig und allein durch elektrostatische Anziehungskräfte zwischen den Ionen. Die Ionenbindung ist *ungerichtet*.

> Die elektrostatischen Anziehungskräfte, die gegensinnig geladene Ionen zusammenhalten, bezeichnet man als *Ionenbindung* oder *heteropolare Bindung*.

Verbindungen, die im festen Zustand aus Ionen aufgebaut sind, heißen **Salze**. Salze entstehen aus Elementen, die eine große Differenz in den Elektronegativi-täten aufweisen (s. Kap. 3.3.3). Sie *kristallisieren* leicht, haben *hohe Schmelzpunkte* (NaCl: 801 °C) und ihre *Schmelzen leiten den elektrischen Strom*. Bei den Leitungsvorgängen sind Ionen die Ladungsträger, nicht Elektronen wie bei den Metallen.

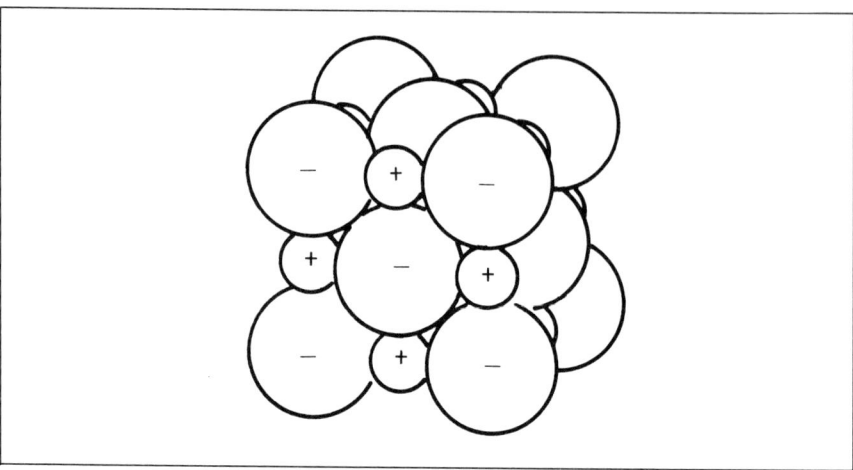

Abb. 3/4. Ausschnitt aus dem Ionengitter von Lithiumfluorid ($Li^{\oplus}F^{\ominus}$).

Die Bindungsenergie eines Salzes bezeichnet man als *Gitterenergie* (ΔH_U). Sie beträgt beim NaCl 766 kJ/mol. Diese Energie wird frei, wenn sich Ionenkristalle bilden. Man muß sie aufwenden, wenn das Ionengitter gegen die elektrostatische Anziehung in die einzelnen Ionen (im Gaszustand) zerlegt werden soll.

3.3.6 Namen wichtiger Ionen/Salze, Molberechnung

Ionen können entsprechend der Stellung der Elemente im Periodensystem, einfach oder mehrfach positiv bzw. negativ geladen sein ($Na^{\oplus}$, $Mg^{2\oplus}$, $Al^{3\oplus}$ oder $Cl^{\ominus}$, $S^{2\ominus}$). Die Ladung wird rechts oben am Elementsymbol vermerkt. Bei einfachen Ionen entspricht die Ladung zugleich der *Wertigkeit* bzw. *Oxidationszahl* (s. Kap. 9.5) des betreffenden Elementes.

Zur Benennung von Kationen ergänzt man den Elementnamen durch den Zusatz „*Ion*". Manche Ionen treten mit unterschiedlicher Wertigkeit auf ($Fe^{2\oplus}$, $Fe^{3\oplus}$), was man im Namen berücksichtigen kann (Tab. 3/2). Die Wertigkeit einfacher Kationen und Anionen sollte man im Kopf haben.

Bei Anionen bedarf es des Zusatzes „Ion" eigentlich nicht, weil die negative Ladung im Namen durch die Endsilbe „-*id*" oder „-*at*" ihren Ausdruck findet. Neben den einfachen gibt es häufig auch komplexe Anionen, die sich aus mehreren Atomen aufbauen und sowohl mineralischer, wie auch organischer Natur sein können. Es bedarf etwas Übung, um dem Namen die richtige Formel zuzuordnen (Tab. 3/2).

Tab. 3/2. Formel und Namen einiger wichtiger Ionen

$Na^{\oplus}$	Natrium-Ion	$F^{\ominus}$	Fluorid
$K^{\oplus}$	Kalium-Ion	$Cl^{\ominus}$	Chlorid
$Mg^{2\oplus}$	Magnesium-Ion	$Br^{\ominus}$	Bromid
$Ca^{2\oplus}$	Calcium-Ion	$I^{\ominus}$	Iodid
$H^{\oplus}$	Wasserstoff-Ion (Proton)	$OH^{\ominus}$	Hydroxid
$Cu^{2\oplus}$	Kupfer(II)-Ion	$S^{2\ominus}$	Sulfid
$Fe^{2\oplus}$	Eisen(II)-Ion	$SO_4^{2\ominus}$	Sulfat
$Fe^{3\oplus}$	Eisen(III)-Ion	$NO_3^{\ominus}$	Nitrat
$Co^{2\oplus}$	Cobalt(II)-Ion	$PO_4^{3\ominus}$	Phosphat
$NH_4^{\oplus}$	Ammonium-Ion	$HCO_3^{\ominus}$	Hydrogencarbonat
		$CH_3COO^{\ominus}$	Acetat

Aus den Ionen lassen sich ganz unterschiedliche Salze zusammensetzen. Dabei kommt es zu einem Ladungsausgleich, da Salze nach außen hin *neutral* sind (Tab. 3/3). Um Salzformeln aufstellen zu können, muß man die Ladungen der beteiligten Ionen kennen. Beim Lithiumfluorid (LiF) lagern sich einfach positive ($Li^{\oplus}$) und einfach negativ geladene ($F^{\ominus}$) Ionen zusammen. Beim Calciumfluorid treten $Ca^{2\oplus}$- und $F^{\ominus}$-Ionen zusammen, die Formel lautet CaF_2. Beim Kaliumphosphat benötigt man drei Kationen ($K^{\oplus}$), um die Ladung des Anions ($PO_4^{3\ominus}$) auszugleichen. Die Formel lautet K_3PO_4.

Tab. 3/3. Formel und Namen einiger Salze

Formel	Name	Formel	Name
NaCl	Natriumchlorid	$(NH_4)_2SO_4$	Ammoniumsulfat
KI	Kaliumiodid	$AgNO_3$	Silbernitrat
CaF_2	Calciumfluorid	$NaNO_2$	Natriumnitrit
$NaHCO_3$	Natriumhydrogencarbonat	$FeCl_3$	Eisen(III)-chlorid
Na_2CO_3	Natriumcarbonat	NaH_2PO_4	Natriumdihydrogen-
$MgSO_4$	Magnesiumsulfat		phosphat
$BaSO_4$	Bariumsulfat	CH_3COONa	Natriumacetat

Die Stoffmenge *n* (mol) läßt sich analog auf Salze und Ionen anwenden: Man geht von der Salz-Formel aus und errechnet die molare *Formelmasse*.

1 mol NaCl entspricht der Summe der relativen Atommassen in Gramm entsprechend der Salzformel, für NaCl sind dies 58,5 g (23 + 35,5). Die Atommassen entnehmen Sie für alle Berechnungen dem Periodensystem (Abb. 2/1).

Für 1 mol $MgCl_2$ errechnen sich entsprechend 95,3 g (24,3 + 2 · 35,5). Umgekehrt lassen sich aus 95,3 g Magnesiumchlorid 1 mol (= 24,3 g) $Mg^{2\oplus}$-Ionen und 2 mol (2 · 35,5 = 71 g) $Cl^{\ominus}$-Ionen freisetzen. 1 mol $MgCl_2$ liefert insgesamt 3 · N_A Ionen (N_A = Avogadrokonstante, s. Kap. 1.5).

3.4 Atombindung

3.4.1 Schreibweise und Definitionen

Bei Elementen mit geringer Neigung zur Ionenbildung zeigen die Atome eine starke Tendenz, sich so zusammenzulagern, daß jedes Atom ein einzelnes (= ungepaartes) Elektron für ein **gemeinsames** (= bindendes) **Elektronenpaar** beisteuert.

> Der Zusammenhalt von Atomen, der durch die Ausbildung *gemeinsamer Elektronenpaare* zustandekommt, wird *Atombindung* genannt. Hierfür sind auch die Bezeichnungen *kovalente Bindung, homöo-polare Bindung* oder *Elektronenpaarbindung* in Gebrauch.

Die an einer Atombindung beteiligten Atome können gleich oder verschieden sein und ein Atom kann mit seinen Valenzelektronen auch zur Bildung mehrerer gemeinsamer Elektronenpaare beitragen, wie die Beispiele in Tab. 3/4 zeigen. Die **Bindigkeit** (Valenzzahl) eines Atoms richtet sich nach der Zahl seiner Valenzelektronen. Unter Einbeziehung der gemeinsamen Elektronenpaare dürfen sich am Ende nicht mehr als 8 (beim H-Atom 2) Elektronen auf der äußeren Schale eines

Atoms befinden (*Oktettregel*). So können an einem Atom nur maximal *vier* gemeinsame Elektronenpaare ausgebildet werden, wie es beim Kohlenstoffatom im Methan der Fall ist. Aus den Beispielen in Tab. 3/4 kann man die Bindigkeit der Atome ablesen:

Einbindig: Wasserstoff, Fluor, Chlor
Zweibindig: Sauerstoff
Dreibindig: Stickstoff
Vierbindig: Kohlenstoff

Ein gemeinsames (= bindendes) Elektronenpaar zwischen zwei Atomen wird durch einen Verbindungsstrich gekennzeichnet. Dies macht auch deutlich, daß die Atombindung von einem Atom ausgehend auf einen Partner *gerichtet* ist. Valenzelektronen, die keine Bindung eingehen, bezeichnet man als **freie Elektronenpaare** und markiert sie durch einen Strich an den betreffenden Atomen. Häufig werden diese Striche auch weggelassen. Aufgrund der Stellung des Atoms im Periodensystem kann man feststellen, wie viele freie Elektronenpaare es besitzt. Sehen Sie sich noch einmal H_2O in Tab. 3/4 an. Das Sauerstoffatom im Wasser ist Ausgangspunkt für zwei bindende Elektronenpaare, es ist zweibindig. Außerdem trägt es zwei freie Elektronenpaare.

Tab. 3/4. Bildung einfacher Moleküle aus den Atomen

Atome	Moleküle (Strukturformel)		Summenformel (Namen)	Molekül-masse
H· ·H $\longrightarrow$	H:H	H—H	H_2	2
:F· ·F: $\longrightarrow$	:F:F:	‖F̄—F̄‖	F_2	38
H· ·Cl: $\longrightarrow$	H:Cl:	H—C̄l‖	HCl (Chlorwasserstoff)	36.5
H· ·O· ·H $\longrightarrow$	:O: H··H	O̸ H⁄ ⁏H	H_2O (Wasser)	18
H· ·N· ·H H $\longrightarrow$	H:N:H H	H—N—H H	NH_3 (Ammoniak)	17
H H· ·C· ·H H $\longrightarrow$	H H:C:H H	H H—C—H H	CH_4 (Methan)	16

3.4.2 Moleküle

Aus Atomen entstehen durch Atombindung *Moleküle* (Tab. 3/4). So liegen z.B. Wasserstoff und die Halogene nicht atomar vor wie die Edelgase, sondern molekular als H_2, F_2, Cl_2 usw. Zur Beschreibung eines Moleküls stehen die **Strukturformel** und die **Summenformel** zur Verfügung.

In der Strukturformel sind alle Atome und die sie verknüpfenden Elektronenpaare (= Atombindungen) durch Striche markiert.

In der Summenformel werden die Atome eines Moleküls addiert und ihre Anzahl durch eine, am Elementsymbol tiefgesetzte Ziffer dokumentiert (z.B. NH_3, CH_4).

Die Strukturformel liefert mehr Informationen über ein Molekül, aus ihr kann die Summenformel durch Abzählen der Atome leicht errechnet werden. Insbesondere bei organischen Molekülen ist es wichtig, daß man Strukturformeln aufschreiben und lesen kann. Die Beispiele zeigen je eine vollständige Strukturformel und daneben eine häufig verwendete Formel, in der sich Summen- und Strukturangaben mischen.

Harnstoff (CH_4N_2O) ≡ H_2N—CO—NH_2

Essigsäure $(C_2H_4O_2)$ ≡ CH_3—COOH

Jedes Molekül hat eine definierte **Molekülmasse**, die sich durch Addition der bekannten Atommassen ergibt. Diese können dem Periodensystem (Abb. 2/1) entnommen werden. Man verwendet nicht die absoluten, sondern die relativen Massen (siehe Beispiele in Tab. 3/4). Die Masseneinheit „1" ist auch hier 1/12 der Masse des Kohlenstoffnuklids $^{12}_6C$. Die Zahlenwerte sind als Verhältniszahlen dimensionslos (relative Molekülmasse). Das H_2-Molekül ist das leichteste Molekül. Moleküle mit Massen bis 2000 bezeichnet man als *niedermolekular*, mit Massen ab 5000 als *hochmolekular*. Hochmolekulare Biomoleküle sind z.B. Enzyme und Nukleinsäuren. Sehr große Nukleinsäure-Moleküle mit 10^6-10^7 findet man z.B. in den menschlichen Chromosomen.

Die relative Molekülmasse M_r wird häufig unkorrekt als Molekulargewicht bezeichnet. Sie ist dimensionslos. Die *molare Masse M_m* eines Stoffes gibt hingegen seine Masse pro Mol an und hat damit die Einheit $g \cdot mol^{-1}$ (g/mol). Die molare Masse wird vereinfacht auch als **Molmasse** oder nur als Molekülmasse bezeichnet. Ihr Zahlenwert stimmt bei einem gegebenen Molekül natürlich mit der relativen Molekülmasse M_r überein. Da dimensionslose Größen in einem Text zu Mißverständnissen führen können, wird häufig die molare Masse M_m (g/mol) verwendet. In der Biochemie findet man statt g/mol die Einheit „*Dalton* (Da)". Die Begriffe und Einheiten gehen in der Literatur etwas durcheinander. Man muß sich jeweils klar machen, wovon man spricht.

An dieser Stelle sei daran erinnert (s. Kap. 3.3.6), daß man auch bei Salzen mit der Stoffmenge n (mol) arbeitet, obwohl keine definierten Moleküle vorliegen, für die man eine Molekülmasse angeben könnte. Man greift auf die *Formelmasse* des Salzes zurück, die sich ausgehend z.B. von den Formeln NaCl, $MgCl_2$, $FeSO_4$ ergibt, und verwendet die Einheit g/mol.

3.4.3 Bindungslänge und Bindungsenergie

Durch eine Atombindung werden zwei Atome in einem bestimmten Abstand zueinander gehalten, der sich genau bestimmen läßt – obwohl die Atome ständig Schwingungen um diesen mittleren Abstand ausführen. Den mittleren Abstand zwischen den Atomkernen bezeichnet man als **Bindungslänge**. Die Angabe erfolgt in nm oder pm (1 nm = 10^{-9} m; 1 pm = 10^{-12} m). Die Werte liegen zwischen 0,07 und 0,3 nm, das entspricht 70–300 pm. Sie lassen sich mit Hilfe der Röntgenstrukturanalyse kristalliner Festkörper und mit Hilfe von Schwingungsspektren bestimmen.

Tab. 3/5. Beispiele für Bindungslängen und Bindungsenergien

Molekül			Bindungslänge	Bindungsenergie
H_2	(Wasserstoff)	H—H	0,074 nm	436 kJ/mol
H_2O	(Wasser)	O—H	0,096 nm	463 kJ/mol
NH_3	(Ammoniak)	N—H	0,100 nm	391 kJ/mol
CH_4	(Methan)	C—H	0,107 nm	413 kJ/mol

Will man ein Molekül durch Spaltung der Atombindungen in die Atome zerlegen, so muß man Energie aufwenden. Es ist genau der Betrag, der bei der Bildung des Moleküls aus den Atomen frei wird. Die **Bindungsenergie** (genauer: Bindungsenthalpie ΔH, s. Kap. 6.6) läßt sich für jede einzelne Bindung in einem Molekül angeben, bei mehreren gleichartigen Bindungen nimmt man den Mittelwert. Als Richtgröße für die Bindungsenergie von Atombindungen kann der Wert *400 kJ/ mol* (Kilojoule/mol) dienen (Tab. 3/5).

3.4.4 Molekülorbitale

Die Ursachen für das Entstehen einer Atombindung sind zunächst wenig plausibel: Entsprechend der Theorie müssen sich Wolken negativer Ladung (*Orbitale*) durchdringen und dabei Anziehungskräfte entwickeln, obwohl jeder weiß, daß gleichsinnig geladene Systeme sich abstoßen. Sehen wir uns das Wasserstoffmolekül an: Die einfach besetzten 1s-Atomorbitale, die sich bei Annäherung der Atome durchdringen (= *überlappen*), verlieren bei dieser Begegnung ihre ursprüngliche Form und verändern ihren Energiegehalt. Es bildet sich etwas Neues, ein **Molekülorbital** (Abk. MO). Dies hat seine größte Elektronendichte im Raum zwischen den beiden Atomen. Es ist um die gedachte Bindungsachse der Atomkerne *rotationssymmetrisch*. Die Atome können sich um die Bindungsachse *frei drehen*. Man spricht in diesem Fall von einem σ-Molekülorbital (σ = Sigma) und bezeichnet die Atombindung als **σ-Bindung** (Abb. 3/5). Bildlich gesprochen binden sich die Atome über Elektronen aneinander, die ihnen gemeinsam gehören.

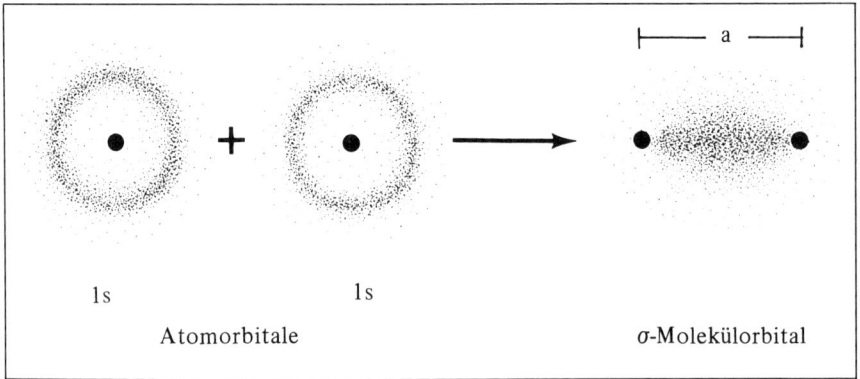

1s   1s

Atomorbitale   σ-Molekülorbital

Abb. 3/5. Bildung einer σ-Bindung durch Überlappen von zwei 1s-Atomorbitalen zum σ-Molekülorbital im Wasserstoffmolekül (a ist die Bindungslänge).

Interessant wird es, wenn man die Energieniveaus der Molekülorbitale mit denen der Atomorbitale vergleicht. Mit Hilfe quantenmechanischer Berechnungen hat man herausgefunden, daß aus zwei Atomorbitalen zwei Molekülorbitale entstehen (es gehen keine Orbitale verloren), von denen eines energieärmer, das andere energiereicher als die Atomorbitale ist (Abb. 3/6): Die beiden einzelnen Elektronen der 1s-Atomorbitale besetzen jetzt *gemeinsam* das energieärmere σ-Molekülorbital, man spricht von dem *bindenden* MO, während das energiereichere σ*-Molekülorbital (= *antibindendes* MO) frei bleibt. Jedes Molekülorbital kann von maximal zwei Elektronen besetzt werden. Aus dem Energiediagramm (Abb. 3/6) wird deutlich, daß beim Entstehen von Atombindungen tatsächlich Energie frei wird (Bindungsenergie). Verstehen kann man jetzt auch, daß doppelt besetzte Atomorbitale miteinander keine Atombindung eingehen können, weil die Elektronen bindende und antibindende Molekülorbitale besetzen müßten, denn kein Orbital kann mehr als zwei Elektronen aufnehmen.

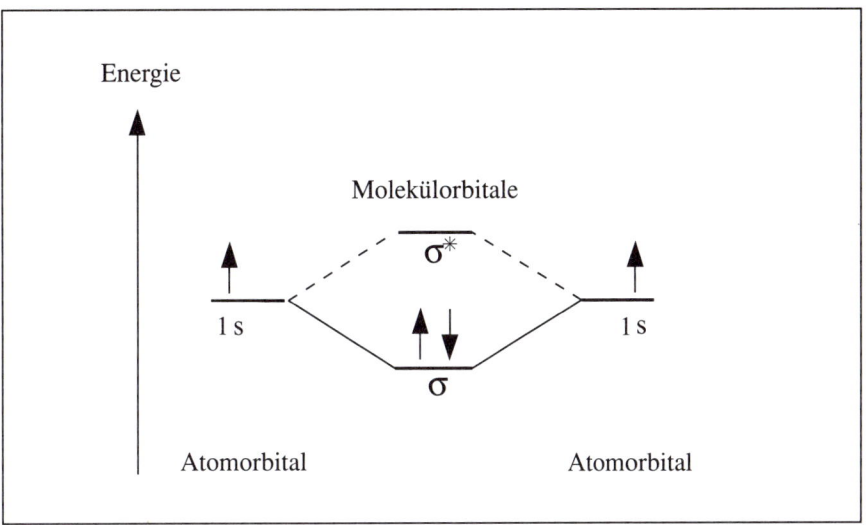

Abb. 3/6. Energiediagramm für die Bildung einer Atombindung beim Übergang von 1s-Atomorbitalen in die σ- und σ*-Molekülorbitale (H₂-Molekül).

3.4.5 Das Methan-Molekül

Der Kohlenstoff ist das Basiselement für das Leben auf der Erde. Alle Biomoleküle bauen auf ihm auf. Viele kohlenstoffhaltige Verbindungen entstehen in den chemischen Laboratorien. Die *Organische Chemie* (ab Kap. 11) bezeichnet man deshalb auch als *Chemie des Kohlenstoffs*, ein Verständnis für die Bindungen am Kohlenstoff ist unerläßlich.

Die Elektronenkonfiguration des Kohlenstoffatoms ($1s^2\,2s^2\,2p^2$) kennen Sie schon und wissen, daß Kohlenstoff *vierbindig* ist. Betrachtet man die Elektronenkonfiguration im Energiediagramm (Abb. 3/7), fällt auf, daß im *Grundzustand* nur zwei ungepaarte Elektronen vorhanden sind. Der Energieunterschied zwischen dem 2s- und 2p-Orbitalen ist relativ klein, so kann unter dem Einfluß eines Bindungspartners durch Anheben eines 2s-Elektrons auf das freie 2p-Niveau ein *angeregter Zustand* entstehen. Die vier, zunächst unterschiedlichen Atomorbitale ($2s^1\,2p^3$) kombinieren sich zu vier *neuen, energetisch gleichwertigen* Orbitalen (Abb. 3/7). Diesen Vorgang nennt man *Hybridisierung*, es entstehen **sp³-Hybrid-Orbitale**. Das Kohlenstoffatom ist dann sp³-hybridisiert. Überlappt jetzt jedes der einfach besetzten sp³-Hybrid-Orbitale des C-Atoms mit je einem einfach besetzten

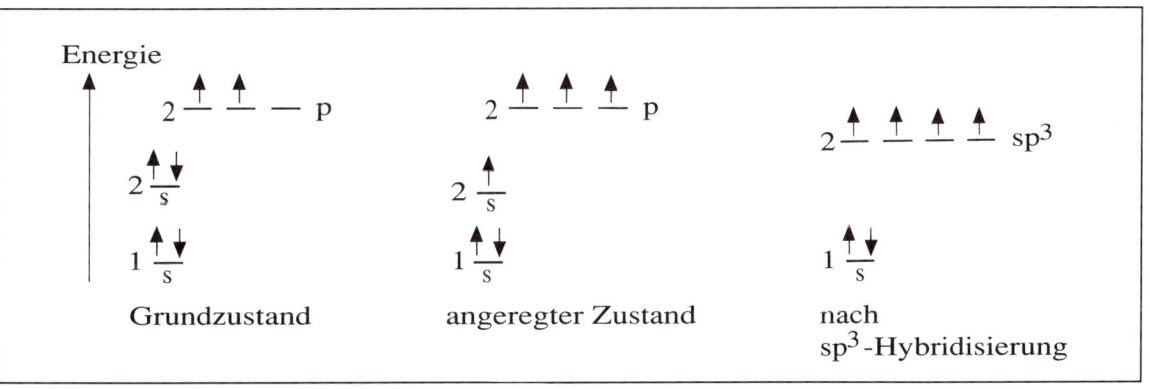

Abb 3/7. Elektronenkonfiguration des Kohlenstoffatoms.

1s-Atomorbital eines H-Atoms, erhält man vier doppelt besetzte, bindende Molekülorbitale. Im Methan (CH_4) liegen vier gleichwertige σ-Bindungen vor.

Die Hybridisierung bestimmt die Raumstruktur des Methan-Moleküls. Die s-Atomorbitale sind kugelsymmetrisch. Die p-Atomorbitale stehen im rechten Winkel zueinander (Kap. 1.6.4). Die sp^3-Molekülorbitale weisen in die Ecken eines **Tetraeders** (Abb. 3/8). Typisch ist der Winkel zwischen zwei CH-Bindungen, der sogenannte *Bindungswinkel*, er beträgt beim Methan $\alpha = 109{,}5°$.

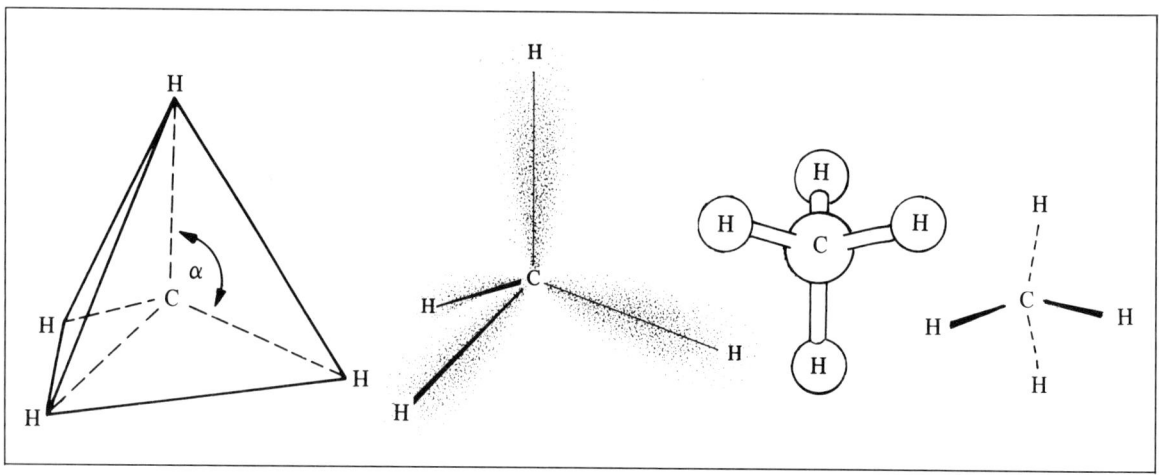

Abb. 3/8. *Verschiedene Abbildungen des Methan-Moleküls, um den tetraedrischen Bau zu verdeutlichen.*

Die Tetraederform des Methans wird durch verschiedene Schreibweisen verdeutlicht (Abb. 3/8). Bei komplizierten Molekülen verzichtet man häufig auf die räumliche Darstellung. Um sich diese vor Augen zu führen, muß man die auf dem Papier geschriebenen Formeln mit Hilfe sogenannter *Molekülmodelle* veranschaulichen (s. Kap. 11).

3.4.6 C – C-Einfachbindungen

Die eigentliche Ursache für die Vielfalt der organischen Verbindungen liegt darin, daß Kohlenstoffatome nicht nur mit Atomen anderer Elemente Atombindungen eingehen können, sondern auch mit sich selbst. Die Atombindung zwischen zwei sp^3-hybridisierten C-Atomen ist die gleiche, wie die für Methan beschriebene: Es überlappen zwei einfach besetzte sp^3-Orbitale. Sie bilden eine σ-Bindung mit rotationssymmetrischer Verteilung der Elektronen um die gedachte Bindungsachse. Diese Verbindung heißt *Ethan*.

Ethan

Bei einer Verlängerung der C-Atomkette wiederholen sich die beschriebenen Vorgänge. Im gradkettigen *n-Pentan* z.B. sind fünf tetraedrische sp^3-C-Atome durch

σ-Bindungen verknüpft. Betrachtet man die Raumstruktur des Moleküls, so erkennt man, daß die C-Atome eine *Zick-Zack-Kette* bilden.

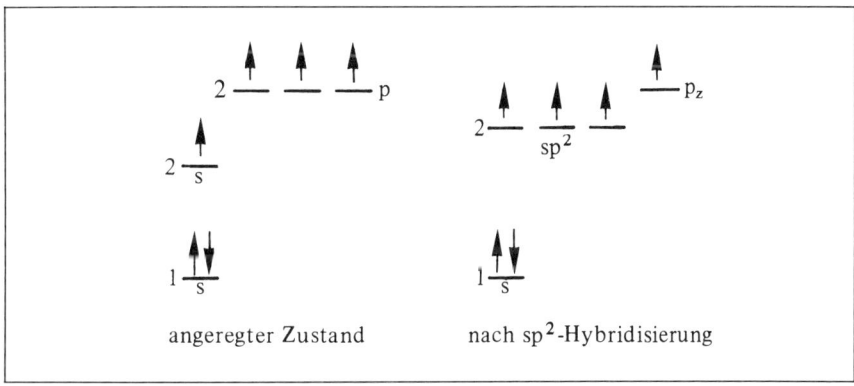

$$H{-}\overset{\displaystyle H}{\underset{\displaystyle H}{C}}{-}\overset{\displaystyle H}{\underset{\displaystyle H}{C}}{-}\overset{\displaystyle H}{\underset{\displaystyle H}{C}}{-}\overset{\displaystyle H}{\underset{\displaystyle H}{C}}{-}\overset{\displaystyle H}{\underset{\displaystyle H}{C}}{-}H \equiv$$

n-Pentan

3.4.7 Mehrfachbindungen

Atome bestimmter Elemente sind in der Lage, zu einem Nachbaratom mehr als eine Atombindung auszubilden, es entstehen **Doppel-** oder **Dreifachbindungen.** Kohlenstoffatome besitzen diese Fähigkeit. Die einfachsten organischen Moleküle sind *Ethen* und *Ethin*.

$$\overset{\displaystyle H}{\underset{\displaystyle H}{}}{>}C{=}C{<}\overset{\displaystyle H}{\underset{\displaystyle H}{}} \qquad\qquad H{-}C{\equiv}C{-}H$$

Ethen   Ethin (= Acetylen)

Das C-Atom im angeregten Zustand kann alternativ zur sp^3-Hybridisierung auch eine **sp^2-Hybridisierung** eingehen. Dies bedeutet, daß sich das 2s-Atomorbital nur mit zwei 2p-Atomorbitalen vermischt und drei energetisch gleichwertige sp^2-Hybrid-Orbitale entstehen, die je mit einem Elektron besetzt sind. Ein einfach besetztes p-Orbital bleibt unverändert (Abb. 3/9).

angeregter Zustand   nach sp^2-Hybridisierung

Abb. 3/9. Orbitalschema des C-Atoms vor und nach sp^2-Hybridisierung.

Die sp^2-Molekülorbitale ordnen sich so um das C-Atom, daß die Achsen in einer Ebene liegen und zueinander einen Winkel von 120° bilden. Im Ethen-Molekül entsteht zwischen den beiden C-Atomen eine **σ-Bindung**. Vier weitere σ-Bindungen richten sich auf die H-Atome. Übrig bleibt an jedem C-Atom das p-Orbital, das senkrecht zur Ebene der σ-Bindungen steht (Abb. 3/10). Beide sind einfach besetzt, überlappen miteinander und bilden ein doppelt besetztes, bindendes *π-Molekülorbital* aus. Es besitzt seine größte Elektronendichte oberhalb und unterhalb der Ebene der σ-Bindungen (Abb. 3/10).

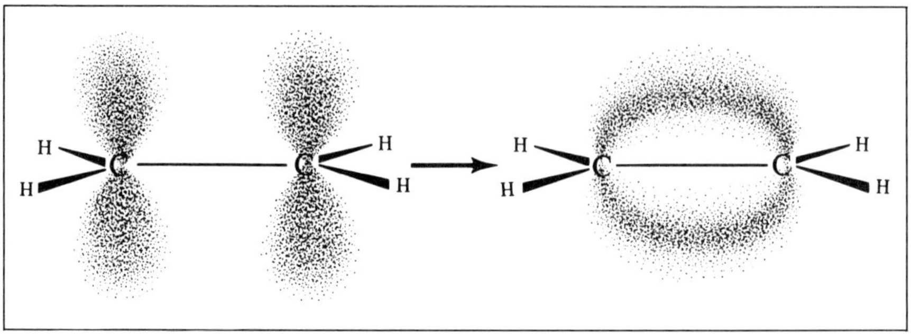

Abb. 3/10. Bildung des π-Molekülorbitals durch Überlappen der 2p-Atomorbitale im Ethen (Ausbildung der π-Bindung).

Trotz der sichtbaren zwei Teile handelt es sich nur um ein π-Molekülorbital, das mit zwei Elektronen vollständig besetzt ist. Die zweite Bindung zwischen den C-Atomen wird als π-**Bindung** (sprich: Pi-Bindung) bezeichnet. Bei der C=C-Doppelbindung ist um die C−C-Bindungsachse *keine* freie Rotation mehr möglich, denn dazu müßte die π-Bindung vorübergehend gelöst werden, was ohne Energiezufuhr (Licht oder Wärme) nicht möglich ist.

Verglichen mit der C−C-Einfachbindung (Tab. 3/6) verkürzt sich der Bindungsabstand zwischen den C-Atomen einer C=C-Doppelbindung deutlich. Auch wächst die Bindungsenergie. Diese ist jedoch nicht doppelt so groß wie die der C−C-Einfachbindung, was bedeutet, daß die π-Bindung nicht so fest ist wie die σ-Bindung.

Tab. 3/6. Bindungsdaten für die C−C-Einfach- und Doppelbindung

Molekül	Hybridisierung der C-Atome	C−C-Bindungsenergie [kJ/mol (kcal/mol)]	C−C-Bindungsabstand
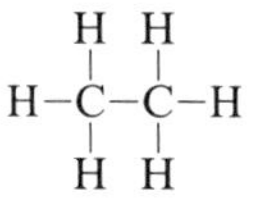 H−C−C−H (mit H,H oben und H,H unten)	sp^3	369 (88)	0.154 nm
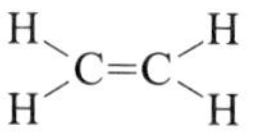 $H_2C=CH_2$	sp^2	683 (163)	0.133 nm

Die bei Raumtemperatur gasförmigen Elemente **Sauerstoff** (O_2) und **Stickstoff** (N_2) liegen molekular vor. Sie sind in der Atmosphäre im Verhältnis 1:4 enthalten.
Beim Stickstoff mit 5 Valenzelektronen erreicht man die Oktett-Struktur nur durch die Ausbildung einer Dreifachbindung.

Beim Sauerstoff würde man analog dazu eine Doppelbindung erwarten. Der Sauerstoff ist zwar in dieser Form (*Singulett-Sauerstoff*) existent, jedoch deutlich energiereicher als in einer Form mit einer Einfachbindung und zwei ungepaarten Elektronen an den Sauerstoffatomen (*Triplett-Sauerstoff*). Der normale Sauerstoff ist demnach ein *Diradikal* (= Verbindung mit zwei ungepaarten Elektronen), was seine Reaktionsfähigkeit erklärt, z. B. im Vergleich zum Stickstoff, der sehr reaktionsträge ist.

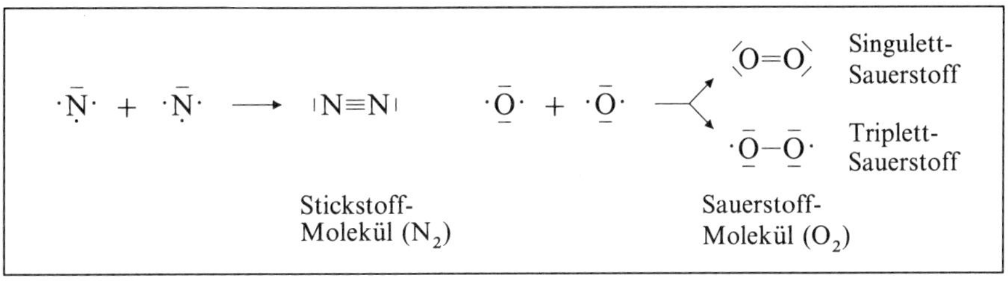

Sauerstoff kann durch elektrische Entladungen oder Bestrahlung mit UV-Licht in **Ozon** (O_3) umgewandelt werden. Das Ozon-Molekül ist *gewinkelt* gebaut und in sich *polarisiert*. Die negative Ladung verteilt sich unter Verschiebung eines Elektronenpaares auf beide endständigen O-Atome. Man bezeichnet dies als *Mesomerie* (s. Kap. 11.5).

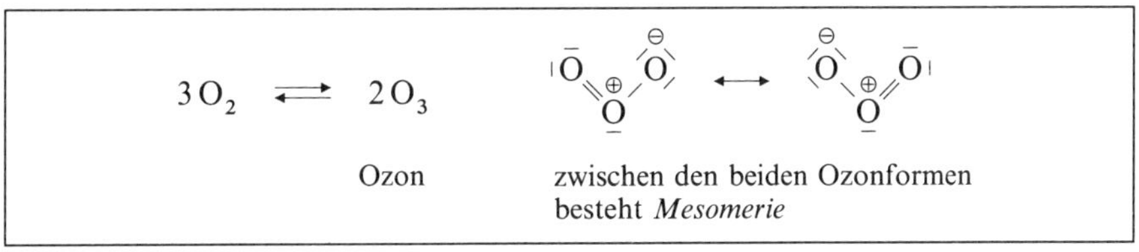

Für das Leben auf der Erde ist Ozon von großer Bedeutung: Ozon ist in 20–35 km Höhe in den oberen Schichten der Atmosphäre enthalten. Diese *Ozonschicht* absorbiert vor allem kurzwelliges UV-Licht und ist somit ein natürlicher UV-Schutzschirm. Halogenierte Kohlenwasserstoffe (s. Kap. 11.3.3), die als Kühlmittel und Treibgase Verwendung finden, zerstören die Ozonschicht und es gelangt das ungefilterte Sonnenlicht bis auf die Erdoberfläche. Dies kann irreversibele Schäden auf der Haut des Menschen hervorrufen und das Pflanzenwachstum beeinflussen.

Ozon riecht sehr stark und ist giftig. Man verwendet es zur Wasserentkeimung (*Desinfektion*) und in speziellen Ozontherapien. Überschüssiges Ozon zerfällt in Umkehrung der Bildung relativ rasch in Sauerstoff (s. o.)

3.4.8 Die polarisierte Atombindung

Solange sich Atome gleicher Art an einer Atombindung beteiligen (z. B. in den Molekülen H_2, Cl_2 oder N_2), sind die Bindungselektronen *symmetrisch* im Raum zwischen und um diese Atome verteilt. Dies gilt auch, wenn sich Atome verschiedener Elemente verbinden, sofern sich die beiden Elemente nur wenig in ihrer *Elektronegativität* (s. Kap. 3.3.3) unterscheiden. Beispiele hierfür sind Kohlenstoff (EN 2,5) und Wasserstoff (EN 2,1).

Diese Symmetrie ändert sich jedoch dramatisch, wenn Bindungspartner, die sich *deutlich* in ihrer Elektronegativität unterscheiden, eine Atombindung eingehen. Bei den *Halogenwasserstoffen* z. B. zeigt sich, daß die elektronegativeren Halogenatome das bindende Elektronenpaar jeweils mehr oder weniger stark zu sich herüberziehen, die Atombindung ist **polarisiert**.

Die *Richtung der Polarisierung* läßt sich durch Angabe von Partialladungen ($\delta\oplus$, $\delta\ominus$) an den jeweiligen Atomen verdeutlichen. Da die Elektronegativität in der 7. Hauptgruppe vom Fluor zum Iod hin abnimmt (s. Kap. 3.3.3), vermindert sich die Polarisierung der Atombindung in den Halogenwasserstoffen vom HF zum HI hin ($\leftrightarrow$ = Dipolmoment).

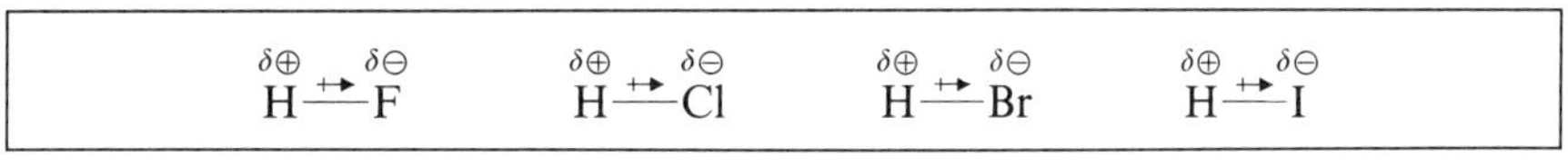

Die Elektronegativität wird bei Elementen, die Atombindungen eingehen, zu einem Maß, wie weit ein Atom gegenüber einem anderen die Bindungselektronen zu sich herüberzieht. Man kann das Auftreten **polarisierter Atombindungen** auch so beschreiben, daß hier ein Übergang zwischen einer reinen Ionenbindung und einer reinen Atombindung vorliegt.

$$Na^\oplus \quad Cl^\ominus \qquad \overset{\delta\oplus}{H}-\overset{\delta\ominus}{Cl} \qquad Cl-Cl$$

| Ionenbindung | polarisierte Atombindung | Atombindung |

Im Kochsalz (NaCl) hat die Bindung zu 100% Ionencharakter, im Cl_2-Molekül beträgt dieser 0%. Beim Chlorwasserstoff liegt er mit ca. 20% dazwischen. In der Reihe HF zu HI nimmt der Ionencharakter der Atombindung ab.

Polarisierte Atombindungen zeigen auch die folgenden Gruppen, die für organische Moleküle typisch sind:

$$\overset{\delta\ominus}{O}-\overset{\delta\oplus}{H} \qquad \overset{\delta\ominus}{N}-\overset{\delta\oplus}{H} \qquad -\overset{|\delta\oplus}{C}-\overset{\delta\ominus}{N} \qquad -\overset{|\delta\oplus}{C}-\overset{\delta\ominus}{O} \qquad -\overset{|\delta\oplus}{C}-\overset{\delta\ominus}{Cl}$$

Die Richtung der Polarisierung ergibt sich aus den Werten für die Elektronegativität der Elemente (s. Abb. 3/2). Die Polarisierung der N−H- oder C−N-Bindung ist schwächer als die der O−H- oder C−O-Bindung.

Der Grad der Polarisierung einzelner Atombindungen innerhalb eines Moleküls ist sowohl für die *physikalischen Eigenschaften* als auch für die *Reaktivität* gegenüber anderen Molekülen bedeutsam. Generell gilt: Gegensinnig geladene Atome zweier Moleküle ziehen sich an. Dies ist der Ausgangspunkt für verschiedene Wechselwirkungen. Um dies zu beschreiben, muß man bei wichtigen Atombindungen die Richtung der Polarisierung wissen. Dies gewinnt in der organischen Chemie große Bedeutung.

3.4.9 Dipolmoleküle

Ein Körper, bei dem die Schwerpunkte der negativen und der positiven Ladung nicht zusammenfallen, wird als **Dipol** bezeichnet. Ein Dipol richtet sich im homogenen elektrischen Feld entlang der Feldlinien aus. Bei Molekülen mit polarisierten Atombindungen kann eine asymmetrische Ladungsverteilung vorliegen. Typische **Dipolmoleküle** sind die oben erwähnten Halogenwasserstoffe.

Wasser (H_2O) ist ebenfalls ein *Dipolmolekül*. Dies hängt mit der Polarisierung der Atombindungen und mit der Raumstruktur des Moleküls zusammen. Das Sauerstoffatom hat die Elektronenkonfiguration $1s^2 2s^2 2p^4$. In seinen Verbindungen ist Sauerstoff zweibindig. Unter dem Einfluß der Bindungspartner erfolgt bei den s- und p-Orbitalen der 2. Schale eine sp^3-Hybridisierung (s. Kap. 3.4.5). Anders als beim Kohlenstoff werden zwei der sp^3-Molekülorbitale mit jeweils zwei eigenen Elektronen besetzt. Man nennt sie *einsame* bzw. *freie Elektronenpaare*. Die anderen beiden Orbitale bilden die Atombindungen zum Wasserstoff aus. Der Bindungswinkel beträgt etwa 105°. Die Abnahme gegenüber dem Tetraederwinkel (109°) erklärt sich aus dem erhöhten Platzanspruch der freien Elektronenpaare am O-Atom. Wasser ist somit ein **gewinkeltes Molekül** (Abb. 3/11).

Da die O−H-Bindung im Wasser polarisiert ist, ist die Ladungsverteilung innerhalb des Moleküls asymmetrisch. Das negative Ende ($\delta\ominus$) des Dipols liegt zwi-

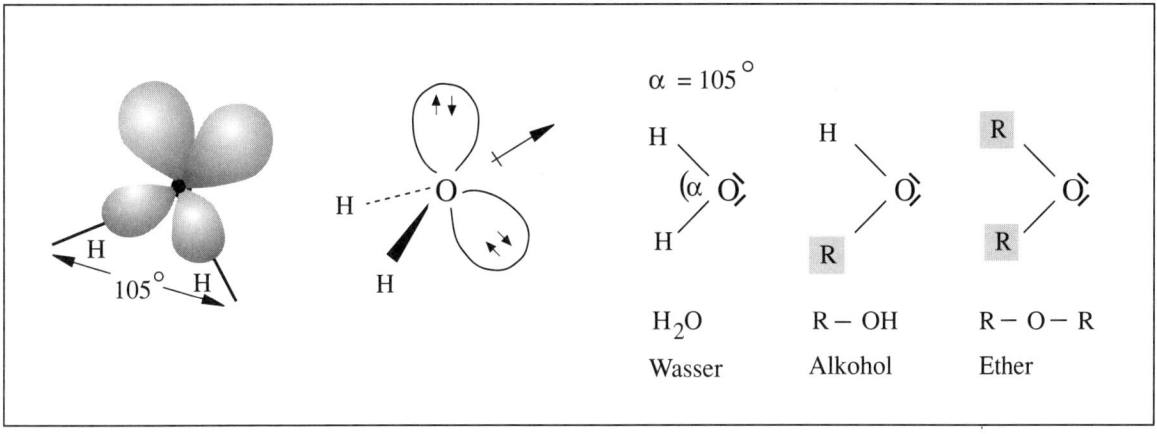

Abb. 3/11. Geometrie des Wassermoleküls und daraus abgeleiteter organischer Moleküle (↔ Gesamt-Dipolmoment, R = organische Reste).

schen den freien Elektronenpaaren am O-Atom, das positive Ende ($\delta\oplus$) zwischen den beiden H-Atomen.

Im *Ammoniak* (NH$_3$) besitzt der dreibindige Stickstoff, der ebenfalls sp^3-hybridisiert ist, nur *ein* einsames Elektronenpaar. Ammoniak ist ebenfalls *gewinkelt* gebaut, das N-Atom steht in der Spitze einer *Pyramide*. Der Bindungswinkel weicht mit 107° nur wenig vom Tetraederwinkel ab. Durch die Polarisierung der Atombindung entsteht ein Dipolmolekül mit dem negativen Ende ($\delta\ominus$) am freien Elektronenpaar des N-Atoms. Das positive Ende ($\delta\oplus$) liegt zwischen den H-Atomen (Abb. 3/12). Beim Ammoniak selbst tritt die Besonderheit auf, daß der Stickstoff innerhalb der Pyramide mit hoher Frequenz von oben nach unten durchschwingt. Das Dipolmoment hebt sich im Mittel auf, wird aber wirksam,

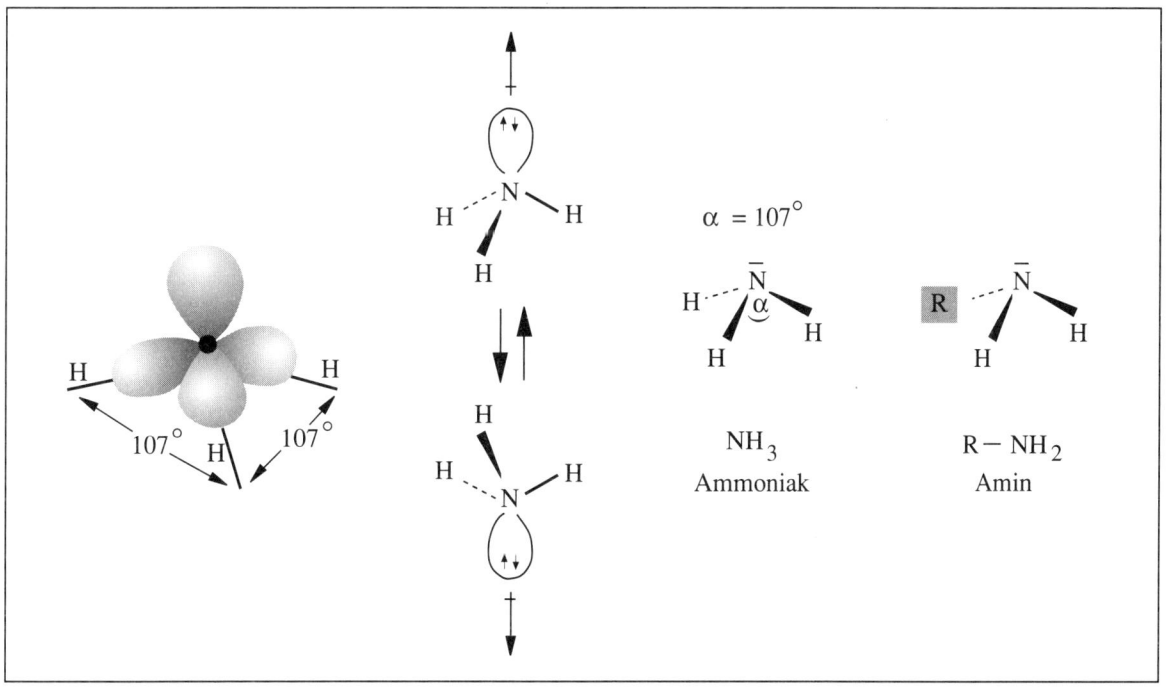

Abb. 3/12. Geometrie des Ammoniakmoleküls und daraus abgeleiteter organischer Verbindungen (↔ Gesamt-Dipolmoment).

wenn Ammoniak sich mit seinem freien Elektronenpaar einem anderen Atom oder Kation nähert (s. Kap. 10 und 12.5).

Die Polarisierung und der gewinkelte Bau am Sauerstoff- bzw. Stickstoffatom treten auch auf, wenn einzelne oder alle H-Atome durch organische Reste (R), z. B. Kohlenwasserstoffe ersetzt sind. Vom Wasser leiten sich **Alkohole** und **Ether** ab, vom Ammoniak **Amine** (s. Abb. 3/11 und 3/12). Sie werden als typische organische Moleküle weiter unten besprochen. Im Bereich des O- bzw. N-Atoms sind die Bindungen polarisiert. Dieser Teil der Moleküle besitzt auch in den organischen Verbindungen Dipolcharakter und wird als *polar* bezeichnet. Fehlt eine polare Gruppe, ist das Molekül *unpolar*, wie man es z. B. bei den Kohlenwasserstoffen Methan oder Ethan findet.

3.5 *Aufgaben*

1) Was sind *Metalle*?

2) Gibt es im *Periodensystem* mehr Metalle oder mehr Nichtmetalle? Wo im Periodensystem haben die *Metalle*, wo die *Nichtmetalle* ihren Platz?

3) Was ist eine *Legierung*? Nennen Sie ein Beispiel!

4) Wenn aus einem Atom ein Ion entsteht, was bleibt *gleich*, was *ändert* sich?

5) Wie ändert sich die *Elektronegativität* der Elemente in der 2. Periode und in der Hauptgruppe VIIa (= 17)?

6) Geben Sie bei folgenden Beispielen an, ob der *Ionenradius* größer oder kleiner ist als der *Atomradius*: $Na/Na^{\oplus}$, $Cl/Cl^{\ominus}$, $Mg/Mg^{2\oplus}$ und $I/I^{\ominus}$!

7) Was versteht man unter *Ionenbindung*?

8) Was sind *Salze*? Welche typischen Eigenschaften haben sie?

9) Geben Sie die *Formeln* an für: Ammoniumchlorid, Calciumfluorid, Eisen(II)-sulfat und Natriumcarbonat!

10) Was ist eine *Atombindung*?

11) Geben Sie die *Bindigkeit* für Kohlenstoff, Wasserstoff, Stickstoff und Sauerstoff an!

12) Geben Sie die *Summenformel* und die *Strukturformel* für Wasser an! Markieren Sie den *Bindungswinkel* und die *freien Elektronenpaare*!

13) Welche *Molekülmasse* hat eine Verbindung mit der Summenformel CH_4N_2O?

14) *Hydrazin* hat die Summenformel N_2H_4. Geben Sie die *Strukturformel* an!

15) Erläutern Sie am H_2-Molekül die Begriffe *bindendes* und *antibindendes Molekülorbital*, *Bindungslänge* und *Bindungsenergie*!

16) Welches sind die äußeren Kennzeichen der sp^3-*Hybridisierung* des Kohlenstoffs im Methan-Molekül?

17) Nennen Sie die *Unterschiede* zwischen einer *C−C-Einfachbindung* und einer *C=C-Doppelbindung*!

18) Welche der folgenden Verbindungen sind *ionisch*, welche *kovalent* aufgebaut: NaI, H_2S, $FeCl_3$, CH_3NH_2, CCl_4?

19) Welche der folgenden Moleküle haben ein *Dipolmoment*: I_2, HCl, NaCl, CH_3OH, CH_3NH_2, CH_4, H_2O, CO_2?

20) Warum ist das Wassermolekül *gewinkelt* gebaut?

21) Geben Sie die genauen Bindungsverhältnisse für das Narkosemittel Lachgas (N_2O) und den Neurotransmitter Stickstoffmonoxid (NO) an! Welches der beiden Moleküle ist ein Radikal (s. S. 159)?

4 Erscheinungsformen der Materie

4.1 Aggregatzustände

Luft, Wasser und Erde sind für das Leben auf unserem Planeten notwendig. Sie spiegeln unter den herrschenden Druck- und Temperaturverhältnissen die drei *Erscheinungsformen* der Materie wieder: **gasförmig, flüssig** und **fest**. Man nennt sie Aggregatzustände. Die üblichen Abkürzungen g (gaseous), l (liquid) und s (solid) sind Abkürzungen der englischen Ausdrücke.

In welchem *Aggregatzustand* sich ein Stoff bei einem bestimmten Druck und einer bestimmten Temperatur befindet, hängt von den Kräften ab, die zwischen den Atomen oder Molekülen wirken. Dabei kommt es auch auf die *Bewegungsenergie* (kinetische Energie) der Teilchen an. Je größer diese ist, desto mehr Platz nehmen die Teilchen ein und rücken entsprechend auseinander. Liegt ein Stoff als Gas vor, besitzen die Teilchen eine hohe *kinetische Energie* (E_{kin}), sie bewegen sich frei in alle Richtungen des Raumes. Bei Flüssigkeiten ist E_{kin} geringer, die Beweglichkeit der Teilchen ist eingeschränkt. Bei Feststoffen nimmt die Energie weiter ab und die Beweglichkeit der Teilchen ist auf Schwingungen gegeneinander begrenzt. Die Ordnung nimmt von den Gasen über die Flüssigkeiten zu den Feststoffen zu (Abb. 4/1). *Feststoffe* befinden sich im *Zustand höchster Ordnung*, in dem die Teilchen z. B. Kristallgitter ausbilden können. Eine derartige Anordnung ist auch energetisch besonders günstig, da die kinetische Energie sehr gering ist.

Erscheinungsform: gasförmig (g)   flüssig (l)   fest (s)

E_{kin}:   ⟶ nimmt ab

Ordnung: nimmt ab   ⟵

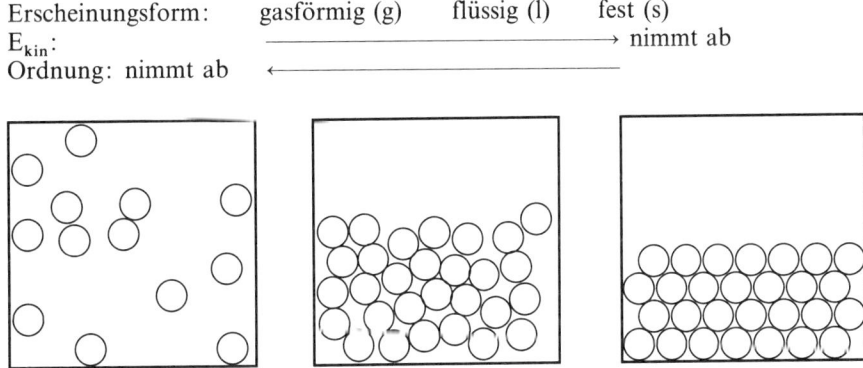

Abb. 4/1. Kinetische Energie und Ordnung bei den drei Aggregatzuständen.

Von den meisten Stoffen sind alle drei Aggregatzustände bekannt. Bei welcher Temperatur die Änderung des Aggregatzustandes (auch *Phasenwechsel* oder *Phasenumwandlung* genannt) eintritt, ist von Stoff zu Stoff verschieden und wird zur Beschreibung der Eigenschaften eines Stoffes herangezogen (s. Kap. 4.5).

4.2 Gase

4.2.1 Druck und Druckmessung

Einige Elemente, z. B. Wasserstoff (H_2), Sauerstoff (O_2) und Stickstoff (N_2), aber auch die Edelgase sind bei Raumtemperatur (25 °C = 298 K) gasförmig. Im *ide-*

alen Fall können sich die einzelnen Moleküle oder Atome eines Gases im Raum ungehindert ausbreiten, ohne Anziehungskräfte aufeinander auszuüben. Hat der Raum Wände, so bestimmen diese das *Volumen* des Gases. Die Teilchen führen in dem zur Verfügung stehenden Raum schnelle Bewegungen aus und stoßen dabei aneinander oder auf die Gefäßwand (elastische Stöße). Daraus resultiert ein **Druck (p)** auf die Gefäßwand.

Je nachdem, welche Stöße es gerade von benachbarten Teilchen erhalten hat, fliegt ein einzelnes Teilchen eines Gases einmal schneller und einmal langsamer. Das Quadrat der *mittleren Geschwindigkeit* v der Gasmoleküle ist proportional der *Temperatur* T (in Kelvin) und umgekehrt proportional zur *Masse* m der Teilchen:

$$v^2 \sim \frac{T}{m}$$

Mit zunehmender Temperatur wächst die Geschwindigkeit (v) der Teilchen, da die kinetische Energie größer wird. Entsprechend wächst der Druck eines Gases.

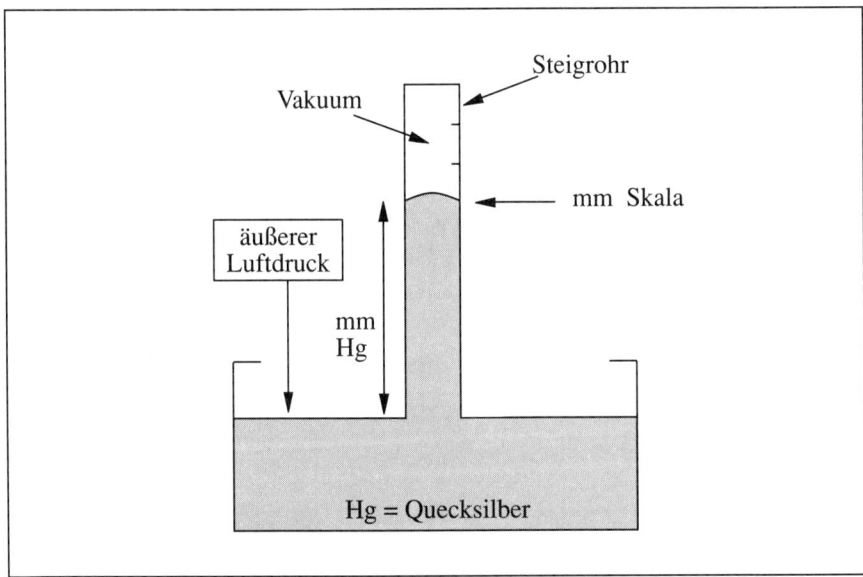

Abb. 4/2. Quecksilber-Manometer.

Der *Druck* (p) kann mit einem *Manometer* gemessen werden. Ein **Quecksilber-Manometer** z. B. besteht aus einem Vorratsgefäß mit Quecksilber (Hg), das bei Raumtemperatur flüssig ist. In das Vorratsgefäß taucht ein Steigrohr, das teilweise mit Quecksilber gefüllt und in seinem oberen, geschlossenen Teil evakuiert ist. Lastet der äußere Luftdruck auf der Oberfläche des Quecksilbers, so treibt dieser das Quecksilber im Steigrohr in die Höhe und kann in mm Hg auf einer Skala am Steigrohr abgelesen werden (Abb. 4/2). Der bei 0 °C und in Höhe des Meeresspiegels (Normalnull) gemessene Druck ist der sogenannte *Normaldruck*, der einer Atmosphäre entspricht. Die SI-Einheit für den Druck ist Pascal: 10^5 Pa = 1 bar.

760 mm Hg = 760 Torr = 1 atm = 1,013 bar = 1013 Hektopascal

Mit *Wasser* statt Quecksilber im Manometer würde die Wassersäule bei Normaldruck etwa 10 m aufsteigen, da Wasser nicht so einen großen Gegendruck aufbaut wie Hg, das ein höheres spezifisches Gewicht hat. Dies veranschaulicht, daß auf 1 cm² Körperoberfläche ein Luftdruck lastet, der dem Gewicht von 1 l Wasser entspricht. Um diesem Druck standzuhalten, baut eine lebende Zelle einen entsprechenden *Gegendruck* im Inneren auf. Bringt man Zellen in ein Vakuum, so platzen sie.

Quecksilber wird in Manometern und Thermometern gern verwendet, weil es eine hohe Dichte, einen großen Ausdehnungskoeffizienten und eine lineare Wärmeausdehnung zwischen 0–100 °C besitzt, außerdem ist es im Bereich − 39 °C bis + 357 °C flüssig. Es liegt also bei den normalen Temperaturen auf der Erde als Flüssigkeit vor. Nachteilig ist seine hohe *Toxizität*. In 1 m³ Zimmerluft können 12–15 mg Hg als Dampf enthalten sein und eingeatmet werden. Aus Instrumenten ausgelaufenes Quecksilber, das sich gern in Form kleiner Tröpfchen verteilt und in Ritzen festsetzt, muß *unbedingt* mit *Schwefel* oder *Zinkstaub* gebunden werden, um Vergiftungen zu vermeiden.

4.2.2 Gasgesetze

Das Verhalten von Gasen wird durch die *Gasgesetze* beschrieben. Diese sind vergleichsweise einfach, beschreiben jedoch das Verhalten eines *idealen Gases*, bei dem die Atome oder Moleküle kein Eigenvolumen haben und keine Wechselwirkungen untereinander zeigen. Es gibt in Wirklichkeit kein Gas, das die Bedingungen eines idealen Gases erfüllt. Trotzdem lassen sich die einfachen Gasgesetze in erster Näherung auch auf Gase wie Stickstoff oder Sauerstoff anwenden. Die Beschreibung durch die Gasgesetze ist umso genauer, je höher man die Temperatur und je kleiner man den Druck wählt.

Das **allgemeine Gasgesetz** für ideale Gase lautet:

$$p \cdot V = n \cdot R \cdot T$$

p = Druck (in Pa = Nm^{-2}), V = Volumen (in m³), n = Stoffmenge (in mol), R = allgemeine Gaskonstante ($8{,}31\ Jmol^{-1}\ K^{-1}$), T = Temperatur (in K).

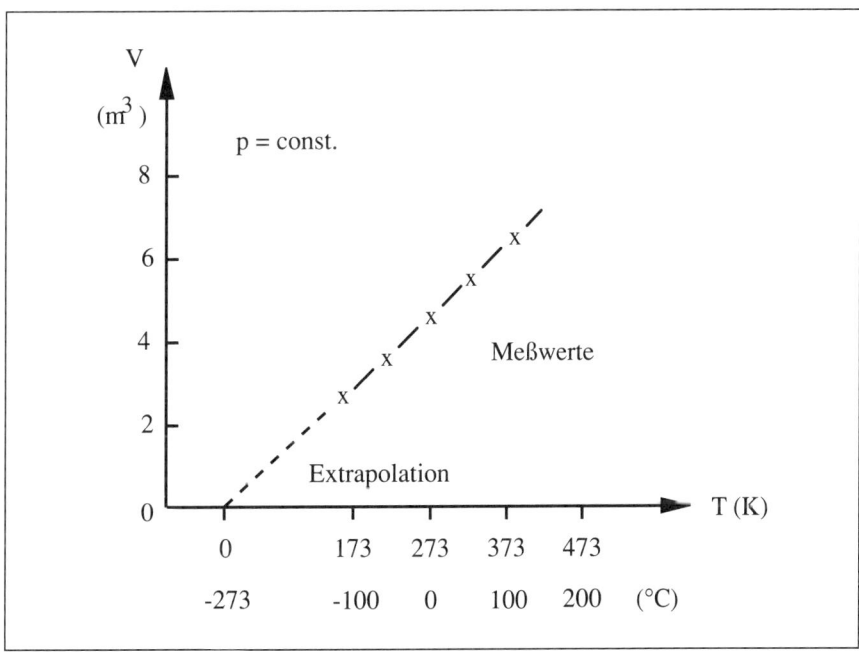

Abb. 4/3. V, T-Diagramm für ein ideales Gas.

Die *allgemeine Gaskonstante* besitzt für alle idealen Gase den gleichen Wert. Er kann experimentell bestimmt werden. Für die Temperatur verwendet man nicht °C (Celsius), sondern die **absolute Temperatur** in K (Kelvin), die der Celsius-Skala entspricht, jedoch einen anderen Nullpunkt hat. Der Zusammenhang ergibt sich aus einem V, T-Diagramm. Man hält für eine bestimmte Gasmenge den Druck p konstant und ermittelt das Volumen in Abhängigkeit von der Temperatur. Dann trägt man V gegen T auf und erhält eine Gerade. (Abb. 4/3). Bei Extrapolation der Werte zu tiefen Temperaturen schneidet die Gerade bei V = 0 die Abszisse. Der Schnittpunkt liegt bei 0 K, entsprechend − 273,15 °C und wird als *absoluter Nullpunkt* bezeichnet. 0 °C sind dann ∼ 273 K.

Möchte man wissen, welchem Volumen 1 mol (n = 1) eines idealen Gases unter *Normalbedingungen* (0 °C, 760 Torr) entspricht, so läßt sich mit dem allgemeinen Gasgesetz der Wert von $0,0224 \, m^3$ (= 22,4 l) errechnen. Dieses **Molvolumen** ist das Volumen, das $6 \cdot 10^{23}$ Atome oder Moleküle eines idealen Gases unter Normalbedingungen einnehmen.

4.3 Flüssigkeiten

4.3.1 Allgemeine Eigenschaften

Beim Abkühlen eines Gases nimmt E_{kin} der Teilchen ab: Die Teilchen nähern sich unter dem Einfluß intermolekularer Anziehungskräfte einander immer mehr. Schließlich bildet sich eine *Flüssigkeit* (Phasenwechsel). Dadurch verringern sich Beweglichkeit und Abstand der Teilchen. Flüssigkeiten nehmen ein festes Volumen ein, haben jedoch keine feste Form.

Durch Gravitationskräfte werden sie nach unten (zur Erde hin) gezogen und breiten sich auf festen Unterlagen aus. Flüssigkeiten haben eine gekrümmte Oberfläche. Zur Erklärung muß man wissen, daß Teilchen – auch wenn sie keine chemische Bindung untereinander ausbilden – sich anziehen. Man spricht von *van der Waals*-Kräften, die weniger als 4 kJ/mol ausmachen. Während ein Teilchen im Innern einer Flüssigkeit von den Teilchen in der Umgebung von allen Seiten gleich stark angezogen werden, wirkt auf Teilchen an der Oberfläche nur eine Anziehung zur Flüssigkeit hin (Abb. 4/4). Die sogenannte **Oberflächenspannung** ist ein Maß für die nach innen gerichteten Kräfte an der Oberfläche einer Flüssigkeit. Diese Kräfte bewirken, daß eine Flüssigkeit die Tendenz hat, auf einer festen Unterlage

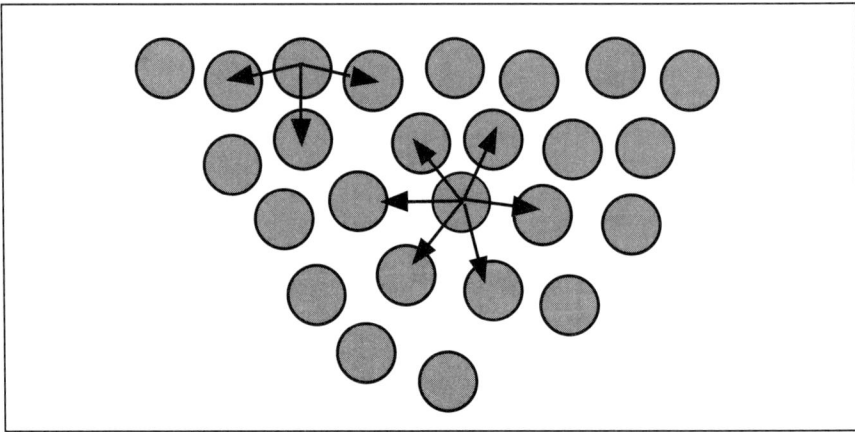

Abb. 4/4. Schematische Darstellung der intermolekularen Anziehungskräfte im Innern und an der Oberfläche einer Flüssigkeit.

eine möglichst kleine Oberfläche auszubilden. Flüssigkeitstropfen nehmen deshalb eine kugelförmige Gestalt an.

Die Eigenschaft jeder Flüssigkeit, dem Fließen (z.B. durch eine Röhre) einen Widerstand entgegenzusetzen, nennt man *Viskosität*. Sie ist von der Temperatur und vom Druck abhängig (s. Lehrbücher der Physik).

Bei welcher Temperatur ein Element oder eine Verbindung flüssig ist, hängt u.a. von den Anziehungskräften der Atome oder Molekülen untereinander und von der *Masse* der Teilchen ab. Es gibt z.B. nur drei Elemente, die bei 30°C flüssig sind: Quecksilber (Hg), Brom (Br) und Gallium (Ga). Quecksilber und Gallium finden wegen ihres großen Flüssigkeitsbereichs in Thermometern Verwendung.

Unter den *chemischen Verbindungen* gibt es viele, die bei Raumtemperatur flüssig sind. Ein wichtiges Beispiel ist das *Wasser*. Dies ist überraschend, wenn man die Größe und die Molmasse des Moleküls allein betrachtet, und bedarf der Erklärung.

4.3.2 Wasser und Wasserstoff-Brückenbindungen

Wenn man die Elemente Wasserstoff und Sauerstoff im Molverhältnis 2:1 zur Reaktion bringt, entsteht *Wasser* und Energie wird frei.

$$2\,H_2 + O_2 \longrightarrow 2\,H_2O + Energie$$

Das Wassermolekül ist ein gewinkelt gebauter Dipol (s. Kap. 3.4.9). Zwischen den Molekülen wirken elektrostatische Anziehungskräfte (Dipol-Dipol-Wechselwirkungen): Ein positiv polarisiertes H-Atom des einen Moleküls nähert sich einem freien Elektronenpaar des O-Atoms in einem Nachbarmolekül an (Abb. 4/5). Ein H-Atom überbrückt damit zwei O-Atome. Man spricht von einer **Wasserstoff-Brückenbindung**, die etwa 5–10 % der Stärke einer Ionenbindung hat, entsprechend einer Bindungsenergie von ca. 20 kJ/mol (4–5 kcal/mol).

Durch Wasserstoff-Brückenbindungen werden Wassermoleküle bei Raumtemperatur zu Schwärmen und Ringen assoziiert, d.h. locker untereinander verbunden. Solche *Assoziate* (Cluster) bestehen aus 50–100 Wassermolekülen. Die **scheinbare Molmasse** des Wassers (n · 18) ist also wesentlich größer als die eines einzelnen

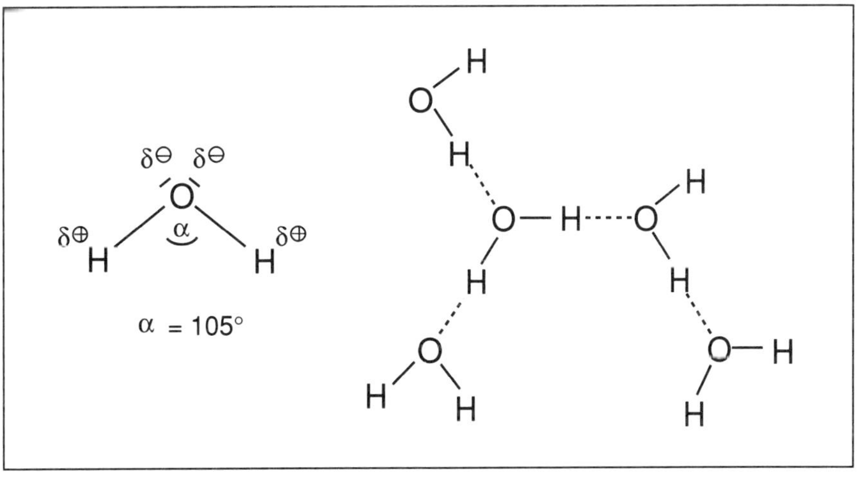

Abb. 4/5. Assoziation von Wassermolekülen durch Wasserstoff-Brückenbindungen, durch (...) gekennzeichnet.

Moleküls. In einem *Cluster* sind einzelne Wassermoleküle weniger beweglich und es erfordert vergleichsweise viel Energie, die freie Beweglichkeit herzustellen, d. h. Wasser zu verdampfen. Beim Wasser läßt sich erkennen, daß intermolekulare Wasserstoff-Brückenbindungen die *physikalischen Eigenschaften* einer Verbindung beeinflussen.

Schwefelwasserstoff (H_2S) unterscheidet sich von Wasser (H_2O) durch das S-Atom. Dieses ist größer als das O-Atom und besitzt eine geringere Elektronegativität, so daß die $S-H$-Bindung weniger stark polarisiert ist als die $O-H$-Bindung im Wassermolekül. Die H_2S-Moleküle sind weniger stark assoziiert, als Folge davon ist H_2S bei Raumtemperatur gasförmig (Tab. 4/1).

Tab. 4/1. Physikalische Daten von H_2O und H_2S.

	Molmasse	Schmelzpunkt	Siedepunkt	Verdampfungswärme
H_2O	$18 (n \cdot 18)$ g/mol	$0\,°C$	$100\,°C$	40 kJ/mol
H_2S	34 g/mol	$-85\,°C$	$-61\,°C$	19 kJ/mol

Wasser ist lebensnotwendig. Die zentrale Rolle beruht auf der Fähigkeit, Wasserstoff-Brückenbindungen auszubilden. Diese sind nicht nur zu anderen Wassermolekülen möglich, sondern auch zu den *polaren* Gruppen (z. B. -OH, -NH₂) anderer Moleküle, die sich in Wasser lösen. Die mittlere Temperatur auf der Erde und für den Menschen (37 °C) liegt deutlich vom Schmelz- und Siedepunkt entfernt im Flüssigkeitsbereich des Wassers. Unser Wissen über die Binnenstruktur des Wassers (Cluster) und deren Einflüsse auf molekularer Ebene in lebenden Zellen ist noch sehr unvollständig.

Wasserstoff-Brückenbindungen sind für die Lebensvorgänge von weitreichender Bedeutung: sie beeinflussen Struktur und Eigenschaften von organischen Molekülen, insbesondere von *Biopolymeren* wie DNA, Proteinen und Polysacchariden. Erst in wäßriger Lösung können solche Moleküle bestimmte Funktionen im Stoffwechsel ausüben, z. B. als Enzyme, als Gene, als Stützgewebe.

4.4 Feststoffe

Sind die Kräfte zwischen den Teilchen (Atome, Ionen oder Moleküle) so groß geworden, daß sie ihren Platz nicht mehr verlassen können, bilden die Teilchen geordnete Verbände (Kristalle). Die Stoffe sind **fest**, d. h. *Form* und *Volumen* liegen fest. An ihrem Platz fixiert, haben sie nur noch eine geringe kinetische Energie, können jedoch gegeneinander schwingen und um sich selbst rotieren. Erst am aboluten Nullpunkt (0 K) hört jede Bewegung auf, die Materie ist erstarrt.

In einem *kristallinen Feststoff* sind die am Aufbau beteiligten Teilchen in einem sich wiederholenden, dreidimensionalen Muster, dem **Kristallgitter**, angeordnet. In Abhängigkeit von der Größe und Ladung der beteiligten Teilchen können Kristallgitter verschieden aussehen. Die Teilchen versuchen jeweils die energetisch günstigste Raumordnung einzunehmen. Der innere Aufbau eines Kristalls spiegelt sich in der äußerlich sichtbaren *Kristallform* (z. B. kubisch, hexagonal, oktaedrisch, monoklin) wider. Die Lage der Teilchen im Kristall läßt sich mit Hilfe der Beugung von Röntgenstrahlen an den Kristallen ermitteln. Mit verfeinerten Methoden können sogar die einzelnen Atome eines Moleküls und damit die Molekülstruktur sichtbar gemacht werden (*Röntgenstrukturanalyse*).

Elemente kommen überwiegend als Feststoffe vor. Innerhalb eines Elementes können verschiedene *Modifikationen* auftreten, d. h. die Atome weisen eine unterschiedliche Anordnung im Gitterverband auf. Verschiedene Modifikationen geben einem Element unterschiedliches Aussehen und verändern dessen Eigenschaften. Am augenfälligsten ist dies bei dem Element *Kohlenstoff,* der als hexagonaler **Graphit** sowie als kubischer **Diamant,** dessen Wachstumsform häufig das Oktaeder ist, vorkommen kann.

	Eigenschaften	Verwendung
Graphit	sehr weich, schwarz, undurchsichtig, leitfähig	Schmiermittel, Elektroden, Bleistiftminen
Diamant	sehr hart, farblos, stark lichtbrechend, nicht leitfähig	Zum Bohren, Schneiden und Schleifen; Achslager; Schmuck (in geschliffener Form)

Beide Modifikationen sind bei Raumtemperatur stabil und wandeln sich nicht ineinander um. Nur unter sehr hohem Druck wird Graphit zu Diamant, andererseits geht Diamant beim Erhitzen in Graphit über. Andere Elemente können bei *geringen* Änderungen der äußeren Bedingungen eine Umwandlung durchmachen. **Zinn** (Sn) z. B. wandelt sich bei 13,2 °C von der weißen in die graue Form um, dabei zerfällt der ursprüngliche Metallverband in feine Kristalle. Dies macht sich in unterkühlten Kirchen u. U. sehr unangenehm bemerkbar, da Orgelpfeifen aus Zinn bestehen. Aber auch Zinngeschirr kann dieses Mißgeschick ereilen.

Kristalline Feststoffe sind ein Merkmal der *unbelebten Natur.* Viele organische Moleküle, die in der belebten Natur eine Rolle spielen, kristallisieren erst unter geeigneten Bedingungen im Labor. Selbst Biopolymere, wie *DNA, Enzyme* oder *Proteine,* ja sogar *Viren* können kristallisiert werden.

Neben den kristallinen kennt man **amorphe Feststoffe.** Bei ihnen besitzen die Teilchen keine durchgehend regelmäßige Anordnung, demgemäß fehlt auch die regelmäßige äußere Form. Beispiele sind: *Glas, Leim* und einige *Kunststoffe.* Man kann sie auch als erstarrte Flüssigkeiten (*unterkühlte Schmelzen*) ansehen.

4.5 Phasenumwandlungen

Viele Stoffe gehen bei *Änderung der Temperatur* in einen anderen Aggregatzustand (eine andere Phase) über: von fest nach flüssig oder von flüssig in gasförmig und umgekehrt (Abb. 4/6). Die Kenngrößen für die **Phasenumwandlung** sind der *Schmelzpunkt* (Übergang fest → flüssig) und der *Siedepunkt* (Übergang flüssig → gasförmig). Die zugehörigen Temperaturen sind bei vorgegebenem Druck für einen Stoff charakteristisch, umgekehrt kann man einen Stoff mit Hilfe von Schmelz- und Siedepunkt identifizieren. Die Kenngrößen verändern sich, wenn ein

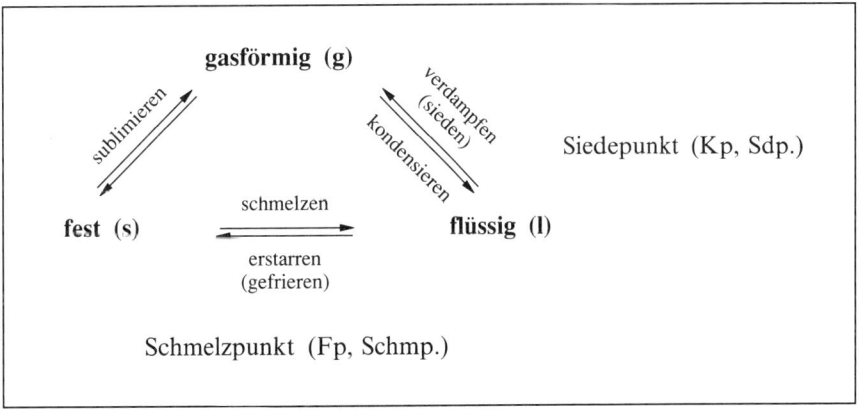

Abb. 4/6. Phasenumwandlungen.

Stoff sich beim Erhitzen zersetzt oder wenn er durch andere, beigemengte Stoffe verunreinigt ist. Schmelz- und Siedepunkt sind also **Reinheitskriterien** für einen gegebenen Stoff. Abweichungen vom Sollwert, der in Tabellenwerken für bekannte Stoffe nachgeschlagen werden kann, deuten auf Verunreinigungen hin. Dies äußert sich üblicherweise in einer *Schmelzpunktserniedrigung* bzw. *Siedepunktserhöhung*.

Beim Schmelzen bzw. Verdampfen einer Substanz muß Energie zugeführt werden, um die Phasenumwandlung zu vervollständigen. Man spricht von **Schmelz-** bzw. **Verdampfungswärme** (in kJ/mol), die der Umgebung entzogen wird. Umgekehrt verläuft das Erstarren bzw. die Kondensation eines Stoffes unter Abgabe entsprechender Wärmebeträge an die Umgebung. Aufzuwendende Energiebeträge erhalten ein positives Vorzeichen (= *endotherm*), frei werdende Wärmeenergien ein negatives (= *exotherm*).

Während einer Phasenumwandlung bleibt die Temperatur des Systems trotz Wärmezufuhr bzw. Wärmeabgabe *konstant*. Zugeführte Wärme dient dazu, die Teilchen aus dem Kristallgitter loszulösen und mit einer für den flüssigen Zustand erforderlichen *kinetischen Energie* auszustatten. Entsprechendes gilt, wenn der Wechsel flüssig → gasförmig eintritt. Der Zuwachs an kinetischer Energie der Teilchen ist hier größer, entsprechend ist die Verdampfungswärme in der Regel *größer* als die Schmelzwärme.

Die kinetische Energie der Teilchen einer Flüssigkeit ist infolge von Zusammenstößen keineswegs gleich. Es wird immer einige Teilchen geben, die genügend Energie besitzen, um den Flüssigkeitsverband zu verlassen und in den Gasraum überzugehen. Solange die Temperatur unter dem Siedepunkt liegt, bezeichnet man den Vorgang als **Verdunsten**. Auch beim Verdunsten wird der Flüssigkeit bzw. der Umgebung Wärme entzogen, sie kühlt sich ab.

Wird es dem Menschen zu warm, so schwitzt er. Durch die Verdunstungskälte wird die Temperatur reguliert. Durch Aufbringen einer leicht siedenden Flüssigkeit (z. B. Ethylchlorid) auf die Haut tritt beim Verdunsten eine so starke Abkühlung der betroffenen Hautpartien auf („*vereisen*"), daß lokale Eingriffe schmerzfrei vorgenommen werden können.

Durch seine hohe *spezifische Wärme* (= Wärmekapazität) hat das Wasser große Bedeutung für die Temperatur- und Klimaregelung auf der Erde: Die Ozeane sind riesige Wärmespeicher, deren Temperatur trotz unterschiedlicher Sonneneinstrahlung weitgehend konstant gehalten wird. Durch Verdunsten (Abkühlung des Wassers) und wieder Abregnen an anderer Stelle (Abgabe von Wärme bei Kondensation) wird wirksame Klimaregelung erreicht.

Flüssigkeiten verdampfen auch unterhalb des Siedepunktes. Bei jeder Temperatur stellt sich ein definierter Dampfdruck ein (*Sättigungsdampfdruck*). Entspricht der Dampfdruck dem äußeren Luftdruck, dann siedet die Flüssigkeit. Verringert man den Druck über einer Flüssigkeit, so *sinkt* der Siedepunkt. Dies nutzt man im Labor und in der Technik, indem man Flüssigkeiten in speziellen Apparaturen durch Anlegen eines Vakuums verdampfen läßt. Die Abhängigkeit vom Luftdruck macht verständlich, warum Wasser im Hochgebirge z. B. schon bei 85 °C siedet und man dort Mühe hat, Nahrungsmittel gar zu kochen. Umgekehrt *erhöht* sich der Siedepunkt bzw. die Dampftemperatur, wenn man den Dampf einer siedenden Flüssigkeit in einem geschlossenen Behälter (*Dampfdrucktopf, Autoklav*) hält, in dem sich ein Druck aufbaut, der größer als 1,013 bar (= 760 Torr) ist. Die so erreichbaren höheren Temperaturen des Wasserdampfes werden zur Beschleunigung des Garens beim Kochen oder zum *Sterilisieren* von Geräten in Labor und Technik genutzt.

Einige Stoffe gehen bei Normaldruck direkt vom festen in den gasförmigen Zustand über und umgekehrt. Man bezeichnet dies als **Sublimation** (Abb. 4/6). Ein Beispiel hierfür ist das Kohlendioxid (CO_2). Es wird bei − 78 °C fest und kommt so als *Trockeneis* in den Handel. Wenn Trockeneis, also festes CO_2, in einer Flüssigkeit verdampft (sublimiert), entzieht es die dafür notwendige Wärme der Flüssigkeit, die dabei abkühlt: Trockeneis kann zum Kühlen von Flüssigkeiten verwendet werden.

CO_2 ist bei Raumtemperatur und Normaldruck gasförmig. Will man es verflüssigen, muß man den äußeren Druck erhöhen (Abb. 4/7, Linie – –). In den Druckgasflaschen z.B. ist CO_2 bei Raumtemperatur flüssig und entweicht daraus als Gas, was bei Bierzapfanlagen oder bei Feuerlöschern ausgenutzt wird. Das **Phasendiagramm** für CO_2 (Abb. 4/7) zeigt die Existenzbereiche der jeweiligen Aggregatzustände in Abhängigkeit von Druck und Temperatur. Bei Normaldruck (Linie *A* in Abb. 4/7) existiert CO_2 nur in fester Form oder als Gas. Betrachtet man im Vergleich dazu das Phasendiagramm des Wassers (Abb. 4/8), so erkennt man, daß bei Normaldruck alle drei Phasen des Wassers existieren. Die beim CO_2 beschriebene *Druckverflüssigung* gelingt auch beim Ammoniak oder Butan (Campingkocher).

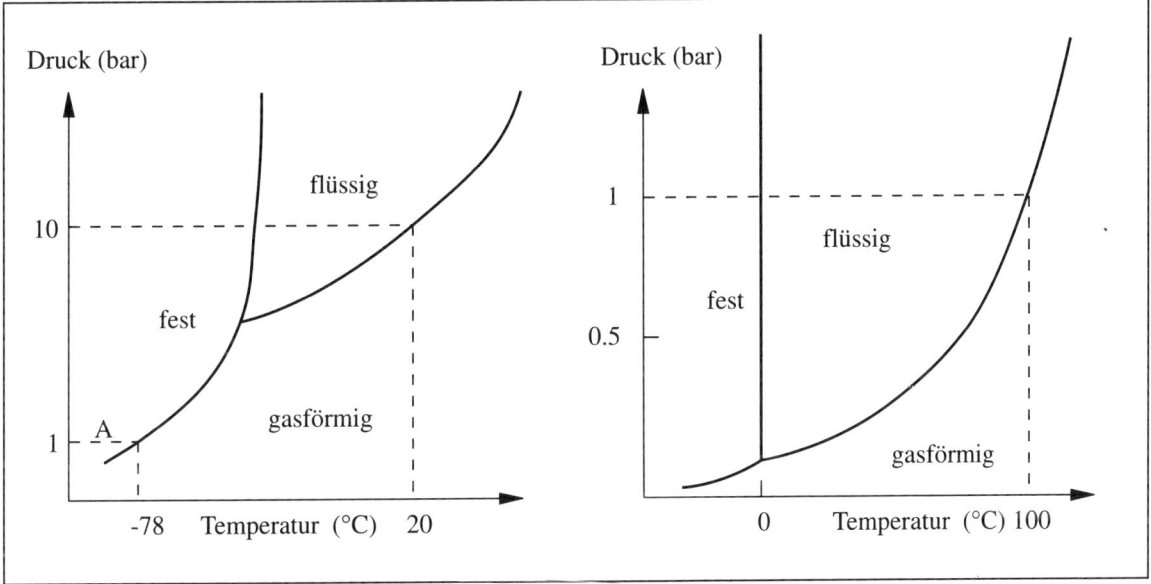

Abb. 4/7. Phasendiagramm von CO_2.   *Abb. 4/8. Phasendiagramm von H_2O.*

4.6 Reine Stoffe und Stoffgemische

4.6.1 Unterscheidungsmerkmale

Bei der Besprechung der Aggregatzustände und Phasenumwandlungen sind wir zunächst von **Einstoffsystemen** ausgegangen, deren Merkmal es ist, daß sie sich mit physikalischen Methoden nicht weiter zerlegen bzw. auftrennen lassen.

> **Reine Stoffe** (= Reinsubstanzen) haben eine definierte chemische Zusammensetzung und konstante physikalische Eigenschaften, wie z.B. Schmelz- und Siedepunkt, Dichte, elektrische Leitfähigkeit, optische und chromatographische Daten.

Reine Stoffe, wie die chemischen Elemente und die Vielzahl der chemischen Verbindungen, kommen in der Natur vergleichsweise selten vor. Jede *Stofftrennung* mit Hilfe *analytischer Trennverfahren* (s. Kap. 5/7) verursacht Kosten. Bei Arznei-stoffen oder bei Chemikalien für chemische und biochemische Untersuchungen darf auf diesen Aufwand nicht verzichtet werden, da Nebenwirkungen bzw. Nebenreaktionen aufgrund von Verunreinigungen vermieden werden müssen.

Typisch für **Stoffgemische** ist, daß sie sich oft mit physikalischen Methoden (z. B. Destillation, Kristallisation, Chromatographie, s. Kap. 5.7) in reine Stoffe auftrennen lassen. Die chemische Zusammensetzung von Stoffgemischen ist nicht definiert, entsprechend schwanken die physikalischen Eigenschaften in weiten Grenzen. Alle *Lösungen* sind Stoffgemische, sie setzen sich aus dem Lösungsmittel und den darin gelösten Stoffen zusammen. Körperflüssigkeiten, wie z. B. *Blut, Urin, Speichel* weisen eine komplexe Zusammensetzung auf, wobei Wasser als Lösungsmittel dient.

4.6.2 Homogen und heterogen

Ein Stoffsystem, in einem Aggregatzustand, das nach außen einheitlich ist, bezeichnet man als **Phase**. Besteht ein System nur aus einer Phase, ist es **homogen**, liegen mehrere Phasen vor, ist es **heterogen**.

Beispiele für *homogene Systeme* sind reine Stoffe in nur einem Aggregatzustand:
- Ein geschlossener Glaskolben gefüllt mit O_2-Gas: Die Gasphase ist homogen.
- Ein Glas Wasser: Die Wasserphase ist homogen.
- Ein Goldbarren: Die feste Phase ist homogen.
Homogen sind aber auch
1) *Gasmischungen* (z. B. Atemluft, die sich aus 78 % N_2, 21 % O_2, 0,036 % CO_2 und Edelgasen zusammensetzt und zusätzlich wechselnde Anteile Wasserdampf, d. h. Luftfeuchtigkeit enthält).
2) *Lösungen* (z. B. eine Salzlösung).
3) *Legierungen* (z. B. Messing).

Ob ein System homogen oder heterogen ist, hängt auch davon ab, ob man es mit dem bloßem Auge, mit einem Licht- oder einem Elektronenmikroskop betrachtet. Man spricht von **echten Lösungen**, wenn der gelöste Stoff niedermolekular und klein ist (< 3 nm). Das Sytem ist dann *molekular-dispers*. Bei **kolloidalen Lösungen** sind Makromoleküle mit einer Größe von 3–200 nm gelöst. Solche Lösungen verhalten sich anders als echte Lösungen, das System wird als *kolloid-dispers* bezeichnet, wobei seine Einordnung als homogen oder heterogen umstritten ist. Eine Flüssigkeit, bei der man die gelösten (mitgeführten) Teilchen mit dem Lichtmikroskop erkennen kann, wird als heterogen eingestuft, das System ist *grob-dispers*.

Heterogene Systeme enthalten mehrere homogene Teilsysteme, die oft auch mit bloßem Auge sichtbar sind. Bei reinen Stoffen tritt dies auf, wenn zwei Phasen nebeneinander vorliegen: Eis/Wasser oder Wasser/Wasserdampf. Bei Stoffgemischen treten heterogene Systeme auf, wenn sich zwei oder mehr Stoffe *nicht* ineinander lösen. Die Stoffe können dabei den gleichen oder verschiedene Aggregatzustände haben, z. B. eine Creme (Öl in Wasser). Die sich bildenden Systeme werden durch spezielle Namen gekennzeichnet (Tab. 4/2). Der Stoff, der überwiegt, heißt *Dispersionsmittel*, der hinzukommende Stoff wird im Dispersionsmittel *dispergiert*.

Tab. 4/2. Heterogene Systeme

Aggregatzustand	Bezeichnung	Beispiel
fest/fest	Gemenge, Konglomerat	Granit, Aspirin-Tablette
fest/flüssig	Aufschlämmung, Suspension	erdtrübes Wasser, Kalkmilch
flüssig/flüssig	Emulsion	Creme, Milch
fest/gasförmig	Aerosol	Staub, Rauch
flüssig/gasförmig	Aerosol	Nebel, Schaum

Viele **Arzneimittel** werden nicht in homogener Form, z. B. als Lösung, sondern in heterogener Form als *Gemenge* (in Tabletten oder Zäpfchen), als *Suspension* (zum Einnehmen oder Injizieren) oder als *Aerosole* (zum Inhalieren) verabreicht. Viele **Umweltgifte** erreichen den Menschen über die Atemluft, die die belastenden Stoffe als *Aerosol* in Form von Staub, Rauch oder Nebel mit sich führt. Die Systeme, aus denen sich der menschliche Körper aufbaut, sind durchweg heterogen, z. B. Knochen, Blut, Muskeln, Organe. Verallgemeinernd kann man sagen, daß Heterogenität die Voraussetzung dafür ist, daß Leben überhaupt auftreten kann.

Die Einteilung der Stoffe, aus denen sich die Materie aufbaut, wird in Abb. 4/9 nochmals zusammengefaßt.

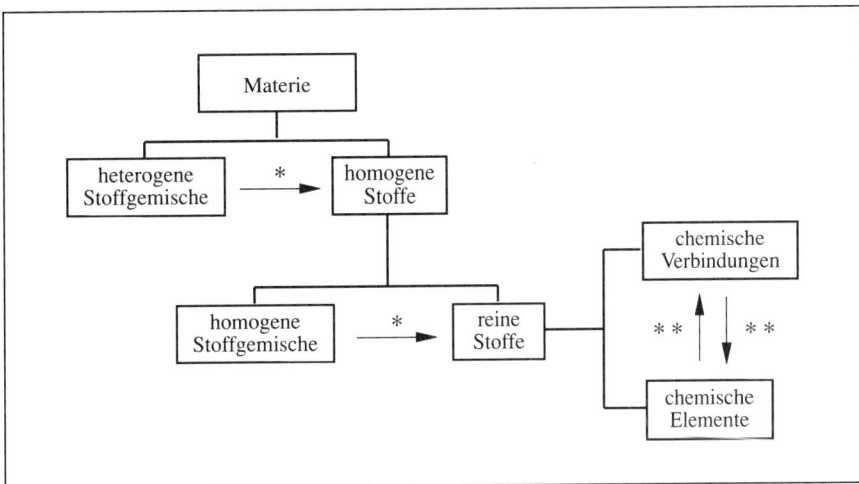

Abb. 4/9. Einteilung der Stoffe (* = Trennung durch physikalische Methoden; ** = Überführung durch Stoffumwandlung [chemische Methoden]).

4.7 *Aufgaben*

1) Wie ändern sich die *kinetische Energie* und die *Ordnung* der Teilchen eines Stoffes beim Wechsel der *Aggregatzustände* von fest über flüssig nach gasförmig?

2) Warum verwendet man *Quecksilber* gern in Manometern und Thermometern?

3) Was ist das *Molvolumen eines idealen Gases?* Welchen Wert hat es?

4) Warum bilden Flüssigkeiten, wie z. B. *Wasser* oder *Quecksilber*, Tropfen?

5) Warum hat *Wasser* einen *höheren Siedepunkt* als *Schwefelwasserstoff?*

6) Was ist ein *Kristallgitter?*

7) Was versteht man unter *Modifikation* eines Elementes? Geben Sie ein Beispiel.

8) Was sind *reine Stoffe?* Was sind *Reinheitskriterien?*

9) Beim Aufbringen einer *leicht siedenden Flüssigkeit* auf die Haut eines Menschen kann man die betroffene Hautpartie *vereisen*. Warum?

10) Was ist *Trockeneis* und wofür kann man es verwenden?

11) Wie verändert sich der *Siedepunkt* einer Flüssigkeit in Abhängigkeit vom *Druck?*

12) Welche Phasenumwandlung tritt bei der *Sublimation* ein?

13) Wieviel % *Stickstoff, Sauerstoff* und *Kohlendioxid* enthält die Erdatmosphäre?

14) Worin unterscheidet sich eine *echte* von einer *kolloidalen* Lösung?

15) Kennzeichnen Sie die folgenden Systeme als *homogen* oder *heterogen*: Staub, Schaum, Luft, Quellwasser, Milch, Zahngold, Blut, schmelzendes Eis!

5 Heterogene Gleichgewichte

5.1 Definition

Ein *heterogenes Gleichgewicht* liegt vor, wenn sich ein Stoff auf zwei und mehr *Phasen* verteilt und sich an der Verteilung unter gegebenen äußeren Bedingungen nach einiger Zeit nichts mehr ändert. Dabei laufen keine chemischen Reaktionen ab, d. h. man kann den Stoff aus jeder Phase unverändert zurückgewinnen. **Heterogene Gleichgewichte** werden deshalb zur Stofftrennung ausgenutzt bzw. sorgen im menschlichen Körper dafür, daß sich Stoffe zwischen verschiedenen Organen und Geweben verteilen.

Bei heterogenen Gleichgewichten unterscheidet man zwei Fälle:
1) Einer oder mehrere Stoffe liegen selbst in zwei Phasen vor, z. B. fest/flüssig (Schmelzen, Erstarren), flüssig/gasförmig (Sieden, Kondensieren) oder fest/gasförmig (Sublimieren).
2) Ein oder mehrere Stoffe werden zwischen zwei Phasen verteilt, die nicht mit den Stoffen identisch sein müssen.

Den Fall 2 wollen wir genauer betrachten.

5.2 Gesättigte Lösungen und Löslichkeit

Lösungen sind Stoffgemische. Sie entstehen, wenn ein fester, flüssiger oder gasförmiger Stoff in einem *Lösungsmittel* (Solvens) gelöst wird. Die hier betrachteten Lösungsmittel sind bei Raumtemperatur Flüssigkeiten.

Eine **gesättigte Lösung** entsteht, wenn man soviel von einem festen Stoff A (z. B. Kochsalz) zu einer bestimmten Menge des Lösungsmittels (z. B. Wasser) gibt, bis dieses kein A mehr aufnehmen kann und A als Festkörper in der Lösung sichtbar wird. Die gelöste Menge A ist bei gegebener Temperatur für ein bestimmtes Lösungsmittel charakteristisch und wird in mol/l oder g/l angegeben. Die Sättigungskonzentration (= *Löslichkeit*) beträgt für Kochsalz 358 g/l bei 20 °C. Im *Gleichgewicht* geht an der Phasengrenzfläche (fest/flüssig) ständig etwas A in Lösung, während sich gleichzeitig genausoviel A abscheidet.

Ist ein in Wasser zu lösender Stoff B ebenfalls eine *Flüssigkeit* (z. B. Diethylether, der ein geringeres spez. Gewicht als Wasser hat), so bilden sich nach Erreichen der Sättigung *zwei flüssige Phasen*: Das Lösungsmittel Wasser ist mit Ether (B) gesättigt, aber auch Ether (B) ist mit dem Lösungsmittel Wasser gesättigt. Die überwiegend aus Wasser bestehende Phase befindet sich unten, während Ether die Oberphase bildet. Bei zwei Flüssigkeiten gibt es auch den Fall, daß sie sich vollständig ineinander lösen, d. h. sie bilden in jedem Konzentrationsverhältnis nur eine Phase, sie sind *vollständig* miteinander *mischbar* (z. B. Ethanol/Wasser).

Gase können ebenfalls von Flüssigkeiten aufgenommen (gelöst) werden. Sättigung ist erreicht, wenn beim Einleiten eines Gases dies vollständig durch das Lösungsmittel perlt, also nicht zurückgehalten wird. Es stellt sich an der Phasengrenzfläche ein Gleichgewicht ein. Die *Löslichkeit* ist hier außer von der *Temperatur* auch vom *Druck* des Gases über dem Lösungsmittel abhängig (s. Kap. 5.4). In 1 l Wasser lösen sich bei 1,013 bar und 20 °C z. B. 27 ml (= 43,4 mg) O_2 oder 860 ml (= 1690 mg) CO_2.

> Die Löslichkeit eines Gases in einer Flüssigkeit nimmt mit steigendem Druck zu, mit steigender Temperatur hingegen ab.

Alle Gewässer enthalten in den oberen Schichten im Wasser gelösten *Sauerstoff*. Wird dieser von Tieren und Pflanzen verbraucht, muß er von der Oberfläche her (Phasengrenzfläche zur Luft) nachgeliefert werden. Am besten geht das, wenn das Wasser z. B. durch Wind aufgewirbelt und bewegt wird (Vergrößerung der Oberfläche).

Die Löslichkeit der Stoffe in bestimmten Lösungsmitteln ist sehr unterschiedlich. Sie hängt von der *Polarität* der Stoffe bzw. des Lösungsmittels und von der *Temperatur* ab. Die Polarität hängt z. B. davon ab, in welchem Umfang polarisierte Atombindungen (s. Kap. 3.4.8) in einem Stoff vorkommen. Wasser als polares Lösungsmittel löst Stoffe, die selbst polar sind (z. B. Salze) oder wenigstens polare Gruppen enthalten, wie z. B. OH-, NH_2- oder COOH-Gruppen bei organischen Verbindungen. Die Löslichkeit von Salzen in Wasser ist dabei ein besonderer Fall und wird weiter unten getrennt betrachtet (Kap. 7). Ein flüssiger Kohlenwasserstoff (z. B. Hexan oder Benzol) enthält keine polarisierten Bindungen, er ist unpolar und löst keine polaren Stoffe, jedoch solche, die selbst unpolar sind (z. B. Neutralfette). Es gibt eine einfache Merkregel:

> Gleiches löst sich in Gleichem.

Statt der Ausdruckspaare **polar/unpolar** im Zusammenhang mit der Löslichkeit verwendet man häufig auch **hydrophil/hydrophob**, abgeleitet vom polaren Wasser (gr. *hydor*) als einem hydrophilen Lösungsmittel, oder **lipophil/lipophob**, abgeleitet von den unpolaren Fetten (= Lipide, gr. *lipos*).

Alle lebenden Organismen bedienen sich des Wassers als Lösungsmittel. Viele wichtige Körperbestandteile sind wasserlöslich (= hydrophil, polar). Dies gilt sowohl für Nahrungsmittelbestandteile (z. B. Glucose, Aminosäuren), die in die Zellen aufgenommen werden, wie auch für Stoffwechsel-Endprodukte, die ausgeschieden werden (Urin enthält u. a. Harnsäure, Harnstoff, Milchsäure, Oxalsäure), aber auch für Stoffwechselprodukte innerhalb einer Zelle.

Im menschlichen Körper spielen diese Zusammenhänge eine große Rolle: Der Abgrenzung von Zellen gegeneinander und gegen die „Außenwelt" dienen *Membranen*, die auch lipophile Bausteine enthalten und für hydrophile Stoffe eine Barriere bilden (s. Kap. 13.5.2). Zur Überwindung dieser natürlichen Barriere gibt es in den Membranen *Poren* und *Kanäle*, durch die hydrophile Stoffe ein- und ausgeschleust werden können. Die Fette, d. h. *Lipide* sind die unpolare Phase des menschlichen Körpers. Außer in allen Membranen spielen sie für das Zentralnervensystem eine wichtige Rolle.

5.3 Nernstsches Verteilungsgesetz

Wir betrachten jetzt zwei Lösungsmittel, die sich nicht vollständig ineinander lösen, also nach dem Umschütteln zwei Phasen bilden (*Oberphase/Unterphase* wie z. B. Hexan/Wasser, Diethylether/Wasser, Wasser/Chloroform) und geben einen Stoff A dazu, der in beiden Lösungsmitteln löslich ist. Bei kräftigem Umschütteln wird sich A zwischen den Phasen verteilen. An der Grenzfläche der Phasen hat A die Möglichkeit, von der Oberphase in die Unterphase überzugehen und umgekehrt. Es stellt sich ein *Verteilungsgleichgewicht* ein. Das dafür gültige Gesetz lautet:

$$\frac{c_A \text{ (Oberphase)}}{c_A \text{ (Unterphase)}} = K \qquad \textit{(Nernstsches Verteilungsgesetz)}$$

K = Verteilungskoeffizient
c_A = Konzentration des Stoffes A in mol/l oder g/l

Bei gegebener Temperatur ist das Verhältnis der Konzentration des Stoffs, der sich zwischen zwei Phasen verteilt, *konstant*. Hat ein Stoff A bei der Verteilung zwischen Diethylether/Wasser z. B. den Wert K = 3, so bedeutet dies bei gleichen Volumina der Phasen, daß sich 3 Teile (= 75 %) des Stoffes in der Oberphase (*Ether*) und 1 Teil (= 25 %) in der Unterphase (*Wasser*) befinden, der Stoff ist also mehr *lipophil*, weil Ether ein lipophileres Lösungsmittel ist als Wasser. Gilt für einen anderen Stoff B K = 0,33, so kehrt sich die Verteilung um (25 % Oberphase/ 75 % Unterphase), der Stoff B ist mehr *hydrophil*. Liegt der oben betrachtete Stoff A in Wasser gelöst vor, so kann man A vollständig aus der Wasserphase herausholen (extrahieren), indem man die Wasserphase *mehrfach* mit frischem Ether ausschüttelt (Abb. 5/1). Am Schluß ist der Stoff A nur noch in Ether gelöst.

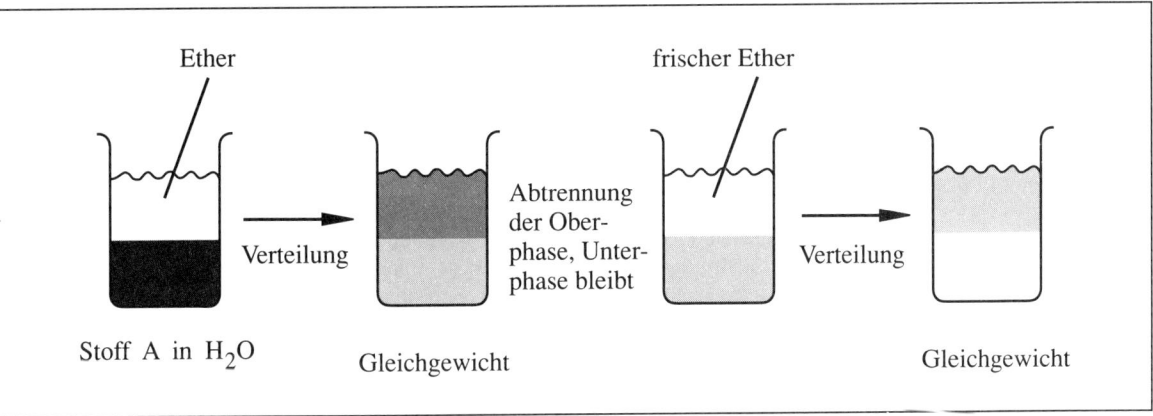

Abb. 5/1. Schema zur Überführung von Stoff A aus der Wasserphase in eine organische Phase durch wiederholte Extraktion mit Ether (K = 3). Die abnehmende Grautönung entspricht der abnehmenden Konzentration von Stoff A in der wäßrigen Unterphase.

Liegen die oben genannten Stoffe A (K = 3) und B (K = 0,33) nebeneinander in Wasser vor, so wird beim Ausschütteln mit Ether aufgrund der unterschiedlichen K-Werte der Stoff A bevorzugt extrahiert. Durch mehrfache Wiederholung der Verteilung mit frischem Ether kann man A und B in dafür geeigneten Apparaturen trennen (*Gegenstromverteilung*).

Arzneistoffe, die im *Nervengewebe* eine Wirkung hervorrufen sollen, müssen ausreichend *lipophil* sein, um von den Nervenlipiden aufgenommen zu werden. Sie müssen aber auch ausreichend hydrophil sein, weil sie nur über die Blutbahn an den Wirkort gelangen: Die sogenannte *Blut-Hirn-Schranke* muß überwunden werden. Für die Wirkung von Narkosemitteln z. B. spielt der Verteilungskoeffizient bezüglich der Lipid- und Wasserphase eine wichtige Rolle.

Zahlreiche lipophile *Insektizide*, wie z. B. die chlorierten Kohlenwasserstoffe (CKW) DDT oder Lindan haben sich weltweit in der Biosphäre verteilt (s. Kap. 11.3.3). Diese toxischen Stoffe reichern sich über die Nahrungskette Pflanze → Tier –› Mensch auch im Fettgewebe des Menschen an und haben wegen ihrer chemischen Stabilität eine lange biologische Halbwertszeit. In manchen Gegenden auf der Erde weist z. B. die Muttermilch bedenkliche CKW-Konzentrationen auf.

5.4 Henry-Daltonsches Gesetz

In Analogie zum Nernstschen Verteilungsgesetz können wir nun auch das Verteilungsverhalten eines Gases zwischen der Gasphase und einer Flüssigkeit als Lösungsmittel beschreiben. In Ergänzung zu dem, was über gesättigte Gaslösungen (Kap. 5.2) gesagt wurde, ergibt sich jetzt eine quantitative Beschreibung.

$$\frac{[A] \text{ (Flüssigkeit)}}{p_A \text{ (Gasphase)}} = K \qquad \textit{(Henry-Daltonsches Gesetz)}$$

p_A = Partialdruck des Gases in bar
$[A]$ = Konzentration des Gases im Lösungsmittel in mol/l
K = Konstante

Die Konstante K ist natürlich temperaturabhängig und sie ist bei einem gegebenen Gas (z. B. O_2) für ein Lösungsmittel (z. B. H_2O) spezifisch.

Das *Henry-Daltonsche Gesetz* spielt in der Physiologie bei der Beschreibung des mit der Atmung verbundenen Gasaustauschs eine Rolle. Es wird deutlich, daß der O_2-Partialdruck der Atemluft das O_2-Angebot im Blut beeinflußt. Auch der CO_2-Gehalt im Blut wird über die Atmung reguliert. Gleiches gilt für die Konzentration von Fremdgasen, wie z. B. *Lachgas* (N_2O) als Narkosemittel. Bei einer *Inhalationsnarkose* wird das Fremdgas am Ende mit der Atemluft wieder ausgeschieden.

Unter *höherem Druck* lösen sich die Gase der Atemluft *besser* im Blut als unter Normaldruck. Dies gilt auch für den nicht stoffwechselaktiven Stickstoff (N_2). Wird der Außendruck plötzlich erniedrigt, bilden die dann überschüssigen Gasanteile (insbesondere N_2) Gasbläschen im Blut, ähnlich wie man es beim Öffnen einer vollen Sprudelflasche für CO_2 beobachten kann. Da bereits wenige Gasblasen im Blut zum Tode führen können (*Gasembolie*), müssen Taucher langsam an die Wasseroberfläche zurückkehren. In der Tiefe ist mehr N_2 im Blut gelöst als unter Normaldruck an der Oberfläche. Zur Vermeidung evtl. Zwischenfälle ersetzt man den Stickstoff der Atemluft für Taucher gern durch das Edelgas *Helium*, von dem sich nur wenig im Blut löst. Die Bläschenbildung bei der Druckentlastung läßt sich so vermindern. Da das Gasgemisch (21 % O_2, 79 % He) weniger viskos ist, wird es auch als „*Kunstluft*" bei Asthmatikern verwendet.

5.5 Adsorption an Oberflächen

Gase und Flüssigkeiten oder in Flüssigkeiten gelöste Stoffe werden an der Oberfläche bestimmter Festkörper mehr oder weniger stark festgehalten (adsorbiert). Den Festkörper nennt man **Adsorbens.** Häufige Verwendung finden *Aktivkohle* und *Kieselgel*. Wieviel eines Fremdstoffes ein Adsorbens aufnehmen kann, hängt zunächst von der Art des Adsorbens, der zu adsorbierenden Substanz und ggf. auch von dem Lösungsmittel ab. Als weitere Faktoren kommen hinzu:

1) Die *Größe der Oberfläche*: Je feiner das Adsorbens zermahlen wird, d. h. je kleiner seine *Korngröße* ist, desto mehr Substanz kann pro Gramm Adsorbens adsorbiert werden. Poröse Teilchen im Gegensatz zu glatten Teilchen vergrößern ebenfalls die Oberfläche und begünstigen die Adsorption.
2) Die *Konzentration der zu adsorbierenden Substanz*: In gewissen Grenzen wächst die Aufnahmefähigkeit für einen Stoff mit dessen Partialdruck bzw. dessen Konzentration in der Umgebung des Adsorbens. Die Beladung erreicht schließlich jedoch einen Grenzwert (Abb. 5/2).
3) Die *Temperatur*: Da sich an der Grenzfläche zum Adsorbens heterogene Gleichgewichte einstellen, ist der gesamte Vorgang temperaturabhängig. Die Aufnahmefähigkeit für einen Stoff *sinkt* mit steigender Temperatur. Bei der

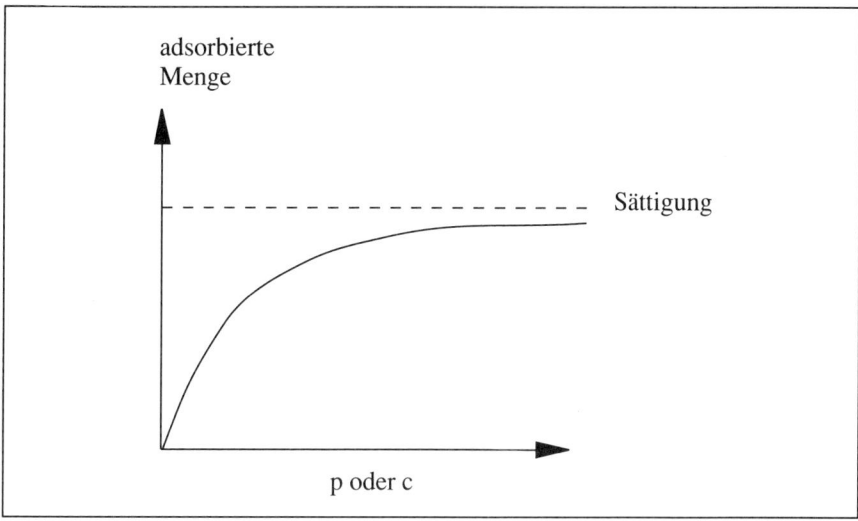

Abb. 5/2. Adsorptions-Isotherme in Abhängigkeit vom Partialdruck (p) bzw. von der Konzentration (c) eines zu adsorbierenden Stoffes.

Darstellung der Sättigungskurve für einen Adsorptionsvorgang (Abb. 5/2) arbeitet man deshalb *isotherm,* d. h. bei konstanter Temperatur.

Beispiele für Adsorptionsvorgänge sind die *Gasmaske,* bestimmte *Filter* zur Reinigung von Wasser oder Abgasen und die *Chromatographie* als Methode zur Stofftrennung (s. Kap. 5/7).

5.6 Gleichgewichte in Gegenwart von Membranen

5.6.1 Diffusion

Zwei Lösungen, die den Stoff A in unterschiedlicher Konzentration enthalten, werden durch eine poröse Membran voneinander getrennt, die eine mechanische Durchmischung verhindert, aber für A durchlässig ist. Als **einfache** (= freie = passive) **Diffusion** bezeichnet man den Vorgang, daß sich die Moleküle von A durch die Membran freiwillig aus der konzentrierteren Lösung in die verdünntere bewegen. Innerhalb der Membran liegt ein *Konzentrationsgradient* vor, d. h. die Teilchenzahl nimmt längs des Diffusionsweges ab. Der Gradient baut sich mit der Zeit ab, die Konzentrationen auf beiden Seiten gleichen sich aus. Ist der Gleichgewichtszustand erreicht, so diffundieren in jeder Richtung gleich viele Moleküle A durch die Membran.

Die Diffusionsfähigkeit und -geschwindigkeit eines Moleküls hängt u. a. von seiner *Größe,* von der *Viskosität des Lösungsmittels* und von der *Temperatur* ab. Ob eine passive Diffusion durch eine Membran überhaupt möglich ist, hängt außerdem von der *Porengröße* ab. Bei biologischen Membranen, die häufig nicht homogen sind, spielt auch die Löslichkeit der Moleküle in den hydrophilen und hydrophoben Schichten der Membran eine Rolle.

Die passive Diffusion ist beim Stoffaustausch einer lebenden Zelle mit der Umgebung eher die Ausnahme. In den Zellen müssen für bestimmte Stoffe häufig Konzentrationen aufrecht erhalten werden, die kleiner oder größer sind als in der Umgebung, z. B. ist die Konzentration der $K^{\oplus}$-Ionen in der Zelle größer als außerhalb. *Konzentrationsgradienten* an Membranen sind für eine *lebende* Zelle typisch.

Vollständiger Konzentrationsausgleich durch passive Diffusion bedeutet den Tod. Viele Stoffe werden *gegen* einen Konzentrationsgradienten, d. h. unter Aufwendung von Energie, in eine Zelle eingeschleust oder aus ihr herausgebracht. Diesen Vorgang bezeichnet man als **aktiven Transport**, z. B. durch die $K^\oplus/Na^\oplus$-Pumpen.

5.6.2 Dialyse

Verwendet man eine Membran mit Porengrößen um 10 nm, so wird diese als **semipermeabel** (= halbdurchlässig) bezeichnet, weil kleine Moleküle oder Ionen einschließlich des Lösungsmittels Wasser durch sie hindurch diffundieren können, große Moleküle wie Proteine, Enzyme etc. jedoch nicht. Dieser Tatbestand läßt sich im Labor ausnutzen, um bei einer wäßrigen Lösung *niedermolekulare* Bestandteile von *hochmolekularen* zu trennen. Dieses Verfahren heißt **Dialyse**. Dazu füllt man die Ausgangslösung in einen Beutel, der aus der Dialysemembran besteht, und hängt ihn in reines Lösungsmittel, das man ggf. einige Male erneuert oder das man an der Membran langsam vorbeiströmen läßt. Nach einiger Zeit sind die niedermolekularen Stoffe durch die Membran in die äußere Lösungsmittelphase, das *Dialysat*, diffundiert. Die hochmolekularen Stoffe bleiben innerhalb des Beutels zurück.

Im menschlichen Körper befinden sich entsprechende semipermeable Membranen in der *Niere*, die niedermolekulare Stoffe zusammen mit Wasser als *Urin* ausscheidet. Die Niere hat damit eine lebenswichtige Funktion, da auf diesem Weg nicht nur dem Stoffwechsel entstammende Schlackenstoffe (z. B Harnstoff), sondern auch ein Teil der niedermolekularen Arzneistoffe oder Gifte den Körper verlassen. Bei ungenügender oder ausgefallener Ausscheidungsleistung der Nieren muß der Patient in bestimmten Zeitabständen sein Blut mit Hilfe eines *Dialysators* „waschen" lassen. Das Blut wird durch den Dialysator gepumpt, an geeigneten Membranen mit physiologischer Salzlösung „gewaschen" und wieder in den Körper zurückgeführt. Die niedermolekularen Giftstoffe werden von der Salzlösung aufgenommen.

5.6.3 Osmose

Anders als bei der Dialyse ist bei der Osmose die Membran nur noch für das Lösungsmittel permeabel. Grenzt man eine Lösung, die einen Stoff A enthält, von reinem Lösungsmittel durch eine semipermeable Membran ab, die nur noch für die Lösungsmittelmoleküle *nicht* jedoch für A durchlässig ist, so stellt sich ein Effekt ein, der die Bezeichnung „**Osmose**" trägt (Abb. 5/3): Aus Kammer 1 wird das Lösungsmittel in Kammer 2 diffundieren, um die dortige Lösung gemäß dem Konzentrationsgradienten zu verdünnen. Hierdurch entsteht ein Niveau-Unterschied zwischen den Kammern. Wenn der Druck p, den die Flüssigkeitssäule ausübt (= *hydrostatischer Druck*) genauso groß geworden ist wie der Druck, den die gelösten Teilchen bei Versuchsende auf die Membran ausüben, dann herrscht an der Membran ein Gleichgewicht: Die Zahl der in beiden Richtungen diffundierenden Lösungsmittelmoleküle ist gleich groß (Abb. 5/3). Der auftretende Druck wird als **osmotischer Druck** (p_{osm}) bezeichnet.

$$p_{osm} = [A] \cdot R \cdot T$$

[A] = Konzentration von Stoff A (in mol/l)
R = allgemeine Gaskonstante
T = absolute Temperatur (in K)

Der osmotische Druck ist von der Teilchenzahl in der Lösung abhängig, nicht von ihrer Natur (Größe, Ladungszustand).

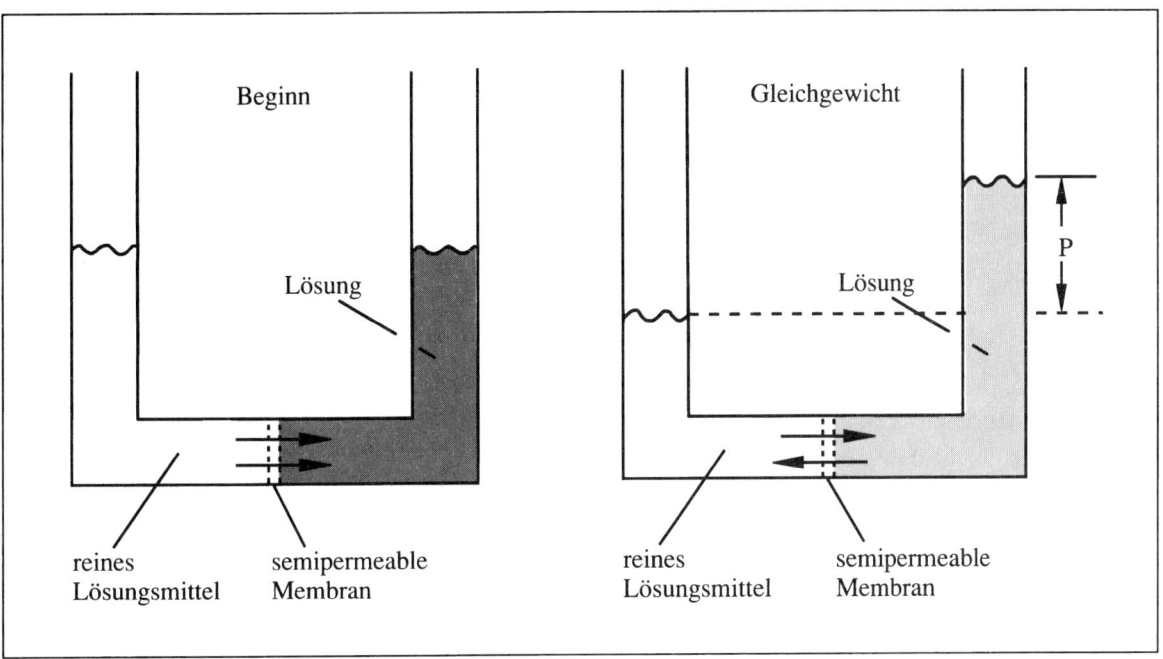

Abb. 5/3. Darstellung der Osmose. Zustand zu Beginn des Experiments und nach Erreichen des Gleichgewichtes (→ Diffusionsrichtung des Lösungsmittels; p = hydrostatischer Überdruck, der p_{osm} der Lösung entspricht).

Betrachten wir den osmotischen Druck einer wäßrigen *Glucoselösung* gegenüber reinem Wasser bei 0 °C, dann erhält man

1) $\boxed{p_{osm} = 1 \text{ bar,}}$ wenn 1 mol Glucose in 22,4 l H_2O gelöst ist,

2) $\boxed{p_{osm} = 22,4 \text{ bar,}}$ wenn 1 mol Glucose in 1 l H_2O gelöst ist.

Bei größeren Konzentrationsunterschieden an semipermeablen Membranen bauen sich also vergleichsweise hohe Drücke auf, die eine Membran zum Platzen bringen können. An Erythrocyten (roten Blutkörperchen) kann man dies beobachten. Suspendiert man sie in Wasser, so ist dieses im Vergleich zur Zellösung **hypotonisch:** Die Erythrocyten schwellen durch Aufnahme von Wasser bzw. platzen („*osmotischer Schock*"). Suspendiert man sie hingegen in einer **hypertonischen** Lösung, d. h. einer Lösung mit höherem osmotischen Druck als in der Zelle, so schrumpfen sie durch Abgabe von Wasser. Zur Aufrechterhaltung der normalen Funktionen bedarf es einer **isotonischen** (= gleicher osmotischer Druck) Lösung in der Umgebung.

Für den Mediziner heißt das: Man darf Flüssigkeitsverluste beim Menschen nicht durch reines (= destilliertes) Wasser ausgleichen, denn dabei können osmotische Extremsituationen entstehen, die zum Tode führen. Man verwendet z. B. eine physiologische Kochsalzlösung (0,95 g NaCl in 100 g Wasser).

Der angegebenen Gleichung für den osmotischen Druck kann man entnehmen, daß sich p_{osm} einer Lösung mit steigender *Konzentration* und mit steigender *Temperatur* erhöht. Enthält die Lösung mehrere Stoffe, ist es erforderlich, die Summe der Konzentrationen aller gelösten Teilchen in die Gleichung einzusetzen. Wenn sich aus einem Stoff wie NaCl in der Lösung durch Dissoziation mehrere Teilchen bilden, so erhöht sich der osmotische Druck um den entsprechenden Faktor.

59

$$NaCl \longrightarrow Na^{\oplus} + Cl^{\ominus}$$

1 mol NaCl (Kochsalz) in 22,4 l Wasser gelöst gibt bei $0\,°C$ einen osmotischen Druck von $p_{osm} = 2$ bar, weil in der Lösung $Na^{\oplus}$- und $Cl^{\ominus}$-Ionen vorliegen. Das entspricht 2 mol Teilchen.

Ungelöste Stoffe tragen nicht zum osmotischen Druck bei. Da beim Stoffwechsel in der Zelle viele wasserlösliche Endprodukte entstehen, müssen diese aus der Zelle heraus transportiert *oder* in fester Form abgelagert werden, damit der osmotische Druck in der Zelle nicht zu groß wird. Ein Beispiel für derartige Hilfs- und -entgiftungsmaßnahmen sind die in Pflanzenzellen vorkommenden *Oxalatdrusen* (Ablagerungen von Salzen der Oxalsäure).

5.6.4 Donnan-Gleichgewicht

In biologischen Systemen treten *Ionengleichgewichte* auf, die zu einem unterschiedlichen osmotischen Druck auf eine semipermeable Membran führen können. Und zwar dann, wenn an diesen Gleichgewichten Ionen beteiligt sind, die aufgrund ihrer Größe nicht mehr durch die Membran diffundieren können, z. B. Protein-Anionen. Abb. 5/4 zeigt eine Situation, bei der zu Beginn zwei Lösungen vorliegen, von denen die eine nur $K^{\oplus}$- und $Cl^{\ominus}$-Ionen enthält (Lösung I), die andere $K^{\oplus}$-Ionen und negativ geladene Protein-Moleküle ($Prot^{\ominus}$), für die die Membran eine Barriere ist (Lösung II). $Cl^{\ominus}$-Ionen werden zum Konzentrationsausgleich (Diffusion) die semipermeable Membran passieren und in Lösung II einwandern. Sie nehmen $K^{\oplus}$-Ionen zur Erhaltung der Elektroneutralität mit, zunächst mit dem Konzentrationsgradienten und dann sogar gegen ihn. Die Diffusion erfolgt so lange, bis das *Produkt der Ionenkonzentration* der wanderungsfähigen Ionen auf beiden Seiten gleich ist, in unserem Beispiel 36 (Abb. 5/4 b).

$$[K^{\oplus}]_I \cdot [Cl^{\ominus}]_I = [K^{\oplus}]_{II} \cdot [Cl^{\ominus}]_{II} \qquad \text{(\emph{Donnan-Gleichgewicht})}$$

Die KCl-Konzentration ist in Lösung II niedriger als in Lösung I, die Gesamtteilchenzahl aber höher (II = 13 + 5 $Prot^{\ominus}$; I = 12). Dadurch besitzt Lösung II im Gleichgewicht einen *höheren* osmotischen Druck als Lösung I.

Die im Beispiel (Abb. 5/4) dargelegte Situation gilt für alle lebenden Zellen, Lösung II entspricht dem *intrazellulären*, Lösung I dem *extrazellulären* Raum. Das

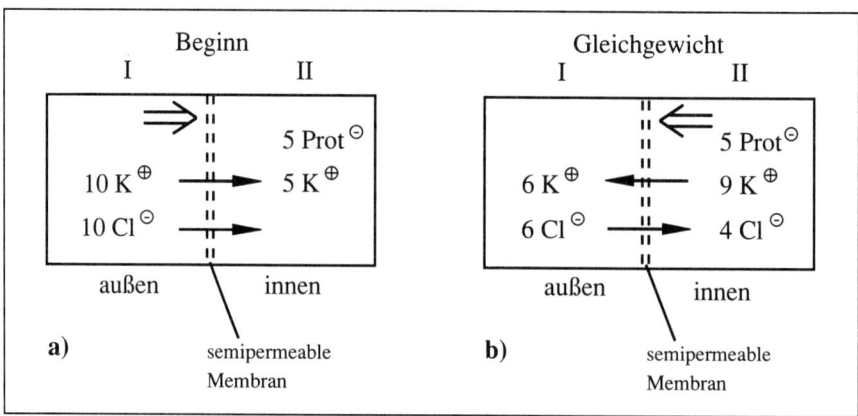

Abb. 5/4. Einstellung eines Donnan-Gleichgewichtes (→ Diffusionsrichtung von Ionen; ⇒ Osmotischer Druck)
a) Ausgangslage   *b) Donnan-Gleichgewicht*

osmotische Ungleichgewicht bleibt bestehen, solange die negativ geladenen Proteine die Membran nicht passieren können und die $K^\oplus$-Ionen zum Ladungsausgleich benötigt werden. Die $K^\oplus$-Ionen versuchen zwar, aus der Zelle herauszudiffundieren, so daß sich links von der Membran (außen) überschüssige positive Ladung und rechts (innen) durch die zurückbleibenden Proteine eine überschüssige negative Ladung aufbaut. Es entsteht ein **Membranpotential** ΔE (= Donnan-Potential), das von der Konzentration der $K^\oplus$-Ionen innen und außen abhängt.

$$\Delta E \sim {}^{10}\log \frac{[K^\oplus]_{II}}{[K^\oplus]_I} \quad \begin{array}{l} \text{innen} \\[4pt] \text{außen} \end{array}$$

Das sogenannte *Ruhepotential* an der Membran von *Nervenzellen* beträgt 70 bis 80 mV. In der Zelle ist $[K^\oplus] > [Na^\oplus]$, außerhalb ist es umgekehrt. Bei der Nervenerregung wird unter dem Einfluß von Neurotransmittern (Überträgerstoffe, die an Nervenendungen freigesetzt werden) die Permeabilität der Membran für $Na^\oplus$-Ionen durch Öffnung von *$Na^\oplus$-Kanälen* plötzlich erhöht, das Potential bricht zusammen (*Depolarisation*) und kann sich sogar umkehren (positiv innen, negativ außen). Der elektrische Impuls wird weitergeleitet. Das Ruhepotential kann sich nach Schließen der $Na^\oplus$-Kanäle durch Öffnen von $K^\oplus$-Kanälen ($K^\oplus$-Ionen strömen mit dem Konzentrationsgradienten aus) wieder aufbauen. Das gestörte Verhältnis der Ionenkonzentration in der Zelle wird durch *aktiven Transport* ($Na^\oplus$ hinaus, $K^\oplus$ hinein, mit Hilfe der ,,$Na^\oplus/K^\oplus$-Pumpe" (s. LB. Physiologie) wieder ausgeglichen).

5.7 Anwendung auf Trennverfahren

Heterogene Gleichgewichte können zur *Stofftrennung* ausgenutzt werden. Voraussetzung dafür ist, daß sich die Stoffe beim Wechseln zwischen den Phasen nicht

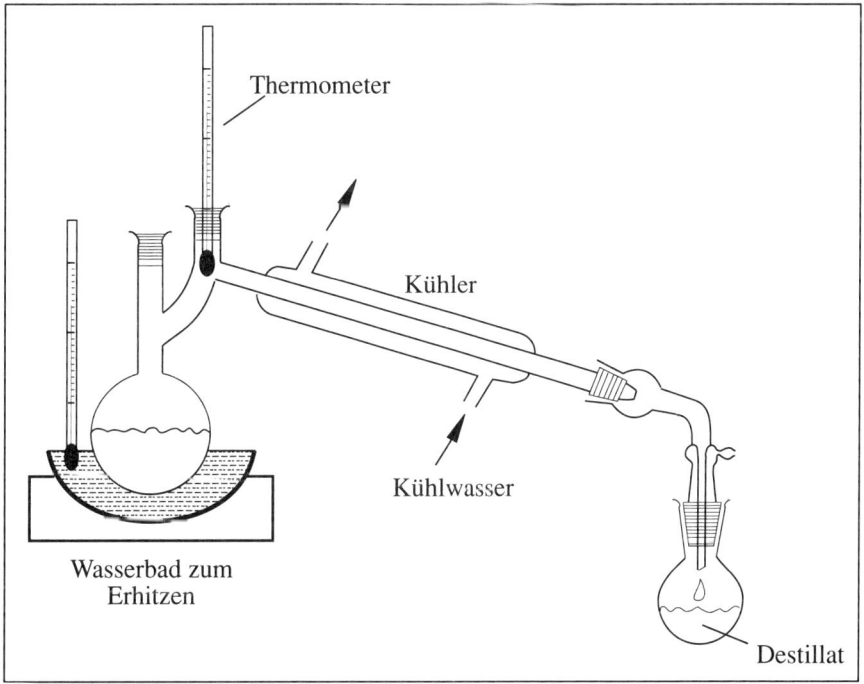

Abb. 5/5. Einfache Destillationsapparatur.

zersetzen. Da die Gewinnung reiner Stoffe aus Reaktionsgemischen oder aus komplex zusammengesetztem biologischen Material für die Biologie, Chemie und Medizin von großer Bedeutung ist, sollen wichtige **Trennverfahren** kurz erläutert werden.

Destillation: Flüssigkeiten werden zum Sieden erhitzt. Der entstehende Dampf wird an einer anderen Stelle der Apparatur abgekühlt (kondensiert), so daß man die zurückgebildete Flüssigkeit separat auffangen kann (Abb. 5/5). Eine Stofftrennung durch Destillation ist möglich, wenn die im Gemisch vorliegenden Stoffe A und B *unterschiedliche Siedepunkte* besitzen. Während der eine Stoff (A) schon siedet und verdampft, reicht der Dampfdruck des anderen (B) dafür noch nicht aus, so daß sein Anteil im Dampf geringer ist. Im Dampf und damit im Kondensat reichert sich der leichter flüchtige Stoff A an, in der zurückbleibenden Flüssigkeit der Stoff B. Sorgt man dafür, daß sich diese Gleichgewichtseinstellung während der Destillation mehrfach wiederholt (z. B. durch Verwendung einer *Kolonne*), wird eine gute Trennung erzielt, die letztlich auf *Dampfdruckunterschieden* beruht. Wenn die Stoffe bei Normaldruck einen sehr hohen Siedepunkt haben, vermindert man den äußeren Druck und erniedrigt so den Siedepunkt (*Vakuumdestillation*).

Sublimation: Geht aus einem Stoffgemisch A/B der Stoff A beim Erhitzen aus dem festen in den gasförmigen Zustand über, so kann der gebildete Dampf sich an einer gekühlten Stelle der Apparatur wieder als feste, nun aber reine Substanz niederschlagen. Die Trennung beruht auch hier auf *Dampfdruckunterschieden*.

Gefriertrocknung: Aus wäßrigen Lösungen, die schwer flüchtige Stoffe wie z. B. Salze, Aminosäuren oder Proteine enthalten, läßt sich das Wasser auf schonende Weise durch *Gefriertrocknung* entfernen. Dazu gefriert man die Lösung in einem Glaskolben. Dann legt man ein gutes Vakuum (z. B. 0,01 Torr) an. Bei dem niedrigen Druck wird an der Eisoberfläche ständig Wasser verdampft und an stark gekühlten Teilen der Apparatur wieder als Eis niedergeschlagen, *das Wasser sublimiert* also. Beim Verdampfen aus dem Kolben wird der Umgebung Wärme entzogen (Verdampfungswärme, s. Kap. 4.5), so daß das Eis während der Gefriertrocknung gar nicht auftaut, selbst wenn der Kolben bei Raumtemperatur gehalten wird. Am Ende bleiben die schwerflüchtigen Substanzen als trockenes Pulver im Kolben zurück. Man bezeichnet den Rückstand als *Lyophilisat*. Die schwerflüchtigen Stoffe bleiben während des Verdampfungsprozesses gekühlt, so daß man auf diesem Weg auch *thermolabile Biomoleküle* von Wasser befreien kann. Diese Methode ist schonend für die Struktur und die Eigenschaften des Stoffes. Sie findet z. B. bei der Herstellung von Pulverkaffee Anwendung.

Kristallisation: Hat ein Stoffgemisch A/B in einem Lösungsmittel unterschiedliche Löslichkeiten, so kann man sie durch Kristallisation trennen. Zunächst bringt man beide Stoffe durch Erwärmen des Lösungsmittels in Lösung. Beim Abkühlen kristallisiert der Stoff mit der geringeren Löslichkeit zuerst aus und kann durch Absaugen über einen Filter oder vorsichtiges Abgießen des Lösungsmittels (= Dekantieren) von der Restlösung abgetrennt werden. Die Trennung beruht auf *Löslichkeitsunterschieden*. Beim Abkühlen kann es passieren, daß die Löslichkeit eines Stoffes längst unterschritten ist, ehe die Kristallisation einsetzt. Es liegt dann eine *übersättigte Lösung* vor, aus der der Stoff nach Bildung eines Kristallisationskeimes schlagartig auskristallisiert.

Flüssig-Flüssig-Verteilung: Dies Verfahren haben wir in Kap. 5.3 besprochen. Die Trennung zweier Stoffe beruht darauf, daß diese in einem gegebenen *zweiphasigen Lösungsmittelsystem* unterschiedliche *Verteilungskoeffizienten K* haben. Die vollständige Trennung gelingt schon bei *einer* Verteilung zwischen den flüssigen Phasen, wenn die Differenz der K-Werte sehr groß ist. Bei kleineren Differenzen muß die Verteilung nach Trennung der Phasen jeweils mit frischer Phase mehrfach wiederholt werden (multiplikative Verteilung).

Dialyse: Bei diesem Verfahren werden an einer geeigneten semipermeablen Membran aus einer vorgegebenen Lösung niedermolekulare von hochmolekularen Stoffen getrennt (s. Kap. 5.6.2), indem man das reine Lösungsmittel außen an der Membran vorbeifließen läßt und dieses die durch die Membran diffundierenden niedermolekularen Stoffe aufnimmt. Bei Patienten mit nicht ausreichender Nierenfunktion wird das Blut auf diese Weise von Schadstoffen gereinigt.

Chromatographie: Hier werden Gleichgewichte zwischen zwei Phasen ausgenutzt, von denen eine *fest* ist, die andere *flüssig* (= **Flüssigchromatographie**) oder *gasförmig* sein kann (**Gaschromatographie**). Die feste Phase ist unbeweglich (= *stationär*), die andere ist beweglich (= *mobil*) und durchströmt die stationäre Phase. In der mobilen Phase stecken die Stoffe, die getrennt werden sollen: entweder gelöst in einem *Fließmittel* oder als Gase gemischt mit einem *Trägergas*. Insbesondere bei der Flüssigchromatographie gibt es verschiedene Abwandlungen (Tab. 5/1), die heute in jedem chemischen, biochemischen oder klinischen Labor verfügbar sind.

Die Stofftrennung funktioniert bei allen Varianten der Chromatographie auf dem selben Prinzip: Die Einzelkomponenten werden aufgrund unterschiedlicher Wechselwirkungen mit der stationären Phase mehr oder weniger stark zurückgehalten. An der stationären Phase stellen sich *Gleichgewichte* zwischen der Lösung und dem Festkörper ein: Unterschiedliche Verteilungskoeffizienten und mehrfache Wiederholung der Gleichgewichtseinstellung führen am Ende zur Trennung. Auch die Länge der Wegstrecke, die sich die mobile Phase in der stationären Phase bewegt, spielt dabei eine Rolle. Die eigentlichen Effekte, auf denen die Trennung beruht, lassen sich wie folgt angeben:
Adsorption (z. B. an Kieselgel; hydrophile Gruppen an der Oberfläche), **hydrophobe Wechselwirkung** (z. B. an RP-Kieselgel, RP = reversed phase; Kieselgel mit

Tab. 5/1. Verschiedene Arten der Chromatographie

	stationäre Phase	mobile Phase
Flüssigkeitschromatographie (LC)		
1) Säulenchromatographie (SC)	Adsorbentien: Kieselgel, Aluminiumoxid, Cellulose, RP-Kieselgel	organische Lösungsmittel (auch gemischt mit Wasser)
2) Hochdruckflüssigchromatographie (HPLC)	Adsorbentien wie oben, jedoch in druckfesten Säulen	wie oben, jedoch unter hohem Druck (bis 300 bar)
3) Dünnschichtchromatographie (DC)	Adsorbentien wie oben, jedoch in dünner Schicht auf Glas oder Alufolie	wie oben
4) Papierchromatographie	saugfähiges Papier	organische Lösungsmittel gemischt mit Wasser
5) Gelchromatographie (= Gelfiltration)	Polysaccharid-Matrix mit Hohlräumen	Wasser oder organische Lösungsmittel
6) Ionenaustauschchromatographie	poröse Polymer-Matrix mit ionischen Gruppen an der Oberfläche	Wasser, wäßrige Pufferlösungen, Salzlösungen
7) Affinitätschromatographie	Polymer-Matrix mit Molekülen an der Oberfläche, die nur mit den gesuchten Molekülen eine Wechselwirkung eingehen	Wasser
Gaschromatographie (GC)	Trägermaterial, beladen mit einer hochsiedenden Flüssigkeit, in einem heizbaren Ofen	H_2, He, N_2 oder Ar als Trägergas
Kapillar-GC	hochsiedende Flüssigkeiten als Film in einer Glaskapillare, in einem heizbaren Ofen	wie oben

hydrophoben Resten an seiner Oberfläche), **Ionenaustausch** (an der Oberfläche einer Polymer-Matrix sind Kationen oder Anionen wie z. B. -NR$_3^{\oplus}$, -SO$_3^{\ominus}$, -COO$^{\ominus}$ fixiert, Ion-Ion-Wechselwirkung in Abhängigkeit vom pH-Wert oder von der Ionenkonzentration der Lösung führt zur Trennung), **Gelfiltration** (poröse Polymer-Matrix mit Hohlräumen, in die kleine Moleküle hineindiffundieren und zurückge-

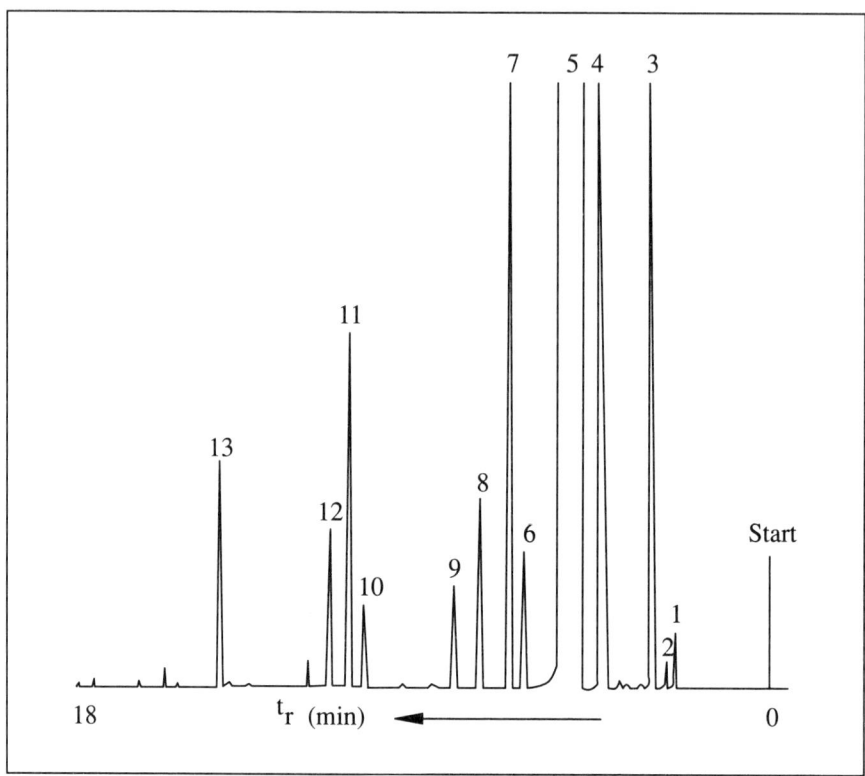

Abb. 5/6. Beispiel für ein Gaschromatogramm. Trennung von käuflichem Kirschwasser (40 Vol.-%). Nur die Komponente 5 ist Ethanol, alles andere sind organische Bestandteile, die beim Gärprozeß entstehen. [G. Schomburg, Gaschromatographie, VCH Verlag, Weinheim 1987].

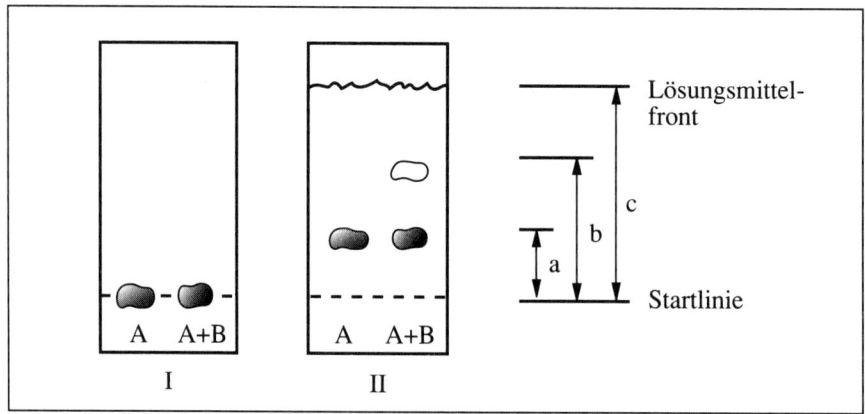

Abb. 5/7. Schematische Zeichnung eines Dünnschichtchromatogramms. (I) Reiner Stoff A und Stoffgemisch sind an der Startlinie aufgetragen. (II) Nach der Entwicklung des DCs: a = Laufstrecke von Stoff A, b = Laufstrecke von Stoff B, c = Laufstrecke des Fließmittels, R$_f$-Wert für A: a/c; R$_f$-Wert für B: b/c.

halten werden, während große außen vorbei wandern; Trennung nach Molekülgröße).

Das chromatographische Verhalten einer Substanz kann als **Reinheitskriterium** oder zur **Identifizierung** dienen. Ein Stoff, der sich unter verschiedenen Bedingungen nicht auftrennen läßt, ist einheitlich. Ein Stoff, der im direkten Vergleich mit einem bekannten Stoff unter verschiedenen Bedingungen in der Wanderungsgeschwindigkeit übereinstimmt, ist wahrscheinlich mit dem bekannten Stoff identisch. Auf diesem Grundprinzip basieren analytische und diagnostische Verfahren.

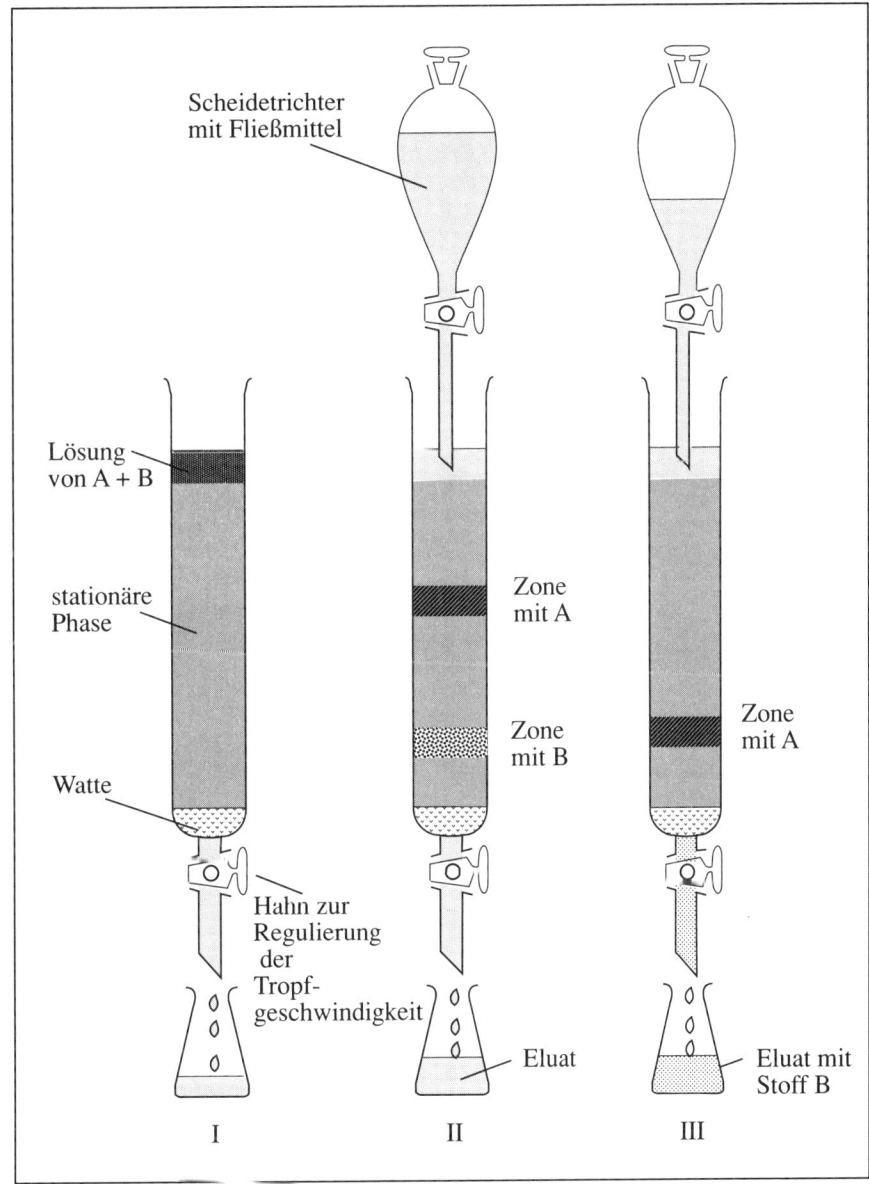

Abb. 5/8. Stofftrennung durch Säulenchromatographie
I: *Stoffgemisch A/B, im Fließmittel gelöst, wird auf die stationäre Phase (in einer Glassäule) aufgegeben.*
II: *Mit dem Fließmittel (= Elutionsmittel) wird nachgewaschen, A und B trennen sich bei der Wanderung durch die Säule.*
III: *B ist mit dem Elutionsmittel aus der Säule herausgetropft und befindet sich im Eluat.*

Die chromatographischen Daten, die eine Substanz charakterisieren, sind der **R_f-Wert** (bei der DC) bzw. die **Retentionszeit** (t_r) bei der HPLC oder GC: Die Retentionszeit (in Minuten) ist die Zeit, die ein Stoff benötigt, um durch eine Trennsäule hindurchzuwandern (Abb. 5/6). Der R_f-Wert ist der Quotient aus der Laufstrecke der Substanz zur Laufstrecke des Fließmittels (Abb. 5/7). Der Wert ist dimensionslos und liefert Werte zwischen 0 (der Stoff bleibt am Start hängen) und 1 (der Stoff läuft mit der Laufmittelfront). Wenn man eine chromatographische Trennung reproduzieren will, müssen die Bedingungen für die Trennung genau bekannt sein und eingehalten werden (z. B. Art des Trägermaterials, Korngröße, Zusammensetzung des Fließmittels, Laufstrecke oder Durchflußgeschwindigkeit des Fließmittels, Temperatur).

Die Dünnschichtchromatographie ist ein *analytisches Verfahren*, man braucht sie zum Identifizieren von Substanzen und für Reinheitskontrollen, z. B. in der Pharmazie und Pharmakologie. Die Flüssigchromatographie in einer Säule dient der *präparativen Trennung* von Stoffgemischen: die getrennten Stoffmengen sind so groß, daß man die reinen Stoffe isolieren und hinterher für chemische oder biochemische Zwecke weiterverwenden kann. Die Funktionsweise zeigt Abb. 5/8.

Das Fließ- oder Laufmittel wird in diesem Fall auch *Elutionsmittel* genannt, die aus der Säule heraustropfende Flüssigkeit ist das *Eluat*. Bei farbigen Substanzen ist es kein Problem, die Trennung an der stationären Phase mit dem Auge zu beobachten. Bei farblosen Substanzen muß man das Eluat z. B. durch einen *UV-Detektor* laufen lassen, der anzeigt, falls ein Stoff im Eluat enthalten ist. Bei allen Arten der Flüssigchromatographie ist die Detektion von farblosen Stoffen ein Problem, das unterschiedlich gelöst wird (z. B. durch UV-Detektion, Anfärben von Dünnschichtchromatogrammen mit geeigneten Reagentien).

5.8 *Aufgaben*

1) Was ist ein *heterogenes Gleichgewicht*? Geben Sie drei Beispiele!

2) Was ist eine *gesättigte*, was eine *übersättigte* Lösung?

3) Was bedeuten die Begriffspaare *hydrophil/hydrophob* und *lipophil/lipophob*?

4) Von welchen Faktoren hängt die *Löslichkeit* eines Stoffes ab?

5) Ein Stoff mit K = 0,25 wird in gleichen Volumina zweier flüssiger Phasen verteilt. Wieviel % des Stoffes befinden sich nach der Gleichgewichtseinstellung in der Oberphase?

6) Beschreiben Sie die *Ether-Extraktion* zur Abtrennung eines lipophilen, in Wasser gelösten Stoffes?

7) Von welchen Größen ist die *Löslichkeit eines Gases* in einer Flüssigkeit abhängig?

8) Warum entwickeln sich beim Öffnen einer Sprudelflasche CO_2-Gasblasen?

9) Von welchen Faktoren ist die *Adsorption* eines Stoffes an ein vorgegebenes Adsorbens abhängig?

10) Welches ist der wesentliche Unterschied zwischen *einfacher Diffusion* und *aktivem Transport* an einer Membran?

11) Was ist eine *semipermeable Membran*? Nennen Sie ein Trennverfahren, das sich einer derartigen Membran bedient?

12) Von welchen Größen ist der *osmotische Druck* einer Lösung abhängig?

13) Sie bestimmen den *osmotischen Druck* von drei wäßrigen Lösungen: Glucose, Kochsalz und Calcium(II)-chlorid jeweils 1 molar in reinem Wasser gelöst. Bei welcher Lösung ist p_{osm} am größten, bei welcher am kleinsten und warum?

14) Welches sind die Voraussetzungen, damit sich an einer Membran ein *Donnan-Gleichgewicht* einstellt?

15) Was muß geschehen, damit ein an einer Membran gebildetes *Membranpotential* zusammenbricht?

16) Worauf beruht die Stofftrennung bei der *Destillation* und bei der *Kristallisation*?

17) Bei der *Gefriertrocknung* einer wäßrigen Lösung läßt sich ein Vorgang als Sublimation beschreiben. Welcher?

18) Nennen Sie drei Effekte, die zur Stofftrennung bei der *Chromatographie* führen?

19) Erläutern Sie das Prinzip der *Dünnschichtchromatographie*!

20) Worin besteht der Unterschied zwischen *Flüssig-* und *Gaschromatographie*?

6 Chemische Reaktionen

6.1 Definition

Die Stoffe, die die Materie bilden, sind die chemischen Elemente bzw. die aus ihnen hervorgegangenen chemischen Verbindungen. Die Umwandlung von Elementen in Verbindungen und umgekehrt erkennt man daran, daß sich die physikalischen *und* chemischen Eigenschaften der beteiligten Stoffe ändern. Man spricht von **chemischen Reaktionen** oder **chemischen Umsetzungen**. Ihre Beschreibung und die Ableitung der zugehörigen Gesetze stehen im Mittelpunkt der *Chemie*.

Chemische Reaktionen sind Stoffumwandlungen.

Im Bereich der anorganischen Chemie gehen viele chemische Reaktionen von den Elementen und deren Ionen aus. (3) ist ein Beispiel für die Reaktion von Elementen; (1), (2) und (4) sind Beispiele für Reaktionen von Ionen. Wichtige Reaktionstypen sind:

(1) **Säure-Base-Reaktionen**: $HCl + NaOH \longrightarrow NaCl + H_2O$

(2) **Fällungs-Reaktionen**: $Ag^{\oplus} + Cl^{\ominus} \longrightarrow AgCl$

(3) **Redox-Reaktionen**: $2\,H_2 + O_2 \longrightarrow 2\,H_2O$

(4) **Metallkomplex-Reaktionen**: $CuSO_4 + 4\,NH_3 \longrightarrow [Cu(NH_3)_4]SO_4$

Bei Reaktionen in der organischen Chemie werden vorwiegend Atombindungen gelöst und neu geknüpft. Beispiele finden Sie im zweiten Teil des Buches.

6.2 Chemische Gleichungen

Eine chemische Reaktion wird durch eine **chemische Gleichung**, auch *Reaktionsgleichung* genannt, beschrieben. Vier Beispiele sind oben bei der Nennung der Reaktionstypen aufgeführt. Die Symbole und Formeln der Elemente und Verbindungen, die an einer Reaktion beteiligt sind, werden so aufgeschrieben, daß *links* die Ausgangsstoffe (= **Edukte**) stehen und *rechts* die gebildeten Stoffe (= **Produkte**). Die Richtung der Reaktionen wird durch einen *Pfeil* markiert. Viele chemische Reaktionen laufen in Lösungsmitteln ab, d.h. in homogener Phase. Solange das Lösungsmittel nicht an der Reaktion teilnimmt, taucht es in der chemischen Gleichung *nicht* auf.

$$2\,H_2 + O_2 \longrightarrow 2\,H_2O + Energie$$

Wasserstoff   Sauerstoff   Wasser

Sehen wir uns die vorstehende Knallgasreaktion genauer an. In Worten ausgedrückt steht da, daß 2 Moleküle *Wasserstoff* und 1 Molekül *Sauerstoff* unter Bildung von 2 Molekülen *Wasser* reagieren. Daß bei der Reaktion Energie frei wird, lassen wir zunächst außer acht. Um die Gleichung richtig zu schreiben, muß man also wissen, daß die bei Raumtemperatur gasförmigen Elemente Wasserstoff und Sauerstoff *molekular* als H_2 bzw. O_2 vorliegen und daß Wasser aus zwei H-Atomen und einem O-Atom besteht. Generell gilt, daß sich die Atome der Elemente im **Verhältnis ganzer Zahlen** vereinigen, im Beispiel Wasser 2:1. In dem Wort „Gleichung" steckt also, daß die Summe der Atome der Elemente auf der linken und rechten Seite gleich sein muß. Dies ist gleichbedeutend damit, daß die *Summe der Massen* auf beiden Seiten gleich ist.

> Bei chemischen Reaktionen treten keine merklichen Massenänderungen auf **(Erhaltung der Masse)**.

Betrachten wir eine Ionengleichung:

$$Ag^{\oplus} + Cl^{\ominus} \longrightarrow AgCl\downarrow ,$$

Silberion   Chloridion   Silberchlorid

sie besagt, daß ein Silber- und ein Chloridion zu dem schwerlöslichen Salz *Silberchlorid* reagieren, das aus der wäßrigen Lösung als Niederschlag ausfällt, was durch den senkrecht nach unten gerichteten Pfeil am AgCl ausgedrückt wird. Das Zahlenverhältnis der Ionen zueinander ist definiert (1:1). Es muß in diesem Fall nicht nur die *Massenbilanz* links und rechts des Reaktionspfeiles übereinstimmen, sondern auch die *Ladungsbilanz*, d. h. die Summe der Ladungen links und rechts muß gleich sein **(Erhaltung der Ladung)**.

In welchem Verhältnis die Atome oder Ionen verschiedener Elemente zu einer chemischen Verbindung zusammentreten, bleibt nicht dem Zufall überlassen. Es gehört zum chemischen Grundwissen, daß z. B. *Wasser* die Summenformel H_2O hat, *Ammoniak* NH_3 oder *Kohlendioxid* CO_2.

Mit den Gesetzmäßigkeiten beim Aufbau der Elektronenhülle und bei der Ausbildung von chemischen Bindungen kann man heute verstehen, wie es zu bestimmten Summenformeln kommt, und erklären, daß es z. B. neben CO_2 noch das giftige *Kohlenmonoxid* CO gibt, aber *kein* CO_3 oder CO_4. Herauszufinden, in welchem Zahlenverhältnis die Atome verschiedener Elemente sich zu einer Verbindung zusammenfinden, war anfangs ganz dem *Experiment* überlassen, d. h. der sorgfältigen Bestimmung der Massen- und Ladungsbilanz einer Reaktion. Daraus ergab sich die *Reaktionsgleichung*.

Bei Stoffumwandlungen werden immer noch neue Gesetzmäßigkeiten entdeckt. Dies verdeutlicht, daß in der Chemie das Ausprobieren und das Beobachten von Reaktionen und die Analyse der Reaktionsprodukte eine große Rolle spielen und Erklärungen häufig erst im Nachhinein helfen, die Zusammenhänge zu verstehen. Auf dieser empirischen Art des Vorgehens beruht das heutige Lehrgebäude der Chemie.

6.3 Stöchiometrische Berechnungen

Die Reaktionsgleichung als Ergebnis einer experimentell erarbeiteten Stoffumwandlung gibt Auskunft über die Zahlenverhältnisse der Teilchen (Atome, Ionen, Moleküle), die als Edukte eingesetzt und als Produkte hervorgegangen sind. Da jedes Teilchen eine Masse hat und die Summe der Massen links und rechts übereinstimmen muß, kann man, von der Reaktionsgleichung ausgehend, *Massen* und *Volumina* der beteiligten Stoffe *ausrechnen*. Die für die Quantifizierung wichtigste Rechengröße ist die **Stoffmenge** n mit der Einheit **Mol** (mol) (s. Kap. 1.5, 3.3.6 und 3.4.2): Gleiche Stoffmengen verschiedener Stoffe enthalten die gleiche Anzahl Teilchen. Bei Flüssigkeiten kann man die Masse mit Hilfe der *Dichte* ins Volumen, bei Gasen mit Hilfe des *Molvolumens* (22,41, s. Kap. 4.2.2) ins Gasvolumen umrechnen.

An der Knallgas-Reaktion wollen wir **stöchiometrische Berechnungen** (= *chemisches Rechnen*) üben. Die Molekülmassen ergeben sich durch Addition der Atommassen (H = 1, O = 16), die Sie dem Periodensystem (S. 14) entnehmen.

Reaktionsgleichung: $2 H_2$ (g) $+ O_2$ (g) $\longrightarrow 2 H_2O$ (l)

Mol-Angabe: $2\,mol\ H_2$ $1\,mol\ O_2$ $2\,mol\ H_2O$

Massen-Angabe: $4\,g\ H_2$ $32\,g\ O_2$ $36\,g\ H_2O$

Volumen-Angabe: $44{,}8\,l\ H_2$ $22{,}4\,l\ O_2$ $36\,ml\ H_2O$

$(= 44{,}8\,l\ H_2O\text{-Dampf, da } 2\,mol\ H_2O \text{ entstehen})$

Mit den Angaben läßt sich folgende Aufgabe lösen: Wieviel Gramm bzw. Liter *Wasserstoff* sind nötig, um 1 g (= 1 ml) *Wasser* herzustellen?

Die Berechnung ist eine Dreisatzaufgabe, in der man das aus der Reaktionsgleichung gegebene Massenverhältnis $H_2 : H_2O$ mit dem gesuchten (x : 1) vergleicht. Das Molvolumen eines Gases beträgt unter Normalbedingungen 22,4 l.

(Werte aufgrund der Reaktionsgleichung)

$$\frac{g\ H_2}{g\ H_2O} = \frac{x\ g\ H_2}{1\ g\ H_2O}$$

(Angaben aus der Aufgabe)

Berechnung: $\dfrac{4}{36} = \dfrac{x}{1};\quad x = \dfrac{4}{36} = 0{,}11\,g\ H_2$ Antwort:

$1\,mol\ H_2\ (\triangleq 2\,g\ H_2 \triangleq 22{,}4\,l\ H_2)$

Es werden $0{,}11\,g\ H_2$ ($\triangleq 1{,}23\,l$ H_2) benötigt.

In einem zweiten Beispiel soll an Hand der oben erwähnten Säure-Base-Reaktion ausgerechnet werden, wieviel Gramm *NaOH* nötig sind, um 10 g *Kochsalz* herzustellen? Bei Salzen gibt es keine Molekülmasse im eigentlichen Sinn, verwendet wird die Formelmasse (s. Kap. 3.3.6).
Reaktionsgleichung:

$$HCl \quad + \quad NaOH \longrightarrow \quad NaCl \quad + \quad H_2O$$

Mol-Angabe: $1\,mol\ HCl + 1\,mol\ NaOH \longrightarrow 1\,mol\ NaCl + 1\,mol\ H_2O$

Massen-Angabe: $36{,}5\,g\ HCl + 40\,g\ NaOH \longrightarrow 58{,}5\,g\ NaCl + 18\,g\ H_2O$

Für die Berechnung ist wichtig, daß 1 mol NaOH (40 g) zu 1 mol NaCl (58,5 g) führt. Durch Dreisatz läßt sich die erforderliche Menge NaOH errechnen.

$$\frac{40\ g\ NaOH}{58{,}5\ g\ NaCl} = \frac{x\ g\ NaOH}{10\ g\ NaCl};\quad \frac{40}{58{,}5} = \frac{x}{10}\quad x = 6{,}84\ g\ NaOH$$

Viele Stoffumwandlungen laufen in *homogener Lösung* ab. Man gibt die Ausgangsverbindungen in gelöster Form zusammen und analysiert später die Produkte in der Reaktionsgleichung. Wenn man wissen will, in welchem Mol-Verhältnis die Stoffe vorgelegen haben, muß man die eingesetzten Volumina der Lösungen und ihre jeweiligen *Konzentrationen* kennen. Zur Verständigung benötigt man ein Konzentrationsmaß. Man benutzt üblicherweise entweder die **Stoffmengenkonzentration** (c) oder die **Massenkonzentration**.

Die Stoffmengenkonzentration, genannt **Molarität** einer Lösung, ist die Anzahl mol eines Stoffes A in 1 l der fertigen Lösung. Die Konzentration, als c_A oder [A] bezeichnet, wird in mol/l angegeben (entsprechende kleinere Einheiten in: mmol/l (10^{-3} mol/l), µmol/l (10^{-6} mol/l), nmol/l (10^{-9} mol/l).

Beispiele: *Chlorwasserstoff* (HCl) hat eine Molekülmasse von 36,5 g/mol. 36,5 g HCl in soviel Wasser gelöst, daß genau 1 l Salzsäure entsteht, ergeben eine *1 molare* (Abkürzung: 1 M) Lösung: $c_{HCl} = [HCl] = 1\,mol/l$.
Natriumhydroxid (NaOH) hat eine Molekülmasse von 40 g/mol. Löst man 80 g NaOH in soviel Wasser, daß genau 1 l Natronlauge entsteht, erhält man eine *2 molare* (2 M) Lösung: $c_{NaOH} = [NaOH] = 2\,mol/l$.

Wenn bezüglich des Lösungsmittels Angaben fehlen, ist immer Wasser gemeint.

Die Massenkonzentration wird in kg/l (Untereinheiten: mg/l, μg/l, ng/l) angegeben. Den *Massenanteil* in einer Lösung berechnet man häufig in **Gewichtsprozenten** (w/w). Eine 15%ige Salzlösung bedeutet, daß 15 g HCl in 100 g der Lösung enthalten sind. Bei zwei Flüssigkeiten verwendete man auch den *Volumenanteil* (x ml der Flüssigkeit A in 100 ml Lösung), die Angabe erfolgt dimensionslos (x/100) oder in **Volumenprozent** (Vol.-% oder v/v).

Beispiel: 100 ml einer wäßrigen Alkohollösung, die 3 ml reinen *Alkohol* (= Ethanol, C_2H_5OH) enthält, hat einen Volumenanteil von 0,03 bzw. 3 Vol.-%. Ist die gleiche Menge in 1000 ml Lösung enthalten, so ist der Gehalt 3 ‰ (Promille).

Mit Hilfe der Dichte (0,79 g/ml), die in Tabellenwerken zu finden ist, läßt sich der Volumenanteil in den Massenanteil umrechnen und mit der Molekülmasse (46) in die Stoffmenge. Die Angabe des Volumenanteils zur Standardisierung einer Lösung hängt stark von den äußeren Bedingungen (Druck, Temperatur) ab, bei Flüssigkeiten treten außerdem beim Mischen Kontraktionseffekte auf, so daß z. B. 30 ml Alkohol und 70 ml Wasser nur knapp 100 ml Alkohollösung geben.

Die Masse *m* eines bekannten Stoffes in g läßt sich wie folgt in seine Stoffmenge *n* in mol umrechnen:

$$\text{Stoffmenge } n \text{ (mol)} = \frac{\text{Masse } m \text{ (g)}}{\text{molare Masse } M_m \text{ (g} \cdot \text{mol}^{-1})}$$

1) Wieviel mol sind 15 g HCl?
Atommasse von H: 1; Atommasse von Cl: 35,5
molare Masse von HCl: M_m (HCl) = 36,5 g/mol

$$n = \frac{m}{M_m}; \qquad n = \frac{15\,\text{g}}{36,5\,\text{g} \cdot \text{mol}^{-1}} = 0,41\,\text{mol}$$

Ergebnis: 15 g HCl sind 0,41 mol HCl.

2) Wieviel Gramm NaCl enthält 1 Liter einer 0,3 molaren NaCl-Lösung?
Molare Formelmasse von NaCl: M_m (NaCl) = 58,5 g/mol

$$0,3\,\text{mol} = \frac{m}{58,5\,\text{g} \cdot \text{mol}^{-1}}; \quad m = 0,3 \cdot 58,5 = 17,55\,\text{g}$$

Ergebnis: 1 Liter einer 0,3 molaren NaCl-Lösung enthält 17,55 g NaCl.

3) Wieviel Gramm NaOH enthalten 100 ml 0,25 M NaOH?
Molare Masse von NaOH: M_m (NaOH) = 40 g/mol
100 ml 0,25 M NaOH enthalten n = 0,025 mol NaOH.
$m = 0,025 \cdot 40 = 1\,\text{g}$
Ergebnis: 100 ml 0,25 M NaOH enthalten 1 g NaOH.

4) Wieviel mol sind 30 ml Alkohol (= Ethanol)?
Ethanol (C_2H_5OH): M_m (Ethanol) = 46 g/mol
Dichte Ethanol: 0,79 g/ml
30 ml · 0,79 g/ml = 23,7 g Ethanol

$$n = \frac{23,7\,\text{g}}{46\,\text{g} \cdot \text{mol}^{-1}} = 0,52\,\text{mol}$$

Ergebnis: 30 ml Ethanol sind 0,52 mol Ethanol.

Massen- oder Volumenanteile werden häufig auch in *Promille* (‰), *parts per million* (ppm) oder *parts per billion* (ppb) angegeben.

1 ‰ bedeutet 1 g oder 1 ml auf 10^3 g bzw. 10^3 ml,
1 ppm bedeutet 1 g oder 1 ml auf 10^6 g bzw. 10^6 ml,
1 ppb bedeutet 1 g oder 1 ml auf 10^9 g bzw. 10^9 ml.

6.4 Chemisches Gleichgewicht (homogene Gleichgewichte)

Viele chemische Reaktionen, die in homogener Lösung ablaufen, kommen äußerlich zum Stillstand, obwohl die Ausgangsstoffe (= Edukte) noch nicht verbraucht sind. Das System befindet sich in einem *Gleichgewicht*, das im Gegensatz zu den in Kap. 5 besprochenen Gleichgewichten als **homogenes Gleichgewicht** bezeichnet wird. Merkmal dieser Gleichgewichte ist, daß die beteiligten Stoffe eine chemische Umwandlung erfahren. Im folgenden Beispiel werden die homogenen Gleichgewichte genauer betrachtet.

Eine Reaktion A + B $\rightleftharpoons$ C + D befindet sich im Gleichgewicht, wenn sich die Konzentrationen von A, B, C und D nicht mehr ändern. Trotzdem ist die Reaktion nicht zum Stillstand gekommen. In dem Maße, wie A und B zu den Produkten C und D reagieren (**Hinreaktion**), zerfallen die Produkte C und D auch wieder in die Edukte A und B (**Rückreaktion**). Man bezeichnet eine derartige Reaktion als **reversibel** und kennzeichnet dies durch den *Doppelpfeil*.

Solange lediglich die Edukte A und B vorliegen, kann nur die Hinreaktion ablaufen. Mit zunehmendem Anteil der Produkte C und D gewinnt die Rückreaktion an Bedeutung. Ist der Gleichgewichtszustand erreicht, laufen Hin- und Rückreaktion *gleich schnell* ab, d. h. derselbe Anteil C und D, der entsteht, zerfällt auch wieder. Man spricht deshalb von einem *dynamischen Gleichgewicht*.

Es gibt chemische Reaktionen, bei denen das Gleichgewicht weit auf der Seite der Produkte (Fall a) oder weit auf der Seite der Edukte (Fall b) liegt. Dies kann durch eine unterschiedliche Länge der Doppelpfeile gekennzeichnet werden.

(a)   A + B $\rightleftharpoons$ C + D   (b)   A + B $\rightleftharpoons$ C + D

Wo das Gleichgewicht bei einer bestimmten Reaktion genau liegt, muß in jedem Einzelfall *experimentell* bestimmt werden. Warum es zwischen den Reaktionen Unterschiede gibt, läßt sich erst verstehen, wenn man die zu einer Reaktion gehörenden *Energiegrößen* in die Betrachtung einbezieht (s. Kap. 6.6).

6.5 Massenwirkungsgesetz

Im Gleichgewichtszustand der Reaktion A + B $\rightleftharpoons$ C + D sind die Konzentrationen der beteiligten Stoffe konstant. Das Verhältnis der Konzentrationen der Stoffe führt zu einer, für die betrachtete Reaktion spezifischen *Konstante*, die von der Temperatur abhängt. Der Ausdruck dafür lautet:

$$\frac{c_C \cdot c_D}{c_A \cdot c_B} = K \qquad \text{oder} \qquad \frac{[C] \cdot [D]}{[A] \cdot [B]} = K \qquad \textit{Massenwirkungsgesetz (MWG)}$$

In Worten ausgedrückt heißt das, daß das Produkt der Konzentrationen der Produkte dividiert durch das Produkt der Konzentrationen der Edukte konstant ist. Die Konstante heißt **Gleichgewichtskonstante** (= *Massenwirkungskonstante*) und ist dimensionslos. Ein Zahlenwert > 1 zeigt an, daß die Reaktion auf der Seite der Produkte liegt, bei einem Zahlenwert < 1 überwiegen die Edukte im Gleichgewicht.

Da die Konzentrationen im Zähler und Nenner multipliziert werden, führen stöchiometrische Zahlen in der Reaktionsgleichung dazu, daß diese als Exponenten im MWG erscheinen.

$$2\,A + B \rightleftharpoons 3\,C + 2\,D; \quad K = \frac{[C]^3 \cdot [D]^2}{[A]^2 \cdot [B]}$$

Das MWG macht verständlich, daß es nicht ohne Auswirkung auf die anderen Reaktionspartner bleibt, wenn man die Konzentration *eines* der Edukte verändert. *Erhöht* man z. B. [A], so erhöhen sich [C] und [D] entsprechend dem MWG, denn K ist bei gegebener Temperatur konstant. Das Gleichgewicht verschiebt sich zugunsten der Produkte.

Statt durch das Hinzufügen eines Eduktes läßt sich das Gleichgewicht auch durch *Entfernen eines der Produkte* stören. Der Zähler im MWG wird kleiner, entsprechend reagieren die Edukte verstärkt zu den Produkten, bis der Quotient wieder K entspricht. Das Gleichgewicht verschiebt sich zugunsten der Produkte.

Wird ein Produkt ganz aus dem Gleichgewicht entfernt, z. B. weil es als Gas aus dem System entweicht, als unlöslicher Feststoff ausfällt oder in einer Folgereaktion verbraucht wird, kann man die Edukte vollständig in die Produkte verwandeln.

Strenge Gültigkeit besitzt das MWG nur in *verdünnter Lösung* (c < 0,1 mol/l). Bei höheren Konzentrationen ergeben sich Abweichungen, die auf Wechselwirkungen der Teilchen untereinander zurückzuführen sind. Ihr Reaktionsvermögen nimmt dadurch ab. Anstelle der Konzentration c setzt man die **Aktivität a** ein, die der tatsächlichen wirksamen Konzentration entspricht. Es gilt

$$a = f \cdot c, \text{ wobei } f \leqslant 1 \text{ ist.}$$

Der *Aktivitätskoeffizient f* hat bei verdünnten Lösungen den Wert 1. Je konzentrierter eine Lösung ist, desto mehr lagern sich Teilchen zusammen, so daß eine geringere Konzentration als die tatsächlich vorhandene nach außen wirksam ist. Die Aktivitäten der Stoffe müssen in jedem Einzelfall experimentell bestimmt werden.

6.6 Energetik chemischer Reaktionen

6.6.1 Allgemeines

Chemische Reaktionen sind Stoffumwandlungen. Dabei verändern die Stoffe nicht nur ihre Eigenschaften, sondern auch ihren *Energieinhalt*. Wichtig zu wissen ist, daß *Energie niemals verloren geht*. Verläuft eine Reaktion unter Abgabe von Energie, so wird diese entweder in einem Produkt „gespeichert" oder an die Umgebung abgegeben. Verbraucht eine Reaktion Energie, so muß diese der Umgebung entzogen werden. Die Energiebilanz einer Reaktion steht somit gleichwertig neben ihrer Stoffbilanz, wobei eine Reaktion *freiwillig* nur unter *Energieabgabe* verläuft. Gerade die Lebensprozesse sind ohne einen Einblick in die Energetik der beteiligten Reaktionen nicht zu verstehen.

Wem die Zusammenhänge in diesem Kapitel 6.6 neu sind, wird beim ersten Lesen kein vollständiges Verständnis dafür gewinnen. Lassen Sie sich bitte nicht entmutigen, sondern nehmen Sie in der ersten Lese- und Lernphase erst einmal einen Gesamteindruck mit. Nach dem Durcharbeiten des ganzen Buches, nach dem Anhören von Vorlesungen und nach der Erarbeitung von Praktikumsversuchen können Sie dem Kapitel nochmals Ihre Aufmerksamkeit schenken. Wer diesen mühevollen Weg auf sich nimmt, wird mit einem tieferen Naturverständnis belohnt und kommt in die Lage, zu entdecken, wie überlegen und mit welchen „Tricks" die Natur Reaktionskaskaden entwickelt hat, um die in den Stoffen vorhandene Energie umzuwandeln und maximal auszunutzen.

Bei den meisten freiwillig verlaufenden Reaktionen wird Energie als *Wärme* frei (**Reaktionswärme**), die unter Umständen direkt mit dem Thermometer gemessen werden kann. Reaktionsenergie kann auch als **elektrische Energie** freigesetzt und genutzt werden: z. B. aus Redox-Reaktionen im Bleiakku. Elektrische Energie kann chemische Reaktionen antreiben wie bei der *Elektrolyse* (s. Kap. 7.7) oder beim *Aufladen eines Akkus*. Eine dritte Möglichkeit besteht in der Freisetzung von

Licht bei einer chemischen Reaktion (*Chemilumineszenz*) oder der Verwendung von *Lichtenergie* zum Antreiben einer chemischen Reaktion. Das bekannteste Beispiel hierfür ist die **Photosynthese**, ein Reaktionssystem, das für die Existenz des Lebens auf der Erde absolut notwendig ist: In grünen Pflanzen, Algen und einigen Mikroorganismen werden unter dem Einfluß von Licht Elektronen auf ein höheres Energieniveau angehoben. Nach *Planck* ist die Energie des Lichtes E = hν, wobei h das Planck'sche Wirkungsquantum und ν die Frequenz des Lichtes ist (der Kehrwert von ν multipliziert mit der Lichtgeschwindigkeit c ist die Wellenlänge). Die aufgenommene Energie wird genutzt, um unter Energieverbrauch aus *Wasser* und *Kohlendioxid, Glucose* und *Sauerstoff* zu bilden.

$$6\,CO_2 \quad + \; 6\,H_2O \xrightarrow{\;h\cdot\nu\;} C_6H_{12}O_6 + \; 6\,O_2$$

Kohlendioxid   Wasser   Glucose   Sauerstoff

6.6.2 Reaktionswärme (= Reaktionsenthalpie)

Reaktionen, in deren Verlauf Wärme frei wird, bezeichnet man als **exotherm**. Ist Wärmezufuhr erforderlich, liegt eine **endotherme** Reaktion vor. Bei konstantem Druck wird die Reaktionswärme als Differenz der **Enthalpie H** zwischen den Produkten und den Edukten angegeben (ΔH).

> Bei exothermen Reaktionen ist ΔH negativ ($\Delta H < 0$, = Wärmeabgabe), bei endothermen Reaktionen ist ΔH positiv ($\Delta H > 0$, = Wärmezufuhr).

Die Enthalpie eines Stoffes ist temperatur- und druckabhängig. Der Wert wird in kJ/mol bei 25 °C (298 K) und Normaldruck (1,013 bar) angegeben. Die Temperaturfestlegung bedeutet, daß bei exothermer Reaktion die ganze Wärme, die abgeführt wird, um die Temperatur bei 25 °C zu halten, die Reaktionswärme ist. Bei endothermer Reaktion ist es die Wärme, die zugeführt werden muß, um die Temperatur bei 25 °C zu halten.

Die Reaktionswärme, auch **Reaktionsenthalpie** (ΔH) genannt, ist eine **thermodynamische Größe** und wird häufig zusammen mit der Reaktionsgleichung angegeben. Die Werte sind bei *isotherm* (Temperatur bleibt konstant) und *isobar* (Druck bleibt konstant) geführter Reaktion reproduzierbar und vergleichbar.

Das Symbol ΔH^0 (sprich: Delta H null) bedeutet, daß die Enthalpieänderung unter den genannten Standardbedingungen bei Umsetzung von einem Mol bestimmt wurde. Für die schon bekannte Knallgasreaktion gibt man die Standardreaktionsenthalpie für die Bildung von 1 mol Wasser an:

$$2\,H_2\,(g) + 1\,O_2\,(g) \longrightarrow 2\,H_2O\,(l) \qquad \Delta H^0 = -286\,kJ\cdot mol^{-1}$$

Da nach der Gleichung 2 mol Wasser entstehen, wird beim Zusammenfügen von 2 mol Wasserstoff und 1 mol Sauerstoff eine Energie von 572 kJ frei. Die verschiedenen Aggregatzustände müssen in der Reaktionsgleichung vermerkt werden: g = gasförmig, l = liquid = flüssig, s = solid = fest. Wasser könnte auch als Wasserdampf entstehen, die Reaktionsenthalpie würde sich um die Verdampfungswärme des Wassers ($\Delta H = 40,7\,kJ\cdot mol^{-1}$) erniedrigen.

Der Energieinhalt eines Stoffes, vor allem in der organischen Chemie, wird durch Verbrennung mit Sauerstoff festgelegt. In einem geschlossenen Behälter (*Kalorimeter*) mißt man den Temperaturanstieg und berechnet daraus die **Verbrennungsenthalpie**. In unserem Beispiel entstehen 891 kJ pro mol Methan.

$$CH_4\,(g) + 2\,O_2\,(g) \longrightarrow CO_2\,(g) + 2\,H_2O\,(l) \qquad \Delta H^0 = -891\,kJ\cdot mol^{-1}$$

Methan   Sauerstoff   Kohlendioxid Wasser

In älteren Lehrbüchern findet man als Energie-Einheit nicht Joule (1 kJ = 1000 J), sondern Kalorien (1 kcal = 1000 cal). Die Werte lassen sich ohne Mühe ineinander umrechnen (1 cal = 4,18 J). Der Energiebetrag, der benötigt wird, um 1 g Wasser von 14,5 °C auf 15,5 °C zu erwärmen, wird definitionsgemäß als 1 cal gesetzt.

Viele Nahrungsmittel (z. B. auch Glucose) werden im Körper des Menschen zu CO_2 und H_2O „verbrannt".

$$C_6H_{12}O_6 \text{ (s)} + 6\,O_2 \text{ (g)} \longrightarrow 6\,CO_2 \text{ (g)} + 6\,H_2O \text{ (l)}$$

Glucose   Sauerstoff   Kohlendioxid   Wasser $\Delta H^0 = -2815\,kJ \cdot mol^{-1}$

Die experimentell bestimmte Verbrennungsenthalpie gibt also darüber Auskunft, welche Reaktionsenthalpie bei dem analogen Vorgang im Stoffwechsel insgesamt frei wird.

Die Verbrennung erfolgt im Körper natürlich nicht direkt, sondern auf Umwegen über Zwischenprodukte. Die Gesamtenergiebilanz wird dadurch jedoch nicht beeinflußt (*Satz von Heß*). Die ΔH^0-Werte dürfen bei aufeinanderfolgenden Reaktionen addiert bzw. voneinander subtrahiert werden. Überschüssige Energie, z. B. durch übermäßige Nahrungsaufnahme bei ungenügender Bewegung, führt im Körper nicht zu einer übermäßigen Erwärmung, sondern wird bekanntlich in Form von *Fett* gespeichert. Fette sind *Energievorräte*, die wieder freigesetzt werden, wenn die aufgenommene Nahrung den Energiebedarf nicht deckt (z. B. Null-Diät).

6.6.3 Reaktionsentropie

Die **Entropie** (S) ist ein Maß für die Ordnung bzw. Unordnung eines Systems.

> Die Entropie wächst mit zunehmender Unordnung.

Ein Festkörper hat somit eine geringere Entropie als eine Flüssigkeit und diese eine geringere als ein Gas (s. Kap. 4.1). Füllt man ein Gas unter Druck in eine Gasflasche, so nimmt die Entropie beim Füllen der Druckflasche ab. Eine gefüllte Preßluftflasche ist gewissermaßen ein „**Entropieloch**". Öffnet man die Flasche, so wird die Luft so schnell wie möglich entweichen, denn das System strebt nach einem Ausgleich mit der Umgebung: d. h. nach einem Zuwachs an Entropie und damit nach größerer Unordnung. Dies ist z. B. auch die treibende Kraft bei der Diffusion von Teilchen aus einer konzentrierten Lösung in eine weniger konzentrierte bis zum Konzentrationsausgleich (s. Kap. 5.6.1). Dieser Vorgang wird sich freiwillig niemals umkehren – jedes System strebt nach der größtmöglichen Entropie.

Die Entropie eines Systems ist eine *Zustandsgröße* und hat unter definierten Bedingungen einen konstanten Wert. Bei einer chemischen Reaktion verändern die Ausgangsstoffe u. a. auch ihren Ordnungszustand. Im Verlauf der Reaktion tritt fast immer eine Entropieänderung (ΔS) auf, die man auch als **Reaktionsentropie** bezeichnet. Begünstigt ist die Entropiezunahme ($\Delta S > 0$). Man kann also vorhersagen, daß die Reaktionsentropie (ΔS in $J \cdot K^{-1} \cdot mol^{-1}$) in die Energiebilanz einer Reaktion Eingang finden muß, um die eine Reaktion fördernden oder bremsenden Zustandsänderungen richtig zu beschreiben. ΔS^0 ist die Reaktionsentropie unter Standardbedingungen.

6.6.4 Gibbs' freie Energie

Wenn wir die Frage stellen, warum eine Reaktion freiwillig abläuft und eine andere nicht, kommen wir zu der Aussage, daß eine *Abnahme der Enthalpie* ($\Delta H < 0$) und eine *Zunahme der Entropie* ($\Delta S > 0$) die **Triebkraft** einer Reaktion begünstigen. Der Anteil der Reaktionsentropie an der Gesamtenergie hängt von der Temperatur ab, entsprechend $T \cdot \Delta S$. Die für die Beurteilung der *Gesamtenergie* wichtige Beziehung lautet:

$$\Delta G = \Delta H - T \cdot \Delta S \qquad \text{(\textit{Gibbs-Helmholtz-Gleichung})}$$

ΔG = Gibbs' freie Energie
ΔH = Reaktionsenthalpie
T = Temperatur
ΔS = Reaktionsentropie

ΔG (in $kJ \cdot mol^{-1}$) wird als **Gibbs' freie Energie** bezeichnet. Andere Lehrbücher sprechen auch von „*freier Reaktionsenthalpie*" oder einfach nur von „*freier Energie*". Die Zustandsgröße ist G: Bei einer Reaktion wird die Änderung der Zustandsgröße (ΔG) betrachtet. ΔG gibt die *maximale Arbeit* an, die bei einer chemischen Reaktion gewonnen werden kann bzw. aufgewendet werden muß, damit die Reaktion eintritt. Eine Reaktion, die Arbeit zu leisten vermag ($\Delta G < 0$), läuft freiwillig ab, sie ist **exergon**. Muß bei einer Reaktion Arbeit aufgewendet werden ($\Delta G > 0$), bezeichnet man sie als **endergon**. Mit anderen Worten:

ΔG ist ein Maß für die Triebkraft einer Reaktion.

Während ΔG sich auf beliebige Konzentrationen der Reaktionen bezieht, bedeutet das ΔG^0 einer Reaktion die Änderung von Gibbs' freier Energie unter Standardbedingungen (298 K, 1,013 bar, molarer Umsatz).
Für die Knallgasreaktion ergibt sich:

$$2\, H_2\ (g) + 1\, O_2\ (g) \longrightarrow 2\, H_2O\ (l) \qquad \Delta H^0 = -286\ kJ/mol$$
$$\Delta G^0 = -237\ kJ/mol$$

Die Reaktion ist – wie wir schon wissen – exotherm und, da sie freiwillig abläuft, exergon. Aus den thermodynamischen Daten kann man ferner ablesen, daß die Reaktionsentropie bei dieser Reaktion negativ ist, der Ordnungszustand des Systems also im Verlauf zunimmt. $\Delta G^0 = \Delta H^0 - T \Delta S^0$; $-237 = -286 - T \Delta S^0$. Der Entropieterm muß positiv werden ($+49$), was nur geht, wenn $\Delta S^0 < 0$. Obwohl das dem Ablauf der Reaktion entgegen wirkt, ist die *Knallgasreaktion exergon*, da die Reaktionsenthalpie den Ausschlag gibt. Für den Stoffwechsel spielt die freie Energie dieser Reaktion eine wichtige Rolle. Die Reaktion läuft in der Zelle nicht in der angegebenen Form ab. Vielmehr bleibt der Wasserstoff bei vielen aufeinanderfolgenden Einzelschritten zunächst an organische Verbindungen gebunden. Die Bildung von Wasser erfolgt erst als *letzte Teilreaktion*. Die Energie wird somit nicht schlagartig frei, sondern in kleinen Teilbeträgen. Auch an einem Wasserfall baut man keine Mühle, während ein Fluß mit der gleichen Höhendifferenz viele Mühlräder antreibt.

Voraussetzung für die Gültigkeit der Gibbs-Helmholtz-Gleichung ist eine reversible, isotherm und isobar geführte Reaktion innerhalb eines **geschlossenen Systems**, d.h. die umgebenden Wände sind für die Edukte und Produkte undurchlässig, für Energie jedoch durchlässig. Die Gleichung veranschaulicht, daß eine negative Reaktionsenthalpie und eine positive Reaktionsentropie, die zu einem negativen „Entropieglied" ($T \cdot \Delta S$) führt, die Triebkraft einer Reaktion erhöhen. Mit zunehmender Temperatur gewinnt das Entropieglied an Bedeutung. Auch wird der Fall denkbar, daß eine Reaktion Wärme verbraucht ($\Delta H > 0$), aber dennoch freiwillig abläuft, weil eine starke Abnahme der Ordnung eintritt. Dies ist z.B. beim Lösen von Salzen in Wasser zu beobachten (s. Kap. 7).

6.6.5 Gibbs' freie Energie und chemisches Gleichgewicht

ΔG ist ein Maß für die Triebkraft einer Reaktion, die Zahlenwerte können positiv oder negativ sein. Betrachten wir wieder die Gleichgewichtsreaktion

$$A + B \rightleftharpoons C + D.$$

Wenn wir von A und B ausgehen (Hinreaktion), läuft die Reaktion freiwillig ab ($\Delta G < 0$), bis das Gleichgewicht erreicht ist, $A + B \longrightarrow C + D$. Nehmen wir reines C und D, so werden sich diese bis zum Erreichen des Gleichgewichtes in die Edukte A und B zurückverwandeln (Rückreaktion), d. h. am Anfang ist auch bei der Rückreaktion $\Delta G < 0$, $A + B \longleftarrow C + D$. Bis zum Erreichen des Gleichgewichts nimmt das ΔG der Reaktionslösung fortlaufend ab und erreicht im Gleichgewicht ein Minimum, es gilt $\Delta G = 0$ (Abb. 6/1), was besagt, daß keine Triebkraft zur Veränderung des Systems mehr besteht. $A + B \rightleftharpoons C + D$ ($\Delta G = 0$).

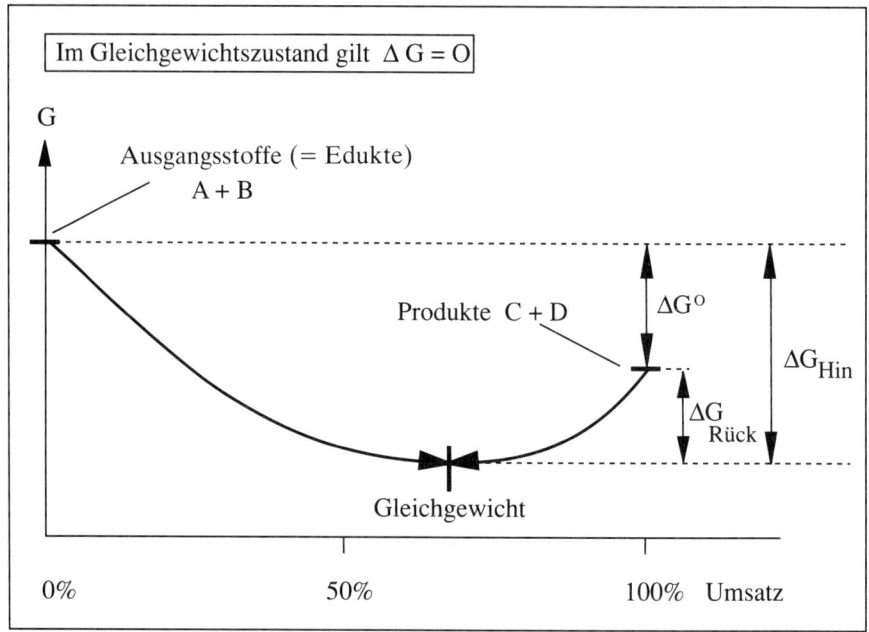

Abb. 6/1. Energiediagramm einer Gleichgewichtsreaktion, die unter Standardbedingungen exergon verläuft. Aufgetragen wird G gegen den Stoffumsatz. Es wird deutlich, daß die Ausgangsstoffe A + B nicht vollständig zu den Produkten C + D reagieren können. Die Reaktion erreicht am Energieminimum das Gleichgewicht.

Es wird deutlich, daß die Ausgangsstoffe A + B nicht vollständig zu den Produkten C + D reagieren können. Die Reaktion erreicht am Energieminimum das Gleichgewicht. Nicht verwechseln darf man die ΔG-Werte, die bis zur Einstellung eines Gleichgewichts tatsächlich auftreten, mit den ΔG^0-Werten einer Reaktion. ΔG^0 beschreibt die Energie, die frei wird oder aufzuwenden ist, wenn die Edukte im Standardzustand vollständig in die Produkte im Standardzustand übergehen (100% Umsatz). ΔG hängt von den tatsächlichen Konzentrationsverhältnissen der an der Reaktion beteiligten Stoffe in der Reaktionslösung ab. Es ergibt sich:

$$\Delta G = \Delta G^0 + R \cdot T \cdot \ln \frac{[C] \cdot [D]}{[A] \cdot [B]}$$

ΔG und ΔG^0 (in $kJ \cdot mol^{-1}$)
R = allgemeine Gaskonstante ($8,31 \ J \cdot K^{-1} \cdot mol^{-1}$)
T = Temperatur (in K)

Im Gleichgewichtszustand, wenn $\Delta G = 0$, gilt

$0 = \Delta G^0 + R \cdot T \cdot \ln K$ und daraus

$$\Delta G^0 = - R \cdot T \cdot \ln K$$

Hier handelt es sich um die *thermodynamische Ableitung* des Massenwirkungsgesetzes, denn Gibb's freie Energie ist eine thermodynamische Größe. ΔG^0 ist für jede Reaktion eine konstante Größe. Wenn Produkte und Edukte im Standardzustand sind (1 M), so ist $K = 1$, $\Delta G^0 = O$. Bei $\Delta G^0 < 0$ liegt das Gleichgewicht mehr auf der Seite der Produkte. Bei $\Delta G^0 > 0$ überwiegen die Edukte im Gleichgewicht (Tab. 6/1).

Tab. 6/1. Beziehungen zwischen ΔG^0 und K (bei 25 °C)

K	10^2	10^1	1	10^{-1}	10^{-2}
ΔG^0 (in kJ/mol)	$-11,4$	$-5,7$	0	5,7	11,4

Man hat für eine Reaktion nun die Möglichkeit, entweder die Gleichgewichtskonstante K experimentell zu bestimmen und mit ihr ΔG^0 zu berechnen oder umgekehrt: ΔG^0 mit Hilfe der Gibbs-Helmholtz-Gleichung aus den experimentell bestimmten thermodynamischen Werten zu errechnen, um die Gleichgewichtskonstante K zu erhalten. Da thermodynamische Größen additiv sind, kann man selbst bei unbekannten Reaktionen den Umsatz errechnen (sofern die thermodynamischen Standardgrößen der beteiligten Stoffe auf anderem Weg bekannt geworden sind). Man muß dann nicht einmal ein Experiment durchführen.

6.7 Gekoppelte Reaktionen

Es gibt viele Beispiele für Reaktionen, bei denen ein Stoff A zu B umgesetzt wird und dieser sofort zu einem dritten Stoff C weiterreagiert.

Teilreaktion 1: $A \rightleftharpoons B$
Teilreaktion 2: $B \rightleftharpoons C$

Gesamtreaktion: $A \rightleftharpoons C$

Die Reaktionen sind miteinander *gekoppelt*. Sofern Gleichgewichtsreaktionen vorliegen, kann man auf jede Teilreaktion das MWG anwenden. Löst man nach [B] auf und setzt diese gleich, erhält man K_{ges}.

$$K_1 = \frac{[B]}{[A]}; \ [B] = K_1 \cdot [A] \qquad K_2 = \frac{[C]}{[B]}; \ [B] = \frac{[C]}{K_2} \qquad K_1 \cdot K_2 = \frac{[C]}{[A]} = K_{ges}$$

K_{ges} ist das Produkt der Gleichgewichtskonstanten der Teilreaktionen. Man kann die miteinander gekoppelten Teilreaktionen zur Gesamtreaktion zusammenziehen. Der Stoff B taucht dann nicht mehr auf.

Die Kopplung von Systemen wird bedeutsam, wenn Teilreaktion 1 z. B. einen kleinen K_1-Wert hat, also wenig B bereitstellt. Hat nun Teilreaktion 2 einen großen K_2-Wert, so wird der Stoff B unter Bildung von C weitgehend aus dem Gleichgewicht entfernt. Entsprechend dem Gleichgewicht von Teilreaktion 1 wird B laufend nachgeliefert. Obwohl der K_1-Wert klein ist, läuft die Gesamtreaktion trotzdem von A nach C.

Da die Gleichgewichtslage einer Reaktion in direktem Zusammenhang mit der in ihr wohnenden *Triebkraft* (ΔG^0) steht, können wir die thermodynamischen Größen ΔG^0 addieren.

Teilreaktion 1:	A $\rightleftharpoons$ B	ΔG^0	$= + 10\ kJ/mol$
Teilreaktion 2:	B $\rightleftharpoons$ C	ΔG^0	$= - 55\ kJ/mol$
Gesamtreaktion:	A $\rightleftharpoons$ C	ΔG^0_{ges}	$= - 45\ kJ/mol$

Wie die Teilgleichungen sind auch die thermodynamischen Größen additiv. Dies bedeutet:

> Durch Kopplung der endergonen Teilreaktion 1 mit der stark exergonen Teilreaktion 2 wird auch die Gesamtreaktion exergon.

Entscheidend ist, daß die Summe der ΔG^0-Werte der Teilreaktionen negativ ist ($\Delta G^0 < 0$). Letztlich wird die Energie von der Teilreaktion 2 auf die Teilreaktion 1 übertragen. Diese Art gekoppelter Reaktionen sind ein im Stoffwechsel der lebenden Zelle vielfach genutztes Prinzip (s. Kap. 13.5.4).

6.8 Fließgleichgewichte

Das MWG und der mit ihm verbundene ΔG^0-Wert einer Gleichgewichtsreaktion gelten nur für **geschlossene Systeme** und bei eingestelltem Gleichgewicht. Charakteristisch für ein geschlossenes System ist, daß kein Stoffaustausch mit der Umgebung stattfindet. Wenn sich für die Reaktion A $\rightleftharpoons$ B das Gleichgewicht eingestellt hat, wird dieses ohne Energiezufuhr ($\Delta G = 0$) aufrecht erhalten.

Geschlossenes System

A $\rightleftharpoons$ B

Im Gleichgewicht gelten:

$$K = \frac{[B]}{[A]}$$

$\Delta G = 0$; $\Delta G^0 = - R \cdot T \cdot \ln K$
Hin- und Rückreaktion laufen gleich schnell ab.

Geschlossene Systeme kommen bei Lebewesen praktisch nicht vor, d. h. bei Gleichgewichtsreaktionen kommt es gar nicht zur Gleichgewichtseinstellung, die Systeme sind in komplexer Weise gekoppelt. Für den Stoffwechsel charakteristisch ist, daß **offene Systeme** vorliegen, d. h. daß die Zellen im Stoff- *und* Energieaustausch mit der Umgebung stehen.

> Offenes System
>
> A $\rightarrow$ B $\rightarrow$ C
>
> Im Fließgleichgewicht gelten:
> $[B] = K$
> $\Delta G < 0$
> Die Reaktionen A $\longrightarrow$ B und B $\longrightarrow$ C laufen gleich schnell ab.

Betrachten wir die Reaktionsfolge A ———→ B ———→ C. Dabei wird A aufgenommen und zu B umgewandelt, B wird in C überführt und ausgeschieden. Erfolgen die Teilreaktionen gleich schnell, wird die Konzentration von B konstant bleiben. Es liegt wiederum ein dynamisches Gleichgewicht vor, das jedoch nichts mit dem thermodynamischen Gleichgewicht des geschlossenen Systems zu tun hat: Es findet ständig eine Umsetzung von A nach C statt, es fließt also Substanz durch das System. Man bezeichnet solche Systeme als **Fließgleichgewicht**. Für [B] ist ein *stationärer Zustand* (englisch: *steady state*) erreicht worden. Als besonderes Merkmal mag gelten, daß das Fließgleichgewicht nur durch Zufuhr von Energie aufrecht erhalten werden kann. Ferner können solche Systeme Arbeit leisten und sind regulierbar.

In lebenden Zellen herrschen Fließgleichgewichte. Sobald Stoff- und Energieaustausch gestört werden, stirbt die Zelle. Vergleichen Sie den Zustand mit einem Forellenteich, der einen bestimmten Wasserstand hat, weil genausoviel Wasser abfließt, wie an anderer Stelle zufließt. Stoppen Sie den Zufluß, sinkt der Wasserstand und für die Forellen wird der Platz knapp. Verstopfen Sie den Abfluß, läuft der Forellenteich über. Gleiches gilt für die Glucose-Konzentration im Blut, die nur in bestimmten Grenzen schwanken darf, bei Zuckerkranken z. B. wird der Glucosespiegel ohne Insulin-Behandlung zu hoch, was schwere Stoffwechselstörungen zur Folge hat.

6.9 *Aufgaben*

1) Worauf muß beim Aufstellen einer *chemischen Gleichung* geachtet werden?

2) Geben Sie für die folgende Reaktion die *Molekülzahlen* x, y und z an!

$$x\, CO_2 + y\, H_2O \longrightarrow C_3H_6O_3 + z\, O_2$$

3) Geben Sie für die folgende Reaktion die *Molekülzahlen* x und y an!

$$H_2SO_4 + x\, NaOH \longrightarrow Na_2SO_4 + y\, H_2O$$

4) Wieviel NaOH (in g) müssen Sie nach folgender Gleichung umsetzen, um 20 g NaBr zu erhalten?

$$HBr + NaOH \longrightarrow NaBr + H_2O$$

5) Was versteht man unter *Molarität*? Wieviel Gramm H_2SO_4 enthält 1 l einer 0,5 molaren Lösung?

6) Wenn 1,3‰ (w/v) Alkohol (Molmasse 46 g/mol) im *Blut* gefunden werden, wieviel ml Alkohol sind in 1 l Blut enthalten? Wieviel mol sind das?

7) Was ist eine *reversible Reaktion*?

8) Wenn Sie für eine *Gleichgewichtsreaktion* (A + B $\rightleftharpoons$ C + D) eine Gleichgewichtskonstante K = 10^{-5} finden, was bedeutet dies für die Konzentrationen der beteiligten Stoffe und den ΔG^0-Wert?

9) Wie können Sie ein *Gleichgewicht* zugunsten der *Produkte* verschieben?

10) Wann spielen „*Aktivitäten*" eine Rolle?

11) Nennen Sie drei *Energieformen*, die bei chemischen Reaktionen eine Rolle spielen können?

12) Was ist die *Reaktionsenthalpie*? Welches sind die Standardbedingungen für die Bestimmung von ΔH^0-Werten?

13) Was versteht man unter *Entropie*?

14) Für die Reaktion von Ameisensäure (HCOOH):

$$HCOOH\ (l) \longrightarrow CO_2\ (g) + H_2\ (g)$$

gelten $\Delta H^0 = 15,7$ kJ/mol; $\Delta S^0 = 0,215$ kJ $\cdot$ mol$^{-1} \cdot$ K^{-1}. Verläuft die Zersetzung von Ameisensäure bei 25 °C endergon oder exergon?

15) Ist es denkbar, daß eine Reaktion mit *positiver Reaktionsenthalpie* freiwillig abläuft?

16) Welche Bedingung gilt, wenn sich bei der Reaktion

$$2\,A + B_2 \rightleftharpoons 2\,AB$$

das Gleichgewicht eingestellt hat?

17) Geben Sie für folgende Teilreaktionen die *Gesamtreaktion* an!

$$A + B \rightleftharpoons C + D$$
$$D + B \rightleftharpoons C + E$$

Formulieren Sie das MWG für die Teilreaktion und geben Sie K_{ges} an!

18) Wie errechnet man bei *gekoppelten Reaktionen* ΔG^0_{ges}?

19) Was ist ein *Fließgleichgewicht*?

20) Worin unterscheiden sich *Fließgleichgewichte* von *thermodynamischen Gleichgewichten*?

7 Salzlösungen

7.1 Bedeutung

Salze bestehen auch in festem Zustand aus *Ionen* (s. Kap. 3.3). Viele Lebensvorgänge finden in wäßrigen *Salzlösungen* statt, deren Konzentration und pH-Wert (s. Kap. 8) wichtige Parameter sind und im menschlichen Körper exakten Regelmechanismen unterliegen. Die Zufuhr von Salzen mit der Nahrung ist essentiell, die Ausscheidung erfolgt über die Nieren und die Haut (Schwitzen). Erhöhte Salzaufnahme führt zu *Salzvergiftungen*. Mit Meerwasser als alleinigem Trinkwasser hat der Mensch *keine* Überlebenschance.

Die im Körper häufigsten Kationen und Anionen mineralischer Natur können Sie Tab. 7/1 entnehmen. Ihr Anteil innerhalb einer Zelle unterscheidet sich deutlich von dem außerhalb. Die Konzentrationsgradienten, die hier existieren, sind Teil der Differenzierung und Spezialisierung von Zellfunktionen. Auffällig ist z.B., daß man im Zellinneren $[K^{\oplus}] > [Na^{\oplus}]$ und $[Mg^{2\oplus}] > [Ca^{2\oplus}]$ findet. Außerhalb der Zellen, z.B. im Blutplasma, liegen die Verhältnisse umgekehrt.

Tab. 7/1. Anteil von Ionen mineralischer Natur in Körperflüssigkeiten (Angaben in mmol/l)

Ion	Blutplasma	Intrazellular-Raum
$Na^{\oplus}$	140	10
$K^{\oplus}$	4,4	160
$Mg^{2\oplus}$	0,8	13
$Ca^{2\oplus}$	2,5	1
$Cl^{\ominus}$	103	3
$HCO_3^{\ominus}$	27	10
Phosphat	1	50
$SO_4^{2\ominus}$	0,5	10

7.2 Dissoziation

Kommt ein Salz mit Wasser in Berührung, so werden durch den Dipolcharakter des Wassers die elektrostatischen Anziehungskräfte im Ionengitter des Salzes an der Oberfläche abgeschwächt. Die einzelnen Ionen trennen sich voneinander, die Wassermoleküle schieben sich dazwischen. Man spricht davon, daß das Salz beim Lösen in Wasser *dissoziiert*. Der Teil des Salzes, der sich gelöst hat, ist vollständig dissoziiert. Verbindungen mit dieser Eigenschaft bezeichnet man als **starke Elektrolyte** (s. Kap. 7.7). Die Auswirkungen der Dissoziation auf den osmotischen Druck der Lösung wurden schon besprochen (s. Kap. 5.6.3).

Kaliumchlorid $\quad KCl\,(s) \longrightarrow K^{\oplus}(g) + Cl^{\ominus}(g) \qquad \Delta H_U = 703\ kJ/mol$

Calciumchlorid $\quad CaCl_2\,(s) \longrightarrow Ca^{2\oplus}(g) + 2\,Cl^{\ominus}(g) \qquad \Delta H_U = 2146\ kJ/mol$

Für die Dissoziation, d.h., für die vollständige Trennung der Ionen des Ionengitters, wird Energie benötigt: die Gitterenergie (ΔH_U) des Salzes muß aufgewandt werden. Die Werte sind in Abhängigkeit von der Größe und Ladung der Ionen von Salz zu Salz verschieden. Je größer die Ladung und je kleiner der Radius der Ionen, um so größer ist die Gitterenergie.

7.3 Hydratation von Ionen

Die einzelnen Ionen des Salzes schwimmen nicht frei im Wasser herum, sondern werden von den Wassermolekülen, die sich entsprechend der Ladung des Ions ausrichten, eingehüllt. Zwischen den Ionen und den Wassermolekülen tritt eine *Ion-Dipol-Wechselwirkung* auf. Die Ionen werden durch das Wasser *hydratisiert*. Wird ein anderes Lösungsmittel (= Solvens) als Wasser verwendet, spricht man nicht von *Hydratation*, sondern von *Solvatation*.

hydratisiertes Kation   hydratisiertes Anion

Die Zahl der Wassermoleküle, die sich in der ersten Sphäre um ein Ion anlagern, beträgt oft *vier* oder *sechs*. Es gibt aber auch Anlagerungen in der 2. Sphäre, diese Anlagerung ist jedoch schwächer und variiert mit der Größe und Ladung der Ionen sowie mit der Temperatur. Bei gleicher Ladung bauen die kleineren Ionen eine größere *Hydrathülle* auf als die größeren. Wegen dieser Schwankungen ist es nicht sinnvoll, die Hydrathülle stöchiometrisch anzugeben. Man markiert lediglich durch ein „*aq*" am Ion (lat. *aqua* = Wasser), daß das Ion hydratisiert vorliegt:

$$M^{n\oplus}(H_2O)_x = M^{n\oplus}_{aq} \qquad KCl \xrightarrow{\;H_2O\;} K^{\oplus}_{aq} + Cl^{\ominus}_{aq}$$

Oft verzichtet man auch auf diese „*aq*"-Markierung und setzt dies als bekannt voraus.

Bei einigen Kationen der Übergangsmetalle liegt die Zahl der Wassermoleküle in der Hydrathülle genau fest, weil die Wassermoleküle nicht nur durch eine Ion-Dipol-Wechselwirkung festgehalten werden, sondern zusätzlich kovalente Bindungsanteile zwischen dem Sauerstoffatom des Wassers und den Metall-Ionen wirken. In diesem Fall liegen richtige *Aquo-Komplexe* vor (s. Kap. 10). Man erkennt dies in der Praxis meist daran, daß die hydratisierten Kationen eine andere Farbe haben als das wasserfreie Salz.

Cu$^{2\oplus}$-Aquokomplex   Kupfer(II)-sulfat (wasserfrei)

$$[Cu(H_2O)_4]^{2\oplus} SO_4^{2\ominus} \xrightarrow[-\,4\,H_2O]{} CuSO_4$$

blaßblau   farblos

Die eckige Klammer markiert hier, daß ein Komplex vorliegt.

Durch die Ausbildung einer Hydrathülle vergrößert sich der nach außen wirksame Radius der Teilchen. Während der Ionenradius bei den „*nackten*" Alkali-Ionen mit steigender Ordnungszahl zunimmt, zeigen die hydratisierten Ionen ein gegenläufiges Verhalten.

Teilchenradius: $Li^{\oplus} < Na^{\oplus} < K^{\oplus}$; $Li^{\oplus}_{aq} > Na^{\oplus}_{aq} > K^{\oplus}_{aq}$

Die Größe der Teilchen beeinflußt ihre Beweglichkeit im intra- und extracellulären Raum, was insbesondere für die Diffusion oder beim Transport durch die Poren einer Membran Bedeutung hat. Z. B. sind hydratisierte Na$^{\oplus}$-Ionen (Na$^{\oplus}_{aq}$) größer als hydratisierte K$^{\oplus}$-Ionen (K$^{\oplus}_{aq}$), was zur Folge hat, daß K$^{\oplus}_{aq}$ bestimmte Membranporen noch passieren kann, während $Na_{aq}^{\oplus}$ für die Poren zu groß ist und zurück gehalten wird. Die Größenverhältnisse kehren sich um, wenn die Alkali-Ionen ihre Hydrathülle abstreifen. Der Vorgang erfordert Energie. Er bewirkt, daß sich die Selektivität für den Transport durch Membranporen mit bestimmtem Durchmesser umdreht, also das kleinere $Na^{\oplus}$ passieren kann, während das größere $K^{\oplus}$ zurückgehalten wird.

Bei der Hydratation wird Energie frei. Die **Hydratationsenergie** (ΔH_H) ist eine Enthalpiegröße. Der Energiegewinn hängt von der Größe und Ladung der Ionen ab (s. Tab. 7/2). Er ist außerdem bei $Na^{\oplus}$ größer als bei $K^{\oplus}$ und bei den Erdalkali-Ionen größer als bei den Alkali-Ionen. Kann nur das „nackte" Kation durch eine Membran transportiert werden, so ist erhebliche Energie für das Abstreifen der Hydrathülle erforderlich. Umgekehrt haben „nackte" Kationen eine starke Tendenz, Wasser, das in einer lockeren Hydrathülle von Proteinen gebunden ist, zu sich herüberzuziehen. Proteine in Gegenwart solcher Ionen werden unlöslich und flocken aus. Der Prozeß wird als „*Aussalzen*" bezeichnet und dient der schonenden Fällung von Proteinen aus wäßriger Lösung, z.B. läßt sich Albumin, ein Protein des Blutplasmas, mit gesättigter Ammoniumsulfatlösung ausfällen und durch Verdünnen mit Wasser wieder auflösen, ohne daß sich die Eigenschaften des Albumins dabei verändern.

Tab. 7/2. Ionenradius und Hydratationsenergie (ΔH_H) einiger Ionen

Ion	Radius (pm $= 10^{-12}$ m)	ΔH_H (kJ/mol)
$Li^{\oplus}$	60	$-$ 508
$Na^{\oplus}$	95	$-$ 398
$K^{\oplus}$	133	$-$ 314
$Mg^{2\oplus}$	65	$-$ 1908
$Ca^{2\oplus}$	97	$-$ 1577
$Cl^{\ominus}$	181	$-$ 376

7.4 Lösungswärme

Beim Lösen eines Salzes in Wasser kann sich die Lösung erwärmen oder abkühlen. Dies hängt davon ab, ob die entstehende **Hydratationsenergie** größer ist als die aufzuwendende Gitterenergie (exothermer Vorgang) oder kleiner (endothermer Vorgang). Man definiert die *molare Lösungswärme* ($=$ Lösungsenthalpie ΔH_L). In einer einfachen Bilanz kann man die Hydratationsenergie (ΔH_H) von der Gitterenergie (ΔH_U), die aus Tabellen entnommen werden kann, abziehen.

$$\Delta H_L = \Delta H_U - |\Delta H_H|$$

$$KCl \longrightarrow K_{aq}^{\oplus} + Cl_{aq}^{\ominus}$$

ΔH_U (KCl) $=$ 703 kJ/mol   Gitterenergie
ΔH_H ($K^{\oplus}$) $= -$ 314 kJ/mol   Hydratationsenergie
ΔH_H ($Cl^{\ominus}$) $= -$ 376 kJ/mol   Hydratationsenergie
_____
ΔH_L (KCl) $= +$ 13 kJ/mol   Lösungswärme

$$CaCl_2 \longrightarrow Ca_{aq}^{2\oplus} + 2\,Cl_{aq}^{\ominus}$$

ΔH_U ($CaCl_2$) $=$ 2146 kJ/mol
ΔH_H ($Ca^{2\oplus}$) $= -$ 1577 kJ/mol
ΔH_H ($2 \times Cl^{\ominus}$) $= -$ 752 kJ/mol
_____
ΔH_L ($CaCl_2$) $= -$ 183 kJ/mol

Beim Lösen von 1 mol KCl wird eine schwache Abkühlung eintreten, beim Lösen von 1 mol Calciumchlorid wird sich die Lösung deutlich erwärmen. Geht man hingegen von *wasserhaltigem* Calciumchlorid ($CaCl_2 \cdot 6\,H_2O$) aus, tritt beim Lösen in Wasser eine Abkühlung ein, weil die Gitterenergie jetzt größer als die Hydratationsenergie ist.

7.5 Löslichkeitsprodukt

Beim Studieren des Lösungsverhaltens von Salzen stellt man fest, daß es *leichtlösliche* (z. B. Alkali- und Erdalkalihalogenide) und *schwerlösliche Salze* (z. B. Silberhalogenide, $BaSO_4$, Schwermetallsulfide) gibt. Zur quantitativen Erfassung der Löslichkeit hat man das **Löslichkeitsprodukt (Lp)** definiert.

Eine gesättigte Salzlösung, die mit dem festen Bodenkörper des Salzes in Kontakt steht, ist ein typisches Beispiel für ein heterogenes Gleichgewicht (s. Kap. 5.2). Ständig gehen aus dem Bodenkörper Ionen in Lösung und gleichzeitig scheiden sich Ionen aus der Lösung am Festkörper wieder ab (Abb. 7/1).

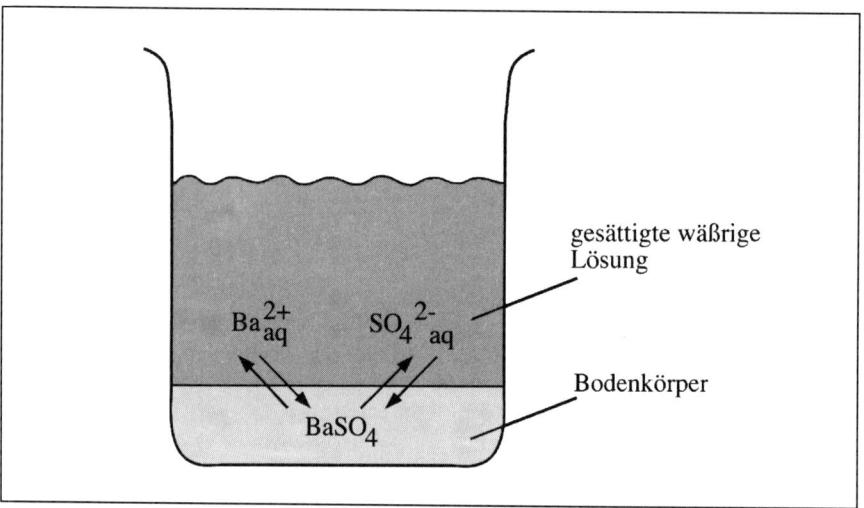

Abb. 7/1. Heterogenes Gleichgewicht zwischen gesättigter Salzlösung und festem Bodenkörper (Bariumsulfat).

$$BaSO_4 \xrightarrow{H_2O} Ba^{2\oplus}_{aq} + SO^{2\ominus}_{4\,aq} \qquad \frac{[Ba^{2\oplus}] \cdot [SO^{2\ominus}_4]}{[BaSO_4]} = K$$

Bariumsulfat   Bariumion   Sulfat

Da festes Salz als Bodenkörper vorhanden ist, bleibt seine Konzentration konstant und wird in die Gleichgewichtskonstante einbezogen.

$$[Ba^{2\oplus}] \cdot [SO^{2\ominus}_4] = Lp \quad (\text{in } mol^2/l^2)$$

Das Produkt der Konzentration der gelösten Ionen ist bei gegebener Temperatur eine Konstante und wird als *Löslichkeitsprodukt* (Lp) bezeichnet. Das Löslichkeitsprodukt für $BaSO_4$ beträgt 10^{-10} mol^2/l^2. Da in der Lösung gleich viele Barium- wie Sulfat-Ionen gelöst vorliegen ergibt sich:

$$[Ba^{2\oplus}][SO^{2\ominus}_4] = 10^{-10} \ mol^2/l^2, \quad da \ [Ba^{2\oplus}] = [SO^{2\ominus}_4]$$
$$[Ba^{2\oplus}]^2 = 10^{-10} \ mol^2/l^2$$
$$[Ba^{2\oplus}] = 10^{-5} \ mol/l$$

Also weiß man, daß in einer gesättigten Bariumsulfatlösung 10^{-5} mol/l Bariumsulfat enthalten sind. Mit Hilfe der Formelmasse (233 g/mol) ergibt sich, daß 10^{-5} mol $= 233$ g $\cdot 10^{-5} = 2{,}33$ mg $BaSO_4$, die in einem Liter Lösung enthalten sind. Da eine gesättigte Lösung vorliegt, gibt dieser Wert die Löslichkeit von $BaSO_4$ an (s. Kap. 5.2).

Für Salze verschiedener Zusammensetzung lautet das Löslichkeitsprodukt:

Salz:	AB	A_2B	AB_2
	$Lp = [A^\oplus][B^\ominus]$ mol^2/l^2	$Lp = [A^\oplus]^2[B^{2\ominus}]$ mol^3/l^3	$Lp = [A^{2\oplus}][B^\ominus]^2$ mol^3/l^3

Bariumsulfat ist ein schwerlösliches Salz. Es wird in der Medizin als *Röntgenkontrastmittel* im Verdauungstrakt genutzt (Bariumbrei). $Ba^{2\oplus}$-Ionen sind zwar *giftig* (s. Kap. 2.5), aber wegen des geringen Löslichkeitsproduktes besteht keine Gefahr der Resorption.

Medizinisch bedeutsam sind ferner die schwerlöslichen Salze *Calciumoxalat* ($Ca^{2\oplus}\ ^\ominus OOC-COO^\ominus$), *Calciumphosphat* ($Ca_3(PO_4)_2$) und *Magnesiumammoniumphosphat* ($MgNH_4PO_4$), aus denen Nierensteine entstehen können. Normalerweise verhindern Schutzstoffe im Harn, daß diese Salze bei vorübergehend höherer Konzentration aus einer übersättigten Lösung auskristallisieren (s. Kap. 5.7: Kristallisation). Fehlen die Schutzstoffe, kommt es zur Nierensteinbildung (= Konkrementbildung).

Den Einbau von schwerlöslichen Salzen in das Körpergewebe bezeichnet man als Mineralisation. *Hydroxyapatit* ($3\ Ca_3(PO_4)_2 \cdot Ca(OH)_2$), ein komplexes Salz aus Calciumphosphat und Calciumhydroxid, ist mit einem Anteil von über 50% am Aufbau des menschlichen Skeletts und der Zähne beteiligt und macht etwa 90% der Mineralsubstanzen aus. Insbesondere bei den Zähnen wird ein Teil der OH-Gruppen im Hydroxyapatit durch Fluorid-Ionen ($F^\ominus$) zum *Fluorapatit* ($3\ Ca_3(PO_4)_2 \cdot CaF_2$) ausgetauscht. Für diesen Prozeß müssen kleinere $F^\ominus$-Mengen ständig mit der Nahrung aufgenommen werden (z.B. im Trinkwasser).

Thermodynamisch kann man die Unterschiede in der Löslichkeit nicht über die Lösungswärme verstehen, sondern muß dazu auf Gibbs' freie Energie ΔG^0 zurückgreifen:

$$\Delta G^0 = -R \cdot T \cdot \ln Lp$$

Die Löslichkeit hängt also davon ab, ob der genannte Lösungsvorgang *endergon* (schwerlöslich) oder *exergon* (leichtlöslich) ist. Anwendung der Gibbs-Helmholtz-Gleichung $\Delta G^0 = \Delta H^0 - T\Delta S^0$ (s. Kap. 6.6.4) zeigt, daß es bei vielen Lösungsvorgängen auf das „*Entropieglied*" ($-T\Delta S^0$) ankommt. Entweder geht beim Auflösen des Ionengitters Ordnung verloren (das Entropieglied wird negativ) oder die Ordnung der hydratisierten Ionen ist größer als die der Ionen im Gitter (das Entropieglied wird positiv). Letzteres beobachtet man bei mehrfach geladenen Kationen (z.B. $Ca^{2\oplus}$) und kleinen Anionen (z.B. $F^\ominus$).

7.6 Fällungs-Reaktionen

Bei einer Fällungs-Reaktion bilden sich im Verlauf der Reaktion schwerlösliche Niederschläge. Die unterschiedliche Löslichkeit von Salzen wird in der analytischen Chemie ausgenutzt, um aus dem Ionengemisch einer Salzlösung durch Zugabe geeigneter Fremdionen, die mit einer Ionensorte ein schwerlösliches Salz bilden, diese Ionensorte selektiv auszufällen. Der auftretende Niederschlag dient als *qualitativer* Nachweis einer Ionensorte oder kann durch Auswägen häufig auch zur *quantitativen* Bestimmung des Ionen-Anteils in der Lösung herangezogen werden.

Das Ausfällen einer Ionensorte gelingt nahezu vollständig, wenn man mit einem Überschuß an *Fällungsmittel* arbeitet.

Gibt man zu einer angesäuerten Lösung, die $Cl^{\ominus}$-*Ionen* enthält (z. B. NaCl), eine *Silbernitratlösung*, dann bildet sich ein farbloser, am Licht dunkler werdender Niederschlag, der aus *Silberchlorid* besteht.

$$NaCl \quad + \quad AgNO_3 \xrightarrow{\quad H^{\oplus} \quad} AgCl\downarrow \quad + \quad NaNO_3$$

Natriumchlorid   Silbernitrat   Silberchlorid   Natriumnitrat

Aus dieser Gleichung geht nicht hervor, daß hydratisierte Ionen in der Lösung vorliegen und daß lediglich $Ag^{\oplus}$ und $Cl^{\ominus}$ den Niederschlag bilden. Man schreibt deshalb häufig nur die Ionen auf, auf die es ankommt, und läßt die nicht beteiligten Ionen weg.

$$Ag^{\oplus} + Cl^{\ominus} \longrightarrow AgCl\downarrow \qquad Lp = 1{,}7 \cdot 10^{-10} \text{ mol}^2/l^2$$

Die Fällung von schwerlöslichem Silberchlorid kann also wahlweise zum qualitativen Nachweis von $Ag^{\oplus}$ oder $Cl^{\ominus}$-Ionen in unbekannten Salzlösungen verwendet werden. Das Gewicht der Niederschläge gibt Auskunft darüber, wieviel $Ag^{\oplus}$ oder $Cl^{\ominus}$ in einer unbekannten Salzlösung enthalten ist (quantitative Bestimmung). Der gebildete Niederschlag gibt sich zweifelsfrei als AgCl zu erkennen, wenn er sich in verdünnter *Ammoniaklösung* wieder auflöst.

$$AgCl \quad + \quad 2\,NH_3 \longrightarrow [Ag(NH_3)_2]^{\oplus} \quad + \quad Cl^{\ominus}$$

Silberchlorid   Ammoniak   Diamminsilber-Komplex

$Ba^{2\oplus}$-Ionen lassen sich durch Zugabe einer Natriumsulfatlösung, $SO_4^{2\ominus}$-Ionen durch Zugabe einer Bariumchloridlösung nachweisen: In beiden Fällen entsteht schwerlösliches Bariumsulfat als farbloser Niederschlag.

$$BaCl_2 \quad + \quad Na_2SO_4 \longrightarrow BaSO_4\downarrow \quad + \quad 2\,NaCl$$

Bariumchlorid   Natriumsulfat   Bariumsulfat   Natriumchlorid

$$Ba^{2\oplus} \quad + \quad SO_4^{\ominus} \longrightarrow BaSO_4\downarrow \qquad Lp = 10^{-10} \text{ mol}^2/l^2$$

Dieser Bariumsulfatniederschlag löst sich *nicht* in Ammoniaklösung.

Schwefelwasserstoff bildet mit vielen Schwermetall-Ionen (z. B. $Ag^{\oplus}$, $Pb^{2\oplus}$, $Cu^{2\oplus}$) schwerlösliche, farbige *Sulfide*.

$$PbCl_2 \quad + \quad H_2S \longrightarrow PbS\downarrow \quad + \quad 2\,HCl$$

Bleichlorid   Schwefelwasserstoff   Bleisulfid   Salzsäure

$$Pb^{2\oplus} \quad + \quad S^{2\ominus} \longrightarrow PbS\downarrow \qquad Lp = 10^{-28} \text{ mol}^2/l^2$$

7.7 Elektrolyse

Da Salzlösungen frei bewegliche Ionen enthalten, leiten sie den elektrischen Strom durch *Ionenwanderung*. Solche Systeme werden als **Elektrolyte** bezeichnet. Salzlösungen sind starke Elektrolyte, weil die gelöste Substanz vollständig in Ionen zerfällt (dissoziiert). Die elektrische Leitfähigkeit einer Salzlösung nimmt mit steigender Konzentration ab, da die freie Beweglichkeit der Ionen geringer wird. Die Leitfähigkeit von Salzlösungen ist kleiner als die für Metalle. Dies gilt ebenso für die *Salzschmelzen*, die den elektrischen Strom leiten.

Bringt man in eine Kupfer(II)-chlorid-Lösung Elektroden, die aus einem Elektronen-leitenden Material (Edelmetalle, Graphit) bestehen, und legt eine Gleichspannung an, so beobachtet man im äußeren Draht einen Stromfluß. Die angelegte Spannung muß einen bestimmten Wert (s. Kap. 9) überschreiten. Der

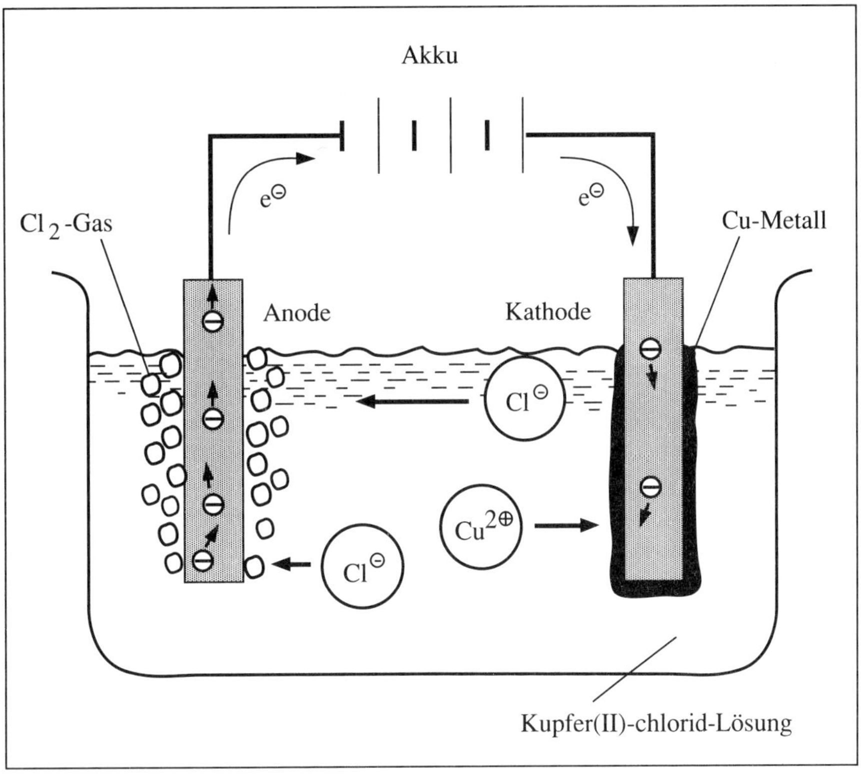

Abb. 7/2. Elektrolyse einer Kupfer(II)-chlorid-Lösung.

Stromkreis schließt sich durch eine *Ionenwanderung* in der Lösung (Abb. 7/2). Die Kationen ($Cu^{2\oplus}$) wandern zur *Kathode* und nehmen dort Elektronen auf. An der Elektrode scheidet sich metallisches Kupfer ab:

$$Cu^{2\oplus}_{aq} \xrightarrow{\;+\,2e^{\ominus}\;} Cu \qquad (kathodische\ Reduktion)$$

Die Anionen ($Cl^{\ominus}$) wandern zur *Anode* und werden dort zu Chloratomen entladen, die Chlormoleküle bilden. Chlor entweicht an der Anode als Gas:

$$2\,Cl^{\ominus}_{aq} \xrightarrow{\;-\,2e^{\ominus}\;} Cl_2 \uparrow \qquad (anodische\ Oxidation)$$

In der Bilanz lautet die Elektrolyse-Reaktion:

$$Cu^{2\oplus}_{aq} + 2\,Cl^{\ominus}_{aq} \longrightarrow Cu + Cl_2 \uparrow \qquad (Redox\text{-}Reaktion)$$

Die Reaktion erfordert Energie, die als *elektrische Energie* bereitgestellt wird. Es handelt sich um eine endergone Redoxreaktion (s. Kap. 9).

7.8 *Aufgaben*

1) Was ist ein *Salz*?
2) Vergleichen Sie die Salze KBr und CaF_2.
   Wie *heißen* die *Salze*? Wie lautet die *Dissoziationsgleichung* beim Lösen in Wasser? Welches Salz hat die größere *Gitterenergie* und warum?

3) Was versteht man unter „*Aussalzen*"?

4) In welcher Weise verändert sich ein Ion durch die *Hydratation*?

5) Wann ist das Auflösen eines Salzes in Wasser ein *exothermer*, wann ein *endothermer* Vorgang?

6) Formulieren Sie das *Löslichkeitsprodukt* für CaF_2!

7) Das Löslichkeitsprodukt von $CaCO_3$ (Kalk, Marmor) beträgt $4,8 \cdot 10^{-9}$ mol²/l². Wieviel mol bzw. mg $CaCO_3$ lösen sich in 1 l Wasser?

8) Es gibt Salze, die sich unter Abkühlung auflösen. Warum findet ein derartiger Vorgang überhaupt statt?

9) In einer angesäuerten Lösung sind gleiche Mengen NaCl, NaBr und NaI enthalten (10^{-2} mol/l). Sie tropfen langsam eine Silbernitratlösung hinzu. Welches Salz fällt zuerst aus und warum?
Formulieren Sie die *Fällungs-Reaktion*!

Salz	Lp (mol²/l²)
AgCl	10^{-10}
AgBr	10^{-13}
AgI	10^{-16}

10) Welche Systeme zeigen *elektrische Leitfähigkeit*?
a) Festes NaCl, b) Schmelze von NaCl bei 801 °C, c) 0,1 M NaCl-Lösung.

11) Warum sollte man bei Gewitter nicht baden gehen?

8 Säuren und Basen

8.1 Einfache Unterscheidungsmerkmale

In der Chemie wurden die Stoffe zunächst entsprechend ihren Eigenschaften geordnet, die sich mit den Sinnen erfassen oder in Experimenten beobachten ließen. Alltäglich vorkommende Stoffe, die beispielsweise bei Zitronen oder saurer Milch den sauren Geschmack hervorrufen, erhielten die Bezeichnung „Säure" (Zitronensäure, Milchsäure). Der scharfe oder seifige Geschmack von Seifenlaugen führte zur Bezeichnung „*Lauge*". Später wählte man stattdessen den Begriff „**Base**". Vermischt man Basen mit Säuren, so bildet sich ein Salz: Säuren und Basen verlieren ihre typischen Eigenschaften.

Ein anderes Unterscheidungsmerkmal ergab sich aus dem Verhalten der Stoffe gegenüber *Lackmus*, einem Pflanzenfarbstoff, der schon im Mittelalter zum Färben diente. Alkoholische Lackmuslösungen (= *Lackmustinktur*) färben sich mit Säuren rot, mit Basen blau. Lackmus ist also ein **Indikator** für Säuren oder Basen.

Säuren lassen sich auch am Reaktionsverhalten erkennen:
1) Sie setzen in Gegenwart bestimmter unedler Metalle ein Gas frei, das aus *Wasserstoff* besteht.

$$2\,HCl \;+\; Zn \longrightarrow ZnCl_2 \;+\; H_2\uparrow$$

Salzsäure	Zink	Zinkchlorid	Wasserstoff

2) Sie setzen bei der Reaktion mit *Kalkstein* (Marmor) ein Gas frei, das aus *Kohlendioxid* besteht.

$$H_2SO_4 \;+\; CaCO_3 \longrightarrow CaSO_4 \;+\; H_2O \;+\; CO_2\uparrow$$

Schwefelsäure	Kalkstein	Calciumsulfat	Wasser	Kohlendioxid

Die Beschreibung solcher Phänomene charakterisiert die Vorgehensweise in der Chemie. Erst im Nachhinein versucht man, umfassende Definitionen und allgemeine Gesetze zu formulieren.

8.2 Säure/Base-Definitionen nach Brönsted

Wäßrige Lösungen von Säuren und Salzen leiten den elektrischen Strom. Die gelösten Stoffe sind **Elektrolyte** (Kap. 7.7). Die Leitfähigkeit ist ein Indiz dafür, daß in der Lösung Ionen vorliegen. Ionen sind bei den Salzen schon im Kristall vorhanden. Ionen bilden sich bei Säuren und Basen erst in wäßriger Lösung. Dabei kommt es zur Aufspaltung kovalenter Bindungen. Man bezeichnet diesen Vorgang als **Dissoziation**.
Wäßrige Lösung von Chlorwasserstoffgas:

$$HCl \text{ (gasförmig)} \longrightarrow H_{aq}^{\oplus} + Cl_{aq}^{\ominus} \qquad \textbf{(Salzsäure)}$$

Chlorwasserstoff dissoziiert in Wasserstoff-Ionen (= Protonen) und Chlorid-Ionen, die jeweils hydratisiert sind.
Wäßrige Lösung von Natriumhydroxid:

$$NaOH \text{ (fest)} \longrightarrow Na_{aq}^{\oplus} + OH_{aq}^{\ominus} \qquad \textbf{(Natronlauge)}$$

Natriumhydroxid dissoziiert in Natrium-Ionen und Hydroxyl-Ionen, die jeweils hydratisiert sind.

Aus den Reaktionen wird sichtbar, daß zum einen Säuren Wasserstoff-Ionen (= *Protonen*, $H^\oplus$) und zum anderen Basen *Hydroxyl-Ionen* ($OH^\ominus$) freisetzen. Diese Beschreibung ist allerdings unzureichend, weil es Ausnahmen gibt: Wäßrige Ammoniaklösungen reagieren basisch, obwohl Ammoniak keine $OH^\ominus$-Ionen enthält.

$$NH_3 \quad + \quad H_2O \quad \longrightarrow \quad NH_4^\oplus \quad + \quad OH^\ominus$$

Ammoniak   Wasser   Ammonium-Ion   Hydroxyl-Ion

Brönsted stellte fest, daß es für die Betrachtung von Säuren und Basen hilfreich ist, das Lösungsmittel (z. B. Wasser) einzubeziehen. Er erkannte, daß das Auftreten und die Weitergabe von Protonen ein wesentliches Merkmal dieser Vorgänge ist. Er definierte:

> **Säuren** geben Protonen ab, sind **Protonendonatoren**.
> **Basen** nehmen Protonen auf, sind **Protonenakzeptoren**.

Bei chemischen Reaktionen gibt es keine freien Protonen. Wenn ein Stoff Protonen abgibt, muß ein anderer zugegen sein, der diese Protonen aufnimmt. Säure/Base-Reaktionen sind **Protonenübertragungs-Reaktionen** (= *Protolyse-Reaktionen*). In wäßriger Lösung nehmen Wassermoleküle die Protonen auf.

$$H_2O + H^\oplus \longrightarrow H_3O^\oplus \qquad \text{(Hydronium-Ion)}$$

Im **Hydronium-Ion** (= Hydroxonium-Ion) ist der Sauerstoff dreibindig. $H_3O^\oplus$ wird wie alle Ionen durch weitere Wassermoleküle hydratisiert ($H_3O_{aq}^\oplus$), was beim Schreiben von Gleichungen unberücksichtigt bleibt (s. Kap. 7.3).

8.3 Konjugierte Säure/Base-Paare, Ampholyte

Die Dissoziation einer Säure oder Base in Wasser ist eine Protonenübertragungs-Reaktion. Sowohl Protonenaufnahme wie -abgabe sind *reversibel*, es stellen sich Gleichgewichte ein.

$$HCl \quad + \quad H_2O \quad \rightleftharpoons \quad H_3O^\oplus \quad + \quad Cl^\ominus$$

Säure 1   Base 2   Säure 2   Base 1

Der eine Reaktionspartner (HCl) ist der *Protonendonator* (= Säure 1), der andere (H_2O) zwangsläufig der *Protonenakzeptor* (= Base 2). Auf der rechten Seite der Gleichung ist das $H_3O^\oplus$-Ion die Säure, es kann bei der Rückreaktion ein Proton abgeben (= Säure 2), und das $Cl^\ominus$-Ion entsprechend eine Base (= Base 1). Man bezeichnet $Cl^\ominus$ auch als *konjugierte Base* der Säure HCl und $H_3O^\oplus$ als *konjugierte Säure* der Base H_2O. $HCl/Cl^\ominus$ und $H_3O^\oplus/H_2O$ sind **konjugierte** (= korrespondierende, einander zugeordnete) **Säure/Base-Paare**.
Ganz allgemein gilt für Säuren (HA):

Dissoziationsgleichgewicht	konjugierte Säure/Base-Paare
$HA + H_2O \rightleftharpoons H_3O^\oplus + A^\ominus$ Säure Wasser Anion	$HA/A^\ominus$ und $H_3O^\oplus/H_2O$

Es gibt Säuren (Tab. 8/1), die bei der Dissoziation in Wasser mehr als ein Proton abgeben können und entsprechend *zweiprotonig* (z. B. Schwefelsäure und Kohlensäure) oder *dreiprotonig* (z. B. Phosphorsäure) sind. Bei mehrprotonigen Säuren existieren mehrere Dissoziationsstufen, die man nacheinander formuliert.

---

1. Stufe $\quad$ H_2SO_4 $\quad + \quad$ H_2O $\quad \rightleftharpoons \quad$ $H_3O^{\oplus}$ $\quad + \quad$ $HSO_4^{\ominus}$

$\qquad\qquad$ Säure 1 $\qquad$ Base 2 $\qquad$ Säure 2 $\qquad$ Base 1

konjugierte Säure/Base-Paare: $H_2SO_4/HSO_4^{\ominus}$ und $H_3O^{\oplus}/H_2O$

2. Stufe $\quad$ $HSO_4^{\ominus}$ $\quad + \quad$ H_2O $\quad \rightleftharpoons \quad$ $H_3O^{\oplus}$ $\quad + \quad$ $SO_4^{2\ominus}$

$\qquad\qquad$ Säure 1 $\qquad$ Base 2 $\qquad$ Säure 2 $\qquad$ Base 1

konjugierte Säure/Base-Paare: $HSO_4^{\ominus}/SO_4^{2\ominus}$ und $H_3O^{\oplus}/H_2O$

In der 1. Stufe ist Schwefelsäure die Säure und Hydrogensulfat die konjugierte Base. In der 2. Stufe ist Hydrogensulfat die Säure und Sulfat die konjugierte Base. Das Hydrogensulfat kann also sowohl Säure als auch Base sein.

Tab. 8/1. Namen und Formeln wichtiger Säuren und ihrer Anionen.

Säure	Summenformel	Strukturformel	Protonigkeit	Anionen	
Chlorwasserstoff (Salzsäure)	HCl	H–Cl	einprotonig	$Cl^{\ominus}$	Chlorid
Salpetersäure	HNO_3	$\begin{smallmatrix} O \\ {}^{\oplus}N{-}OH \\ {}^{\ominus}O \end{smallmatrix}$		$NO_3^{\ominus}$	Nitrat
Essigsäure	$C_2H_4O_2$	CH_3–COOH		CH_3–$COO^{\ominus}$	Acetat
Blausäure	HCN	H–C≡N		$CN^{\ominus}$	Cyanid
Schwefelsäure	H_2SO_4	$HO{-}\overset{O}{\underset{O}{S}}{-}OH$	zweiprotonig	$HSO_4^{\ominus}$ $SO_4^{2\ominus}$	Hydrogensulfat Sulfat
Schwefelwasserstoff	H_2S	$H{\diagdown}\overset{S}{}{\diagup}H$		$HS^{\ominus}$ $S^{2\ominus}$	Hydrogensulfid Sulfid
Kohlensäure	H_2CO_3	$HO{\diagup}\overset{O}{\underset{C}{}}{\diagdown}OH$		$HCO_3^{\ominus}$ $CO_3^{2\ominus}$	Hydrogencarbonat Carbonat
Oxalsäure	$C_2H_2O_4$	$\begin{smallmatrix} COOH \\ | \\ COOH \end{smallmatrix}$		$\begin{smallmatrix} COO^{\ominus} \\ | \\ COO^{\ominus} \end{smallmatrix}$	Oxalat
Phosphorsäure	H_3PO_4	$HO{-}\overset{O}{\underset{OH}{P}}{-}OH$	dreiprotonig	$H_2PO_4^{\ominus}$	Dihydrogenphosphat (primäres Phosphat)
				$HPO_4^{2\ominus}$	Hydrogenphosphat (sekundäres Phosphat)
				$PO_4^{3\ominus}$	Phosphat (tertiäres Phosphat)

Bei der Dissoziation von Säuren in Wasser reagiert das Wasser als Base, in Gegenwart der Base Ammoniak jedoch als Säure entsprechend dem schon bekannten Dissoziationsgleichgewicht.

$$NH_3 \; + \; H_2O \; \rightleftharpoons \; OH^\ominus \; + \; NH_4^\oplus$$

Base 1   Säure 2   Base 2   Säure 1

konjugierte Säure/Base-Paare: $NH_4^\oplus/NH_3$ und $H_2O/OH^\ominus$

Für Basen der allgemeinen Formel B, wobei B mindestens ein freies Elektronenpaar besitzen muß, gilt:

Dissoziationsgleichgewicht	konjugierte Säure/Base-Paare
$B + H_2O \rightleftharpoons BH^\oplus + OH^\ominus$	$BH^\oplus/B$ und $H_2O/OH^\ominus$

Weitere Beispiele für Basen sind die organischen Amine (= Abkömmlinge des Ammoniaks) der allgemeinen Formel RNH_2, R_2NH und R_3N, wobei R beliebige organische Reste sein können (s. Kap. 12.4).

Alle Säureanionen, die durch Aufnahme von Protonen wieder zur Säure werden, und die Alkali- und Erdalkalioxide, bei denen $O^{2\ominus}$ die Base ist und zu $OH^\ominus$ wird, sind Basen. Hierbei handelt es sich nicht um eine Dissoziation, sondern um eine Reaktion des Oxids mit dem Wasser.

$$Na_2O + H_2O \rightleftharpoons 2\,Na^\oplus + 2\,OH^\ominus$$
$$CaO \; + H_2O \rightleftharpoons Ca^{2\oplus} + 2\,OH^\ominus$$

Die basischen Alkali- und Erdalkalihydroxide lassen sich auch in fester Form isolieren. Sie dissoziieren in Wasser wie folgt:

$$NaOH \xrightleftharpoons{H_2O} Na^\oplus + OH^\ominus \qquad Ca(OH)_2 \xrightleftharpoons{H_2O} Ca^{2\oplus} + 2\,OH^\ominus$$

Natriumhydroxid   Calciumhydroxid

Die eigentliche Base ist hier das $OH^\ominus$-Ion, das als Protonenakzeptor zur Verfügung steht.

Die Brönsted-Definition gilt nicht nur für wäßrige Lösungen, sondern allgemein für Säure/Base-Reaktionen:

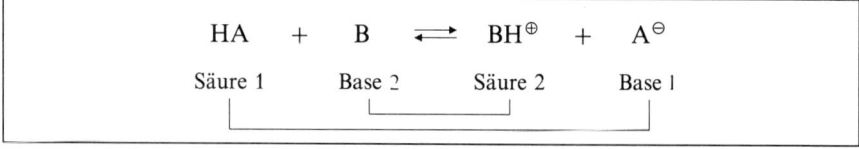

$$HA \; + \; B \; \rightleftharpoons \; BH^\oplus \; + \; A^\ominus$$

Säure 1   Base 2   Säure 2   Base 1

Voraussetzung ist, daß die Säure Protonen an eine Base abgeben kann. Die Base hingegen muß mindestens ein freies Elektronenpaar besitzen, an das sich ein Proton anlagern kann.

Wir haben bei der Dissoziation von Säuren und Basen gesehen, daß Wasser gegenüber HCl als Base, gegenüber NH_3 als Säure reagiert: Es ist *amphoter*. Stoffe mit amphoteren Eigenschaften heißen **Ampholyte**. Wie das Wasser im Einzelfall reagiert, hängt vom Reaktionspartner ab. Stößt es auf einen Stoff mit einer größeren *Protonendonator-Stärke* als es selbst, reagiert es als Base. Gegenüber der Base Ammoniak überwiegt seine eigene Donatorstärke: Wasser reagiert als Säure. Wenn man die Richtung von Säure/Base-Reaktionen vorhersagen möchte, muß man die Protonendonator-Stärke messen.

Beispiele für Ampholyte: H_2O, $HSO_4^\ominus$, $HS^\ominus$, $HCO_3^\ominus$, $H_2PO_4^\ominus$, $HPO_4^{2\ominus}$

Eine besondere Gruppe amphoterer Verbindungen sind die Aminosäuren, die in *einem* Molekül die saure COOH-Gruppe und die basische NH_2-Gruppe enthalten. Aminosäuren liegen nicht in der Neutralform vor, in wäßriger Lösung bildet sich durch Protolyse überwiegend das **Zwitter-Ion**. Dieses ist der eigentliche *Ampholyt*. Das Zwitter-Ion kann Protonen aufnehmen und wird zum Kation, oder abgeben und wird zum Anion. Aminosäuren sind wichtige Bausteine der Eiweiße (Proteine) und werden später ausführlich besprochen (s. Kap. 15).

Aminosäure (allgemeine Formel)

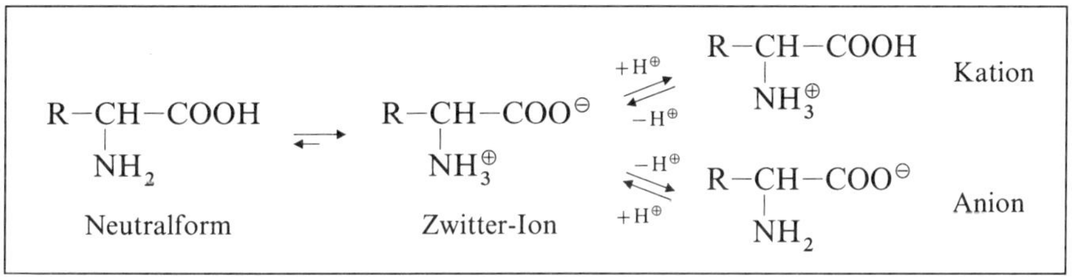

8.4 Eigendissoziation von Wasser, pH-Wert

Wasser ist ein Ampholyt. In geringem, aber durchaus meßbaren Umfang reagiert es in folgender Weise mit sich selbst:

$$H_2O + H_2O \rightleftharpoons H_3O^\oplus + OH^\ominus$$

Diese **Eigendissoziation** (– *Autoprotolyse*) bewirkt eine geringe elektrische Leitfähigkeit, die auch bei reinem Wasser beobachtet wird und die auf die Anwesenheit von Ionen zurückzuführen ist. Wasser stellt gleichzeitig Säure und Base, wobei das Gleichgewicht der Reaktion sehr weit auf der linken Seite liegt. Das Massenwirkungsgesetz (MWG) lautet:

$$K = \frac{[H_3O^\oplus] \cdot [OH^\ominus]}{[H_2O]^2}$$

Da Wasser im Überschuß vorliegt, ist seine Konzentration ($1 l \triangleq 55,6$ mol) bei einer geringeren Eigendissoziation praktisch konstant. Deshalb kann dieser Wert mit der Gleichgewichtskonstanten K zusammengezogen werden.

$$K \cdot [H_2O]^2 = K_w = [H_3O^\oplus] \cdot [OH^\ominus] = 10^{-14} \text{ mol}^2/l^2 \quad \text{(bei 22 °C)}$$

Die Konstante K_w entspricht dem sogenannten „**Ionenprodukt**" des Wassers bei einer bestimmten Temperatur.

In neutraler Lösung liegen $H_3O^{\oplus}$ und $OH^{\ominus}$ in gleicher Konzentration vor. Es gilt:

$$[H_3O^{\oplus}] \cdot [OH^{\ominus}] = K_w = 10^{-14} \, mol^2/l^2$$

$$[H_3O^{\oplus}] = [OH^{\ominus}] = \sqrt{K_w} = 10^{-7} \, mol/l$$

In saurer Lösung überwiegt die Konzentration an $H_3O^{\oplus}$, in basischer die an $OH^{\ominus}$. Solange die Lösungen verdünnt sind, gilt das Ionenprodukt des Wassers (K_w): wenn man $[H_3O^{\oplus}]$ kennt, läßt sich $[OH^{\ominus}]$ berechnen und umgekehrt. Beträgt z. B. $[OH^{\ominus}] = 10^{-5} \, mol/l$, so errechnet sich:

$$[H_3O^{\oplus}] \cdot 10^{-5} = 10^{-14} \, mol^2/l^2;$$

$$[H_3O^{\oplus}] = \frac{10^{-14}}{10^{-5}} = 10^{-9} \, mol/l$$

Die Konzentration an Hydroniumionen ($H_3O^{\oplus}$) oder Hydroxylionen ($OH^{\ominus}$) läßt sich bei allen verdünnten wäßrigen Lösungen als Maß für die **Acidität** bzw. **Basizität** einer Lösung verwenden. Da es unübersichtlich ist, Zehnerpotenzen mit negativer Hochzahl zu multiplizieren oder zu dividieren, wurde der negative dekadische Logarithmus der Hydroniumionen-Konzentration als **pH-Wert** definiert (lat. *pondus hydrogenii*).

$$\boxed{pH = -{}^{10}log \, [H_3O^{\oplus}]}$$

Dieser mathematische Trick ermöglicht es nun, einfache Zahlen zu addieren bzw. zu subtrahieren, wenn man quantitative Aussagen über die Acidität oder Basizität einer Lösung machen will und in analoger Weise den pOH-Wert definiert ($pOH = -{}^{10}log \, [OH^{\ominus}]$).

Auf das Ionenprodukt des Wassers angewandt ergibt sich:

$$K_w = [H_3O^{\oplus}] \cdot [OH^{\ominus}] = 10^{-14}; \qquad \boxed{pH + pOH = 14}$$

In obigem Rechenbeispiel war $[OH^{\ominus}] = 10^{-5} \, mol/l$ vorgegeben, was nun pOH = 5 entspricht. Es errechnet sich pH = 14 − pOH = 14 − 5 = 9.

Die *Hydroniumionen-Konzentration* ($[H_3O^{\oplus}] = c_{H_3O^+}$) wird in manchen Lehrbüchern oft auch als *Wasserstoffionen-Konzentration* ($[H^{\oplus}] = c_{H^+}$) bezeichnet. Da in wäßriger Lösung keine freien Protonen vorkommen, verwenden wir in diesem Buch durchgängig $[H_3O^{\oplus}]$.

Auf der Basis der Hydroniumionen-Konzentration läßt sich eine **pH-Skala** aufstellen, die von pH = 0 ($[H_3O^{\oplus}] = 10^0 \, mol/l = 1 \, mol/l$) bis pH = 14 ($[H_3O^{\oplus}] = 10^{-14} \, mol/l$) reicht. Über das Ionenprodukt des Wassers kommt man zur gegenläufigen **pOH-Skala** (Tab. 8/2). Am Neutralpunkt (neutrale Lösungen) gilt pH = pOH = 7. Durch die logarithmische Beziehung, die dem pH-Wert zugrunde liegt, bedeutet eine pH-Änderung um 1,0, daß sich die Hydroniumionen-Konzentration um den Faktor 10 erhöht oder erniedrigt hat. Eine Konzentrationsänderung um den Faktor 2 verändert den pH-Wert nur um 0,3. Beispiel:

$$[H_3O^{\oplus}] = 10^{-5} \, mol/l \qquad [H_3O^{\oplus}] = 2 \cdot 10^{-5} \, mol/l$$
$$pH = 5 \qquad\qquad pH = -{}^{10}log \, 2 - {}^{10}log \, 10^{-5}$$
$$= -0,3 + 5$$
$$= 4,7$$

Auch negative pH-Werte sind denkbar, und zwar sobald $[H_3O^{\oplus}] > 1 \, mol/l$ wird.

Tab. 8/2. pH- und pOH-Skalen

$[H_3O^\oplus]$	pH-Wert		pOH-Wert	$[OH^\ominus]$ in mol/l
$10^0 = 1$	0		14	10^{-14}
		saure Lösungen		
10^{-4}	4		10	10^{-10}
10^{-7}	7	$- - - [H_3O^\oplus] = [OH^\ominus] - - -$	7	10^{-7}
10^{-10}	10		4	10^{-4}
		basische Lösungen		
10^{-14}	14		0	$10^0 = 1$

Die quantitativen Aussagen in diesem Kapitel beziehen sich immer auf verdünnte Lösungen ($[H_3O^\oplus] < 10^{-1}$ mol/l). Bei konzentrierten Lösungen ist $c_{H_3O^+}$ durch die *Aktivitäten* $a_{H_3O^+}$ zu ersetzen gemäß der Beziehung $a_{H_3O^+} = f \cdot c_{H_3O^+}$, wobei der Aktivitätskoeffizient (f) $0 < f \leqslant 1$ ist. Wir betrachten hier nur verdünnte Lösungen und rechnen weiterhin mit den Konzentrationen. Aktivitätskoeffizienten müßte man, falls sie gebraucht werden, Tabellenwerken entnehmen.

8.5 Stärke von Säuren und Basen

Die *Protonendonator-Stärke* einer Säure dokumentiert sich in wäßriger Lösung darin, wie vollständig die Protonenübertragung auf das Wasser abläuft. Bei Basen kommt es darauf an, in welchem Umfang sie Protonen, die vom Wasser kommen, binden. Um die Stärke einer Säure (HA) oder Base (B) zu definieren, wendet man das MWG auf die jeweiligen Dissoziationsgleichgewichte an. K ist die Gleichgewichtskonstante.

$$HA + H_2O \rightleftharpoons H_3O^\oplus + A^\ominus \qquad B + H_2O \rightleftharpoons BH^\oplus + OH^\ominus$$

$$K = \frac{[H_3O^\oplus] \cdot [A^\ominus]}{[HA] \cdot [H_2O]} \qquad K = \frac{[BH^\oplus] \cdot [OH^\ominus]}{[B] \cdot [H_2O]}$$

Da sich die Konzentration an H_2O durch die Dissoziation in verdünnter Lösung kaum verändert, wird H_2O in die Konstante einbezogen.

$$K_s = \frac{[H_3O^\oplus] \cdot [A^\ominus]}{[HA]} \qquad K_b = \frac{[BH^\oplus] \cdot [OH^\ominus]}{[B]}$$

K_s = Säurekonstante $\qquad$ K_b = Basenkonstante

Findet man für die **Säurekonstante** (K_s) einen *großen Wert*, so liegt das Dissoziationsgleichgewicht weit *rechts*, die Säure ist *stark*. Kleine Säurekonstanten (K_s-

Werte) deuten auf eine schwache Säure hin. Bildet man den negativen dekadischen Logarithmus der K_s- und K_b-Werte, so ergibt sich:

$$\boxed{pK_s = -^{10}\log K_s} \qquad \boxed{pK_b = -^{10}\log K_b}$$

Der pK_s- bzw. pK_b-Wert ist das übliche Maß für die Stärke von Säuren bzw. Basen. Kleine oder negative pK_s-Werte zeigen an, daß die Säure stark ist, große Werte, daß sie schwach ist (s. Tab. 8/3).

Der pK_s-Wert einer Säure und der pK_b-Wert ihrer konjugierten Base hängen in wäßriger Lösung wie folgt zusammen:

$$HA + H_2O \xrightleftharpoons{pK_s} H_3O^\oplus + A^\ominus \qquad A^\ominus + H_2O \xrightleftharpoons{pK_b} AH + OH^\ominus$$

$$\boxed{pK_s + pK_b = 14}$$

Betrachten wir als Beispiel *Ammoniak*, das wir zunächst als Base kennengelernt haben.

$$NH_3 + H_2O \rightleftharpoons NH_4^\oplus + OH^\ominus$$

$$K_b = \frac{[NH_4^\oplus][OH^\ominus]}{[NH_3]} = 1{,}8 \cdot 10^{-5}$$

$$pK_b = 4{,}8$$

Geht man bei der Formulierung des Dissoziationsgleichgewichtes von der konjugierten Säure $NH_4^\oplus$ aus, ergibt sich:

$$NH_4^\oplus + H_2O \rightleftharpoons H_3O^\oplus + NH_3$$

$$K_s = \frac{[H_3O^\oplus][NH_3]}{[NH_4^\oplus]} = 8{,}2 \cdot 10^{-10}$$

$$pK_s = 9{,}2$$

Die erkennbare Beziehung der Werte erlaubt es, daß in den Tabellenwerken (s. Tab. 8/3) auch für Basen pK_s-Werte angegeben werden können.

Bei *mehrprotonigen Säuren* (Schwefelsäure, Kohlensäure, Phosphorsäure, s. Tab. 8/1) sind für jede Dissoziationsstufe die pK_s-Werte anzugeben. Dabei fällt auf, daß das erste Proton immer leichter als das zweite und dieses leichter als ein drittes abgegeben wird ($pK_{s1} < pK_{s2} < pK_{s3}$). Aus einem ungeladenen Molekül läßt sich ein Proton wegen der geringen elektrostatischen Anziehungskräfte leichter herauslösen als aus einem Anion.

$$\text{1. Stufe} \quad H_2SO_4 + H_2O \rightleftharpoons H_3O^\oplus + HSO_4^\ominus \qquad pK_{s1} = -3$$

$$\text{2. Stufe} \quad HSO_4^\ominus + H_2O \rightleftharpoons H_3O^\oplus + SO_4^{2\ominus} \qquad pK_{s2} = 1{,}9$$

Zu Tabelle 8/3 sind einige Anmerkungen erforderlich:

1) Die Säuren sind von oben nach unten in abnehmender Protonendonator-Stärke geordnet. Mineralsäuren wie Salzsäure oder Schwefelsäure sind *wesentlich stärker* als z. B. Essigsäure oder Blausäure.

2) Starke Säuren reagieren mit Wasser praktisch vollständig zu $H_3O^\oplus$ und der konjugierten Base. $H_3O^\oplus$ ist in solchen Lösungen die eigentliche Säure, d. h. es gibt in Wasser keine stärkere Säure als $H_3O^\oplus$. Die pK-Werte für HCl und H_2SO_4

Tab. 8/3. pK_s-Werte einiger Säure/Base-Paare bei 25 °C

Säurecharakter		pK_s	Säure/konj. Base	
stark		-6	$HCl/Cl^\ominus$	Chlorwasserstoff/Chlorid
		-3	$H_2SO_4/HSO_4^\ominus$	Schwefelsäure/Hydrogensulfat
		$-1{,}7$	$H_3O^\oplus/H_2O$	Hydronium-Ion/Wasser
		$-1{,}3$	$HNO_3/NO_3^\ominus$	Salpetersäure/Nitrat
mittelstark		$1{,}9$	$HSO_4^\ominus/SO_4^{2\ominus}$	Hydrogensulfat/Sulfat
		$2{,}0$	$H_3PO_4/H_2PO_4^\ominus$	Phosphorsäure/Dihydrogenphosphat
schwach	Zunahme der Säurestärke	$4{,}8$	$CH_3COOH/CH_3COO^\ominus$	Essigsäure/Acetat
		$6{,}4$	$CO_2/HCO_3^\ominus$	Kohlendioxid/Hydrogencarbonat (s. Kap. 8.11.7)
		$7{,}1$	$H_2S/SH^\ominus$	Schwefelwasserstoff/Hydrogensulfid
		$7{,}2$	$H_2PO_4^\ominus/HPO_4^{2\ominus}$	Dihydrogenphosphat/Hydrogenphosphat
sehr schwach		$9{,}2$	$NH_4^\oplus/NH_3$	Ammonium-Ion/Ammoniak
		$9{,}4$	$HCN/CN^\ominus$	Blausäure/Cyanid
		$10{,}4$	$HCO_3^\ominus/CO_3^{2\ominus}$	Hydrogencarbonat/Carbonat
		$12{,}3$	$HPO_4^{2\ominus}/PO_4^{3\ominus}$	Hydrogenphosphat/Phosphat
		$15{,}7$	$H_2O/OH^\ominus$	Wasser/Hydroxylion

wurden in einem anderen Lösungsmittel bestimmt. Umgekehrt gibt es in Wasser keine stärkere Base als $OH^\ominus$.

3) Kombiniert man Säure/Base-Paare mit verschiedenen pK_s-Werten in einer Reaktionslösung, so gibt die Säure mit der größeren Protonendonatorstärke (kleinerer pK_s-Wert) Protonen an die konjugierte Base des Paares mit geringerer Protonendonator-Stärke ab. Wir betrachten die Umsetzung von Säuren mit Salzen:

$$HCl + CH_3COO^\ominus Na^\oplus \longrightarrow Na^\oplus Cl^\ominus + CH_3COOH$$

Salzsäure · · · · Natriumacetat · · · · Natrium-chlorid · · · · **Essigsäure**

$$H_2SO_4 + CaCO_3 \longrightarrow CaSO_4 + H_2CO_3$$

Schwefelsäure · · · · Calcium-carbonat · · · · Calcium-sulfat · · · · **Kohlensäure**
$$\uparrow\downarrow$$
$$CO_2\uparrow + H_2O$$

Im Beispiel 1 wird *Essigsäure* gebildet, im Beispiel 2 *Kohlensäure*, die nicht stabil ist und weiter zu Wasser und Kohlendioxid (Gasentwicklung) zerfällt. Die zugrundeliegende Regel lautet:

> Die stärkere Säure (kleinerer pK_s-Wert) verdrängt die schwächere aus ihrem Salz. Der Protonenfluß geht immer von der stärkeren Säure zum Anion der schwächeren Säure.

8.6 Berechnung von pH-Werten

Starke Säuren ($pK_s < -1$) sind in wäßriger Lösung praktisch vollständig dissoziiert. Aus jedem Molekül einer Säure HA bildet sich ein Teil $H_3O^\oplus$ und ein Teil $A^\ominus$.

$$HA + H_2O \rightleftharpoons H_3O^\oplus + A^\ominus$$

Die Konzentration an $H_3O^\oplus$, die den pH-Wert bestimmt, ist genauso groß wie die Konzentration an Säure ($c_{Säure}$), die zu Beginn der Reaktion vorlag:
$[H_3O^\oplus] = c_{Säure}$.
Allgemein gilt für *starke Säuren und Basen*:

$$pH = -{}^{10}\log c_{Säure} \; ; \; pOH = -{}^{10}\log c_{Base} \; ; \; pH = 14 - pOH$$

Der pH-Wert der folgenden Lösung berechnet sich also wie folgt:
1) 0,1 M Salzsäure: $c_{HCl} = 0,1$ mol/l; $pH = -{}^{10}\log 10^{-1} = 1$
2) 0,2 M Salzsäure: $c_{HCl} = 0,2$ mol/l; $pH = -{}^{10}\log 0,2 = 0,7$
3) 10^{-3} M Salzsäure: $c_{HCl} = 10^{-3}$ mol/l; $pH = -{}^{10}\log 10^{-3} = 3$

Verdünnt man Salzsäure bis auf 10^{-7} M (pH = 7), dann greift beim weiteren Verdünnen die Eigendissoziation des Wassers: Einen pH-Wert größer als 7 kann es beim Verdünnen einer Säure niemals geben.

Bei einer 0,1 M Natronlauge verfährt man zur Berechnung des pH-Wertes analog:

$$NaOH \underset{\longleftarrow}{\longrightarrow} Na^\oplus + OH^\ominus$$
$[OH^\ominus] = c_{NaOH}$; $pOH = -{}^{10}\log 10^{-1} = 1$; $pH = 14 - 1 = 13$.

Bei **schwachen Säuren** darf man nicht davon ausgehen, daß die vorgegebene Säure in Wasser vollständig dissoziiert, der größere Teil liegt undissoziiert vor. Dies bedeutet, daß die Hydroniumionen-Konzentration $[H_3O^\oplus]$ im Vergleich mit einer gleichkonzentrierten starken Säure kleiner, der pH-Wert entsprechend größer ist.

$$HA + H_2O \rightleftharpoons H_3O^\oplus + A^\ominus$$
$$[s] - [x] \qquad\qquad [x] \qquad [x]$$

[s] = [Säure] = Konzentration an Säure zu Beginn der Reaktion.
[x] = Konzentration des dissoziierten Anteils.

Da aus jedem Molekül HA ein Teil $H_3O^\oplus$ und ein Teil $A^\ominus$ hervorgehen, sind deren Konzentrationen gleich. Der dissoziierte Anteil x fehlt jedoch an der Ausgangskonzentration [s], es bleibt [s] − [x].

Für die Säurekonstante K_s einer schwachen Säure ergibt sich:

$$K_s = \frac{[H_3O^\oplus] \cdot [A^\ominus]}{[HA]} = \frac{[x] \cdot [x]}{[s] - [x]} = \frac{[x]^2}{[s] - [x]} = \frac{[H_3O^\oplus]^2}{[s] - [x]}$$

Bei einer *schwachen Säure* verändert sich die Ausgangskonzentration so wenig, daß man die Änderung vernachlässigen kann: $[s] - [x] \cong [s]$.
Es folgt:

$$K_s = \frac{[H_3O^\oplus]^2}{[Säure]}; \quad [H_3O^\oplus] = \sqrt{K_s \cdot [Säure]}$$

und daraus durch Logarithmieren:

a) für **schwache Säuren** gilt:
$$pH = \tfrac{1}{2}(pK_s - \log [Säure])$$

b) für **schwache Basen** gilt analog:
$$pH = 14 - \tfrac{1}{2}(pK_b - \log [Base])$$

Folgende Berechnungen sollen dies verdeutlichen:
1) Angaben: 0,1 M Essigsäure (pK_s = 4,8). 0,1 M Essigsäure hat eine Konzentration von 10^{-1} mol/l. Durch Einsetzen in Gleichung a) ergibt sich:

$$pH = \frac{1}{2}(4,8 - \log 10^{-1})$$
$$= \frac{1}{2}(4,8 + 1)$$
$$= 2,9$$

2) Angaben: 0,01 M Ammoniaklösung (pK_s = 9,2). 0,01 M = 10^{-2} mol/l.
Da Ammoniak eine Base ist, muß der angegebene pK_s-Wert in den pK_b-Wert umgerechnet werden.

$$pK_b = 14 - pK_s$$
$$pK_b = 4,8$$

Durch Einsetzen in Gleichung b) ergibt sich:

$$pH = 14 - \frac{1}{2}(4,8 - \log 10^{-2})$$
$$= 14 - \frac{1}{2}(4,8 + 2)$$
$$= 10,6$$

8.7 Messung von pH-Werten

Das Messen und Einstellen von pH-Werten ist in der Chemie, Biochemie und Medizin von großer Bedeutung. Die pH-Bereiche, die man bei einigen Nahrungsmitteln und Körperflüssigkeiten findet, sind in Tab. 8/4 zusammengestellt.

Tab. 8/4. pH-Bereiche in verschiedenen Nahrungsmitteln und Körperflüssigkeiten

Flüssigkeit	pH	Flüssigkeit	pH
0,1 M HCl	1	Speichel	6,5–7,5
Magensaft	0,9–1,8	Wasser	7,0
Zitronensaft	2,2–2,4	Blut	7,35–7,45
Essig	2,4–3,4	Gallensaft	7,6–8,6
Sauerkraut, Wein,	3,8	Pankreassaft	7,8–8,0
Orangensaft		Seifenlauge	8–10
Tomatensaft	4,0–4,4	Magnesiummilch	9–10
Kaffee (schwarz)	5,0–5,1	(MgCO$_3$ oder Magnesia	
Urin	5,5–7,5	alba in Wasser)	
Milch	6,3–6,6	0,1 M NaOH	13

Für die pH-Messung stehen zwei Methoden zur Verfügung:
1) Messung pH-abhängiger Potentiale mit Hilfe eines **pH-Meters**, das mit einer Glaselektrode oder einer pH-abhängigen Redoxelektrode verbunden ist (s. Kap. 9).
2) Messung mit Hilfe von **Indikatoren**.

Indikatoren (HInd) sind schwache organische Säuren oder Basen, die ihre Farbe ändern, wenn sie in Säuren (Protonendonatoren) oder Basen (Protonenakzeptoren) gegeben werden.

$$HInd + H_2O \rightleftharpoons H_3O^\oplus + Ind^\ominus$$

Indikator-säure → Indikator-Anion

Anwendung des MWG: $K_{Ind} = \dfrac{[H_3O^\oplus] \cdot [Ind^\ominus]}{[HInd]}$ (K_{Ind} ist die Dissoziationskonstante für die Indikatorsäure)

aufgelöst nach $[H_3O^\oplus]$: $[H_3O^\oplus] = K_{Ind} \cdot \dfrac{[HInd]}{[Ind^\ominus]}$

Daraus durch Logarithmieren:

$$pH = pK_{Ind} - {}^{10}\log \frac{[HInd]}{[Ind^{\ominus}]}$$

Lackmuspapier wird beispielsweise in Säuren rot und in Basen blau. Ist die Konzentration des roten Lackmus (= HInd) gleich der des blauen ($Ind^{\ominus}$), so gibt es eine Mischfarbe. In diesem Fall ist $pH = pK_{Ind}$, d. h. die Mischfarbe bildet sich bei einem pH-Wert, der vom pK_{Ind}-Wert des Indikators abhängt. pK_{Ind} bezeichnet man deshalb auch als *Umschlagspunkt*. Da Mischfarben mit dem Auge schlecht auszumachen sind, beschränkt man sich auf die optische Wahrnehmung der reinen Farben von HInd und $Ind^{\ominus}$, d. h. jeder Indikator hat einen **Umschlagsbereich**, der sich wie folgt angeben läßt:

$$\text{Umschlagsbereich: } pH = pK_{Ind} \pm 1$$

Der Grenzwert ± 1 bedeutet, daß der Farbumschlag für das Auge erst dann deutlich ist, wenn die Konzentration von HInd 10 mal größer ist als für $Ind^{\ominus}$ und umgekehrt. In Tab. 8/5 sind gebräuchliche Indikatoren aufgelistet. Man kann sich für bestimmte Umschlagsbereiche einen Indikator auswählen.

Tab. 8/5. Beispiele für pH-Indikatoren

Indikator	Umschlagsbereich (pH)	Farbe im Sauren	im Basischen
Methylorange	3 bis 5	rot	gelb
Methylrot	4 bis 6	rot	gelb
Lackmus	5 bis 7	rot	blau
Bromthymolblau	6 bis 8	gelb	blau
Phenolphthalein	8 bis 10	farblos	rot
Thymolphthalein	9,4 bis 10,6	farblos	blau

Mit einem einzelnen Indikator gelingt die pH-Bestimmung nur sehr ungenau. Die Farbänderung von Lackmus zeigt lediglich an, daß die Lösung bei Rotfärbung pH < 5 hat und bei Blaufärbung > 7. Um die Genauigkeit der Bestimmung zu erhöhen, muß man mehrere Indikatoren nacheinander oder nebeneinander verwenden. In der Praxis werden mit Indikatormischungen imprägnierte Papierstreifen eingesetzt. Dieses **Indikatorpapier**, das sogenannte *Universalindikatoren* enthält, taucht man in die zu messende Lösung. Das Papier nimmt eine Farbe entsprechend dem pH-Wert an. Durch Farbvergleiche an Hand einer mitgelieferten Farbskala legt man den pH-Wert fest. Die Bestimmungen sind bei großem Meßbereich des Indikatorpapiers (pH = 0 bis 14) nur auf 1 pH-Einheit genau, bei Spezialpapieren auf 0,3 pH-Einheiten. Verwendet wird dieses Verfahren z. B., um bei Körperflüssigkeiten (Tab. 8/4), in chemischen oder biochemischen Reaktionslösungen eine ungefähre Vorstellung vom pH-Wert zu gewinnen.

Viele Pflanzenfarbstoffe sind pH-Indikatoren (Lackmus, Kornblume, Rotkohl). Der Farbstoff der Kornblume (Anthocyanidin) ist nur in alkalischem Milieu blau. Er ist jedoch auch in den Blütenblättern der Rosen enthalten. Da dort ein saures Milieu herrscht, sind rote Farben für Rosen typisch. Da der pH-Wert in den Blütenblättern äußerlich, d. h. über den pH-Wert im Boden nicht beeinflußbar ist, gibt es keine roten Kornblumen und keine blauen Rosen, es sei denn, man verändert die Pflanzen genetisch in ihren Eigenschaften.

8.8 Neutralisation

Säuren und Basen sind *ätzende* Substanzen mit denen vorsichtig umgegangen werden muß. *Säuren* (z. B. Salzsäure oder Schwefelsäure), die auf die Haut oder ins Auge gelangt sind, können mit lauwarmem Wasser abgespült werden, die ätzende Wirkung hört dann sofort auf. Der Kontakt mit *Basen* (z. B. Natronlauge) ist weitaus gefährlicher, weil bei diesen Verätzungen nach einiger Zeit noch Folgeschäden auftreten können (Ödeme, Narben). Dennoch ist auch hier das langanhaltende Spülen mit sauberem Wasser als erste Hilfe angezeigt. Überraschend mag es klingen, daß einige Basen als *Antacida* in der Medizin Bedeutung erlangten. Es handelt sich um schwache Basen wie $Al(OH)_3$ (Aluminiumhydroxid) und $Mg(OH)_2$ (Magnesiumhydroxid), die kleine Löslichkeitsprodukte besitzen. Sie können zur Neutralisation überschüssiger Magensäure eingesetzt werden, stören jedoch das Säure/Base-Gleichgewicht des Blutes nicht. Säuren und Basen muß man durch Neutralisation unschädlich machen, bevor sie ins Abwasser gelangen.

Bei der Reaktion von Säuren mit Basen heben sich deren Eigenschaften ganz oder teilweise auf. Die Protonen der Säure werden von der Base aufgenommen. Diesen Vorgang bezeichnet man als **Neutralisation**. Salzsäure und Natronlauge reagieren wie folgt:

$$\boxed{\begin{array}{cccc} HCl & + \ NaOH & \longrightarrow \ NaCl & + \ H_2O \\ \text{Säure} & \text{Base} & \text{Salz} & \text{Wasser} \end{array}} \qquad \text{(Neutralisation)}$$

Läuft die Reaktion in Wasser ab, sollte man die Reaktion als Ionen-Reaktion formulieren:

$$H_3O^{\oplus} + Cl^{\ominus} + Na^{\oplus} + OH^{\ominus} \longrightarrow Na^{\oplus} + Cl^{\ominus} + 2\,H_2O$$

Aus dem Anion der Säure und dem Kation der Base entsteht bei diesem Beispiel Kochsalz, an dem Ionisierungszustand der gelösten Ionen ändert sich jedoch nichts. Die eigentliche Neutralisations-Reaktion besteht darin, daß Hydroniumionen und Hydroxylionen zu weitgehend undissoziiertem Wasser zusammentreten.

$$\boxed{H_3O^{\oplus} + OH^{\ominus} \longrightarrow 2\,H_2O} \qquad \Delta H^0 = -\,57{,}3\ kJ/mol$$

Bei der Neutralisation entsteht die sogenannte **Neutralisationswärme**, eine Enthalpiegröße (s. Kap. 6.6.2). Der frei werdende Energiebetrag ist unabhängig davon, ob man starke oder schwache Säuren mit Hydroxidlösungen neutralisiert.

8.9 pH-Wert von Salzlösungen

Fügt man äquimolare Mengen Salzsäure und Natronlauge zusammen, hat die entstehende Kochsalzlösung am Ende einen pH-Wert von 7, sie reagiert neutral. Dies ist jedoch keine notwendige Bedingung für eine Neutralisations-Reaktion. In unserem Beispiel ist sie erfüllt, weil das Salz aus der Neutralisation einer *starken Säure* mit einer *starken Base* hervorgegangen ist.

Anders verhalten sich Salzlösungen, die durch Umsetzung einer *schwachen Säure* mit einer *starken Base* entstanden sind (Tab. 8/6). Äquimolare Mengen Essigsäure und Natronlauge reagieren zu Natriumacetat und Wasser im Zuge einer Neutralisation (s. Kap. 8.8).

$$\begin{array}{cccc} CH_3COOH & + \ NaOH & \longrightarrow \ CH_3COO^{\ominus}Na^{\oplus} & + \ H_2O \\ \text{Essigsäure} & \text{Natron-} & \text{Natrium-} & \text{Wasser} \\ & \text{lauge} & \text{acetat} & \end{array}$$

Der pH-Wert der Lösung ist nicht neutral, sondern schwach alkalisch (pH > 7). Dies hängt damit zusammen, daß die Acetat-Ionen in gewissem Umfang mit undissoziierter Essigsäure im Gleichgewicht stehen.

$$CH_3COO^\ominus + H_2O \rightleftharpoons CH_3COOH + OH^\ominus$$

Die Protonenübertragung führt zu einer Erhöhung der $OH^\ominus$-Konzentration gegenüber der für reines Wasser. Die hydratisierten $Na^\oplus$-Ionen der starken Base NaOH zeigen keine Reaktion mit dem Wasser.

Ähnlich ist es, wenn eine starke Säure mit einer schwachen Base zum Salz reagiert, z. B. zum Salz Ammoniumchlorid (NH_4Cl). In wäßriger Lösung zeigen die hydratisierten $Cl^\ominus$-Ionen keine Reaktion mit dem Wasser, während sich bei den $NH_4^\oplus$-Ionen folgendes Gleichgewicht einstellt:

$$NH_4^\oplus + H_2O \rightleftharpoons H_3O^\oplus + NH_3$$

Die Lösung reichert sich mit $H_3O^\oplus$-Ionen an, reagiert also sauer (pH < 7).

Tab. 8/6. pH-Reaktion der wäßrigen Lösung einiger Salze

	Salz	pH-Reaktion
Ammoniumchlorid	NH_4Cl	sauer pH < 7
Natriumchlorid	NaCl	neutral pH = 7
Natriumbromid	NaBr	neutral pH = 7
Natriumsulfat	Na_2SO_4	neutral pH = 7
Natriumhydrogencarbonat	$NaHCO_3$	basisch pH > 7
Natriumcarbonat	Na_2CO_3	basisch pH > 7
Natriumacetat	CH_3COONa	basisch pH > 7

Salze entstehen bei der *Neutralisation*. Der Begriff ist im Hinblick auf den pH-Wert der entstehenden Salzlösung irreführend: Der pH-Wert kann sehr deutlich vom *Neutralpunkt* (pH = 7) abweichen (Tab. 8/6). Neutralisation bedeutet somit lediglich, daß äquimolare Mengen Säure und Base zur Reaktion gebracht wurden.

8.10   Säure/Base-Titration

8.10.1   Titrationskurven

Die allmähliche Zugabe einer Base zu einer Säure oder umgekehrt bezeichnet man als **Titration**. Versetzt man 10 ml einer 0,1 M HCl (Anfangs-pH = 1) nacheinander mit jeweils 1 ml 0,1 M NaOH, bestimmt nach jeder Zugabe den pH-Wert und trägt die gefundenen Werte gegen die ml zugegebener NaOH graphisch auf, so erhält man eine **Titrationskurve** (Abb. 8/1). Am Anfang liegt überwiegend Salzsäure vor, die Zugabe von NaOH wirkt sich zunächst nur wenig auf den pH-Wert aus. Wenn 90 % der vorgelegten Säure verbraucht sind, hat sich der pH-Wert erst von 1 auf 2 verändert, bei 99 % von 1 auf 3. Es folgt ein Bereich, in dem die Zugabe sehr kleiner Mengen Natronlauge (z. B. ein Tropfen) einen großen „pH-Sprung" verursacht (senkrechter Kurvenast). Sind genau 10 ml 0,1 M NaOH verbraucht worden, hat man den **Äquivalenzpunkt** (Ä) erreicht, der in unserem Beispiel bei pH = 7 liegt (s. Kap. 8.9), also mit dem *Neutralpunkt* (definitionsgemäß bei pH 7) zusammenfällt. Bei weiterer Zugabe von Natronlauge bestimmt diese den pH-Wert der Lösung.

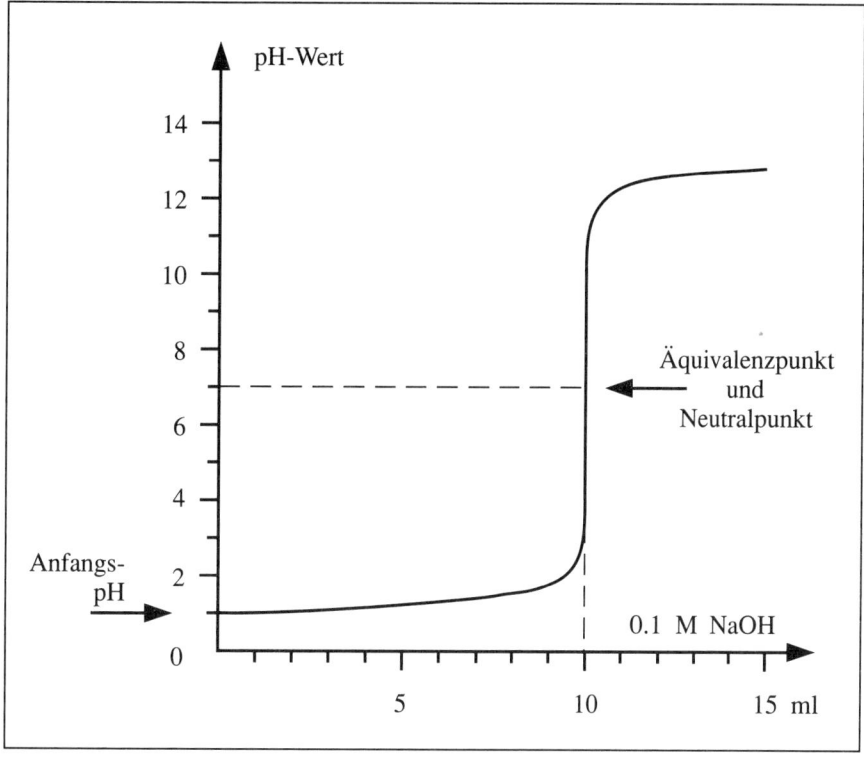

Abb. 8/1. Titrationskurve von Salzsäure (10 ml 0,1 M HCl mit 0,1 M NaOH).

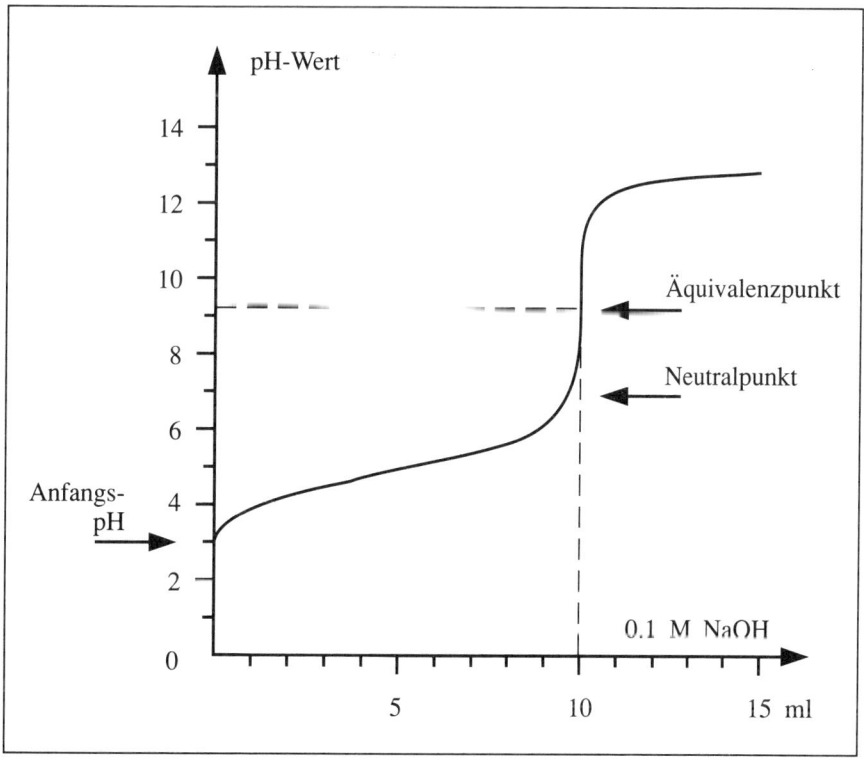

Abb. 8/2. Titrationskurve von Essigsäure (10 ml 0,1 M CH₃COOH mit 0,1 M NaOH).

Wird eine *schwache Säure* (z. B. 10 ml 0,1 M Essigsäure, Anfangs-pH = 2,9) analog mit 0,1 M NaOH titriert, dann hat die Titrationskurve einen etwas anderen Verlauf (Abb. 8/2). Der Äquivalenzpunkt liegt bei pH = 9, fällt also *nicht* mit dem Neutralpunkt zusammen. Charakteristisch für schwache Säuren ist ferner, daß der „pH-Sprung" am Äquivalenzpunkt nicht so drastisch ausfällt. In analoger Weise kann man natürlich auch eine *schwache Base* mit einer starken Säure titrieren, die Titrationskurve beginnt dann im alkalischen Bereich, am Äquivalenzpunkt ist der pH-Wert < 7.

8.10.2   Gehaltsbestimmung

Die bei einer Titration zugegebene Säure oder Base bezeichnet man als **Titrationsmittel**. Wenn dessen Konzentration z. B. in mol/l bekannt ist und wenn es gelingt, bei der ablaufenden Neutralisations-Reaktion den *Äquivalenzpunkt* zu bestimmen, ist es möglich, aus der bis dahin verbrauchten Menge an Titrationsmittel den Gehalt an Säure bzw. Base in einer vorgegebenen Lösung zu bestimmen. Das Erreichen des Äquivalenzpunktes wird durch den Farbumschlag eines **Indikators** (Tab. 8/5 in Kap. 8.7) sichtbar gemacht. Bei der Auswahl des Indikators muß man allerdings aufpassen, daß sein *Umschlagsbereich* in den pH-Bereich des senkrecht abfallenden Kurvenastes fällt. Für die Titration einer *starken Säure* (z. B. HCl, Abb. 8/1) mit NaOH sind mehrere Indikatoren geeignet, bei der *schwachen Säure* Essigsäure (Abb. 8/2) kommt praktisch nur *Phenolphthalein* (Umschlagsbereich: pH 8,2 − 10) in Frage. Mit Methylorange (Umschlagsbereich: pH 3 − 5) würde der Farbumschlag *vor* Erreichen des Äquivalenzpunktes eintreten, die Gehaltsbestimmung wäre fehlerhaft.

Titriert man die oben genannten Säuren z. B. mit 0,1 M NaOH, dann liegt fest, daß in einem Liter des Titrationsmittels 4 g NaOH enthalten sind (Formelmasse NaOH = 40; 1 mol = 40 g; 0,1 mol = 4 g). Man braucht bei der Titration lediglich das Volumen der zugegebenen Natronlauge zu messen und weiß zu jedem Zeitpunkt, welcher Menge NaOH dies entspricht. Verbraucht eine vorgelegte Lösung mit *unbekanntem Gehalt* (z. B. Magensaft) bis zum Äquivalenzpunkt 20 ml 0,1 M NaOH, dann müssen 2 mmol HCl, entsprechend 73 mg HCl (Molmasse HCl = 36,5), vorgelegen haben, denn 20 ml 0,1 M NaOH entsprechen 2 mmol NaOH, und der Äquivalenzpunkt ist nach Neutralisation einer äquimolaren Menge HCl (2 mmol) erreicht.

$$NaOH + HCl \longrightarrow NaCl + H_2O$$

Befindet sich in der Vorlage nicht HCl sondern Schwefelsäure, dann muß man bei der quantitativen Betrachtung berücksichtigen, daß 1 mol der zweiprotonigen H_2SO_4 insgesamt 2 mol $H_3O^\oplus$-Ionen freisetzt. Werden bis zum Äquivalenzpunkt wiederum genau 20 ml 0,1 M NaOH verbraucht, dann müssen 2 mmol $H_3O^\oplus$-Ionen vorgelegen haben, entsprechend 1 mmol (= 98 mg) H_2SO_4.

$$H_2SO_4 + 2\,NaOH \longrightarrow Na_2SO_4 + 2\,H_2O$$

Bei mehrprotonigen Säuren bzw. mehrbasigen Hydroxiden muß man bei der Berechnung des Gehalts einer Lösung einen Faktor berücksichtigen, der der Zahl der abspaltbaren Protonen bzw. Hydroxylionen entspricht, z. B. den Faktor 2 bei einer zweiprotonigen Säure. Um diesen nicht zu vergessen, verwendet man statt der *Molarität* manchmal die **Normalität** von Lösungen. Eine 1 N (= 1 normale) Lösung enthält die *Äquivalentmasse* der Säure bzw. Base in Gramm in einem Liter. Die Äquivalentmasse (val) ist die Molmasse geteilt durch die Anzahl der Protonen oder $OH^\ominus$-Ionen, die ein Stoff insgesamt bei einer Neutralisation zur Verfügung stellt (Tab. 8/7). Gleiche Volumina gleichnormaler Lösungen einer Säure und einer Base neutralisieren sich somit vollständig.

Tab. 8/7. Beziehung zwischen Normalität und Molarität bei einigen Säure- bzw. Basenlösungen

Säure/Base	Normalität der Lösung	entsprechende Molarität	Konzentration g/l
HCl	1 N	1 M	36,5
CH_3COOH	1 N	1 M	60
H_2SO_4	1 N	0,5 M	49
HOOC-COOH (Oxalsäure)	1 N	0,5 M	45
H_3PO_4	1 N	0,33 M	32,67
NaOH	1 N	1 M	40
$Ca(OH)_2$	1 N	0,5 M	37

Normalität = Molarität × Wertigkeit der Säure oder Base

8.11 Pufferlösungen

8.11.1 Bedeutung für den Stoffwechsel

Größe und Konstanz des pH-Wertes im Zytoplasma einer Zelle oder in bestimmten Körperflüssigkeiten, wie z. B. dem Blut (pH = 7,4), sind lebenswichtig. Der pH-Wert im Magen unterscheidet sich dabei deutlich von dem im Blut oder im Darm (s. Tab. 8/4). Der pH-Wert beeinflußt die *Aktivität von Enzymen*, an deren Aufbau Aminosäuren (s. Kap. 8.3) mit sauren und basischen Gruppen beteiligt sind. Geringe pH-Änderungen können die Aktivität von Enzymen beeinträchtigen oder aufheben, wobei es Enzyme gibt, die nur in saurem Milieu optimal arbeiten, und andere, die dafür basisches Milieu benötigen. Im Stoffwechsel laufen viele Reaktionen ab, bei denen $H_3O^\oplus$-Ionen entstehen oder verbraucht werden. Dies birgt die Gefahr in sich, daß pH-Änderungen eintreten. Zellflüssigkeiten müssen daher in der Lage sein, stoffwechselbedingte „*pH-Stöße*" abzufangen (= zu puffern). Im Blut spielen der **Kohlensäure-Puffer** (s. Kap. 8.11.7) und der **Protein-Puffer** eine wichtige Rolle. An letzterem beteiligen sich die Plasmaproteine, vor allem *Albumin* und das in den Erythrocyten vorkommende *Hämoglobin* (s. Lehrbücher Biochemie). Lösungsmittel ist immer das Wasser.

8.11.2 Puffersubstanzen und ihre Wirkung

Pufferlösungen enthalten Stoffe (= *Puffersubstanzen*), die es ermöglichen, daß sich bei Zugabe von Säuren oder Basen der pH-Wert der Lösung nur *wenig* verändert. Bei dieser Betrachtung spielen das Volumen und die Konzentration der Pufferlösung und die Menge an zugegebener Säure oder Base natürlich eine wichtige Rolle. Geeignete **Puffersubstanzen** sind:
1) Das Gemisch aus einer schwachen Säure und dem Alkalisalz dieser Säure (z. B. Essigsäure/Natriumacetat);
2) Das Gemisch aus einer schwachen Base und dem Salz dieser Base (z. B. Ammoniak/Ammoniumchlorid).

Spricht man von einem äquimolaren 0,2 M **Acetat-Puffer**, dann bedeutet dies, daß in 1 l einer wäßrigen Pufferlösung 0,1 mol Essigsäure und 0,1 mol Natriumacetat enthalten sind. Was passiert nun, wenn diese Lösung „pH-Stößen" ausgesetzt wird?
Werden $H_3O^\oplus$-Ionen herangeführt (1), übernimmt das Acetat-Ion Protonen und bildet undissoziierte Essigsäure.
Treten $OH^\ominus$-Ionen auf (2), entziehen diese der Essigsäure Protonen, es bilden sich Acetat-Ionen.

$$
\begin{array}{cc}
\text{Acetat} & \text{Essigsäure} \\
\end{array}
$$

$$(1) \quad H_3O^\oplus + CH_3COO^\ominus \longrightarrow CH_3COOH + H_2O$$
$$(2) \quad OH^\ominus + CH_3COOH \longrightarrow CH_3COO^\ominus + H_2O$$

In beiden Fällen entsteht neutrales Wasser, daneben entweder Essigsäure oder deren Anion, die beide ohnehin schon in der Lösung vorhanden sind. Die Zunahme der Konzentration des einen oder anderen Bestandteils in der Pufferlösung wirkt sich auf den pH-Wert nur wenig aus.

Was hier für den Acetat-Puffer ausgeführt wurde, läßt sich auf alle Pufferlösungen anwenden. Man muß jeweils schauen, welcher Bestandteil in einem System Protonen aufnimmt und welcher Protonen abgibt.

8.11.3 Puffergleichung

Um die Pufferwirkung des Acetat-Puffers *quantitativ* zu erfassen, wenden wir das MWG auf das Dissoziationsgleichgewicht der Essigsäure an (s. Kap. 8.5).

$$K_s = \frac{[H_3O^\oplus] \cdot [CH_3COO^\ominus]}{[CH_3COOH]}; \quad \text{umgestellt: } [H_3O^\oplus] = K_s \cdot \frac{[CH_3COOH]}{[CH_3COO^\ominus]}$$

Nach Bildung des negativen dekadischen Logarithmus erhält man:

$$pH = pK_s - {}^{10}\log \frac{[CH_3COOH]}{[CH_3COO^\ominus]}; \quad \text{umgestellt: } pH = pK_s + {}^{10}\log \frac{[CH_3COO^\ominus]}{[CH_3COOH]}$$

Aus der Gleichung wird deutlich, daß der pH-Wert der Pufferlösung vom pK_s-Wert der Essigsäure *und* von dem Verhältnis der Konzentration der Puffersubstanzen (Essigsäure/Acetat) abhängt.

Die für den Acetat-Puffer abgeleitete Gleichung läßt sich analog für jedes andere Puffersystem ($HA/A^\ominus$) anwenden. Im Zähler des Quotienten steht die Brönsted-Base, im Nenner die Brönsted-Säure des Systems. Da die Konzentration der Anionen der des Salzes entspricht ($[A^\ominus] = [Salz]$), ergibt sich die **Puffergleichung** nach *Henderson-Hasselbalch* in folgender allgemeiner Form:

$$\boxed{pH = pK_s + {}^{10}\log \frac{[Salz]}{[Säure]}} \qquad \text{(Henderson-Hasselbalch-Gleichung)}$$

Die *Puffergleichung* ist natürlich auch auf den NH_3/NH_4Cl-Puffer anwendbar, hier ist $NH_4^\oplus$ die Säure und NH_3 die Base, also gilt

$$pH = pK_s + {}^{10}\log \frac{[NH_3]}{[NH_4^\oplus]}$$

Zurück zum Acetat-Puffer (Essigsäure: $pK_s = 4{,}8$). Liegen gleiche Mengen Salz (= Anion) und Säure vor ($[Salz] = [Säure]$), so ist deren Konzentrationsverhältnis gleich 1, der Logarithmus von 1 gleich 0. In der Puffergleichung entfällt der logarithmische Teil, es gilt $pH = pK_s = 4{,}8$. Ist das Konzentrationsverhältnis ungleich 1, bewirkt erst ein zehnfacher Überschuß des einen Partners über den anderen eine pH-Wert-Änderung um eine pH-Einheit.

8.11.4 Pufferkapazität

Verdünnt man einen 0,2 M Acetat-Puffer (pH = 4,8) mit Wasser um den Faktor 10, dann liegt ein 0,02 M Acetat-Puffer vor. Das Konzentrationsverhältnis der Puffersubstanzen hat sich nicht geändert, auch die verdünnte Pufferlösung besitzt pH = 4,8. In dem genannten Konzentrationsbereich gilt:

> Der pH-Wert einer Pufferlösung bleibt beim Verdünnen konstant.

Was hat sich beim Verdünnen geändert? Dazu betrachten wir jeweils 1 l der 0,2 M bzw. 0,02 M Pufferlösung und geben zu jeder 10 ml 1 M HCl. Für die 0,2 M Pufferlösung errechnet sich:

$$pH = 4,8 + {}^{10}\log\frac{0,09}{0,11} = 4,8 + {}^{10}\log 0,819 = 4,713$$

Der Wert 0,09 ergibt sich, da bei der Reaktion des Salzes mit der HCl, deren Menge 0,01 mol beträgt, von den vorgegebenen 0,1 mol Salz nur noch 0,1–0,01 = 0,09 mol übrig bleiben. Die Konzentration an Säure erhöht sich in gleichem Maße (0,1 + 0,01 = 0,11 mol).

Der pH-Wert ändert sich nur wenig, die Salzsäure wird abgepuffert. Bei der 0,02 M Pufferlösung überführt die zugesetzte HCl (10 ml 1 M HCl enthalten 0,01 mol HCl) das gesamte Acetat der Lösung in Essigsäure, so daß am Ende eine ungefähr 0,02 M Essigsäure (pH = 3,25) vorliegt. Mit anderen Worten: Diese Pufferlösung konnte die zugeführte HCl nicht abpuffern, es war zu viel Säure, die Säure hat den Puffer „*erschlagen*".

> Gleiche Volumina verschieden konzentrierter Pufferlösungen unterscheiden sich in ihrer *Pufferkapazität*.

Die Pufferkapazität ist definiert als diejenige Menge einer Säure oder Base, die gebraucht wird, um den pH-Wert von 1 l der Pufferlösung um eine Einheit auf der pH-Skala zu verändern. Bei einem 0,2 M Acetatpuffer müßte man z.B. 0,9 mol Essigsäure hinzufügen, beim 0,02 M Acetatpuffer nur 0,09 mol Essigsäure, um den pH-Wert auf 3,8 zu bringen.

8.11.5 pH-Optimum und Pufferbereich

Die Puffereigenschaften einer Pufferlösung sind optimal, wenn der Anteil der Puffersubstanzen äquimolar ist, wenn also pH = pK_s gilt. An diesem sogenannten **pH-Optimum** ist die Pufferkapazität gegenüber Säuren oder Basen gleich gut. Entfernt man sich von diesem pH-Wert, bleibt die Pufferwirkung eine Weile erhalten, ist jedoch entweder gegenüber Säuren oder Basen nicht mehr optimal

> Einsatzbereich von Pufferlösungen: pH = $pK_s \pm 1$

In der Praxis muß man bei Pufferlösungen vorher wissen, welcher pH-Wert konstant gehalten werden soll. Dann kann man in Tabellenwerken nachsehen und anhand der pK_s-Werte von Säuren und Basen (s. Tab. 8/3) geeignete Puffersubstanzen auswählen. Die benötigte Pufferkapazität bestimmt die Konzentration und das Volumen der Pufferlösung.

Betrachten wir nochmals die Titrationskurve der Essigsäure (Abb. 8/3). Der **Äquivalenzpunkt** am senkrechten Kurvenast und der **Neutralpunkt** sind markiert. Nach Zugabe von 0,5 Mol-Äquivalenten NaOH ist die Hälfte der vorgelegten Essigsäure in Natriumacetat umgewandelt worden. In der Grafik ist das bei 5 ml 0,1 M NaOH der Fall. In der Titrationslösung gilt [Essigsäure] = [Natriumacetat]. Gemäß der Puffergleichung entspricht der pH-Wert dem pK_s-Wert (4,8) der Essigsäure. Wir sehen ferner, daß die Titrationskurve in diesem Bereich mehr waagerecht verläuft, d. h. bei Zugabe von NaOH ändert sich der pH-Wert der Lösung nur wenig. Genau dies zeichnet eine Pufferlösung aus. Man kann also ohne Mühe in der Titrationskurve den **Pufferbereich** ($pK_s \pm 1$) markieren. Titrationskurven lassen sich experimentell ermitteln, pK_s-Wert und Pufferbereich können daraus abgelesen werden.

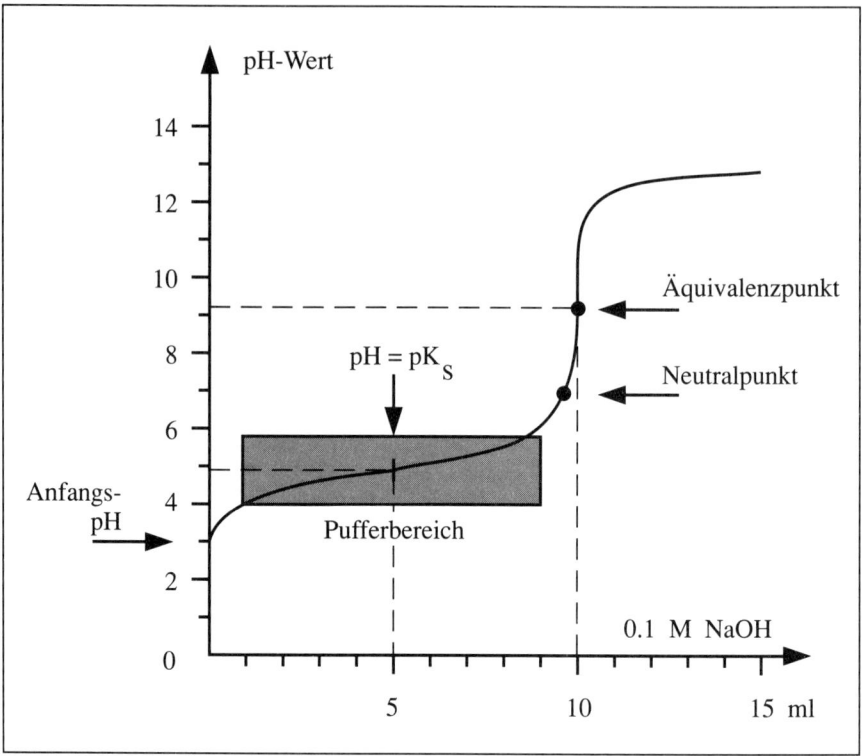

Abb. 8/3. Titrationskurve von 10 ml einer 0,1 M Essigsäure mit NaOH als Titrationsmittel (Markierung des Pufferbereichs).

8.11.6 Phosphat-Puffer

Für die dreiprotonige *Phosphorsäure* gibt es drei Dissoziationsstufen:

$$\underset{\substack{\text{Phosphor-}\\\text{säure}}}{H_3PO_4} \underset{-H^\oplus}{\overset{+H^\oplus}{\rightleftarrows}} \underset{\substack{\text{Dihydrogen-}\\\text{phosphat}}}{H_2PO_4^\ominus} \underset{-H^\oplus}{\overset{+H^\oplus}{\rightleftarrows}} \underset{\substack{\text{Hydrogen-}\\\text{phosphat}}}{HPO_4^{2\ominus}} \underset{-H^\oplus}{\overset{+H^\oplus}{\rightleftarrows}} \underset{\text{Phosphat}}{PO_4^{3\ominus}}$$

Die Titrationskurve der Phosphorsäure (Abb. 8/4) läßt die drei Dissoziationsstufen deutlich erkennen. Für jede Stufe gibt es nach dem Verbrauch der entsprechenden Mol-Äquivalente NaOH einen Äquivalenzpunkt (senkrechter Kurvenast). Bei der 3. Stufe ist dieser nicht mehr ausgeprägt, weil man in den pH-Bereich des Titrationsmittels 0,1 M NaOH (pH = 13) hineinkommt. Im Hinblick auf die Pufferbereiche der Phosphorsäure muß man feststellen, daß H_3PO_4 selbst schon eine mittelstarke Säure und $PO_4^{3\ominus}$ eine starke Base sind, d. h. die Titrationskurve ist im Anfangs- und Endbereich eher mit der von starken Säuren bzw. Basen

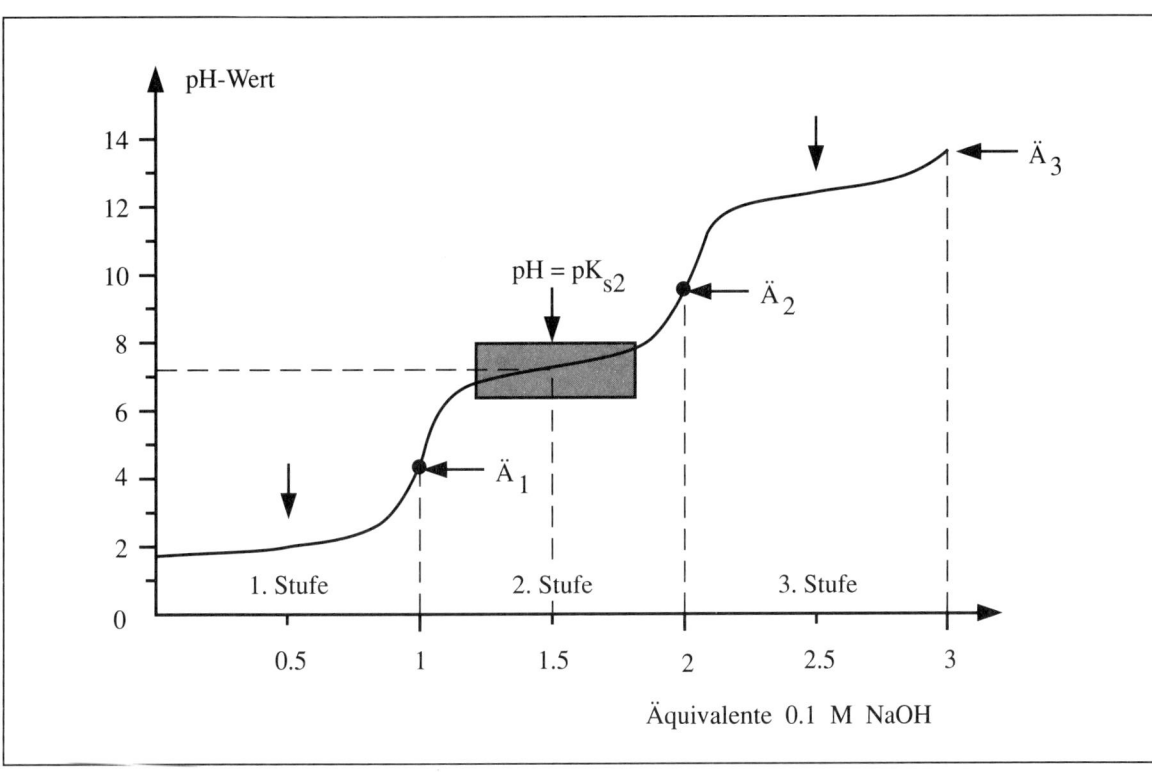

Abb. 8/4. Titrationskurve der Phosphorsäure (Ä = Äquivalenzpunkt).

vergleichbar. Man findet deshalb nach Zugabe von 0,5 bzw. 2,5 Äquivalenten NaOH keine Wendepunkte, die für einen Pufferbereich typisch sind. Die Beziehungen pH = pK_{s1} und pH = pK_{s3} sind daher praktisch ohne Bedeutung. Anders liegt der Fall nach Zugabe von 1,5 Äquivalenten NaOH (pH = pK_{s2}). Um den pH-Wert von 7,2 herum befindet sich ein typischer *Pufferbereich*. Aus der Phosphorsäure und ihren Salzen läßt sich damit in der Praxis nur *ein* Puffersystem aufbauen, z. B. durch die Verwendung von NaH_2PO_4/Na_2HPO_4 als Puffersubstanzen. Das Anion des ersten Salzes ($H_2PO_4^{\ominus}$) stellt die Säure, das des zweiten Salzes ($HPO_4^{2\ominus}$) die Base. Das pH-Optimum liegt bei pH = 7,2, d. h. dieses Puffersystem ist für alle Zellflüssigkeiten von Bedeutung. Die Puffergleichung hierfür lautet:

$$pH = 7,2 + {}^{10}\log \frac{[HPO_4^{2\ominus}]}{[H_2PO_4^{\ominus}]}$$

Ein 0,1 M Phosphat-Puffer (pH = 7,2) enthält in 1 l Pufferlösung je 0,05 mol Natrium-dihydrogenphosphat (primäres Natriumphosphat) und Dinatrium-hydrogenphosphat (= sekundäres Natriumphosphat).

8.11.7 Kohlensäure-Puffer

Das Gas **Kohlendioxid** (CO_2), das Endprodukt bei der Verbrennung organischer Verbindungen, löst sich recht gut in Wasser, das dann schwach sauer reagiert. In einer ersten Gleichgewichtsreaktion bildet sich die zweiprotonige **Kohlensäure** (H_2CO_3), die in einer zweiten Reaktion dissoziiert.

(1) $\qquad CO_2 \; + \; H_2O \; \rightleftharpoons \; H_2CO_3 \qquad\qquad pK \; = 3,1$
(2) $\qquad H_2CO_3 + \; H_2O \; \rightleftharpoons \; H_3O^{\oplus} \; + \; HCO_3^{\ominus} \quad pK_{s1} = 3,3$

(Gesamt) $\quad CO_2 \; + \; 2\,H_2O \rightleftharpoons \; H_3O^{\oplus} \; + \; HCO_3^{\ominus} \quad pK_s \; = 6,4$

Hydrogen-
carbonat

Der pK-Wert der ersten Reaktion zeigt an, daß das Gleichgewicht weit links liegt, d. h. CO_2 ist überwiegend physikalisch gelöst, es existieren nur wenige H_2CO_3-Moleküle. Die erste Reaktion ist mit der zweiten gekoppelt, man darf die Teilreaktionen zur Gesamtreaktion zusammenziehen und die pK-Werte addieren (s. Kap. 6.7). Im Ergebnis erweist sich das CO_2/H_2O-System als schwache Säure.

Aus CO_2 und Natriumhydrogencarbonat ($NaHCO_3$) läßt sich ein Puffersystem mit einem pH-Optimum bei pH = 6,4 (25 °C) aufbauen. Man spricht hier vom **Kohlensäure-Puffer**. Die Puffergleichung lautet:

$$pH = 6,4 + {}^{10}\log \frac{[HCO_3^{\ominus}]}{[CO_2]}$$

Im Blut hilft der Kohlensäure-Puffer mit, den pH-Wert bei 7,4 konstant zu halten. Bei diesem pH-Wert beträgt das Konzentrationsverhältnis der Puffersubstanzen:

$$\frac{[HCO_3^{\ominus}]}{[CO_2]} = \frac{10}{1}$$

pK_s-Werte sind temperaturabhängig. Bei Körpertemperatur (37 °C) beträgt er für dieses System statt 6,4 nur 6,1. Um den Blut-pH-Wert (7,4) zu erreichen, beträgt das Konzentrationsverhältnis der Puffersubstanzen:

$$\frac{[HCO_3^{\ominus}]}{[CO_2]} = \frac{20}{1}$$

Es liegt also ein Überschuß an Hydrogencarbonat vor, und der Puffer wirkt bevorzugt gegen $H_3O^{\oplus}$-Ionen, die im Stoffwechsel reichlich entstehen. Da CO_2 ein Gas ist, hängt seine Konzentration vom *Partialdruck* (p_{CO_2}) ab (s. Kap. 5.4). Das gebildete CO_2 wird in der Lunge mit der Atemluft abgegeben. Der Partialdruck und damit auch das Puffersystem werden durch die Atmung rasch und wirkungsvoll reguliert. Überschüssiges CO_2 kann abgeatmet werden. Dadurch werden in gleicher Menge $H_3O^{\oplus}$-Ionen beseitigt.

$$H_3O^{\oplus} \; + \; HCO_3^{\ominus} \; \longrightarrow \; CO_2\uparrow \; + \; H_2O$$

Hydronium-   Hydrogen-   Kohlen-   Wasser
Ion   carbonat   dioxid

Der Kohlensäure-Puffer ist ein „**offenes Puffersystem**", weil eine Komponente über die Gasphase entfernt werden kann. Auf der anderen Seite wird CO_2, ein Stoffwechsel-Endprodukt, von den Zellen im Austausch gegen Sauerstoff an das Blut abgegeben, so daß die Konzentrationen von $HCO_3^{\ominus}$ und CO_2 im Blut weitgehend konstant bleiben. Andernfalls liegen Störungen im Säure/Base-Haushalt vor.

Verstärkte Säurebildung im Stoffwechsel muß durch eine verstärkte Atemtätigkeit kompensiert werden, um den pH-Wert des Blutes konstant zu halten. Eine verstärkte Atemtätigkeit (*Hyperventilation*) ohne Säurebildung läßt den pH-Wert im Blut ansteigen (*respiratorische Alkalose*). Häufiger z. B. bei behinderter Atmung ist eine verminderte Abgabe von CO_2, was zu einer *respiratorischen Acidose* führt.

8.12   *Aufgaben*

1) Was sind nach Brönsted *Säuren* und *Basen*? Nennen Sie je zwei Beispiele!

2) Was versteht man unter „*Protolyse*"?

3) Schreiben Sie die drei *Dissoziationsstufen* der *Phosphorsäure* auf und kennzeichnen Sie für jedes Dissoziationsgleichgewicht die *konjugierten Säure/Base-Paare*!

4) Nennen Sie drei *Ampholyte*!

5) Was ist das *Ionenprodukt* des Wassers, welchen Wert hat es und wie lautet es bei Verwendung von pH und pOH?

6) Für eine wäßrige Lösung findet man: $[H_3O^+] = 10^{-5}$ mol/l. Welcher pH- bzw. pOH-Wert liegt vor?

7) Was bedeutet pH = 0?

8) Welche Gleichung gilt für die drei *Säurekonstanten* (K_{s1}, K_{s2}, K_{s3}) der Dissoziationsstufen der Phosphorsäure (s. Aufg. 3)?

9) Wie sind der pK_s- bzw. pK_b-Wert beim NH_4^+/NH_3 definiert? Wie hängen sie zusammen?

10) Geben Sie die Reaktionsgleichung für die Umsetzung von Na_2S mit HCl bzw. KCN mit H_2SO_4 an! Benennen Sie die Edukte und Produkte. Warum laufen die Reaktionen ab?

11) Rechenaufgaben:
    a) Welchen *pH-Wert* haben 0,01 M HCl bzw. 0,05 M H_2SO_4?
    b) Wieviel *molar* ist eine *Salzsäure* mit pH = 4 bzw. eine *Natronlauge* mit pH = 12?
    c) Welchen *pH-Wert* hat 0,1 M *Ameisensäure* (HCOOH, $pK_s = 3,8$) bzw. eine 0,1 M *Ammoniaklösung* ($pK_b = 4,8$)?
    d) Wieviel *molar* ist eine *Essigsäure* mit pH = 3,4 ($pK_s = 4,8$)?

12) Was ist ein *Indikator*? Wie ist sein *Umschlagbereich* definiert?

13) Wie genau kann man mit *Indikatorpapier* den pH-Wert bestimmen?

14) Formulieren Sie die Reaktionsgleichung für die vollständige *Neutralisation* von Phosphorsäure und KOH!

15) Was versteht man unter *Neutralisationswärme*?

16) Erläutern Sie, warum die wäßrige Lösung von *Kaliumcarbonat basisch* reagiert!

17) Worin unterscheiden sich die *Titrationskurven* von Salzsäure und *Essigsäure* mit NaOH?

18) *Methylrot* hat einen Umschlagsbereich von pH 4–6. Warum darf man diesen Indikator bei der Gehaltsbestimmung von Essigsäure durch Titration mit NaOH *nicht* verwenden?

19) Wieviel Gramm *Schwefelsäure* enthalten 100 ml einer 0,1 M Lösung? Wieviel Gramm *Phosphorsäure* enthält 1 l 0,1 N Lösung?

20) Was ist eine *Pufferlösung*?

21) Geben Sie die *Puffersubstanzen* an für den *Acetat-Puffer*, den *Ammoniak-Puffer*, den *Phosphat-Puffer* (2. Stufe).

22) In 1 l eines *Acetat-Puffers* liegen vor: 0,1 mol Natriumacetat und 0,5 mol Essigsäure ($pK_s = 4,8$). Welchen pH-Wert hat die Lösung?

23) Bei einem *Ammoniak-Puffer* ($pK_s = 9,2$) beträgt das Konzentrationsverhältnis von $NH_3/NH_4Cl = 1/10$. Welchen pH-Wert hat die Lösung?

24) Wo liegt das *pH-Optimum* eines Puffers?

25) Warum ist der *Kohlensäure-Puffer* für den Menschen so bedeutsam?

9 Oxidation und Reduktion

9.1 Entstehen der Begriffe

Vor etwa 200 Jahren entdeckte *Lavoisier*, daß bei einer Verbrennung an der Luft *Sauerstoff* (= Oxygenium) verbraucht wird. Er bezeichnete solche Vorgänge als „**Oxidation**". Zum Beispiel verbrennt metallisches *Magnesium* unter Licht- und Wärmeentwicklung, es wird oxidiert. Das entstandene *Magnesiumoxid* ist schwerer als das eingesetzte Magnesium, es hat Sauerstoff aufgenommen. Die Reaktionsgleichung lautet:

$$2\,Mg \quad + \quad O_2 \quad \longrightarrow \quad 2\,MgO$$

Magnesium   Sauerstoff   Magnesium-
                                      oxid

Den Ausdruck „**Reduktion**" verwendete man ursprünglich für die „Zurückführung" eines Metalloxids auf das entsprechende Metall, später wurde jede Abspaltung von Sauerstoff aus einer Verbindung so bezeichnet. Zum Beispiel entstehen aus *Quecksilberoxid* beim Erhitzen über 400 °C metallisches *Quecksilber* und *Sauerstoff*. Die Reduktion war somit die Umkehrung der Oxidation.

$$2\,HgO \quad \longrightarrow \quad 2\,Hg \quad + \quad O_2$$

Quecksilber-   Quecksilber   Sauerstoff
oxid

Nun gibt es viele ähnliche Vorgänge, an denen aber kein Sauerstoff beteiligt ist. Dazu gehört z. B. die Bildung von *Kochsalz* aus den Elementen *Natrium* und *Chlor* (s. Kap. 3.3.5).

$$2\,Na + Cl_2 \longrightarrow 2\,NaCl$$

Es war nötig, die Begriffe Oxidation und Reduktion so zu definieren, daß sie auch auf diese Reaktionen angewandt werden können. Dies gelang, als klar wurde, daß bei diesen Reaktionen **Elektronen** übertragen werden.

9.2 Definitionen

Der betrachtete Vorgang der Verbrennung von Magnesium zu Magnesiumoxid, das als Salz aus $Mg^{2\oplus}$- und $O^{2\ominus}$-Ionen besteht, kann in zwei Teilprozesse zerlegt werden:

Teilprozeß 1: $2\,Mg \longrightarrow 2\,Mg^{2\oplus} + 4e^{\ominus}$
Magnesium geht unter **Abgabe von Elektronen** in $Mg^{2\oplus}$ über. Magnesium wird *oxidiert*.

Teilprozeß 2: $O_2 + 4e^{\ominus} \longrightarrow 2\,O^{2\ominus}$
Sauerstoff geht unter **Aufnahme von Elektronen** in $O^{2\ominus}$ über. Sauerstoff wird *reduziert*.

In gleicher Weise kann man jetzt auch die Bildung von Kochsalz aus den Elementen betrachten: Natrium wird zu $Na^{\oplus}$ oxidiert und Chlor zu $Cl^{\ominus}$ reduziert.

Teilprozeß 1: $2\,Na \longrightarrow 2\,Na^{\oplus} + 2\,e^{\ominus}$
Teilprozeß 2: $Cl_2 + 2\,e^{\ominus} \longrightarrow 2\,Cl^{\ominus}$

Aus den beiden Beispielen lassen sich die Definitionen für die betrachteten Vorgänge ableiten:

> Oxidation = Abgabe von Elektronen
> Reduktion = Aufnahme von Elektronen

Eine Oxidation oder Reduktion tritt niemals allein auf. Wenn ein Partner da ist, der Elektronen abgibt, *muß* ein anderer die Elektronen aufnehmen. Wegen dieser notwendigen Kopplung bezeichnet man Vorgänge, die unter Elektronenübertragung verlaufen, als **Redox-Reaktionen**.

Wie bei allen chemischen Reaktionen (s. Kap. 6.2) müssen auch bei Redox-Reaktionen die *Ladungs*- und *Massenbilanz* zwischen Edukten und Produkten ausgeglichen sein. Es gilt:

> Summe der abgegebenen Elektronen =
> Summe der aufgenommenen Elektronen

Dies läßt sich gut veranschaulichen, wenn man die Teilprozesse durch eine geeignete Schreibweise miteinander koppelt.

Im Fall unserer Beispiele ergibt sich:

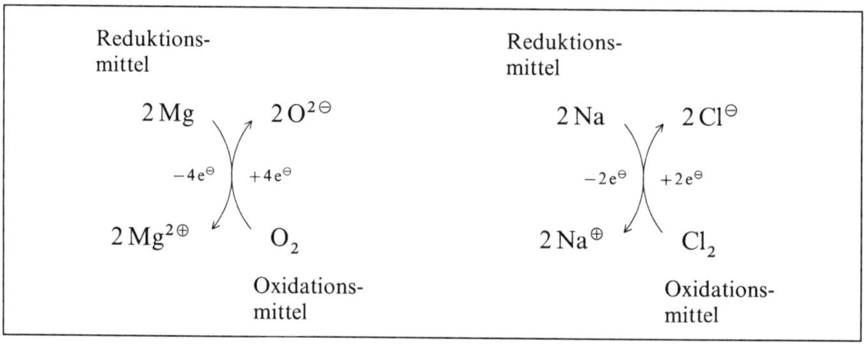

Am Doppelpfeil läuft links die Oxidation und rechts die Reduktion ab. In unseren Beispielen sind Sauerstoff bzw. Chlor **Oxidationsmittel**. Es sind die Partner, die einen anderen Stoff oxidieren und dabei selbst reduziert werden. Anders betrachtet, sind Magnesium bzw. Natrium die **Reduktionsmittel**, sie reduzieren einen anderen Stoff und werden dabei selbst oxidiert.

> Oxidationsmittel = Elektronenakzeptor
> Reduktionsmittel = Elektronendonator

9.3 Umkehrbarkeit von Redox-Teilprozessen

Wenn *Eisen* (Fe) an der Luft verrostet, wird es oxidiert (Fe $\longrightarrow$ Fe$^{3\oplus}$). Es erfolgt im Gegensatz zur Verbrennung mit Sauerstoff eine sehr langsame Oxidation. Das Endprodukt ist *Eisen(III)-oxid*. Man muß beim Aufstellen der Gleichung schon etwas rechnen, um die Massen- und Ladungsbilanz auszugleichen.

$$4\,\text{Fe} + 3\,\text{O}_2 + 6\,\text{H}_2\text{O} \longrightarrow 4\,\text{Fe(OH)}_3 \longrightarrow 2\,\text{Fe}_2\text{O}_3 + 6\,\text{H}_2\text{O}$$

Im Hochofen gewinnt man aus Eisenoxiden (Eisenerz) metallisches Eisen. Das verwendete Reduktionsmittel ist in diesem Fall Kohlenmonoxid (CO). $\text{Fe}^{3\oplus}$ wird reduziert.

$$\text{Fe}_2\text{O}_3 + 3\,\text{CO} \longrightarrow 2\,\text{Fe} + 3\,\text{CO}_2$$

Blicken wir auf den Redox-Teilprozeß (= Redoxpaar)

$$\text{Fe} \rightleftharpoons \text{Fe}^{3\oplus} + 3\,\text{e}^{\ominus}$$

so wird deutlich, daß dieser Teilprozeß *umkehrbar* ist. Läuft die Hinreaktion ab, wird Eisen zu $\text{Fe}^{3\oplus}$ oxidiert, bei der Rückreaktion wird $\text{Fe}^{3\oplus}$ zu Eisen reduziert. In welcher Richtung die Reaktion freiwillig abläuft, hängt von der **Oxidations-** bzw. **Reduktionskraft** des Partners ab.

Ein anderes Beispiel für die Umkehrbarkeit von Redox-Teilprozessen ergibt sich aus den folgenden beiden Reaktionen:

$$\text{Zn} + 2\,\text{HCl} \longrightarrow \text{ZnCl}_2 + \text{H}_2\uparrow$$

Zink | Salzsäure | Zink-chlorid | Wasser-stoff

$$2\,\text{H}_2 + \text{O}_2 \longrightarrow 2\,\text{H}_2\text{O}$$

Wasser-stoff | Sauer-stoff | Wasser

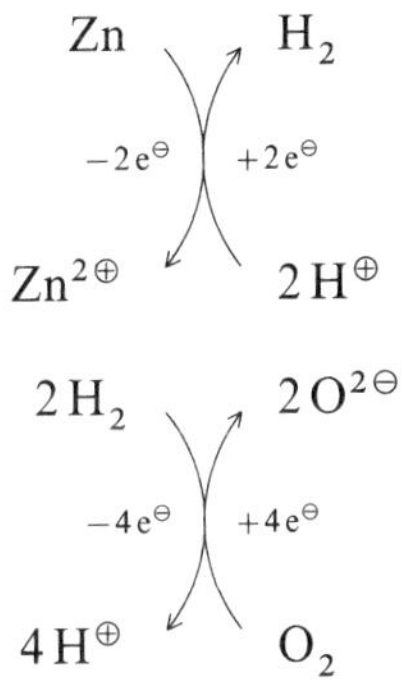

In der ersten Reaktion wird *Zink* unter dem Einfluß einer starken Säure oxidiert, während die *Protonen* der Säure zu Wasserstoff reduziert werden, der als Gas entweicht. Die Elektronen fließen vom Zink zu den $\text{H}^{\oplus}$-Ionen. Chlorid ist an der Redox-Reaktion nicht beteiligt.

Bei der zweiten Reaktion, der Knallgasreaktion, wird *Wasserstoff* durch *Sauerstoff* als Oxidationsmittel zu $\text{H}^{\oplus}$ oxidiert. Die Elektronen fließen vom Wasserstoff zum Sauerstoff. Der umkehrbare Redox-Teilprozeß lautet:

$$\text{H}_2 \rightleftharpoons 2\,\text{H}^{\oplus} + 2\,\text{e}^{\ominus}$$

Verlaufen die Reaktionen in wäßriger Lösung, schreibt man besser:

$$2\,\text{H}_2\text{O} + \text{H}_2 \rightleftharpoons 2\,\text{H}_3\text{O}^{\oplus} + 2\,\text{e}^{\ominus}$$

9.4 Elektronenfluß zwischen Redoxpaaren

Man hat sich darauf geeinigt, Redox-Teilprozesse (= zusammengehörige Redoxpaare) so aufzuschreiben, daß links die *reduzierte Form* (= *Red*) und rechts die *oxidierte Form* (= *Ox*) steht und daß die Elektronen freiwillig (d. h. unter Energieabgabe) nur von **links oben** nach **rechts unten** fließen. Für einige der vorgenannten Beispiele ergibt sich:

$$
\begin{array}{llll}
Red & Ox & Red & Ox \\
2\,Mg \rightleftharpoons 2\,Mg^{2\oplus} + 4\,e^{\ominus} & & Zn \rightleftharpoons Zn^{2\oplus} + 2\,e^{\ominus} \\
2\,O^{2\ominus} \rightleftharpoons O_2 + 4\,e^{\ominus} & 2\,H_2O + H_2 \rightleftharpoons 2\,H_3O^{\oplus} + 2\,e^{\ominus} \\
2\,Na \rightleftharpoons 2\,Na^{\oplus} + 2\,e^{\ominus} & 2\,H_2 \rightleftharpoons 4\,H^{\oplus} + 4\,e^{\ominus} \\
2\,Cl^{\ominus} \rightleftharpoons Cl_2 + 2\,e^{\ominus} & 2\,O^{2\ominus} \rightleftharpoons O_2 + 4\,e^{\ominus}
\end{array}
$$

Der gestrichelte Pfeil gibt die Richtung des Elektronenüberganges an. Rechts unten steht jeweils das Oxidationsmittel, links oben das Reduktionsmittel. Anders ausgedrückt: Die oxidierte Form (Ox) des unten stehenden Redoxpaares hat eine stärkere *Oxidationskraft* als die des oben stehenden Redoxpaares. Oder: Die reduzierte Form (= Red) des oben stehenden Redoxpaares hat eine stärkere *Reduktionskraft* als die des unten stehenden Redoxpaares.

9.5 Oxidationszahlen

9.5.1 Definition und Beispiele

Ob ein Atom oder Ion Elektronen aufgenommen oder abgegeben hat, kann durch die Änderung der **Oxidationszahl** festgestellt werden. Die Oxidationszahl ist eine *formale Hilfsgröße*. Man geht von den Elementen aus, deren Atome die Oxidationszahl „Null" erhalten. Bei einfachen Ionen entspricht die Oxidationszahl der Ladung des Ions, die man auch als *Wertigkeit* des jeweiligen Elementes bezeichnet. Die Oxidationszahlen werden als Ziffern mit entsprechendem Vorzeichen über das Elementsymbol gesetzt (s. Beispiele).

Elemente: $\overset{0}{Cl_2}, \overset{0}{Zn}, \overset{0}{H_2}$ Oxidationszahl = 0

Einfache Ionen: $\overset{-2}{S^{2\ominus}}, \overset{-1}{Cl^{\ominus}}, \overset{+2}{Zn^{2\oplus}}, \overset{+3}{Fe^{3\oplus}}$ Oxidationszahl = Ladung

Bei mehratomigen Molekülen oder Ionen denkt man sich diese ionisch aufgebaut und teilt die Ladungen formal auf. Die Oxidationszahlen innerhalb eines Moleküls ergänzen sich zu Null, bei komplexen Ionen zur Ladung des Ions. Angegeben wird in Molekülen oder Ionen immer nur die Oxidationszahl des einzelnen Atoms, für die Ladungsbilanz ist diese entsprechend der Zahl der enthaltenen Atome zu addieren. (s. Beispiele). Wasserstoff hat in der Regel die Oxidationszahl + 1 und Sauerstoff − 2.

Moleküle: $\overset{-1}{H}\overset{}{Cl}, \overset{-3}{N}H_3, \overset{-2}{H_2O}, \overset{-4}{C}H_4, \overset{+2}{C}O, \overset{+4}{C}O_2, \overset{+2}{Mg}O, \overset{+3}{Fe_2}O_3$

Komplexe Ionen: $\overset{+5}{N}O_3^{\ominus}, \overset{+6}{S}O_4^{2\ominus}, \overset{+5}{P}O_4^{3\ominus}$

  Nitrat Sulfat Phosphat

Sulfat ($SO_4^{2\ominus}$) enthält 4 O-Atome mit je − 2, was für die Bilanz − 8 ergibt. Da $SO_4^{2\ominus}$ zweifach negativ geladen ist, errechnet sich für den Schwefel die Oxidationszahl + 6. Die Beispiele zeigen, daß einzelne Elemente je nach Verbindung verschiedene Oxidationszahlen haben können (s. Tab. 9/1), Stickstoff z.B. hat − 3 im Ammoniak und + 5 im Nitrat, Kohlenstoff − 4 im Methan und + 4 im Kohlendioxid. Zu ergänzen ist, daß Wasserstoff in den *Hydriden,* z. B. Natriumhydrid NaH, auch die Oxidationszahl − 1 haben kann ($H^{\ominus}$ = Hydrid-Ion) und Sauerstoff in den *Peroxiden,* z. B. Wasserstoffperoxid H_2O_2, die Oxidationszahl − 1. Metalle in Verbindungen haben immer positive Oxidationszahlen.

Tab. 9/1. Oxidationszahlen biochemisch wichtiger Elemente. Diese entsprechen bei einfachen Ionen deren Ladung. Bei Molekülen und komplexen Ionen beziehen sie sich *nicht* auf H (+ 1) oder O (−2), sondern das jeweilige andere Atom.

Oxidationszahl	Ionen und Moleküle
− 1	$F^{\ominus}$, $Cl^{\ominus}$, $I^{\ominus}$
− 2	$O^{2\ominus}$, $S^{2\ominus}$
− 3	NH_3
− 4	CH_4
+ 1	$H^{\oplus}$, $Na^{\oplus}$, $K^{\oplus}$
+ 2	$Mg^{2\oplus}$, $Ca^{2\oplus}$, $Cu^{2\oplus}$, $Zn^{2\oplus}$, $Co^{2\oplus}$, $Fe^{2\oplus}$, CO, NO
+ 3	$Fe^{3\oplus}$, $Co^{3\oplus}$, $NO_2^{\ominus}$ (Nitrit)
+ 4	CO_2, SO_2
+ 5	$NO_3^{\ominus}$, $PO_4^{3\ominus}$
+ 6	$SO_4^{2\ominus}$, $CrO_4^{2\ominus}$ (Chromat)
+ 7	$MnO_4^{\ominus}$ (Permanganat)

9.5.2 Anwendung bei Redox-Reaktionen

Bei Redox-Reaktionen kann einem ein Vergleich der Oxidationszahlen in den Ausgangsverbindungen und den Produkten helfen, die Elektronen zu bilanzieren und eine Reaktionsgleichung stöchiometrisch auszugleichen.

$$\overset{0}{2\,Mg} + \overset{0}{O_2} \longrightarrow \overset{+2\ -2}{2\,MgO} \qquad \overset{0}{2\,H_2} + \overset{0}{O_2} \longrightarrow \overset{+1\ -2}{2\,H_2O}$$

Bei der Verbrennung des Magnesiums oder bei der Knallgasreaktion ist zu erkennen, daß die Oxidationszahl bei der Oxidation ansteigt ($Mg \longrightarrow Mg^{2\oplus}$) und bei der Reduktion abnimmt ($O_2 \longrightarrow 2\,O^{2\ominus}$).

Bei der Umsetzung von Zink mit Salzsäure erkennt man an der Änderung der Oxidationszahlen die Redoxpartner und sieht ferner, daß das Chlor an der Redox-Reaktion nicht beteiligt ist.

$$\overset{0}{Zn} + \overset{+1\ -1}{2\,HCl} \longrightarrow \overset{+2\ -1}{ZnCl_2} + \overset{0}{H_2}$$

Halogene wie z. B. *Chlor* (Cl_2) sind gute Oxidationsmittel. Dies wird beim Chlor z. B. ausgenutzt, um Wasser zu desinfizieren (Trinkwasser, Badeanstalten), weil es durch seine Oxidationseigenschaft Bakterien abtötet. Bei der Reaktion

$$\overset{+1\ -1}{2\,KI} + \overset{0}{Cl_2} \longrightarrow \overset{+1\ -1}{2\,KCl} + \overset{0}{I_2}$$

oxidiert Cl_2 das $I^{\ominus}$ (= Iodid), $K^{\oplus}$ ist am Redoxprozeß nicht beteiligt. Die Redoxpaare und die gekoppelte Schreibweise ergeben sich wie folgt:

Chlor hat eine stärkere Oxidationskraft als Iod (I_2). Dies verläuft bei den Halogenen parallel zur *Elektronegativität* (s. Kap. 3.3.3), Chlor ist elektronegativer als Iod und entreißt $I^{\ominus}$ die Elektronen. Demzufolge ist *Fluor* das stärkste Oxidationsmittel in der Reihe der Halogene und eines der stärksten Oxidationsmittel überhaupt.

In wäßriger Lösung reagieren *Eisen(III)-chlorid* und *Kaliumiodid* im Zuge einer Redox-Reaktion:

$$\overset{+3}{}\overset{-1}{}2\,\overset{+3}{Fe}\overset{-1}{Cl_3} + 2\,\overset{+1-1}{KI} \longrightarrow 2\,\overset{+2-1}{FeCl_2} + 2\,\overset{+1-1}{KCl} + I_2$$

Die Redoxpartner sind:

$$2\,Fe^{3\oplus} + 2\,I^{\ominus} \rightleftharpoons 2\,Fe^{2\oplus} + I_2$$

Bei der Reaktion stellt sich ein *Gleichgewicht* ein, d. h. die Umsetzung läuft nicht vollständig von links nach rechts. Entfernt man das gebildete Iod z. B. durch Extraktion mit einem organischen Lösungsmittel aus dem Gleichgewicht, so gelingt es, das gesamte $Fe^{3\oplus}$ zu $Fe^{2\oplus}$ zu reduzieren. Dies ist ein Beispiel dafür, daß bei Redox-Reaktionen wie bei allen Gleichgewichtsreaktionen die Konzentrationen der Reaktionspartner eine Rolle spielen (s. Kap. 6.5).

9.6 Elektrochemische Zelle (Daniell-Element)

Taucht man einen *Zinkstab* in eine *Kupfer(II)-sulfatlösung*, so scheidet sich auf der Zinkoberfläche metallisches *Kupfer* als dunkler Niederschlag ab. Außerdem stellt man bei einer Analyse der Lösung fest, daß $Zn^{2\oplus}$-*Ionen* in Lösung gegangen sind. Es hat eine Redox-Reaktion stattgefunden:

$$\overset{0}{Zn} + \overset{+2}{Cu^{2\oplus}} \longrightarrow \overset{+2}{Zn^{2\oplus}} + \overset{0}{Cu}$$

Das Sulfat nimmt an der Reaktion nicht teil, es besorgt den Ladungsausgleich in der Lösung. Die Redox-Teilsysteme (Redoxpaare) der Reaktion lauten:

$$Zn \rightleftharpoons Zn^{2\oplus} + 2\,e^{\ominus}$$
$$Cu \rightleftharpoons Cu^{2\oplus} + 2\,e^{\ominus}$$

Die Elektronen fließen vom Zink zum $Cu^{2\oplus}$, Zink wird oxidiert, $Cu^{2\oplus}$ reduziert. Die Redox-Reaktion läuft zwischen einem *Metall* und einem *Metallion* ab, und zwar nur in der angegebenen Richtung freiwillig. Taucht man einen Kupferstab in eine Zinksulfatlösung, erfolgt *keine* Umsetzung.

Wir wollen die Redox-Teilsysteme nun räumlich voneinander trennen. Dazu tauchen wir ein Metallblech (*Elektrode*) in eine Lösung der zugehörigen Metallionen, es entsteht eine *Halbzelle*.

In Abb. 9/1 enthält Becherglas 1 eine 1 M $ZnSO_4$-Lösung, in die ein Zinkblech als Elektrode eintaucht. In Becherglas 2 taucht ein Kupferblech in eine 1 M $CuSO_4$-Lösung. Verbindet man die Elektroden der beiden Halbzellen mit einem Draht, erfolgt **keine** Reaktion. Jede Elektronenverschiebung nach rechts würde bedeuten, daß die rechte Halbzelle sich gegenüber der linken negativ auflädt. Dies ist wegen der Elektroneutralität, die für alle chemischen Systeme gilt, nicht möglich.

Jetzt bringen wir die beiden Halbzellen über eine „*Salzbrücke*" in Kontakt (Abb. 9/2). Dabei handelt es sich um ein U-Rohr, das eine K_2SO_4-Lösung enthält und an den Enden durch Watte oder einen porösen Tonverschluß, den Ionen passieren können, vor dem Auslaufen geschützt ist. Sofort setzt im äußeren Draht

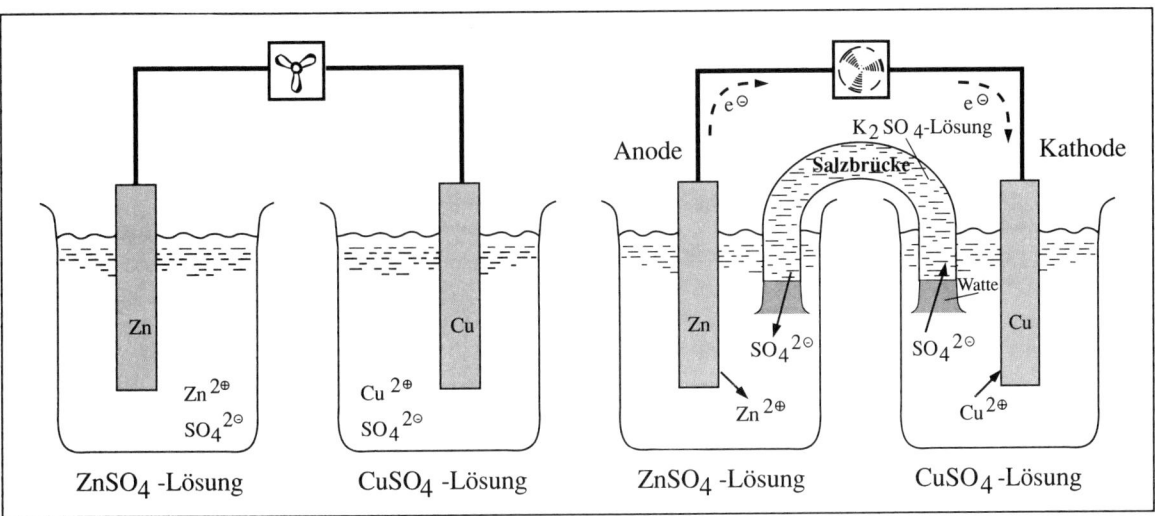

Abb. 9/1. Zwei getrennte Halbzellen sind außen durch einen Draht verbunden. Es fließen keine Elektronen. Der Elektromotor steht.

Abb. 9/2. Zwei Halbzellen haben über eine Salzbrücke Kontakt. Im äußeren Draht setzt ein Elektronenfluß ein. Der Elektromotor läuft.

ein Stromfluß ein, es wandern Elektronen von der Zinkelektrode zur Kupferelektrode. Der *äußere Ladungstransport* wird in der Lösung durch *Ionenwanderung* ausgeglichen, die über Salzbrücken erfolgt. An der *Zinkelektrode* werden unter Abgabe von Elektronen $Zn^{2\oplus}$-Ionen frei, die über die Salzbrücke abwandern oder deren Ladung Anionen ($SO_4^{2\ominus}$) ausgleichen, die über die Salzbrücke zuwandern. An der *Kupferelektrode* scheiden sich $Cu^{2\oplus}$-Ionen unter Aufnahme von Elek-

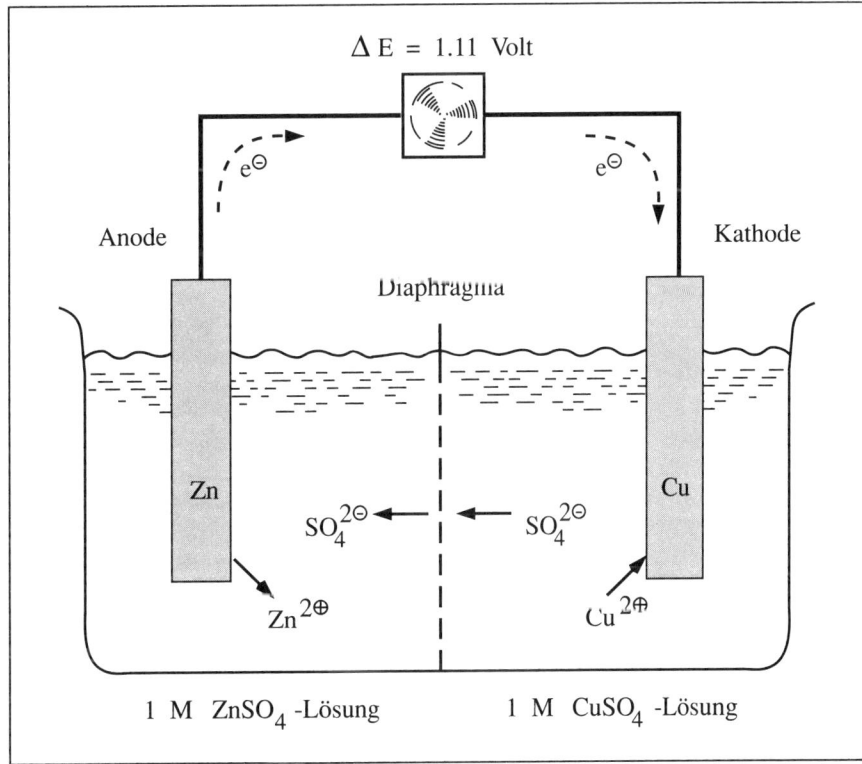

Abb. 9/3. Daniell-Element $(Zn/Zn^{2\oplus}//Cu^{2\oplus}/Cu)$.

tronen als Kupfer ab. Der Verlust von Kationen in dieser Halbzelle muß durch Abwanderung von Anionen ($SO_4^{2\ominus}$) oder Zuwanderung von Kationen ($K^\oplus$ oder $Zn^{2\oplus}$) über die Salzbrücke ausgeglichen werden. In diesem System aus zwei Halbzellen ist die Zinkelektrode die *Anode*, die Kupferelektrode die *Kathode*. Die Zinkelektrode wird dabei leichter, weil $Zn^{2\oplus}$ in die Lösung übergeht. Die Kupferelektrode wird schwerer, weil $Cu^{2\oplus}$ sich als Kupfer niederschlägt.

Mit Hilfe der Salzbrücke ist aus den Halbzellen eine **elektrochemische Zelle** geworden, die sich dadurch auszeichnet, daß der im äußeren Draht fließende Strom **elektrische Arbeit** leisten kann (z. B. einen Elektromotor antreiben). Der Elektronenfluß in der angegebenen Richtung verläuft freiwillig, d. h. unter Abgabe von Energie. Die elektrochemische Zelle $Zn/Zn^{2\oplus}//Cu^{2\oplus}/Cu$ wird auch *Daniell-Element* genannt. Der Aufbau kann wie in Abb. 9/2 sein oder auch in einem Gefäß, indem man die Halbzellen durch eine poröse Trennwand (*Diaphragma*) voneinander trennt (Abb. 9/3).

9.7 Elektromotorische Kraft (EMK)

Voraussetzung dafür, daß zwischen zwei Halbzellen im äußeren Draht Elektronen fließen, die elektrische Arbeit leisten, ist ein „Niveau-Unterschied" zwischen den Halbzellen. Dieser drückt sich in einer **Potentialdifferenz** aus, die in elektrochemischen Zellen als *Spannungsdifferenz* (ΔE) gemessen werden kann, die zwischen den Elektroden herrscht. In der Versuchsanordnung von Abb. 9/2 und 9/3 beträgt die Spannung $\Delta E = 1{,}11$ Volt.

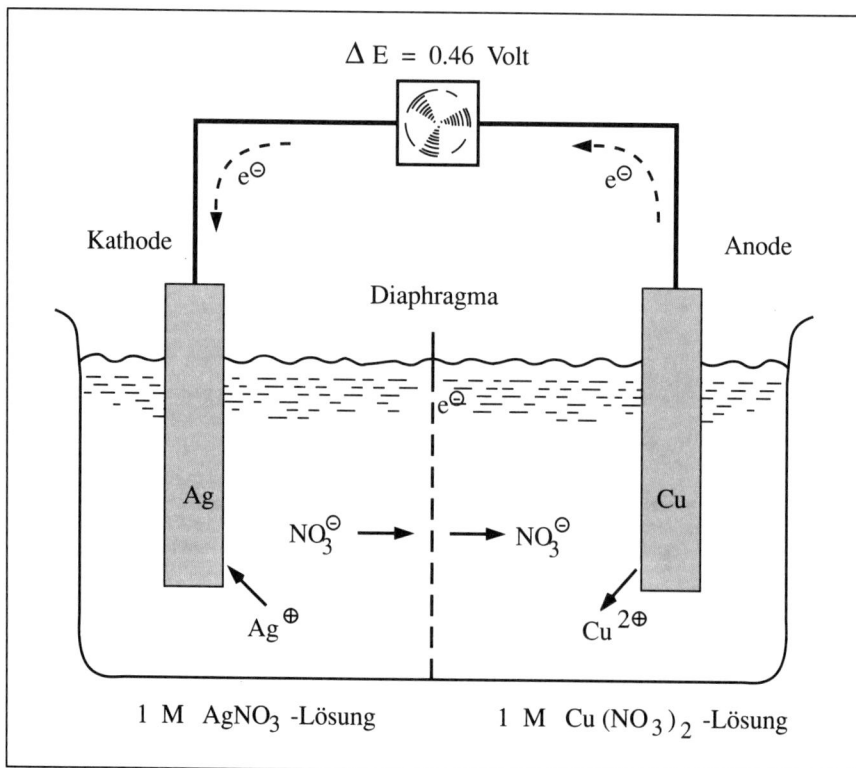

Abb. 9/4. Kupfer/Silber-Zelle ($Cu/Cu^{2\oplus}//Ag^\oplus/Ag$).

Kombiniert man die Cu/Cu$^{2\oplus}$-Halbzelle mit einer Ag/Ag$^{\oplus}$-Halbzelle (Abb. 9/4), dann fließen die Elektronen von der Kupferelektrode zur Silberelektrode. Die Redoxgleichung und die Redox-Teilsysteme lauten:

$$Cu + 2\,Ag^{\oplus} \;\rightleftharpoons\; Cu^{2\oplus} + 2\,Ag$$

$$Cu \;\rightleftharpoons\; Cu^{2\oplus} + 2\,e^{\ominus}$$
$$Ag \;\rightleftharpoons\; Ag^{\oplus} + e^{\ominus}$$

Die Spannung zwischen den Elektroden beträgt $\Delta E = 0{,}46$ Volt.

Im Daniell-Element (Abb. 9/3) wandern die Elektronen vom Zn zum Cu$^{2\oplus}$, in der Kupfer/Silber-Zelle vom Cu zum Ag$^{\oplus}$. Einmal ist Cu$^{2\oplus}$ das Oxidationsmittel, im anderen Fall ist Cu das Reduktionsmittel. Ob die *Oxidationskraft* oder die *Reduktionskraft* einer Halbzelle zum Tragen kommt, hängt also vom Metall/Metallion der anderen Halbzelle ab. Es gilt

> Metalle unterscheiden sich in der Donatorstärke (Reduktionskraft), Metallionen in der Akzeptorstärke (Oxidationskraft).

Die Spannung ΔE zwischen den beiden Elektroden einer elektrochemischen Zelle entspricht der **elektromotorischen Kraft** (**EMK**) der Zelle. Die maximale Arbeit, die sich aus einer bei konstantem Druck und konstanter Temperatur ablaufenden chemischen Reaktion gewinnen läßt, ist ein Maß für die Änderung von Gibbs' freier Energie (ΔG, s. Kap. 6.6.4) des Systems.

Es gilt

$$\Delta G = - z \cdot F \cdot \Delta E$$

z = Zahl der übertragenen Elektronen
F = $96\,487\ C \cdot mol^{-1}$ (Faraday Konstante)
ΔE in Volt; ΔG in kJ/mol

Nur bei negativen ΔG-Werten ist die Reaktion *exergon*, läuft also freiwillig ab, dazu muß ΔE positiv sein.

9.8 Elektrodenpotentiale

Halbzellen verschiedener Metalle unterscheiden sich in ihrem Potential. Dies hängt u. a. von der *Elektronenkonfiguration* der Metallatome, vom Aufbau des *Metallgitters* und von der *Hydratation der Ionen* in der die Elektrode umgebenden Lösung ab. An der Metalloberfläche (Grenzfläche), dort wo Metall und Metallionen in Kontakt stehen, bildet sich ein **Elektrodenpotential** aus. Dies kann *positiv* sein, wenn an der Metalloberfläche Metallionen an das Metallgitter angelagert werden, oder *negativ*, wenn Metallionen das Metallgitter verlassen. Das absolute Potential einer Halbzelle läßt sich jedoch nicht bestimmen, weil man nur *Potentialdifferenzen* messen kann. Aus diesem Grund wurde eine *Referenz Halbzelle* (= **Bezugselektrode**) definiert, deren Potential man willkürlich gleich Null setzt. Dieser Kniff erlaubt es, für sämtliche Halbzellen ein Potential anzugeben, das letztlich die Potentialdifferenz $\Delta E = E_2 - E_1$ zur Bezugselektrode darstellt.

Die Bezugs-Halbzelle ist die sogenannte **Normalwasserstoffelektrode**. Sie besteht aus einer Platinelektrode, die bei 25 °C (= 298 K) in eine Säurelösung mit dem pH-Wert = 0 ([H$_3$O$^{\oplus}$] = 1 mol/l) eintaucht und von Wasserstoffgas bei 1,013 bar

($= 760$ Torr) Druck umspült wird (Abb. 9/5 und 9/6). Das Redox-Teilsystem, das an der Platinoberfläche im Gleichgewicht steht, lautet:

$$2\,H_2O + H_2 \rightleftharpoons 2\,H_3O^{\oplus} + 2e^{\ominus} \qquad E^0 = 0{,}00 \text{ Volt}$$
$$\text{(Bezugssystem)}$$

Bringt man diese Bezugs-Halbzelle mit anderen Halbzellen in Kontakt, dann kann der Elektronenfluß im äußeren Draht in zwei Richtungen erfolgen.

Fall 1 (Abb. 9/5): Die Elektronen fließen von der anderen Halbzelle *zur* Normalwasserstoffelektrode (z. B. vom Zn zum $H_3O^{\oplus}$), das Potential erhält ein **negatives** Vorzeichen.

$$Zn \rightleftharpoons Zn^{2\oplus} + 2e^{\ominus} \qquad E^0 = -0{,}76\,V \quad \text{(Zink-Halbzelle)}$$
$$2\,H_2O + H_2 \rightleftharpoons 2\,H_3O^{\oplus} + 2e^{\ominus} \qquad E^0 = 0{,}00\,V \quad \text{(Bezugs-Halbzelle)}$$

Fall 2 (Abb. 9/6): Die Elektronen fließen *von* der Normalwasserstoffelektrode zur anderen Halbzelle (z. B. vom H_2 zum $Cu^{2\oplus}$), das gemessene Potential erhält ein **positives** Vorzeichen.

$$2\,H_2O + H_2 \rightleftharpoons 2\,H_3O^{\oplus} + 2e^{\ominus} \qquad E^0 = 0{,}00\,V \quad \text{(Bezugs-Halbzelle)}$$
$$Cu \rightleftharpoons Cu^{2\oplus} + 2e^{\ominus} \qquad E^0 = +0{,}35\,V \quad \text{(Kupfer-Halbzelle)}$$

Das gemessene Potential E einer beliebigen Halbzelle ist u. a. von der Konzentration der Metallionen in der Elektrodenlösung abhängig. Will man verschiedene Halbzellen vergleichen, ist es nötig, für jede Halbzelle das **Normalpotential** (E^0) zu definieren. Dazu muß die Metallelektrode unter Standardbedingungen (1,013 bar, 25 °C) in eine 1 molare (1 M) Metallsalzlösung eintauchen und man bestimmt die Potentialdifferenz zur Normalwasserstoffelektrode. Die E^0-Werte sind charakteristische Konstanten für ein Redoxpaar und zugleich ein Maß für die Oxidations- bzw. Reduktionskraft eines Redoxpaares. Bei den oben genannten Beispielen wurden schon die E^0-Werte angegeben.

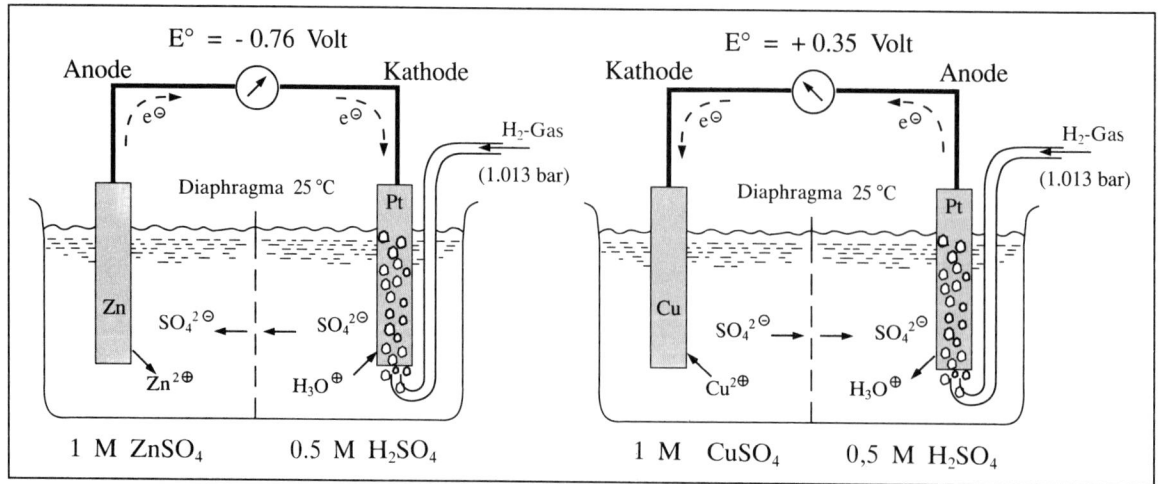

Abb. 9/5. Normalwasserstoffelektrode in Verbindung mit einer Standard-Zinkelektrode.

Abb. 9/6. Normalwasserstoffelektrode in Verbindung mit einer Standard-Kupferelektrode.

9.9 Spannungsreihe

Für sämtliche Redoxpaare, d. h. nicht nur für die Metall/Metallion-Systeme, sondern auch für solche unter Beteiligung von Nichtmetallen (z. B. $H_2/2H^{\oplus}$, $2Cl^{\ominus}/Cl_2$) bis hin zu organischen Redoxsystemen (z. B. Hydrochinon/Chinon) lassen sich die Normalpotentiale bestimmen. In der **elektrochemischen Spannungsreihe** (Tab. 9/2) schreibt man die Redoxpaare nach ihren Normalpotentialen geordnet untereinander. Oben steht das Redoxpaar mit dem negativsten E^0-Wert, nach unten hin werden die E^0-Werte zunehmend positiver.

Mit Hilfe der Spannungsreihe lassen sich *Vorhersagen* machen, welche Redox-Reaktionen spontan (= freiwillig) ablaufen. Wir wollen uns dies an Hand der schon besprochenen elektrochemischen Zellen (Abb. 9/3 und 9/4) exemplarisch verdeutlichen. Die drei genannten Redoxpaare reihen sich in der Spannungsreihe wie folgt untereinander:

Red		Ox	E^0
Zn	$\rightleftharpoons$	$Zn^{2\oplus} + 2e^{\ominus}$	$-0,76$ V
Cu	$\rightleftharpoons$	$Cu^{2\oplus} + 2e^{\ominus}$	$+0,35$ V
Ag	$\rightleftharpoons$	$Ag^{\oplus} + e^{\ominus}$	$+0,81$ V

Das angegebene Potential E^0 mit seinem Vorzeichen bezieht sich immer auf den Reduktionsprozeß einer Teilreaktion:

$$Ox + z\,e^{\ominus} \longrightarrow Red$$

In den Tabellen findet man stets das **Reduktionspotential.** Man muß die Teilreaktionen dieses Buches von rechts nach links lesen, damit das Vorzeichen für E^0 stimmt.

Die Elektronen fließen freiwillig von links oben nach rechts unten, d. h. von der reduzierten Form (Red) des Redoxpaares mit negativerem E^0-Wert zur oxidierten Form (Ox) des Redoxpaares mit positiverem E^0-Wert. Die Potentialdifferenz für das Daniell-Element ($Zn/Zn^{2\oplus}//Cu^{2\oplus}/Cu$) ergibt sich aus der Differenz der E^0-Werte:

$$\Delta E = E^0_{Cu} - E^0_{Zn} = 0,35 - (-0,76) = 1,11 \text{ Volt}$$

Entsprechend errechnet sich für die Kupfer/Silber-Zelle

$$\Delta E = E^0_{Ag} - E^0_{Cu} = 0,81 - 0,35 = 0,46 \text{ Volt.}$$

Man kann damit bei beliebig kombinierten Redoxpaaren nicht nur vorhersagen, welcher Partner als Oxidationsmittel und welcher als Reduktionsmittel reagiert, sondern kann bei Einhaltung der Standardbedingungen auch sagen, welche elektromotorische Kraft (ΔE) zur Verfügung steht. Diese ist der Änderung an Gibbs' freier Energie proportional, d. h. wieviel Arbeit das System bei molarem Umsatz maximal leisten kann, ergibt sich aus der Beziehung $\Delta G = -z \cdot F \cdot \Delta E$.

Tab. 9/2. Spannungsreihe für die im Text erwähnten Redoxpaare

Red		Ox		E^0 (Volt)
Na	$\rightleftharpoons$	$Na^{\oplus}$	$+ e^{\ominus}$	$-2,71$
Mg	$\rightleftharpoons$	$Mg^{2\oplus}$	$+ 2e^{\ominus}$	$-2,40$
Zn	$\rightleftharpoons$	$Zn^{2\oplus}$	$+ 2e^{\ominus}$	$-0,76$
Fe	$\rightleftharpoons$	$Fe^{2\oplus}$	$+ 2e^{\ominus}$	$-0,44$
$2H_2O + H_2$	$\rightleftharpoons$	$2H_3O^{\oplus}$	$+ 2e^{\ominus}$	$0,00$
Cu	$\rightleftharpoons$	$Cu^{2\oplus}$	$+ 2e^{\ominus}$	$+0,35$
$2I^{\ominus}$	$\rightleftharpoons$	I_2	$+ 2e^{\ominus}$	$+0,58$
$2H_2O + $ Hydrochinon	$\rightleftharpoons$	Chinon $+ 2H_3O^{\oplus}$	$+ 2e^{\ominus}$	$+0,70$
$Fe^{2\oplus}$	$\rightleftharpoons$	$Fe^{3\oplus}$	$+ e^{\ominus}$	$+0,77$
Ag	$\rightleftharpoons$	$Ag^{\oplus}$	$+ e^{\ominus}$	$+0,81$
Hg	$\rightleftharpoons$	$Hg^{2\oplus}$	$+ 2e^{\ominus}$	$+0,86$
$4H_2O + 2H_2O$	$\rightleftharpoons$	$O_2 + 4H_3O^{\oplus}$	$+ 4e^{\ominus}$	$+1,24$
$2Cl^{\ominus}$	$\rightleftharpoons$	Cl_2	$+ 2e^{\ominus}$	$+1,36$
$2F^{\ominus}$	$\rightleftharpoons$	F_2	$+ 2e^{\ominus}$	$+2,86$

Unedle Metalle stehen oberhalb des Wasserstoffs in der Spannungsreihe (negatives Normalpotential). Sie können Elektronen an $H_3O^{\oplus}$-Ionen abgeben und sich somit in starken Säuren unter Wasserstoffentwicklung lösen (z.B. Zn, Fe, s. Tab. 9/2). Solche Metalle haben eine *ausgeprägte Reduktionskraft*. Metalle, die unterhalb des Wasserstoffs stehen, besitzen eine schwächere Reduktionskraft, ihre Kationen hingegen sind eher Oxidationsmittel. Je nach E^0-Wert spricht man von **Halbedel-** oder **Edelmetallen**.

9.10 Nernstsche Gleichung

Halbzellen, die nicht den Standardbedingungen entsprechen, haben ein Potential E, das von E^0 verschieden ist. E hängt von der Konzentration an oxidierter Form (Ox) und reduzierter Form (Red) in der Elektrodenlösung ab. Die mathematische Beziehung, die dies beschreibt, ist die *Nernstsche Gleichung*.

$$E = E^0 + \frac{R \cdot T}{z \cdot F} \ln \frac{[Ox]}{[Red]}$$

R = Gaskonstante
T = Temperatur (in K)
z = Zahl der übertragenen $e^{\ominus}$
F = Faraday-Konstante

Arbeitet man bei 25 °C, zieht die Gaskonstante R und die Faraday-Konstante F zusammen und wandelt den natürlichen in den dekadischen Logarithmus um, dann erhält man den Faktor 0,06. Die Gleichung vereinfacht sich zu:

$$\boxed{E = E^0 + \frac{0,06}{z} \log \frac{[Ox]}{[Red]}}$$ (Nernstsche Gleichung)

z = Zahl der übertragenen Elektronen

Betrachten wir eine $Zn/Zn^{2\oplus}$-Halbzelle mit einer 0,1 M Zinksulfatlösung, dann errechnet sich das Potential E dieser Halbzelle wie folgt:

$$E_{Zn/Zn^{2\oplus}} = -0,76 + \frac{0,06}{2} \log \frac{[Zn^{2\oplus}]}{[Zn]}$$

Für die Zinkelektrode gilt [Zn] = konstant. Der Wert ist in E^0 berücksichtigt. Formal setzt man [Zn] = 1. Dann ergibt sich:

$$E_{Zn/Zn^{2\oplus}} = -0,76 + 0,03 \log [Zn^{2\oplus}] = -0,76 - 0,03 = -0,79 \text{ V}$$

Durch Verdünnen der Metallsalzlösung (1 mol auf 0,1 mol) wird das Potential der Halbzelle im Vergleich zum Normalpotential ($E^0 = -0,76$ V) *negativer*, die Reduktionskraft des Zinks nimmt *zu*. Anders ausgedrückt: Bringt man zwei gleiche Halbzellen in Kontakt, die sich lediglich in der Konzentration der Metallsalzlösungen im Elektrodenraum unterscheiden, dann bildet sich zwischen diesen Halbzellen ein Potential aus, und es können Elektronen fließen, bis sich die Metallsalzkonzentrationen in den beiden Halbzellen ausgeglichen haben und ΔE zu Null wird. *Konzentrationsgradienten* z.B. längs einer Membran sind ein Energiepotential, aus dem elektrische oder chemische Energie gewonnen werden kann.

Auch beim Daniell-Element (Abb. 9/3) fließen die Elektronen nicht beliebig lange von der Zink- zur Kupferelektrode, irgendwann ist das Element „erschöpft"

(= *entladen*), der Elektronenfluß kommt zum Stillstand. Die Änderung der Potentiale der Halbzellen läßt sich wie folgt beschreiben:

$$E_1 = -0,76 + \frac{0,06}{2} \log [Zn^{2\oplus}] \qquad E_2 = 0,35 + \frac{0,06}{2} \log [Cu^{2\oplus}]$$

$$\Delta E = E_2 - E_1$$

An der Zinkelektrode nimmt die Konzentration an $Zn^{2\oplus}$ zu, das Potential E_1 wird mit der Zeit positiver. An der Kupferelektrode nimmt die Konzentration an $Cu^{2\oplus}$ ab, E_2 wird negativer. Die Potentialdifferenz ΔE wird zunehmend kleiner und schließlich zu Null. Zwischen den Halbzellen hat sich ein Gleichgewicht eingestellt. Mit der Beziehung $\Delta G = -z \cdot F \cdot \Delta E$ ergibt sich $\Delta G = 0$. Die Triebkraft der Redox-Reaktion ist erloschen (s. Kap. 6.6.5). Man sieht nochmals, daß ΔG und ΔE direkt proportional sind.

Legt man an eine elektrochemische Zelle, die das Gleichgewicht erreicht hat, einen Gleichstrom mit ausreichender Spannung an, so kann man die Umkehrung der vorher freiwillig abgelaufenen Redox-Reaktion unter Zuführung von Energie erzwingen und das Potential der Halbzellen und damit die ursprüngliche Potentialdifferenz wieder aufbauen. Die Zelle wird *aufgeladen*. Dies gelingt beispielsweise bei Batterien und Akkus.

9.11 Redox- und Säure/Base-Reaktionen im Vergleich

Es gibt eine auffällige *Parallelität* zwischen Redox- und Säure/Base-Reaktionen (Tab. 9/3). Bei beiden werden *Elementarteilchen* übertragen, einmal **Elektronen**, einmal **Protonen**. Die Elektronen bei den Redox-Reaktionen entstammen den Valenzelektronen des einen Partners und gehen in die Valenzschale des anderen Partners über. Ein Proton bei einer Säure/Base-Reaktion wird frei, indem es die bindenden Elektronen in der Valenzschale des Donators zurückläßt. Es lagert sich an ein Valenzelektronenpaar des Akzeptors an. In beiden Fällen wird das *Prinzip chemischer Reaktionen* deutlich: Die Eigenschaften der Stoffe ändern sich aufgrund von Umordnungen in der *Elektronenhülle* der Reaktionspartner.

Tab. 9/3. Vergleich zwischen Redox- und Säure/Base-Reaktionen

Redox-Reaktionen		Säure/Base-Reaktionen
$e^{\ominus}$	übertragene Elementarteilchen	$H^{\oplus}$
Reduktionsmittel	Donator	Säure
Oxidationsmittel	Akzeptor	Base
E, E^0	Donatorstärke	pH, pK_S
$E = E^0 + \dfrac{0,06}{z} \log \dfrac{[Ox]}{[Red]}$	Konzentrationsabhängigkeit der Donatorstärke	$pH = pK_S + \log \dfrac{[Base]}{[Säure]}$
(Nernstsche Gleichung)		(Puffergleichung)

9.12 pH-Abhängigkeit von Redoxpotentialen

9.12.1 Beispiele

Es gibt Redoxpaare, bei denen die Bildung der oxidierten Form mit der Freisetzung von Protonen (in Wasser $H_3O^{\oplus}$) einher geht. In diesen Fällen ist das Potential der Halbzelle u. a. auch von der Hydroniumionen-Konzentration, d.h. vom pH-

Wert der Lösung abhängig. Am deutlichsten ist dies bei der *Wasserstoffelektrode* selbst.

$$2\,H_2O + H_2 \rightleftharpoons 2\,H_3O^\oplus + 2\,e^\ominus$$

Bei Anwendung der Nernstschen Gleichung ergibt sich für das Potential E:

$$E_{H_2/H^\oplus} = 0 + \frac{0,06}{2} \log \frac{[H_3O^\oplus]^2}{[H_2O]^2 \cdot [H_2]}$$

Die Konzentration von H_2O ist praktisch konstant und in E^0 enthalten, formal wird sie gleich 1 gesetzt. Für die Konzentration des Wasserstoffs, sofern man bei Normaldruck (1,013 bar) arbeitet, gilt $[H_2] = 1$. Es bleibt

$$E_{H_2/H^\oplus} = 0 + \frac{0,06}{2} \log [H_3O^\oplus]^2 = 0,06 \log [H_3O^\oplus],$$

mit $pH = -\log [H_3O^\oplus]$

$$\boxed{E_{H_2/H^\oplus} = -0,06\ pH}$$

Bei $pH = 0$ liegt die Normalwasserstoffelektrode vor ($E^0 = 0$ V), bei den üblichen pH-Werten in der lebenden Zelle ($pH = 7$) hingegen

$$E_{H_2/H^\oplus} = -0,42\ V.$$

In der Biochemie ist es sinnvoll, die Redoxpotentiale auf $pH = 7$ zu beziehen. Die Normalpotentiale werden umgerechnet ($E^0 - 0,42$) und als $E^{0\prime}$-Werte tabelliert. Diese unterscheiden sich von den E^0-Werten (Tab. 9/2) nur, wenn $H_3O^\oplus$-Ionen in die Gleichung für das Redoxpaar eingehen.

Ein zweites Beispiel ist die Sauerstoff-Halbzelle in wäßriger Lösung ($E^0 = +1,24$ V).

$$4\,H_2O + 2\,H_2O \rightleftharpoons O_2 + 4\,H_3O^\oplus + 4\,e^\ominus$$
$$E_{O^{2\ominus}/O_2} = 1,24 + \frac{0,06}{4} \log \frac{[O_2]\,[H_3O^\oplus]^4}{[H_2O]^6}$$

Die Trennung der sechs Wassermoleküle auf der linken Seite soll kenntlich machen, daß nur zwei der Bereitstellung von $O^{2\ominus}$ für die Oxidation dienen, während vier benötigt werden, um die freiwerdenden Protonen aufzunehmen. Arbeitet man bei Normaldruck ($[O_2] = 1$) und setzt die Wasserkonzentration gleich 1, so gilt

$$E_{O^{2\ominus}/O_2} = 1,24 + \frac{0,06}{4} \log [H_3O^\oplus]^4 = 1,24 + 0,06 \log [H_3O^\oplus]$$

$$E_{O^{2\ominus}/O_2} = 1,24 - 0,06\ pH; \quad E^{0\prime} = +0,82\ \text{Volt}$$

Die Oxidationskraft des „klassischen" Oxidationsmittels Sauerstoff ist in saurem Milieu stärker als im basischen (die Anwendung wird in Kap. 9.13 beschrieben).

9.12.2 pH-Bestimmung durch Potentialmessung

Die pH-Abhängigkeit von Redoxpotentialen kann zur Messung von pH-Werten benutzt werden. Im einfachsten Fall müßte man die Lösung mit einer *Wasserstoff-*

elektrode gegen das Potential einer Normalwasserstoffelektrode vermessen. Ein anderes Beispiel ist die **Chinhydron-Elektrode**. Das verwendete Redoxpaar Hydrochinon/Chinon stammt aus der organischen Chemie, wir verwenden es hier ohne Strukturformel (s. Kap. 13.2). Wenn Hydrochinon und Chinon in gleicher Konzentration vorliegen, spricht man von Chinhydron.

$$2\,H_2O + \text{Hydrochinon} \rightleftharpoons \text{Chinon} + 2\,H_3O^{\oplus} + 2e^{\ominus} \qquad E^0 = +0{,}70 \text{ Volt}$$

$$E = E^0 + \frac{0{,}06}{2} \log \frac{[\text{Chinon}]\,[H_3O^{\oplus}]^2}{[\text{Hydrochinon}]}$$

$$E = E^0 + 0{,}03 \log \frac{[\text{Chinon}]}{[\text{Hydrochinon}]} + 0{,}06 \log [H_3O^{\oplus}]$$

$$E = E^0 + 0{,}03 \log \frac{[\text{Chinon}]}{[\text{Hydrochinon}]} - 0{,}06 \text{ pH}$$

Taucht eine inerte Platinelektrode in eine Meßlösung, die Chinon und Hydrochinon in gleicher Konzentration enthält, dann ist das Potential der Halbzelle nur noch vom pH-Wert der Meßlösung abhängig. Bringt man diese Halbzelle mit einer Bezugselektrode in Kontakt, deren Potential bekannt ist, ergibt sich aus der Potentialdifferenz der pH-Wert.

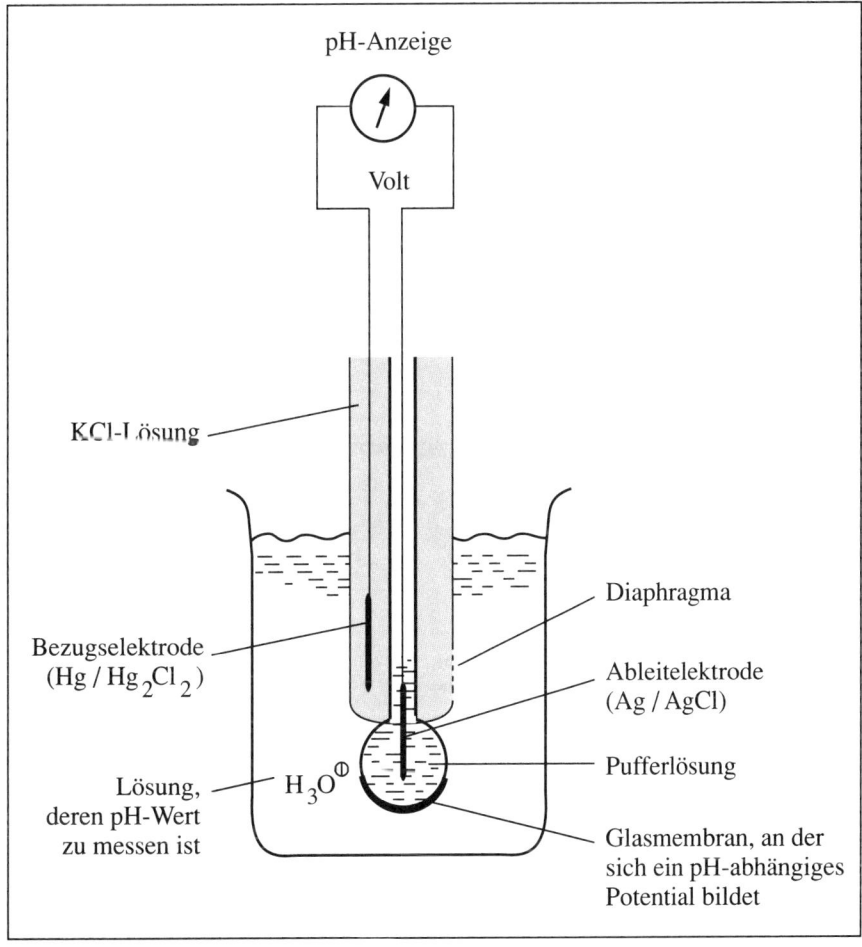

Abb. 9/7. Glaselektrode zur Messung von pH-Werten (Einstabmeßkette).

Heute werden pH-Messungen überwiegend mit der **Glaselektrode** ausgeführt. Hier wird nicht auf ein pH-abhängiges Redoxpaar zurückgegriffen, sondern auf dünne Membranen spezieller Glassorten, an denen ein Potential entsteht, wenn die Membran innen und außen von Lösungen mit unterschiedlichem pH-Wert benetzt wird. Hält man innen den pH-Wert durch eine Pufferlösung konstant und bringt innen eine geeignete *Ableitelektrode* (z. B. Ag/AgCl) in Membrannähe an, so kann man mit Hilfe einer äußeren *Bezugselektrode*, die mit in die Meßlösung eintaucht und deren Potential nicht pH-abhängig ist, das Potential an der Glasmembran abgreifen. Die innere Ableitelektrode reagiert also auf die pH-Änderung an der äußeren Membranseite und leitet das entstehende Potential weiter. Nach Eichung ist die gemessene Potentialdifferenz dem pH-Wert der Meßlösung proportional. Die heute verwendeten **Einstabmeßketten** enthalten die eigentliche Glaselektrode und die Bezugselektrode (Kalomel-Elektrode: Hg/Hg_2Cl_2 in KCl-Lösung) in einem Bauelement (Abb. 9/7).

pH-Bestimmungen, die auf der Messung von Potentialdifferenzen beruhen, sind sehr viel genauer ($\pm$ 0,01 pH-Einheiten) als solche mit Hilfe von Indikatoren (s. Kap. 8.7).

9.13 Knallgas-Reaktion und Atmungskette

Die Knallgasreaktion ($H_2 + \frac{1}{2} O_2 \rightleftharpoons H_2O$) spielt sich bei pH = 7 zwischen den Potentialen $- 0,42$ V und $+ 0,82$ V ab. Aus der Potentialdifferenz $\Delta E = 1,24$ V läßt sich die Energie berechnen, die bei der Bildung von 1 mol Wasser frei wird:

$$\Delta G^0 = - z \cdot F \cdot \Delta E^{0'} = - 2 \times 96,5 \times 1,24 = - 239 \text{ kJ} \cdot \text{mol}^{-1}$$

Die Reaktion hat eine große Triebkraft, das Gasgemisch explodiert nach Zündung (s. Kap. 6.6.4).

Bei allen Lebewesen, die Sauerstoff zur Energieversorgung benötigen, wird die Energie aus dem Potentialgefälle der Knallgas-Reaktion gewonnen. Wasserstoff kommt in der Zelle allerdings nicht frei vor, sondern wird von organischen Substraten z. B. auf $NAD^{\oplus}$ (Nicotinamid-adenin-dinucleotid) übertragen. Das entstehende *NADH* ist der eigentliche Elektronendonator in der **Atmungskette**, die in den Mitochondrien, den „Kraftwerken" der Zelle, abläuft. Das Redoxpaar $NADH/NAD^{\oplus}$ hat das negativste Normalpotential ($E^{0'} = - 0,32$ V). Vom NADH wandern die Elektronen über mehrere Redoxpaare, die hier nicht weiter

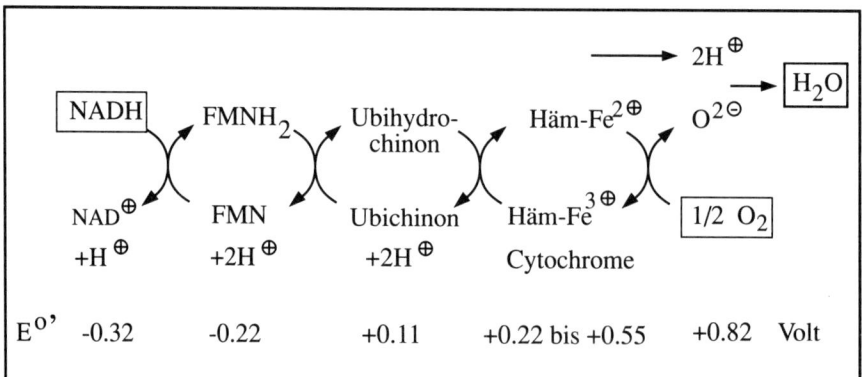

Abb. 9/8. Schema des Elektronenflusses in der Atmungskette vom NADH zum Sauerstoff. Es gibt bei einzelnen Redox-Reaktionen $2e^{\ominus}$-Schritte und $1e^{\ominus}$-Schritte. Im zweiten Fall werden natürlich 2 mol des Redoxpaares benötigt um 1 mol NADH zu oxidieren.
$E^{0'}$ = Normalpotential des Systems bei pH = 7.

erläutert werden, zum Sauerstoff (Abb. 9/8). Es ergibt sich folgende Reaktionsgleichung:

$$NADH + H^{\oplus} + \tfrac{1}{2}O_2 \longrightarrow NAD^{\oplus} + H_2O$$

Die Potentialdifferenz, die die Elektronen durchlaufen, beträgt $\Delta E^{0'} = 1{,}14$ V, daraus ergibt sich $\Delta G^0 = -2 \times 96{,}5 \times 1{,}14 = -220$ kJ mol^{-1}. Der „Trick" der Natur besteht darin, daß die Elektronen von NADH nicht direkt auf den Sauerstoff übertragen werden, sondern **stufenweise** über verschiedene Redoxsysteme. Dadurch wird auch die Energie, die teilweise in chemische Energie umgewandelt wird, portionsweise frei. Bei der Oxidation von 1 mol NADH werden 3 mol **ATP** (Adenosin-triphosphat) gebildet. ATP ist die für den Stoffwechsel wichtigste energiereiche Verbindung (s. Kap. 13.5.4).

$$ADP + P_i + H^{\oplus} \longrightarrow ATP + H_2O \qquad \Delta G^0 = +30{,}5 \text{ kJ} \cdot \text{mol}^{-1}$$

Adenosin-   Phosphat   Adenosin-
diphosphat   triphosphat

Von der Energiebilanz her wird nur knapp die Hälfte der zur Verfügung stehenden Energie (220 kJ/mol) in chemische Energie (3 × 30,5 kJ/mol) umgewandelt. Die bei der Elektronenübertragung in der Atmungskette freiwerdende Energie wird dazu benutzt, an der inneren Mitochondrien-Membran einen Protonengradienten aufzubauen, der mit Hilfe spezieller Enzyme die ATP-Synthese antreibt (s. Lehrbücher der Biochemie).

9.14 *Aufgaben*

1) Formulieren Sie die Umsetzung von *Eisen* mit *Schwefelsäure* zu FeSO$_4$ und markieren Sie das *Oxidations-* und das *Reduktionsmittel*.

2) Welche *Redoxpaare* spielen bei der Umsetzung von *Natrium* mit *Chlor* eine Rolle? Markieren Sie die Richtung der Elektronenübertragung sowie jeweils *oxidierte* und *reduzierte* Form der Redoxpaare.

3) Schreiben Sie die *Knallgas-Reaktion* in der gekoppelten Schreibweise.

4) Geben Sie ein Beispiel dafür an, daß Redox-Teilreaktionen *umkehrbar* sind.

5) Geben Sie die *Oxidationszahlen* für die Bausteine folgender Verbindungen bzw. Ionen an: H$_2$S, CO$_2$, NaNO$_2$, NH$_4$Cl.

6) Was ist eine *Halbzelle*? Geben Sie zwei Beispiele.

7) Zwischen getrennten Halbzellen können Sie *keine* Potentialdifferenz messen. Dies gelingt erst, wenn Sie die Halbzellen mit einem „*Salzschlüssel*" verbinden. Warum?

8) Was ist ein *Daniell-Element*?

9) Wie sind *Gibbs' freie Energie* und die *EMK* einer elektrochemischen Zelle verknüpft?

10) Wie bestimmt man das *Normalpotential* einer Cu/Cu$^{2\oplus}$-Elektrode (Betrag und Vorzeichen)?

11) Wie kann man *Metalle* aufgrund ihrer E^0-Werte einteilen?

12) Was ist die *Spannungsreihe*?

13) Wie kann man mit Hilfe der Spannungsreihe vorhersagen, ob eine Redox-Reaktion *spontan* (= freiwillig) abläuft oder nicht?

14) Prüfen Sie, ob folgende Ausgangsstoffe miteinander reagieren (Spannungsreihe s. Tab. 9/2) und formulieren Sie ggf. die Reaktionsgleichung: a) Natrium und Wasser, b) Eisen und Kupfer(II)-sulfatlösung, c) Silber und Iod.

15) Wofür benötigt man die *Nernstsche Gleichung*?

16) Welches Potential hat eine *Silberelektrode*, die in eine 0,01 M Silbernitratlösung eintaucht?

17) Gibt es bei gleichartigen Halbzellen ein Potential, wenn sich die Elektrodenlösungen in ihrer *Konzentration* unterscheiden?

18) Wann kommt eine zunächst spontan ablaufende Redox-Reaktion zum Stillstand?

19) Welches Potential hat eine *Wasserstoffelektrode* bei pH = 4?

20) Bei welchen Redoxpaaren unterscheidet sich der $E^{0'}$-Wert vom E^0-Wert?

21) Wie läßt sich der *pH-Wert* einer Lösung bestimmen?

22) Was ist eine *Glaselektrode*?

23) Welche Energie steht zur Verfügung, wenn 1 mol Elektronen eine *Potentialdifferenz* von $\Delta E = 1$ Volt durchlaufen?

10 Metallkomplexe

10.1 Koordinative Bindung

Moleküle oder Ionen, deren Elektronenschalen nicht vollständig aufgefüllt sind und denen an einer Edelgaskonfiguration z. B. ein Elektronenpaar fehlt, haben eine *Elektronenlücke*. Auf der anderen Seite gibt es Moleküle oder Ionen, deren Elektronenschalen voll besetzt sind und die über *freie Elektronenpaare* verfügen. Kommen ein Molekül mit Elektronenlücke, ein *Akzeptor*, und ein Molekül mit freien Elektronen, ein *Donator*, zusammen, so bildet sich zwischen ihnen eine Elektronenpaarbindung aus. Man bezeichnet sie als **koordinative Bindung**, weil beide Bindungselektronen von einem der Partner stammen. Ein Beispiel ist die Reaktion von Bortrifluorid mit Ammoniak.

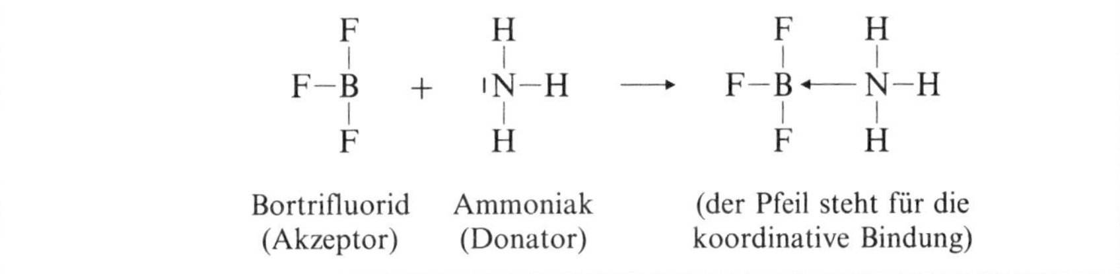

| Bortrifluorid (Akzeptor) | Ammoniak (Donator) | (der Pfeil steht für die koordinative Bindung) |

Nach dem gleichen Schema erfolgt auch die Anlagerung eines Protons an Ammoniak oder Wasser.

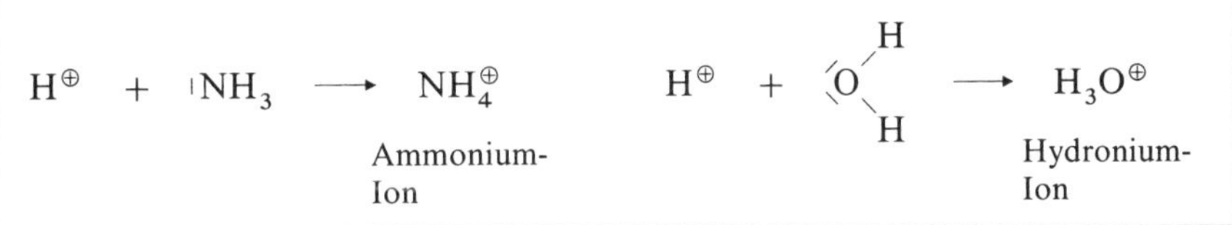

> Bei der koordinativen Bindung stammen beide Bindungselektronen von einem der Bindungspartner.

Bei manchen Teilchen ist die koordinative Bindung von anderen Atombindungen nicht zu unterscheiden (z. B. beim $NH_4^{\oplus}$ oder $H_3O^{\oplus}$). Die Bindungsenergie liegt in vergleichbarer Größenordnung von 400 kJ/mol. Bei anderen Systemen, z. B. Metallkomplexen, kann die Bindungsenergie auch deutlich kleiner sein.

10.2 Aufbau von Metallkomplexen

Koordinative Bindungen spielen bei der Bildung von *Metallkomplexen* eine Rolle, die ein zentrales Metall-Kation (= **Zentralion**) und mehrere Moleküle und/oder Anionen enthalten, die man als **Liganden** bezeichnet. In einem Metallkomplex sind die Liganden die Elektronenpaar-Donatoren, das Zentralion ist der Akzeptor. Die koordinative Bindung wird durch einen Pfeil vom Liganden zum Zentralion gekennzeichnet.

$$
\begin{array}{c}
L \\
\downarrow \\
L \longrightarrow Me^{n\oplus} \longleftarrow L \qquad = \qquad [Me(L)_4]^{n\oplus} \\
\uparrow \\
L
\end{array}
$$

Alle Metall-Ionen können Komplexe bilden. Wie ausgeprägt diese Tendenz ist und wie stabil die Komplexe sind, hängt von der Stellung des Metalls im Periodensystem und von der Elektronenpaar-Donatorfähigkeit der Liganden ab. Besonders gute Akzeptoren sind Kationen von Nebengruppenelementen, weil diese häufig Elektronenlücken in einer inneren Elektronenschale aufweisen, z. B. bei den 3d- oder 4d-Orbitalen (s. Kap. 2.4). Zu nennen sind: $Fe^{2\oplus}/Fe^{3\oplus}$, $Co^{2\oplus}/Co^{3\oplus}$, $Zn^{2\oplus}$, $Cu^{2\oplus}$, $Mn^{2\oplus}$ oder $Cr^{3\oplus}$.

Als **Liganden** treten *Anionen* oder *Moleküle* auf, die über ein freies Elektronenpaar verfügen. Beispiele sind in Tab. 10/1 aufgeführt. Auch organische Moleküle können Liganden sein, sofern sie z. B. einen polaren Rest mit einem Stickstoff-, Sauerstoff- oder Schwefelatom enthalten. Die koordinative Bindung geht bei größeren Molekülen dann von dem Atom aus, das gegenüber einem bestimmten Zentralion der stärkste Elektronendonator ist. Bei den Liganden *Cyanid* und *Kohlenmonoxid* wird die koordinative Bindung, die einer σ-Bindung ähnelt, durch Anteile einer π-Bindung ergänzt, deren Elektronen vom Zentralion stammen. Dieser Effekt erklärt, warum diese Liganden besonders stark an Übergangsmetallionen gebunden werden und deshalb eine Sonderstellung einnehmen.

Tab. 10/1. Beispiele von Anionen oder Molekülen, die Liganden in Metallkomplexen sein können.

Anionen	$|\overline{F}|^{\ominus}$ (Fluorid),	$|\overline{Cl}|^{\ominus}$ (Chlorid),	$|\overline{I}|^{\ominus}$ (Iodid)
	$^{\ominus}|C\equiv N|$ (Cyanid),	$^{\ominus}|\overline{S}-C\equiv N|$ (Rhodanid),	
	$|\overline{O}H^{\ominus}$ (Hydroxid),	$R\overline{S}|^{\ominus}$ (Thiolat),	$R-C\diagup^{O}_{\diagdown O|^{\ominus}}$ (Carboxylat)

Moleküle	$|NH_3$ (Ammoniak),	$R-\overline{N}H_2$ (Amine)	
	$H_2\overline{O}\rangle$ (Wasser),	$R-\overline{O}H$ (Alkohole),	$\diagup^{O}_{R\diagup\diagdown R}$ (Ether)
	$^{\ominus}|C\equiv O|^{\oplus}$ (Kohlenmonoxid)		

Die Zahl der Liganden-Bindungsplätze am Zentralion wird **Koordinationszahl** genannt. Sie ist von der Art der Liganden sowie von der Elektronenkonfiguration des Zentralions abhängig und beträgt 4 oder 6, in seltenen Fällen auch 2. Die Koordinationszahl hat *keinen* Zusammenhang mit der Ladung des Zentralions.

Wenn ein Zentralion und eine bestimmte Anzahl Liganden zusammentreten, entsteht ein definierter Komplex, der sich in seinen Eigenschaften von den Ausgangsverbindungen unterscheidet, z. B. in der Farbe oder auch darin, daß sich die Ausgangsverbindungen nicht mehr in freier Form nachweisen lassen. Um das Neue zu dokumentieren, setzt man den Metallkomplex in eckige Klammern, die hier *nicht* der Kennzeichnung einer Konzentration dienen.

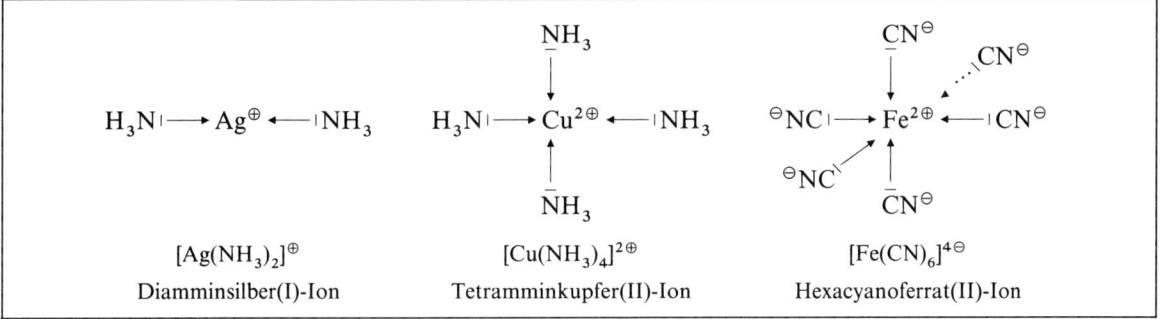

$$[Ag(NH_3)_2]^{\oplus}$$
Diamminsilber(I)-Ion

$$[Cu(NH_3)_4]^{2\oplus}$$
Tetramminkupfer(II)-Ion

$$[Fe(CN)_6]^{4\ominus}$$
Hexacyanoferrat(II)-Ion

Die **Gesamtladung** eines Metallkomplexes errechnet sich aus den Ladungen der Bausteine. Sind die Liganden neutral, entspricht die Gesamtladung der positiven Ladung des Zentralions. Anionen als Liganden können die Ladung des Zentralions kompensieren oder übertreffen. Es können so ungeladene Komplexe oder Komplex-Anionen entstehen, letztere bilden mit normalen Kationen Salze. Als Beispiele sind die verschiedenen Metallkomplexe aufgeführt, die *Eisen(II)-* oder *Eisen(III)-salze* mit *Kaliumcyanid* bilden.

$$FeCl_2 + 6\,KCN \longrightarrow K_4[Fe(CN)_6] + 2\,KCl$$

Kaliumhexacyanoferrat(II)
(= gelbes Blutlaugensalz)

$$FeCl_3 + 6\,KCN \longrightarrow K_3[Fe(CN)_6] + 3\,KCl$$

Kaliumhexacyanoferrat(III)
(= rotes Blutlaugensalz)

Durch Kombination von $Fe^{2\oplus}$ und $Fe^{3\oplus}$ im Komplex erhält man *Berliner Blau*:

$$K[Fe^{2\oplus}(Fe^{3\oplus}(CN)_6)]$$

10.3 Chelatkomplexe

In den bisherigen Beispielen hatte jeder Ligand nur ein Donor-Atom. Es gibt organische Moleküle, die *mehrere* Donor-Atome aufweisen und mit diesen an dasselbe Zentralion herantreten. Der Ligand ist dann „*mehrzähnig*" und heißt **Chelator** (gr. *chele* = Krebsschere), das entstehende Teilchen ist ein **Chelatkomplex**. Das allgemeine Bauprinzip wird bei einem Zentralion mit der Koordinationszahl 4 für einen zwei- und einen vierzähnigen Chelator gezeigt:

Chelatkomplexe

Zweizähnige Chelatoren sind z.B. *Ethylendiamin* (Abkürzung „en") oder das Anion (*Glycinat*) der Aminosäure *Glycin*. Mit $Cu^{2\oplus}$ bilden sie die folgenden Chelatkomplexe, deren Gesamtladung im ersten Beispiel + 2, im zweiten 0 beträgt.

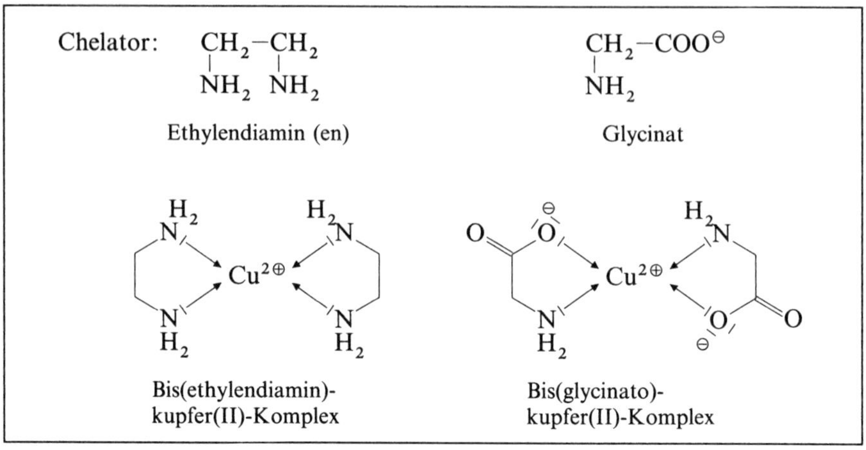

Chelatkomplexe entstehen bevorzugt, wenn der Ring, den das Zentralion mit dem Chelator bildet, *5- oder 6-gliedrig* ist. Solche Ringe sind nicht gespannt und damit energetisch begünstigt. In den Beispielen liegen 5-gliedrige Ringe vor.

Ein guter, auch in der Medizin vielfältig verwendeter Chelator (s. Kap. 10.6) für viele zweiwertige Metallionen in wäßriger Lösung ist **EDTA** (= *Ethylendiamintetraessigsäure*). EDTA wird als Dinatriumsalz eingesetzt. Bei pH = 7 liegt es als *Dianion* vor (EDTA$^{2\ominus}$). Unter dem Einfluß des Metallions geht EDTA$^{2\ominus}$ unter Abgabe von zwei Protonen in das *Tetraanion* (EDTA$^{4\ominus}$), einen sechszähnigen Chelator, über. Mit Ca$^{2\oplus}$ z. B. bildet EDTA$^{4\ominus}$ einen Chelatkomplex (Abb. 10/1), dessen Gesamtladung − 2 ist. Beim Übergang von EDTA$^{2\ominus}$ in EDTA$^{4\ominus}$ werden Protonen frei, die den pH-Wert der Lösung ins Saure verschieben und damit der Komplexbildung entgegenwirken. Um die Metallionen vollständig mit EDTA zu komplexieren, verwendet man deshalb zweckmäßigerweise eine schwach alkalische Pufferlösung.

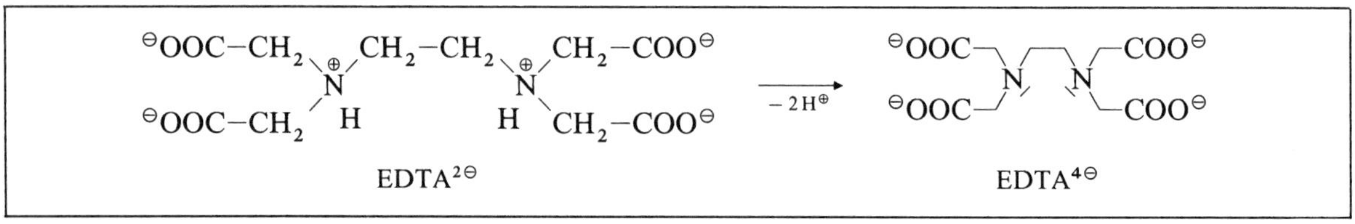

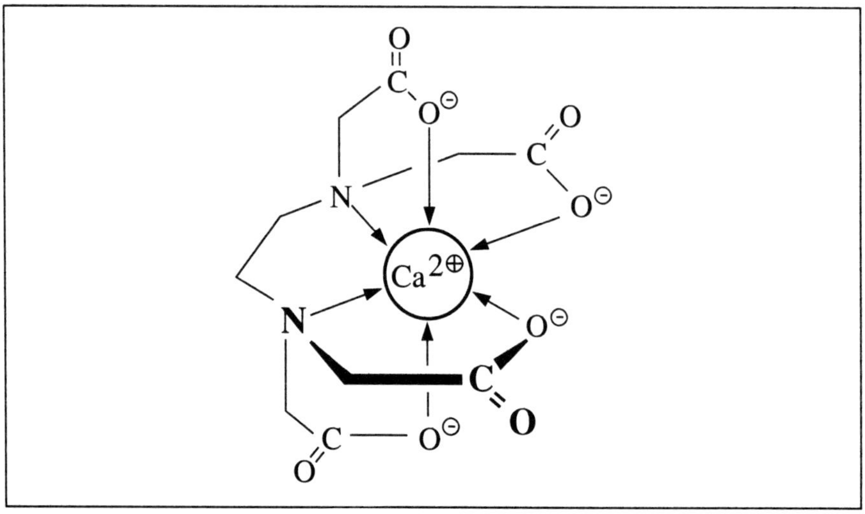

Abb. 10/1. Oktaedrische Form des Chelatkomplexes [Ca(EDTA)]$^{2\ominus}$.

10.4 Reaktionen mit Metallkomplexen

10.4.1 Liganden-Austauschreaktionen

Metallionen in wäßriger Lösung sind hydratisiert. Zwischen dem Kation und den Wassermolekülen tritt eine Ion-Dipol-Wechselwirkung auf (s. Kap. 7). Bei vielen Metallionen, insbesondere denen der Erdalkali- und Übergangsmetalle, kann man die Wassermoleküle aufgrund eines Anteils an koordinativer Bindung auch als Liganden ansehen und dementsprechend **Aquokomplexe** formulieren. Aquokomplexe sind hydratisierte Metallionen mit einer festgelegten Anzahl von Wassermolekülen.

$$[Co(H_2O)_6]^{2\oplus} \qquad [Cu(H_2O)_4]^{2\oplus} \qquad [Fe(H_2O)_6]^{3\oplus}$$
Aquokomplexe

Läßt man Metallionen in wäßriger Lösung $[Me(H_2O)_x]^{n\oplus}$ mit geeigneten Liganden reagieren, so werden in den jeweiligen Aquokomplexen die Liganden Wasser ganz oder teilweise gegen andere Liganden (L) ausgetauscht. Es findet eine **Liganden-Austauschreaktion** (= Metallkomplex-Reaktion) statt.

$$[Me(H_2O)_x]^{n\oplus} + x\,L \longrightarrow [Me(L)_x]^{n\oplus} + x\,H_2O$$

Beispiele für Liganden-Austauschreaktionen sind:

$$[Cu(H_2O)_4]^{2\oplus} + 4\,NH_3 \longrightarrow [Cu(NH_3)_4]^{2\oplus} + 4\,H_2O$$
blaßblau · tiefblau

$$[Fe(H_2O)_6]^{3\oplus} + 2\,SCN^{\ominus} \longrightarrow [Fe(H_2O)_4(SCN)_2]^{\oplus} + 2\,H_2O$$
blaßviolett · blutrot

Bei vielen Metallionen der Übergangsmetalle ist die Verstärkung des Anteils an koordinativer Bindung im Komplex mit einer auffälligen Farbänderung verbunden.

Alle Metallkomplexe, also auch die Aquokomplexe, sind ihrerseits in wäßriger Lösung zusätzlich hydratisiert. Man kann im Umfeld der Kationen koordinativ gebundene Wassermoleküle und Hydratwasser unterscheiden. Blaues Kupfer(II)-sulfat ($CuSO_4 \cdot 5\,H_2O$) oder grünes Eisen(II)-sulfat ($FeSO_4 \cdot 7\,H_2O$) enthalten 4 bzw. 6 koordinierte Wassermoleküle und eines zusätzlich (sogenanntes Hydratwasser), wenn sie auskristallisieren.

Auch die Reaktion von Chelatoren mit Metallionen sind Liganden-Austauschreaktionen, der Chelator $EDTA^{4\ominus}$ setzt sechs Moleküle eines anderen Liganden (hier Wasser) frei:

$$[Ca(H_2O)_6]^{2\oplus} + EDTA^{4\ominus} \longrightarrow [Ca(EDTA)]^{2\ominus} + 6\,H_2O$$

10.4.2 Stabilität von Metallkomplexen

Reaktionen, die zu Metallkomplexen führen, sind Gleichgewichtsreaktionen, auf die sich das Massenwirkungsgesetz anwenden läßt. Man unterscheidet die **Bildungskonstante** K_k oder die **Zerfallskonstante** K_z ($K_z = 1/K_k$). Aus Übersichtsgründen werden die folgenden Gleichgewichte ohne Einbeziehung von Wassermolekülen formuliert:

$$\text{Cu}^{2\oplus} + 4\,\text{NH}_3 \rightleftharpoons [\text{Cu(NH}_3)_4]^{2\oplus} \qquad K_k = \frac{[[\text{Cu(NH}_3)_4]^{2\oplus}]}{[\text{Cu}^{2\oplus}]\,[\text{NH}_3]^4} = 0.2 \cdot 10^{14}$$

Tetrammin-
kupfer(II)-Ion

$$\text{Fe}^{2\oplus} + 6\,\text{CN}^{\ominus} \rightleftharpoons [\text{Fe(CN)}_6]^{4\ominus} \qquad K_k = \frac{[[\text{Fe(CN)}_6]^{4\ominus}]}{[\text{Fe}^{2\oplus}]\,[\text{CN}^-]^6} = 10^{33}$$

Hexacyano-
ferrat(II)-Ion

An der Größe der Gleichgewichtskonstanten sieht man, daß in ammoniaklischer Lösung eine große Tendenz besteht, den **Tetramminkupfer(II)**-Komplex zu bilden. Säuert man die Lösung z. B. mit Schwefelsäure an, wird NH_3 (Bildung von $\text{NH}_4^{\oplus}$) aus dem Gleichgewicht entfernt, der Kupferkomplex zerfällt wieder. Gleiches geschieht bei Zugabe von Na_2S, hier wird $\text{Cu}^{2\oplus}$ aus dem Gleichgewicht entfernt, weil sich schwerlösliches CuS ($L_p = 10^{-40}\,\text{mol}^2/\text{l}^2$) bildet. Der Kupferkomplex ist **labil**. Die Tendenz, den Eisenkomplex zu bilden, ist stärker ausgeprägt als beim Kupferkomplex. Beim Ansäuern zerfällt der Eisenkomplex jedoch nicht wieder oder besser ausgedrückt, nur sehr, sehr langsam. Solche Komplexe bezeichnet man als **inert**.

Bei vielen Komplexreaktionen stellt sich das Gleichgewicht für den Ligandenaustausch sehr rasch ein, so daß die Bildungskonstante ausreicht, um vorherzusagen, welcher Komplex bevorzugt entsteht, wenn verschiedene Liganden nebeneinander vorliegen. Der Begriff „**Stabilität**" kennzeichnet eine *thermodynamische Größe*. Nun gibt es aber auch Metallkomplexe, bei denen der Ligandenaustausch, unabhängig von der Gleichgewichtslage, sehr langsam erfolgt. Ein Beispiel dafür ist:

$$[\text{Co(NH}_3)_6]^{3\oplus} + 6\,\text{H}_3\text{O}^{\oplus} \longrightarrow [\text{Co(H}_2\text{O})_6]^{3\oplus} + 6\,\text{NH}_4^{\oplus} \qquad K_z = 10^{22}$$

Hexammin-
cobalt(III)-Ion

Obwohl der Komplex in saurer Lösung nicht existieren dürfte, bleibt er in verdünnter Säure wochenlang bestehen. Der *Hexammincobalt(III)*-Komplex ist unter den gewählten Bedingungen zwar thermodynamisch instabil, aber in der Praxis *inert*, d. h. er verändert sich nicht. Es reicht somit nicht aus, nur die Gleichgewichtslage zu betrachten, man muß auch die *Austauschgeschwindigkeit* der Liganden, eine *kinetische Größe* (s. Kap. 11.6), im Auge haben.

10.4.3 Chelat-Effekt

Chelatkomplexe haben im Vergleich zu Komplexen mit einzähnigen Liganden eine *größere Bildungskonstante* und sind damit **stabiler**.

$$[\text{Ni(H}_2\text{O})_6]^{2\oplus} + 6\,\text{NH}_3 \longrightarrow [\text{Ni(NH}_3)_6]^{2\oplus} + 6\,\text{H}_2\text{O} \qquad K_k = 2 \cdot 10^9$$

$$[\text{Ni(H}_2\text{O})_6]^{2\oplus} + 3\,\text{en} \longrightarrow [\text{Ni(en)}_3]^{2\oplus} + 6\,\text{H}_2\text{O} \qquad K_k = 3{,}8 \cdot 10^{17}$$

Diese Tatsache ist auf die bei der Komplexbildung mit einem Chelator verbundene *Entropiezunahme* zurückzuführen und wird als „*Chelat-Effekt*" bezeichnet. Vom Hexaaquokomplex ausgehend werden im ersten Beispiel 6 gleichartige Ligandenmoleküle gegeneinander ausgetauscht. Am Ordnungszustand des Systems ändert sich dabei wenig. Im zweiten Beispiel werden 6 Wassermoleküle frei und 3 Ethylendiamin-Moleküle gebunden. Die Zahl der *frei beweglichen* Teilchen *nimmt zu* und damit die *Unordnung* (Entropie) des Systems. Eine Reaktion wird bei Entropiezunahme (ΔS^0 positiv) stärker *exergon*, weil Gibbs' freie Energie (ΔG^0), die Auskunft über die Triebkraft gibt, einen Entropieterm hat. Größere Triebkraft ist gleichbedeutend mit einer Verschiebung des Gleichgewichts nach rechts (s. Kap. 6.6.4). Die Reaktionsenthalpie (ΔH^0) ist in beiden Fällen etwa gleich.

$$\Delta G^0 = \Delta H^0 - T \cdot \Delta S^0; \qquad \Delta G^0 = -RT \cdot \ln K_k \qquad (K_k = \text{Bildungskonstante})$$

Der Chelat-Effekt wird umso größer, je mehr Donoratome ein Chelator hat. Dies erklärt die hohe Stabilität vieler EDTA-Komplexe, denn der Chelator EDTA$^{4\ominus}$ hat sechs Donoratome, die sechs Koordinationsstellen am Metallion besetzen (s. Abb. 10/1).

10.5   Durch Komplexbildung beeinflußte Eigenschaften von Metallionen

Besonders auffällig ist, daß viele Metallionen der Übergangsmetalle, die in Wasser als Aquokomplexe vorliegen, nach einem Ligandenaustausch ihre **Farbe** charakteristisch verändern. Dies hängt damit zusammen, in welchem Umfang die Liganden mit ihren freien Elektronenpaaren freie Orbitale des Zentralions besetzen und – energetisch gesehen – den Abstand zwischen besetzten und unbesetzten Orbitalen im Zentralion verändern. Die Farbe hängt mit der Energie zusammen, die benötigt wird, um Elektronen anzuregen, d. h. vorübergehend in höher liegende unbesetzte Orbitale anzuheben. Z. B. ist Kupfer(II) in wäßriger Lösung blaßblau, nach Zugabe von Ammoniak entsteht der tiefblaue Tetramminkupfer(II)-Komplex.

Durch die Komplexbildung erhält das Zentralion eine Hülle, durch die sich der Teilchenradius gegenüber dem „nackten" Ion vergrößert. Die Hülle beeinflußt die **Löslichkeit** des Zentralions bzw. seine **Wanderungsgeschwindigkeit** bei der Diffusion. Es gibt Chelatoren (z. B. *Kronenether*), die dafür sorgen, daß Alkalisalze sich in unpolaren organischen Lösungsmitteln (z. B. Chloroform oder Benzol) besser lösen als in Wasser. Das Kation wird von dem Chelator eingehüllt (Abb. 10/2), geht in die organische Phase über und zieht das Anion zum Ladungsausgleich mit. Beide Ionen besitzen dann keine Hydrathülle mehr. Wenn Anionen Liganden in Metallkomplexen sind, wird die Ladung des Zentralions überdeckt, dies beeinflußt ebenfalls die Löslichkeit, insbesondere, wenn die Gesamtladung des Komplexes Null wird.

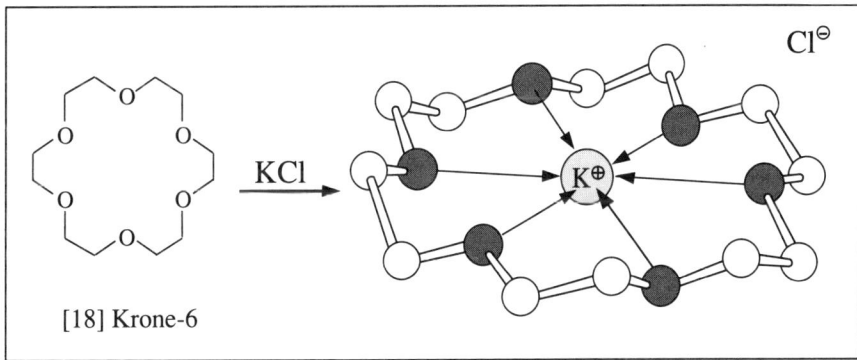

Abb. 10/2. Chelatkomplex von [18]Krone-6 mit $K^\oplus$.

Durch die Komplexbildung kann sich auch das **Redoxpotential** des Zentralions verändern. Geht man vom $Co^{2\oplus}$-Ion aus (Hexaaquokomplex), so tauscht dieses in ammoniakalischer Lösung die Liganden gegen Ammoniak aus zum *Hexamminkobalt(II)*-Komplex, dessen Redoxpotential soviel negativer geworden ist, daß er leicht durch Luftsauerstoff zum *Hexamminkobalt(III)*-Komplex aufoxidiert wird. Anders ausgedrückt: In wäßriger Lösung ist Kobalt in Gegenwart von Luftsauerstoff zweiwertig ($Co^{2\oplus}$), in Gegenwart geeigneter Liganden in Metallkomplexen jedoch dreiwertig ($Co^{3\oplus}$).

$$[Co(NH_3)_6]^{2\oplus} \rightleftharpoons [Co(NH_3)_6]^{3\oplus} + e^{\ominus} \qquad E^0 = +0,11 \text{ Volt}$$

Hexammin-
cobalt(II)-Ion   Hexammin-
cobalt(III)-Ion

$$4\,H_2O + 2\,H_2O \rightleftharpoons O_2 + 4\,H_3O^{\oplus} + 4e^{\ominus} \qquad E^0 = +1,24 \text{ Volt}$$

$$[Co(H_2O)_6]^{2\oplus} \rightleftharpoons [Co(H_2O)_6]^{3\oplus} + e^{\ominus} \qquad E^0 = +1,81 \text{ Volt}$$

Hexaaquo-
cobalt(II)-Ion   Hexaaquo-
cobalt(III)-Ion

10.6 Biochemische und medizinische Bedeutung von Chelatkomplexen

Die Ionen der biochemisch wichtigen *Nebengruppenelemente* (Tab. 2/3, S. 18) werden wegen ihrer Fähigkeit benötigt, im Stoffwechsel *Metallkomplexe* zu bilden. Sie sind häufig Zentralion in einem *Chelatkomplex*. Dabei gibt es für jedes Metallion eigene (= passende) Chelatoren, die einen *Hohlraum* geeigneter Größe aufweisen. Auch funktionelle Gruppen von *Proteinen* können als Liganden auftreten. Die Koordinationszahlen einiger wichtiger Ionen sind: $Fe^{2\oplus}/Fe^{3\oplus}$ (6), $Zn^{2\oplus}$ (4), $Cu^{2\oplus}$ (4), $Co^{2\oplus}/Co^{3\oplus}$ (6), $Mg^{2\oplus}$ (6).

Von großer Bedeutung für den Sauerstofftransport im Blut ist das **Hämoglobin,** der rote Blutfarbstoff. Es hat eine Molmasse von 64 500 Dalton und besteht aus vier Proteinketten mit je einem Molekül *Häm*. Dieses ist ein Chelatkomplex eines vierzähnigen Tetrapyrrol-Systems (= *Porphyrin*) mit einem $Fe^{2\oplus}$-Ion. Vier Koordinationsstellen des Zentralions werden von den N-Atomen der *Pyrrolringe* besetzt. Da zwei Pyrrolringe jeweils ein Proton abgegeben haben und als Anion vorliegen, gleicht sich die Ladung aus. Die fünfte Koordinationsstelle des Zentralions wird von einem *Histidinrest* der Proteinkette eingenommen und an die sechste wird **Sauerstoff** reversibel angelagert (Abb. 10/3). Ein Molekül Hämoglobin kann somit 4 O_2 in den Alveolen der Lunge aufnehmen und im Gewebe wieder abgeben.

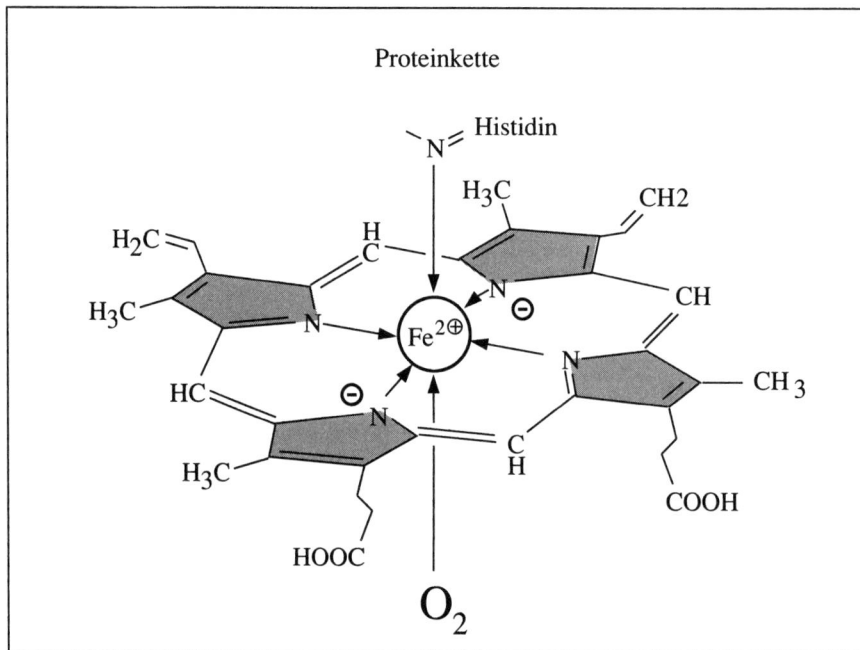

Abb. 10/3. Struktur des Häms mit den zusätzlichen Liganden im Hämoglobin (Histidin der Proteinkette und Sauerstoff).

Durch die Beladung mit Sauerstoff verändert das Hämoglobin seine Raumstruktur etwas und es wird *acider*, es tritt jedoch *kein* Wechsel in der Wertigkeit des Eisens ein, dieses bleibt zweiwertig.

Kohlenmonoxid (CO, $|\overset{\ominus}{C}\equiv\overset{\oplus}{O}|$) ist ein starkes *Atemgift*, weil es mit höherer Affinität als Sauerstoff an das $Fe^{2\oplus}$-Ion des Häms bindet und damit den Sauerstofftransport stört. Die Bindung von Kohlenmonoxid an das Zentralion ist keine reine koordinative Bindung (s. Kap. 10.2): Die Elektronen des Zentralions werden über diese Liganden delokalisiert. Zusätzlich entsteht eine π-Bindung zwischen Zentralion und diesen Liganden.

Es gibt andere Eisenporphyrin-Proteine, z. B. die **Cytochrome**, die am Elektronentransport in der Atmungskette beteiligt sind (s. Kap. 9.13), aber keinen Sauerstoff binden. Die beiden restlichen Koordinationsstellen des Zentralions sind von Ligandenatomen der Proteinkette (Histidin-N und Methionin-S) besetzt. Bei den Cytochromen wechselt das Eisen seine Wertigkeit ($Fe^{2\oplus}/Fe^{3\oplus}$) im normalen Stoffwechselverlauf. Die akute toxische Wirkung von *Blausäure* (HCN) und *Kaliumcyanid* (KCN) beruht auf der Komplexbildung von $CN^{\ominus}$ am Eisen im Zuge eines Ligandenaustauschs und der damit verbundenen Hemmung des Elektronentransports in der Atmungskette.

Veränderte, partiell reduzierte Tetrapyrrol-Systeme spielen z. B. auch beim **Vitamin B$_{12}$** (Zentralion $Co^{3\oplus}$, s. Abb. 17/1 in Kap. 17.2) und beim **Chlorophyll** (Zentralion $Mg^{2\oplus}$), dem Farbstoff der grünen Pflanzen, eine Rolle. Chlorophyll nimmt bei der Photosynthese Lichtenergie auf und verwandelt sie durch Elektronenübertragung in chemische Energie.

Behandelt man lebende Organismen mit **künstlichen Chelatoren**, reagieren diese mehr oder weniger stark mit den vorhandenen Metallionen. Dies kann zum Absterben der Organismen führen. Bei Metallvergiftungen des Menschen oder krankhaften Störungen seines Kupferhaushaltes (*Wilsonsche Krankheit*) können die schädlichen Ionen durch geeignete Chelatoren zur Ausscheidung gebracht werden (*Entgiftung*). Ein anderes Anwendungsfeld künstlicher Chelatoren ergibt sich bei Blutuntersuchungen. Die Blutgerinnung, die nur in Gegenwart von *freien Ca$^{2\oplus}$*-Ionen abläuft, kann durch Zugabe von *Citrat* oder *EDTA* unterbunden werden. Das Blut gerinnt nicht. Ca$^{2\oplus}$-haltige Nierensteine lassen sich in günstigen Fällen durch Verabreichung von EDTA auflösen.

10.7   *Aufgaben*

1) Was ist eine *koordinative Bindung*?
2) Nennen Sie drei Anionen und drei Moleküle, die als *Liganden* in einem *Metallkomplex* in Frage kommen!
3) Geben Sie für den Komplex [Fe(H$_2$O)$_4$(SCN)$_2$]$^{\oplus}$ die *Koordinationszahl* und die *Ladung* des Zentralions an!
4) Was ist ein *Chelator*?
5) Formulieren Sie die allgemeine Strukturformel für einen 1:1-Chelatkomplex mit einem *dreizähnigen Chelator*!
6) Welche *Koordinationszahl* haben Fe$^{2\oplus}$, Co$^{3\oplus}$, Cu$^{2\oplus}$ und Zn$^{2\oplus}$ vorzugsweise?
7) Um Ca$^{2\oplus}$ mit EDTA zu komplexieren, muß man auf den pH-Wert der Lösung achten. Arbeitet man in saurem oder schwach alkalischem Milieu? Begründen Sie die Antwort!
8) Silberchlorid löst sich in Ammoniaklösung. Dabei entsteht der *Diamminsilber(I)-Komplex*. Formulieren Sie die Reaktionsgleichung!
9) [Zn(NH$_3$)$_4$]$^{2\oplus}$ und [Zn(CN)$_4$]$^{2\ominus}$ haben folgende Bildungskonstanten: $K_k = 10^{10}$ bzw. 10^{17}. Wenn Sie zu einer ammoniakalischen Zinksulfatlösung Kaliumcyanid geben, welcher Komplex entsteht bevorzugt? Formulieren Sie die Reaktionsgleichung!

10) Wie ist die *Stabilität* eines Komplexes *thermodynamisch* definiert?

11) Warum kann ein thermodynamisch instabiler Komplex trotzdem beständig sein?

12) Was ist der *Chelat-Effekt*?

13) Nennen Sie drei *Eigenschaften* eines Metallions, die sich durch Komplexbildung ändern können und geben je ein Beispiel!

14) Lesen Sie nochmals die Angaben zum *Hämoglobin* auf S. 140 und berechnen den *Eisengehalt* in %. (Atommasse Fe: 56).

15) Warum ist *Kaliumcyanid* giftig?

Organische Chemie

Zur Definition

Ende des 18. Jahrhunderts bezeichnete man Verbindungen mineralischer Natur als **anorganisch**, und solche, die nur in lebenden Organismen entstehen bzw. vorkommen als **organisch**. Die Grenze war wie ein Dogma, insbesondere schien es ausgeschlossen, daß sich anorganische Verbindungen außerhalb von Lebewesen, z. B. im Reagenzglas eines Chemikers, in organische umwandeln. Vor diesem Hintergrund muß man die bahnbrechende Arbeit *Friedrich Wöhlers* von 1828 sehen. Beim Erhitzen vom Ammoniumcyanat, einer anorganischen Verbindung, entsteht etwas Neues. Wöhler wies nach, daß es sich hierbei um **Harnstoff** handelte, der mit Harnstoff aus natürlichen Quellen identisch war.

$$\text{Ammoniumcyanat} \quad NH_4^{\oplus}\ ^{\ominus}O-C\equiv N \xrightarrow{\ \Delta\ } O=C\begin{smallmatrix}NH_2\\[4pt]NH_2\end{smallmatrix} \quad \text{Harnstoff}$$

Diese Entdeckung wirkte wie eine Befreiung im Denken der chemisch arbeitenden Naturwissenschaftler und kann als Geburtsstunde der synthetischen *Organischen Chemie* bezeichnet werden. Seitdem sind viele Millionen organischer Verbindungen synthetisch im Reagenzglas hergestellt worden, darunter solche, die auch in der Natur vorkommen, wie *Aminosäuren, Kohlenhydrate, Fette, Nukleotide, Vitamine* oder *Hormone*, aber auch viele, die es in der Natur nicht gibt, z. B. das *Cuban* oder die *Sulfonamide*, aber auch Kunststoffe wie *Polyethylen* oder *Perlon*.

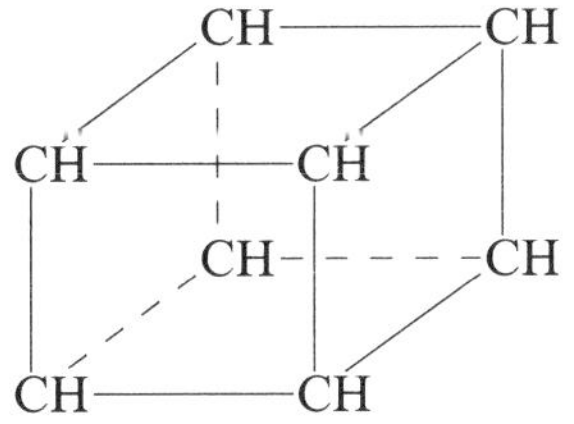

Cuban 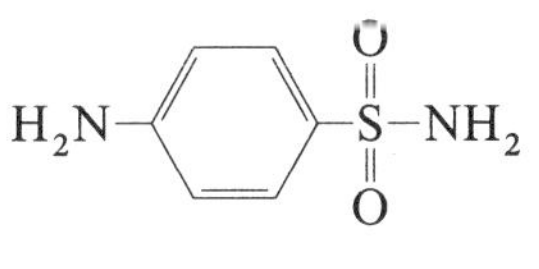   p-Aminobenzolsulfonamid

Gemeinsam ist den genannten Verbindungen die Anwesenheit von Kohlenstoffatomen. Die Umwandlung organischer Verbindungen hat somit ganz wesentlich mit der *Chemie des Kohlenstoffs* zu tun. Die Vielzahl organischer Verbindungen läßt sich damit erklären, daß Kohlenstoffatome untereinander und/oder zu anderen Elementen (z. B. Wasserstoff, Stickstoff, Sauerstoff, Schwefel oder Halogene) kovalente Bindungen ausbilden können. Diese Vielfalt aufzuschlüsseln, ist Aufgabe der nachfolgenden Kapitel. Dabei werden wir insbesondere zu den organischen Molekülen mit biochemischer, das Leben betreffender Bedeutung vorstoßen.

Hinweise zur chemischen Bindung

Für den Einstieg in die Organische Chemie benötigt der Leser Kenntnisse über die chemische Bindung. Es wird daher empfohlen, vor der weiteren Lektüre das Kapitel 3.4 zu wiederholen.

Der vierbindige Kohlenstoff, z. B. im Methan (CH_4) ist sp^3-hybridisiert: Die vier von ihm ausgehenden Atombindungen weisen in die Ecken eines Tetraeders. Die sp^3-hybridisierten C-Atome können auch untereinander durch einfache Atombindungen (σ-Bindungen) verbunden sein. Diese C-Atome sind um die C−C-Bindungsachse frei drehbar. Die Bindungswinkel tragen auch bei größeren Molekülen zu einer ganz bestimmten Raumgestalt bei.

Ein sp^2-hybridisiertes C-Atom kann zu einem anderen Atom eine Doppelbindung ausbilden. Man unterscheidet hier eine σ- und eine π-Bindung. Von dem sp^2-C-Atom gehen insgesamt drei σ-Bindungen und eine π-Bindung aus. Die drei σ-Bindungen solcher C-Atome liegen in einer Ebene. Die zweite Bindung zwischen benachbarten sp^2-C-Atomen ist eine π-Bindung. Deren Orbitale sind räumlich so angeordnet, daß um die beteiligten C-Atome keine freie Drehbarkeit mehr möglich ist (s. Abb. 3/10). Die π-Bindung ist nicht ganz so fest und leichter polarisierbar, d. h. reaktionsfähiger als eine σ-Bindung.

Ausgehend von den einfachsten organischen Verbindungen, die nur Kohlenstoff und Wasserstoff enthalten, bezeichnet man alle anderen Elemente, die sich an den Kohlenstoff binden, als **Heteroatome**. Dazu gehören im Bereich der Biomoleküle insbesondere *Sauerstoff* und *Stickstoff*. Auf andere Heteroatome (wie Schwefel, Phosphor, Halogene) wird an anderen Stellen des Buches hingewiesen.

Sauerstoff und Stickstoff sind befähigt, mit C-Atomen Atombindungen einzugehen. Entsprechend der Zahl der Valenzelektronen sind bei beiden auch Doppelbindungen, im Fall von Stickstoff sogar Dreifachbindungen (z. B. Blausäure: $H-C\equiv N$) möglich.

sp^3-C	$-\overset{\mid}{\underset{\mid}{C}}-N\big\langle$	$-\overset{\mid}{\underset{\mid}{C}}-O-$
sp^2-C	$\big\rangle C=N-$	$\big\rangle C=O$

Verglichen mit den C−C-Bindungen unterscheiden sich Atombindungen unter Beteiligung von Heteroatomen deutlich. C−C-Bindungen sind wie C−H-Bindungen nur wenig polarisiert, da die aneinander hängenden Atome gleiche oder sehr ähnliche Elektronegativität besitzen. Sauerstoff und Stickstoff sind jedoch elektronegativer als Kohlenstoff. Dies bedeutet, daß die Bindungselektronen nicht mehr symmetrisch zwischen den Atomen verteilt sind, sondern stärker zum Heteroatom hingezogen werden. Die betroffene Bindung ist *polarisiert*, was durch die Zeichen $\delta^{\oplus}$ und $\delta^{\ominus}$ an den entsprechenden Atomen markiert werden kann.

$\overset{\delta\oplus\ \ \delta\ominus}{-\overset{\mid}{C}-O-}$	$\overset{\delta\oplus\ \ \delta\ominus}{-\overset{\mid}{C}-N\big\langle}$

Die organischen Verbindungen mit einfach gebundenem Sauerstoff oder Stickstoff lassen sich vom Wasser- bzw. Ammoniakmolekül ableiten. Formal werden H-Atome durch kohlenstoffhaltige Reste ersetzt, im einfachsten Fall durch eine CH_3-Gruppe. Der gewinkelte Bau am Heteroatom und der Dipolcharakter der organischen Moleküle sind ähnlich wie beim Wasser bzw. Ammoniak. Die freien Elektronenpaare werden als Strich am betreffenden Atom markiert oder müssen sinngemäß ergänzt werden.

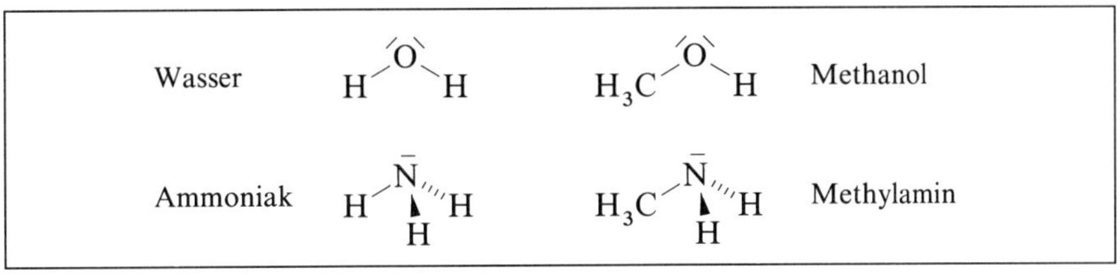

Wasser	H—O—H	H₃C—O—H	Methanol
Ammoniak	H—N—H mit H	H₃C—N—H mit H	Methylamin

Bei *Reaktionen* an organischen Molekülen spielt die *polarisierte Atombindung* eine wichtige Rolle. Immer dort, wo eine Polarisierung auftritt, können entgegen geladene, polarisierte oder polarisierbare Teilchen angreifen und eine bestehende Bindung verändern. Die gebogenen Pfeile in den Formelbildern kennzeichnen den Angriff bzw. die Verschiebung eines Elektronenpaares.

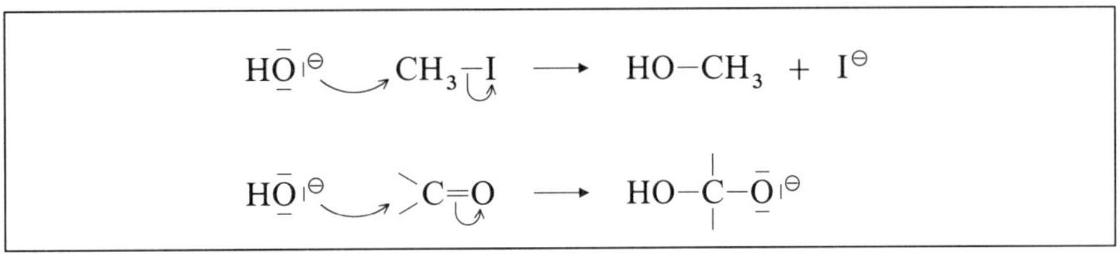

$$H\bar{O}|^{\ominus} \quad CH_3{-}I \longrightarrow HO{-}CH_3 + I^{\ominus}$$

$$H\bar{O}|^{\ominus} \quad {>}C{=}O \longrightarrow HO{-}\overset{|}{\underset{|}{C}}{-}\bar{O}|^{\ominus}$$

Eine Unsymmetrie in der Ladung bedeutet, daß ein Molekül chemischen Umwandlungen leichter zugänglich ist als eine Verbindung, in der polarisierte Atombindungen fehlen. Die in diesem Sinne sehr reaktionsträgen Kohlenwasserstoffe können andererseits sehr heftig reagieren, wenn wie bei der Verbrennung zwischenzeitlich *Radikale* entstehen (s. Kap. 11.3).

11 Kohlenwasserstoffe

11.1 Alkane

Man nennt Verbindungen, die nur aus Kohlenstoff- und Wasserstoffatomen aufgebaut sind, *Kohlenwasserstoffe*. Von ihnen leiten sich alle anderen organischen Verbindungen ab, indem am Kohlenwasserstoffgerüst einzelne H-Atome durch *funktionelle* Gruppen, wie $-OH$, $-NH_2$ oder $-COOH$, ersetzt werden.

Die Kohlenwasserstoffe selbst sind als *Energiequelle,* als *Rohstoff* und als *Lösungsmittel* von besonderem Interesse, in der Medizin haben sie keine weitreichende Bedeutung. Dennoch wollen wir diese Verbindungen verhältnismäßig gründlich behandeln, weil sich an ihnen viele wichtige Begriffe der Organischen Chemie leicht verständlich abhandeln lassen. Es sind daher weniger die Substanzen, denen Sie Ihre Aufmerksamkeit schenken sollen, sondern die *Begriffe, Definitionen* und *Regeln,* die später auf komplexere Moleküle anzuwenden sind.

11.1.1 Summenformel und Struktur

Alkane oder *gesättigte Kohlenwasserstoffe* enthalten ausschließlich $C-C$- und $C-H$-Einfachbindungen. Jedes Kohlenstoffatom ist mit vier anderen Atomen verbunden, und die Molekülorbitale (sp^3-Orbitale) zeigen in die Ecken eines Tetraeders (s. Kap. 3.4). Die sp^3-Orbitale überlappen mit den s-Orbitalen der Wasserstoffatome bzw. den sp^3-Orbitalen von anderen Kohlenstoffatomen und bilden dadurch die $C-H$- bzw. $C-C$-Bindungen aus (σ-Bindungen), die nur schwach bzw. gar nicht polarisiert sind.

Die drei einfachsten Alkane sind **Methan** (CH_4), **Ethan** (C_2H_6) und **Propan** (C_3H_8). Mit weiteren Alkanen bilden sie eine *homologe Reihe,* für die die allgemeine Summenformel C_nH_{2n+2} gilt. Homolog sind Verbindungsreihen, wenn aufeinanderfolgende Verbindungen sich durch ein gleichbleibendes Strukturelement unterscheiden. Im angeführten Beispiel handelt es sich dabei um eine CH_2-Gruppe (*Methylengruppe*). n entspricht der Anzahl der C-Atome.

Tab. 11/1. Name, Summenformel und Siedepunkt der n-Alkane bis C_8

Name	Summenformel	Siedepunkt (°C) bei Normaldruck
Methan	CH_4	-162
Ethan	C_2H_6	-89
Propan	C_3H_8	-42
n-Butan	C_4H_{10}	0
n-Pentan	C_5H_{12}	36
n-Hexan	C_6H_{14}	69
n-Heptan	C_7H_{16}	98
n-Octan	C_8H_{18}	126

C_nH_{2n+2} (allg. Summenformel)

Die bisher benutzte **Summenformel** reicht bei organischen Verbindungen nicht aus, um eine Substanz eindeutig zu charakterisieren. Besser geeignet ist die **Strukturformel**. Hier steht für jedes bindende Elektronenpaar zwischen zwei Atomen ein Bindestrich. Häufig werden die $C-H$-Bindungen nicht mitgeschrieben, sondern nur die $C-C$-Bindung durch einen Bindungsstrich markiert. Die Strukturformel wird dadurch vereinfacht.

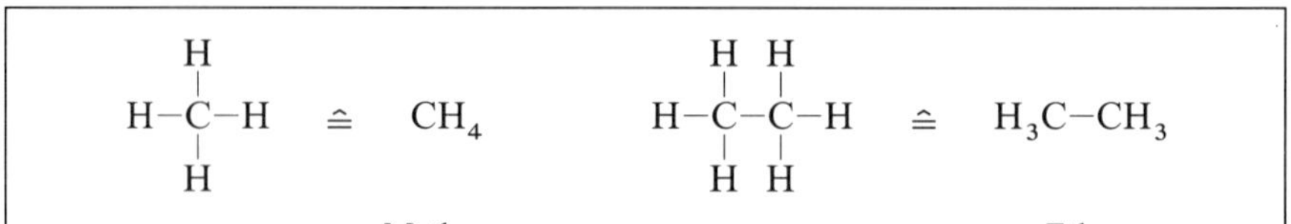

Methan / Ethan

Für Methan, Ethan und Propan ist die Summenformel eindeutig: es gibt nur eine Strukturformel, auf die die Summenformel paßt. Ein Winkel in der Kette verändert die Struktur nicht. Wegen der tetraedrischen Symmetrie der sp^3-C-Atome beschreiben die nachfolgenden Formeln ein- und dasselbe Molekül.

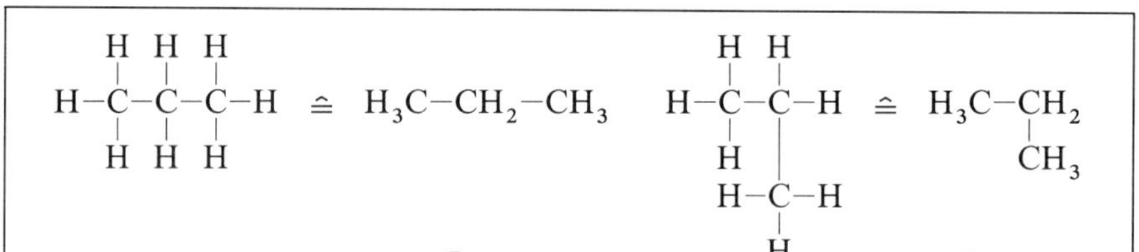

Propan / Propan

Beim Butan existieren zu der Summenformel C_4H_{10} zwei Strukturformeln: das geradkettige **n-Butan** und das verzweigte **Isobutan** (= 2-Methyl-propan). Durch die Verzweigung unterscheiden sich die Formeln in Art und Zahl der Strukturbausteine. Isobutan enthält z. B. keine CH_2-Gruppe, dafür jedoch drei CH_3- und eine CH-Gruppe.

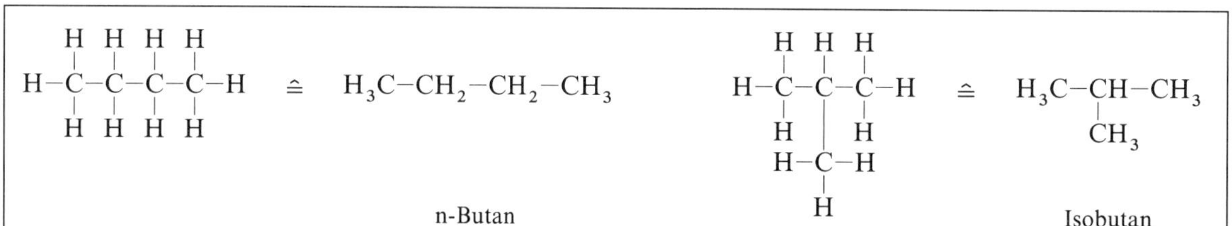

n-Butan / Isobutan

Man nennt Verbindungen, die die gleiche Summenformel aber unterschiedliche Strukturformeln besitzen, **Konstitutionsisomere**. Sie unterscheiden sich in ihren physikalischen Eigenschaften, wie z. B. dem Siedepunkt. Mit zunehmender C-Atomzahl der Alkane wächst die Zahl der Isomeren sehr rasch.

Summenformel	C_3H_8	C_4H_{10}	C_5H_{12}	C_6H_{14}	C_7H_{16}	C_8H_{18}
Zahl der Isomeren	1	2	3	5	9	18

Beim Vergleich von zwei vorgegebenen Strukturformeln können leicht Zweifel auftreten, ob es sich um Konstitutionsisomere handelt. Man sucht daher in der Formel zuerst die längste Kette von C-Atomen und vergleicht Zahl, Art und Stellung einzelner Bausteine (z. B. CH_3-, CH_2-, CH-Gruppen).

11.1.2 Nomenklatur

Organische Verbindungen sollten systematisch benannt werden. Nach den Regeln der *International Union of Pure and Applied Chemistry* (IUPAC) geht man von den unverzweigten Alkanen aus (Tab. 11/1). Bei verzweigten Alkanen gibt der Kohlenwasserstoff, der die längste unverzweigte Kette bildet, der Verbindung den Namen. Dieser wird durch die Benennung der Kohlenwasserstoffreste, die statt eines H-Atoms an der Kette stehen, ergänzt. Kohlenwasserstoffreste heißen allgemein *Alkylsubstituenten,* ihr Name leitet sich vom zugrundeliegenden Kohlenwasserstoff ab, indem die Endung „**-an**" durch „**-yl**" ersetzt wird. So wird aus dem Methan (CH_4) *Methyl* $(-CH_3)$, aus dem Ethan (C_2H_6) *Ethyl* $(-C_2H_5)$. Weitere Beispiele zeigt Tab. 11/2.

Tab. 11/2. Name und Formel wichtiger Alkylsubstituenten

Name	Formel	Erläuterungen
Methyl	H_3C-	
Ethyl	H_3C-CH_2-	
n-Propyl	$H_3C-CH_2-CH_2-$	*n* = unverzweigte C-Atomkette
Isopropyl	$\begin{matrix} H_3C \\ \quad\ \ \searrow \\ \quad\quad CH- \\ \quad\ \ \nearrow \\ H_3C \end{matrix}$	*iso* = verzweigte C-Atomkette
n-Butyl	$H_3C-CH_2-CH_2-CH_2-$	
sek.-Butyl	$\begin{matrix} H_3C \\ \quad\ \ \searrow \\ \quad\quad CH- \\ \quad\ \ \nearrow \\ H_3C-CH_2 \end{matrix}$	*sek.* = *sekundär* enthält die Gruppe $\begin{matrix} C \\ \searrow \\ \ CH- \\ \nearrow \\ C \end{matrix}$
tert.-Butyl	$\begin{matrix} CH_3 \\ \mid \\ H_3C-C- \\ \mid \\ CH_3 \end{matrix}$	*tert.* = *tertiär* enthält die Gruppe $\begin{matrix} C \\ \mid \\ C-C- \\ \mid \\ C \end{matrix}$

Bei der **Benennung eines Kohlenwasserstoffs** sind folgende Regeln zu beachten (in den folgenden Formeln werden die H-Atome zur Vereinfachung nicht mitgezeichnet):
1. Suchen Sie die längste gerade Kette von Kohlenstoffatomen heraus und geben Sie der Verbindung den Stammnamen nach der Zahl der C-Atome dieser Kette.

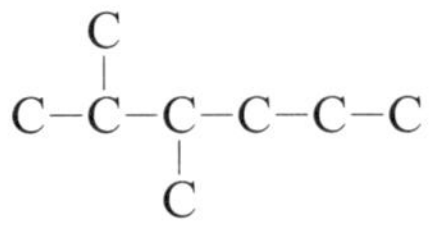

$$\begin{matrix} & C & & & & \\ & \mid & & & & \\ C-&C&-C-C-C-C \\ & \mid & & & & \\ & C & & & & \end{matrix}$$ die längste Kette hat 6 C-Atome (C_6), der Stammname ist **Hexan**

2. Numerieren Sie die Kette so, daß die alkylsubstituierten C-Atome die niedrigsten Zahlen erhalten.

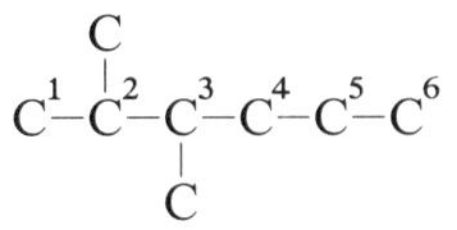

$$\begin{matrix} & & C & & & & \\ & & \mid & & & & \\ C^1-&C^2&-C^3-C^4-C^5-C^6 \\ & & \mid & & & & \\ & & C & & & & \end{matrix}$$ Alkylgruppen in Position 2 und 3 (nicht in 4 und 5 bei Bezifferung von rechts nach links)

3. Die Position des Substituenten wird durch die Nummer des betreffenden C-Atoms der Hauptkette bezeichnet.

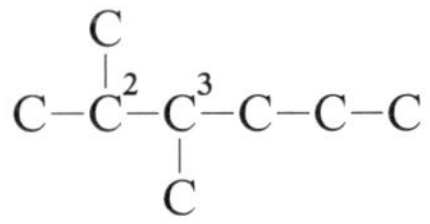

$$\begin{matrix} & & C & & & & \\ & & \mid & & & & \\ C-&C^2&-C^3-C-C-C \\ & & \mid & & & & \\ & & C & & & & \end{matrix}$$

4. Wenn die gleiche Alkylgruppe mehrfach als Seitenkette auftritt, wird durch die Vorsilbe *di-, tri-, tetra-* usw. angezeigt, wie oft die Alkylgruppe im Molekül vorhanden ist.
5. Unterschiedliche Alkylsubstituenten werden in alphabetischer Reihenfolge genannt.

Die obenstehende Verbindung heißt demnach **2,3-Dimethyl-hexan**.

11.1.3 Molekülmodelle

Die Strukturformeln, die wir benutzen, lassen sich relativ rasch zu Papier bringen. Sie haben aber den Nachteil, daß sie nicht die *dreidimensionale* (raumerfüllende) Struktur der Moleküle wiedergeben. Für viele Zwecke ist dies jedoch notwendig. Man greift auf Bausätze zurück, mit deren Hilfe sich *Molekülmodelle* aufbauen lassen. Es gibt zwei Sorten Modelle, die vielfältig abgewandelt sowie unterschiedlich in Größe, Material und Preis auf dem Markt sind.

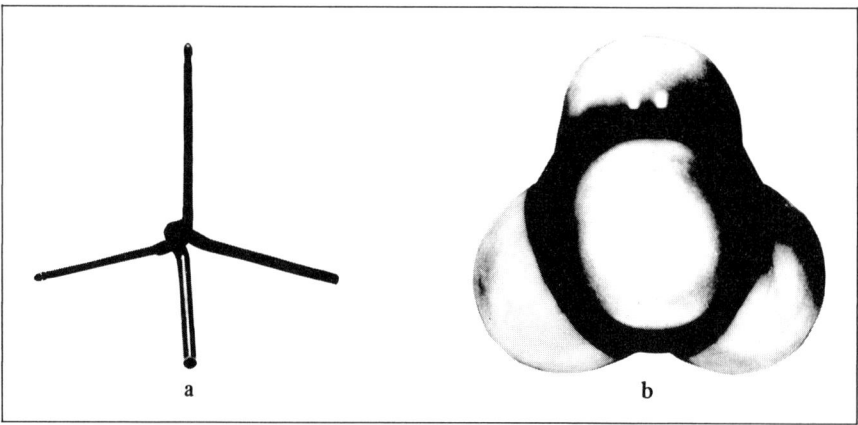

*Abb. 11/1. Molekülmodelle des Methans. Dreiding-Modell (**a**), Kalotten-Modell (**b**)*

1. *Dreiding-Modelle* (Abb. 11/1 *a*) machen die räumliche Lage der Atome, die Anordnung der Bindungen und die Bindungswinkel deutlich.
2. *Kalotten-Modelle* (Abb. 11/1 *b*) zeigen die räumliche Lage der Atome an, die Raumerfüllung der einzelnen Gruppen sowie die Orbitalausdehnung einzelner Bindungen.

Beide Modelltypen haben je nach Fragestellung Vor- und Nachteile.

Lassen Sie sich Molekülmodelle im Unterricht zeigen. Preiswerte Bausätze (*MINIT*-Molekülbaukasten-System, VCH, Weinheim; *Framework Molecular Models* (FMM), Prentice-Hall, Hempstead, Groß-Britannien; *Stereochemistry Molecular Model Kit*, Aldrich-Europe, Beerse, Belgien) gibt es in Anlehnung an die *Dreiding-Modelle*. Sie können – zu Hause eingesetzt – zum Verständnis der Organischen Chemie, der Biochemie und später der Pharmakologie beitragen.

11.1.4 Konformation

Betrachten wir erneut das *Ethan*. Es leitet sich vom Methan dadurch ab, daß ein H durch Methyl ersetzt ist. Zur Struktur gibt es keine Alternative. Die C−C-Bindung (σ-Bindung) ist rotationssymmetrisch, wir können in Gedanken eine Methylgruppe festhalten und die andere drehen. Diese Rotation erfordert sehr wenig Energie und findet in den Molekülen ständig statt. Es existieren verschiedene rotationsisomere Formen (**Konformere**), bei denen jeweils die räumliche Anordnung der H-Atome an den beiden C-Atomen unterschiedlich ist. Mit Hilfe von Molekülmodellen wird dies sichtbar. Zur Beschreibung der Konformeren auf dem Papier bedient man sich der **Sägebock-Schreibweise** oder der **Newman-Projektion**.

Die Sägebock-Schreibweise (Abb. 11/2) ist eine vereinfachte perspektivische Darstellung des Dreiding-Molekülmodells. Man schaut schräg auf die C−C-Bindungsachse, das C-Atom links liegt weiter vorn. Man muß eine gewisse Raumvorstellung beim Betrachten entwickeln.

Bei der Newman-Projektion (Abb. 11/2) blickt man von vorn auf ein C-Atom des Moleküls in Richtung der C−C-Achse. Die C−H-Bindungen des vorderen C-Atoms sind bis zur Mitte eines Kreises gezeichnet, die C−H-Bindungen des hinteren, verdeckten C-Atoms nur bis zum Rand des Kreises.

Die *gestaffelte* Konformation ist etwas energieärmer und damit stabiler als die *ekliptische* Konformation (Abb. 11/2). Das rührt hauptsächlich daher, daß die Substituenten des vorderen und hinteren C-Atoms sich so weit wie möglich voneinander entfernen. In der *ekliptischen* Konformation sind sich die Substituenten näher, die gegenseitige Abstoßung ist etwas größer als in der *gestaffelten* Konformation. Der Unterschied im Energieinhalt beträgt ca. 12 kJ/mol und stellt bei Raumtemperatur kein Hindernis für die schnelle Rotation um die C−C-Einfachbindung dar. Es ist somit eine Besonderheit der *Rotationsisomeren* (= Konformeren), daß man sie nicht voneinander trennen und als Einzelsubstanzen fassen kann. Bei jeder Rotation der C−C-Bindung, die mehrere tausendmal pro Sekunde erfolgt, treten abwechselnd die *ekliptische* und *gestaffelte* Konformation auf, wobei letztere im zeitlichen Mittel überwiegt (Anteil > 99%).

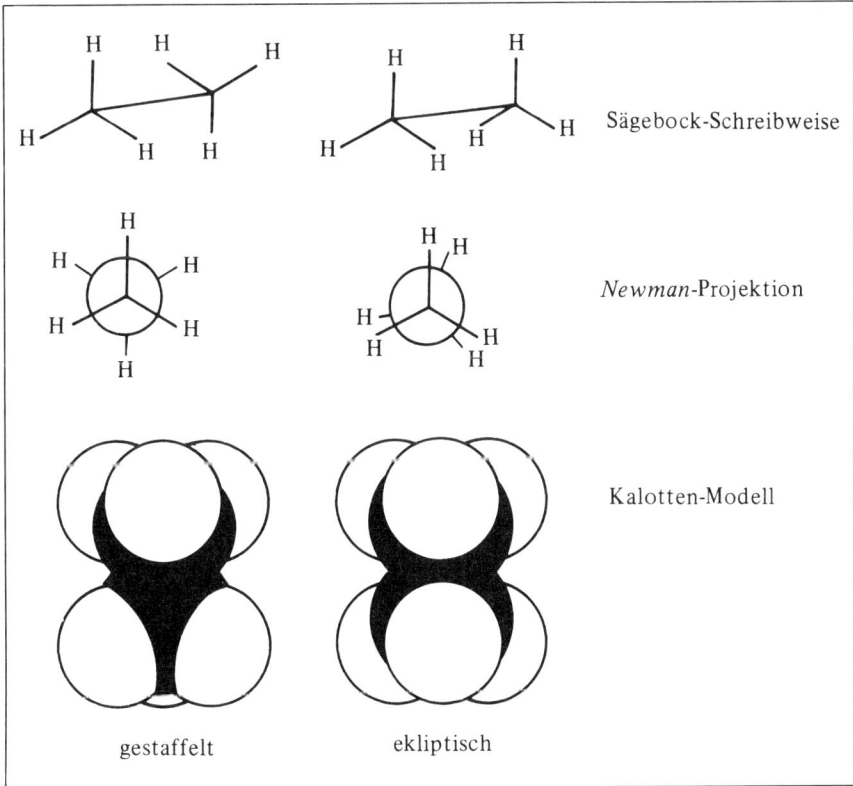

Sägebock-Schreibweise

Newman-Projektion

Kalotten-Modell

gestaffelt   ekliptisch

Abb. 11/2. Konformere des Ethans

Bei größeren Molekülen, wie z. B. dem *n-Butan* ($H_3C−CH_2−CH_2−CH_3$) können weitere Konformere auftreten. In der Newman-Projektion blicken wir auf die beiden mittleren C-Atome und erkennen zwei gestaffelte und eine ekliptische

Konformation. Die Größe der Substituenten (hier CH_3 und H) spielt bei der Stabilisierung einzelner Konformere eine wichtige Rolle. Die gestaffelte *anti*-Konformation ist am energieärmsten und überwiegt damit im Gleichgewicht.

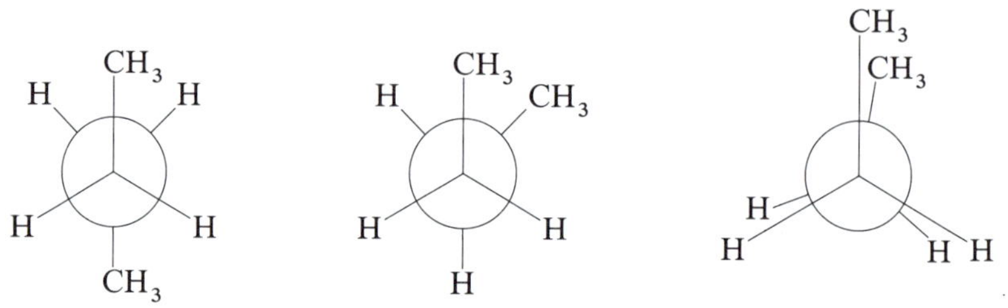

gestaffelt
anti

(geringste Energie)

gestaffelt
gauche

ekliptisch

Die Newman-Projektion beschreibt nur die Anordnung der Substituenten an zwei benachbarten C-Atomen. Um alle Konformeren eines komplizierten Moleküls zu erfassen, müßten viele Newman-Projektionen aufgeschrieben werden, worauf man in der Regel verzichtet.

Von der Seite gesehen sieht die C-Atomkette des *n*-Butans in der *anti*-Konformation gewinkelt aus. Da sich diese Konformation in einer längeren Kette für jede C–C-Bindung bevorzugt einstellt, bildet sich die sogenannte **Zick-Zack-Kette** aus. Dies hat zur Folge, daß längere Kohlenwasserstoffreste sich nicht aufknäulen, sondern einen gestreckten Bau zeigen.

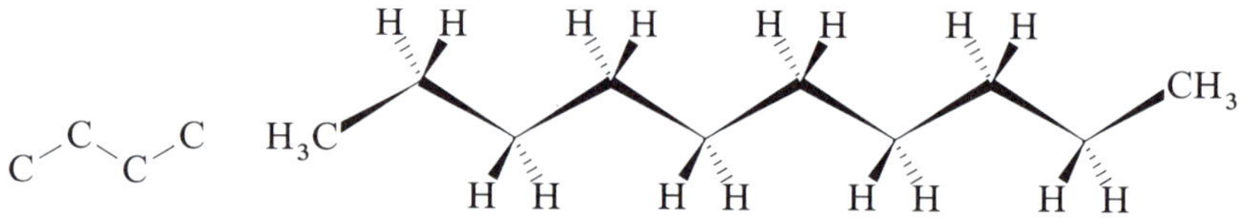

n-Butan
anti-Konformation
(C-Atomkette ohne
H-Atome)

n-Decan
(*Zick-Zack*-Konformation)

11.1.5 Physikalische Eigenschaften

In Kohlenwasserstoffen sind nur *unpolare* Atombindungen wirksam, dies beeinflußt die Löslichkeit der Stoffe. Allgemein gilt, daß sich organische Verbindungen in verschiedenen Lösungsmitteln umso besser lösen, je mehr sich Eigenschaften und Struktur von Substanz und Lösungsmittel (= Solvens) gleichen. Bringt man Flüssigkeiten zusammen, gilt dasselbe Prinzip, man spricht dann jedoch davon, daß die Flüssigkeiten miteinander mischbar (*homogenes System*) oder nicht mischbar sind (*heterogenes System*). Kohlenwasserstoffe lösen sich in unpolaren organischen Lösungsmitteln wie z. B. Tetrachlorkohlenstoff, Diethylether, Benzol oder Cyclohexan, nicht aber in Wasser. Man bezeichnet Kohlenwasserstoffe deshalb auch als **lipophil** bzw. **hydrophob.** Umgekehrt werden Verbindungen, die sich gut in Wasser lösen, **hydrophil** genannt (s. Kap. 5.2).

Die Wechselwirkungen zwischen den unpolaren Kohlenwasserstoffmolekülen sind nur schwach und von kurzer Reichweite. Man bezeichnet sie als *van der*

Waals-Kräfte. Sie wirken nur dort, wo Moleküle einander berühren, also an ihrer Oberfläche. Innerhalb einer homologen Reihe sind die zwischenmolekularen Kräfte deshalb umso größer, je größer das Molekül und damit seine Oberfläche ist. Erwartungsgemäß steigen Siedepunkte mit der Anzahl der Kohlenstoffatome, da beim Sieden die zwischenmolekularen Kräfte in einer Flüssigkeit überwunden werden müssen. Die vier kleinsten n-Alkane sind bei Raumtemperatur Gase (s. Tab. 11/1) bis C_{20} sind sie flüssig, oberhalb C_{20} sind sie fest. Man nennt sie dann auch **Paraffine.**

Hauptquellen für die Alkane sind das Erdgas und das Erdöl. Aus letzterem werden die Kohlenwasserstoffe nach ihren Siedepunkten durch stufenweise (fraktionierte) Destillation in den Raffinerien abgetrennt. *Benzin* ist eine Mischung aus Alkanen mit 6–12 C-Atomen und ist wie alle Kohlenwasserstoffe leichter als Wasser (Dichte < 1 g/cm^3).

11.1.6 Aufgaben

1) Geben Sie die Strukturformeln der drei Isomeren des Pentans (C_5H_{12}) an.
2) Welche Struktur hat der Kohlenwasserstoff 2,2,4-Trimethyl-pentan (*Isooctan*), der als Standard für die „*Klopffestigkeit*" des Benzins dient (reines Isooctan hat die *Octanzahl* 100)?
3) Siedet Isooctan höher oder tiefer als *n*-Octan? Warum?
4) Formulieren Sie die *anti*-Konformation des *n*-Butans in der Sägebock-Schreibweise.
5) Eine zweite ekliptische Konformation des *n*-Butans ist oben nicht abgebildet. Wie sieht sie aus und ist sie energieärmer oder energiereicher als die abgebildete?
6) Warum bilden *n*-Alkane gestreckte Ketten in der *Zick-Zack*-Konformation?
7) Warum hängt der Siedepunkt einer Verbindung vom äußeren Luftdruck ab?

11.2 Cycloalkane

11.2.1 Struktur

Cycloalkane leiten sich formal von den n-Alkanen ab, indem jeweils am Kettenende ein H-Atom entfernt wird und die Enden über eine neue C—C-Bindung einen Ring schließen. Man benennt cyclische Kohlenwasserstoffe nach der Zahl der C-Atome im Ring wie die n-Alkane und ergänzt die Vorsilbe „**cyclo**". Auch Cycloalkane bilden eine homologe Reihe, deren allgemeine Summenformel C_nH_{2n} ist. In der vereinfachten Schreibweise entspricht jede Ecke im Ring einer CH_2-Gruppe.

Beispiele

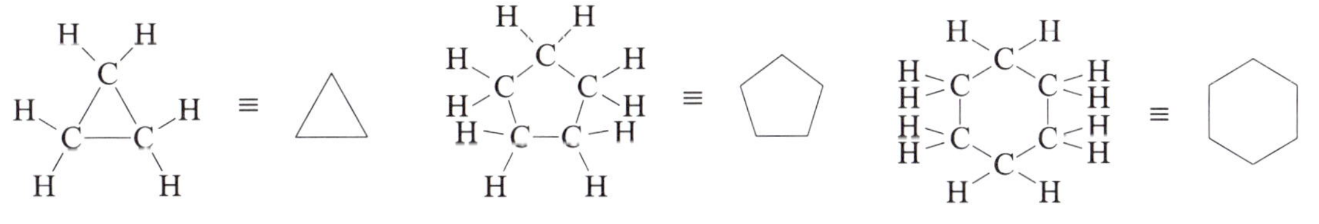

Cyclopropan
(C_3H_6)

Cyclopentan
(C_5H_{10})

Cyclohexan
(C_6H_{12})

Im **Cyclopropan** weichen die Bindungswinkel der σ-Bindungen stark vom Tetraederwinkel ab. Der Ring ist gespannt. Die normale sp³-Hybridisierung der C-Atome ist gestört. Mit zunehmender Ringgröße nähern sich die Bindungswinkel dem normalen Tetraederwinkel von 109.5°. Beim **Cyclohexan**, dem wichtigsten Cycloalkan, ist dies voll verwirklicht, der Sechsring ist spannungsfrei, allerdings ist das Molekül nicht mehr eben gebaut. Beim Aufbau der Moleküle aus tetraedrischen sp³-C-Atomen (*Dreiding*-Modelle) wird dies deutlich.

11.2.2 Konformation des Cyclohexans

Cyclohexan kann verschiedene Konformationen einnehmen, ohne daß sich die Größe der Bindungswinkel verändert. Die energieärmere Konformation ist die *Sesselform* (**A**), eine energiereichere die *Wannenform* (**B**). Dazwischen gibt es zahlreiche Übergänge.

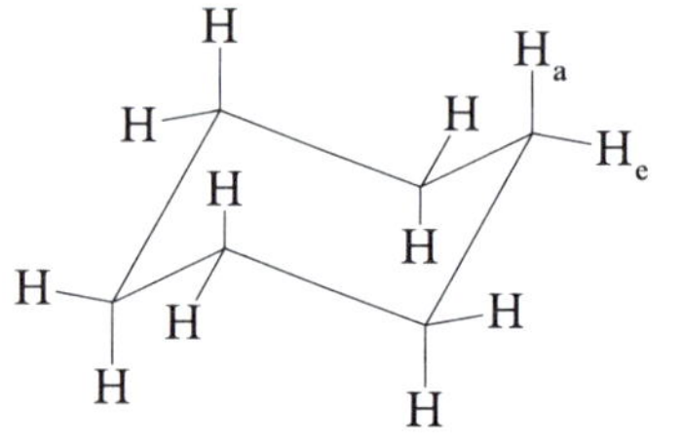

A (Sesselform)   **B** (Wannenform)

Konformere des Cyclohexans

Beide Konformationen zeigen, daß das Molekül nicht eben gebaut ist, wie man aufgrund der vereinfachten Formel (s. o.) annehmen könnte. In der Sesselform trägt jedes C-Atom ein senkrecht nach oben bzw. unten zeigendes H-Atom. Man bezeichnet dieses H-Atom als *axial (a)* und das an jedem C-Atom seitlich am Ring stehende als *äquatorial (e)*. Am Molekülmodell oder in der Newman-Projektion wird deutlich, warum die Sesselform energetisch günstiger ist als die Wannenform: In der Sesselform liegen alle benachbarten C- mit ihren H-Atomen in der *gestaffelten* Konformation vor, während in der Wannenform die weniger begünstigte *ekliptische* Konformation vorkommt. Der Energieunterschied beträgt etwa 25 kJ/mol.

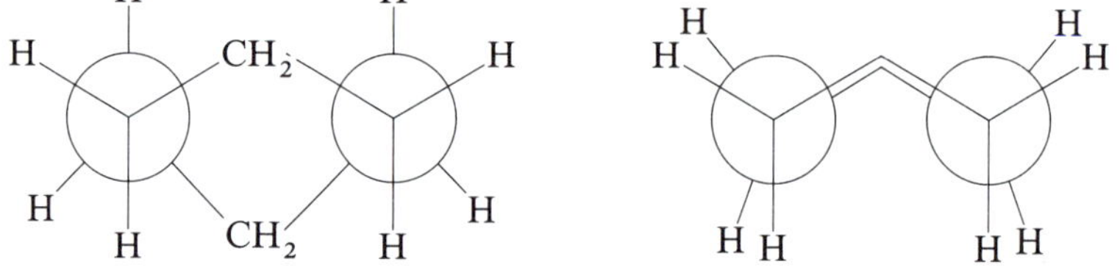

Sesselform   Wannenform

Cyclohexan in der *Newman*-Projektion

Eine Besonderheit des Cyclohexanringes liegt darin, daß eine Sesselform in eine andere Sesselform „*umklappen*" kann. Dazu sind lediglich Drehungen um C–C-Einfachbindungen erforderlich. Klappen Sie z. B. bei einem Molekülmodell zunächst ein Ende des Ringes herunter, so erhalten Sie eine Wanne, anschließend die andere Ecke hoch, so entsteht wieder ein Sessel.

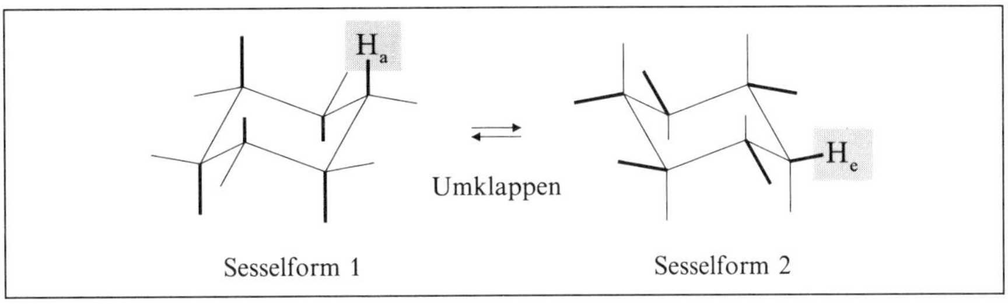

Sesselform 1   Umklappen   Sesselform 2

Nach dem Umklappen von einer Sesselform in die andere sind aus allen axialen H-Atomen äquatoriale und umgekehrt aus allen äquatorialen H-Atomen axiale geworden.

11.2.3 Cyclohexanderivate

Trägt ein C-Atom des Cyclohexans einen Substitutenten, z. B. Methyl, so überwiegt im Gleichgewicht das Konformere mit äquatorialem Methyl. Hier lassen sich zwischen den axialen H-Atomen und dem axialen Methyl abstoßende Wechselwirkungen vermeiden.

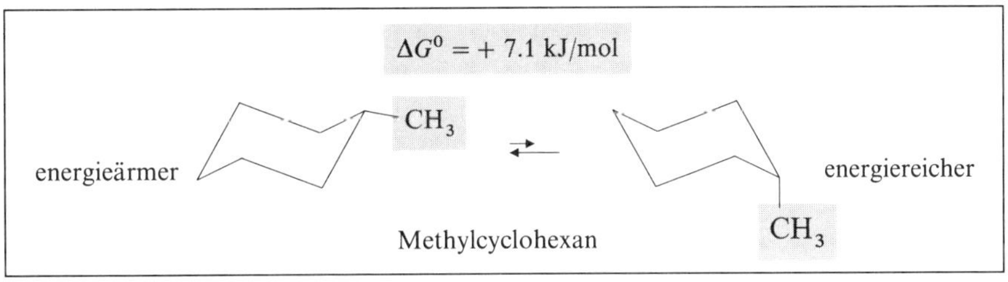

$\Delta G^0 = + 7.1$ kJ/mol

energieärmer CH_3 energiereicher

Methylcyclohexan CH_3

Vom 1,2-Dimethyl-cyclohexan existieren zwei Isomere. Es begegnet uns eine neue Art der Isomerie, die **cis-trans-Isomerie der Cyclohexanderivate.**

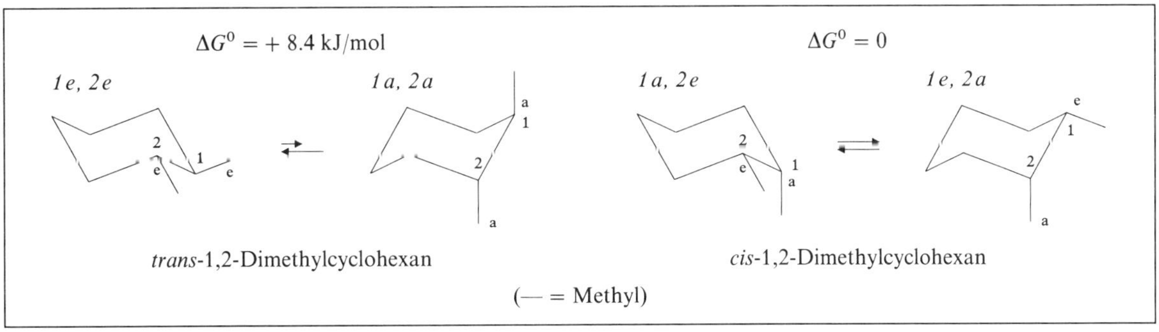

$\Delta G^0 = + 8.4$ kJ/mol $\Delta G^0 = 0$

1e, 2e   *1a, 2a*   *1a, 2e*   *1e, 2a*

trans-1,2-Dimethylcyclohexan   *cis*-1,2-Dimethylcyclohexan

(— = Methyl)

Im *trans*-Isomeren liegt ein Substituent oberhalb und einer unterhalb einer hypothetischen Ringebene. Man erkennt dies an den beiden äquatorial stehenden Methylgruppen *(1e, 2e)* und besser noch im anderen Konformeren, wo beide Methyle axial sind *(1a, 2a)*. Im *cis*-Isomeren weisen die Methyle auf dieselbe Ringseite, jeweils eine der Methylgruppen steht äquatorial, die andere axial *(1a, 2e* bzw. *1e, 2a)*.

Von den Isomeren existieren wiederum zahlreiche Konformere. Normalerweise überwiegt die Sesselform, und es ist das Konformere am energieärmsten, das die *maximale* Anzahl äquatorialer Substituenten bzw. die *größten* Substituenten in äquatorialer Stellung aufweist.

Die beiden sechsgliedrigen Ringe des **Decalins** bevorzugen wie das Cyclohexan die Sessel-Konformation. Aufgrund der *cis/trans*-Isomerie der Cyclohexanderivate gibt es jedoch zwei Möglichkeiten, die beiden Ringe zu verknüpfen.

1. **trans**: Beide Bindungen sind äquatorial *(e, e)*; entsprechend stehen die H-Atome an der Verknüpfungsstelle axial.
2. **cis**: Eine Bindung ist axial, eine äquatorial *(a, e)*: entsprechend sind die H-Atome an der Verknüpfungsstelle *cis*-ständig. Das Molekül bildet einen Winkel.

cis- und *trans*-Decalin kommen im Erdöl vor, sie unterscheiden sich deutlich in ihren physikalischen Eigenschaften.

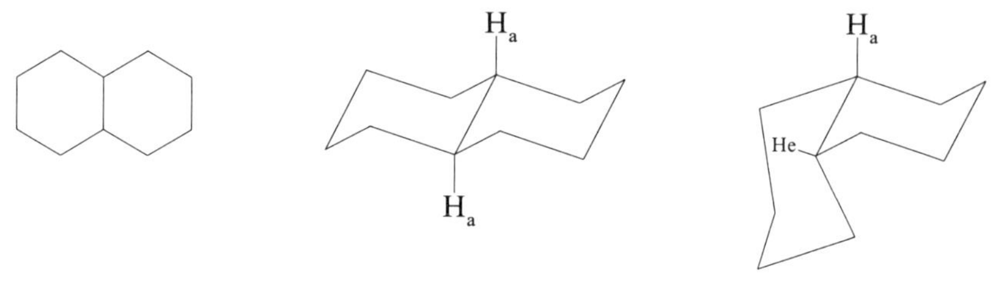

Decalin
$C_{10}H_{18}$

trans-Decalin
(Sdp. 185 °C)

cis-Decalin
(Sdp. 195 °C)

11.2.4 Aufgaben

1) Welche Struktur hat *Cyclobutan?*
2) Klappen Sie die abgebildeten Cyclohexanderivate in die andere Sesselform um und formulieren das entstehende Konformere. Welches Konformere ist *energieärmer?*

a) 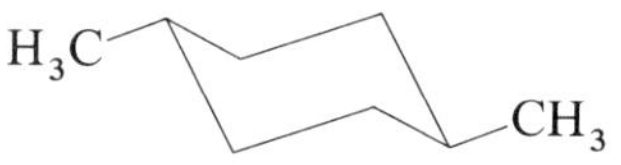 H_3C ... CH_3

b) 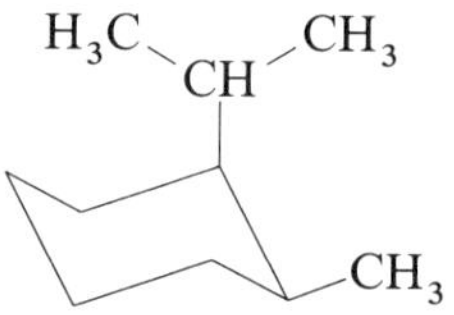 H_3C ... CH ... CH_3 ... CH_3

3) Sind auch bei den Cyclopentanderivaten *cis/trans*-Isomere denkbar?
4) Beim Mischen von Cyclohexan mit Wasser bilden sich zwei Phasen. Warum? Welches ist die Oberphase?

11.3 Reaktionen der Alkane

11.3.1 Homolytischer/heterolytischer Bindungsbruch

Alkane verhalten sich gegenüber den meisten chemischen Reagentien sehr *reaktionsträge*. Eine allgemein bekannte Ausnahme ist, daß Erdgas oder Benzin sich an der Luft leicht entzünden und Gas/Luft-Gemische explodieren können.

Die wichtigsten Reaktionen der Alkane werden leichter verständlich, wenn man sich klar macht, daß die unpolaren C−C- bzw. C−H-Bindungen vorwiegend *homolytisch* brechen. Dies bedeutet, daß bei jedem Partner ein Elektron aus dem ehemals bindenden Elektronenpaar verbleibt. Die Teilchen, die dabei auftreten, haben ein ungepaartes Valenzelektron, das man durch einen Punkt am zugehörigen Atom markiert. Solche Teilchen bezeichnet man als **Radikale**, sie sind sehr reaktiv. In diesem Sinn sind das H-Atom, das Cl-Atom und auch das Sauerstoff-Molekül Radikale.

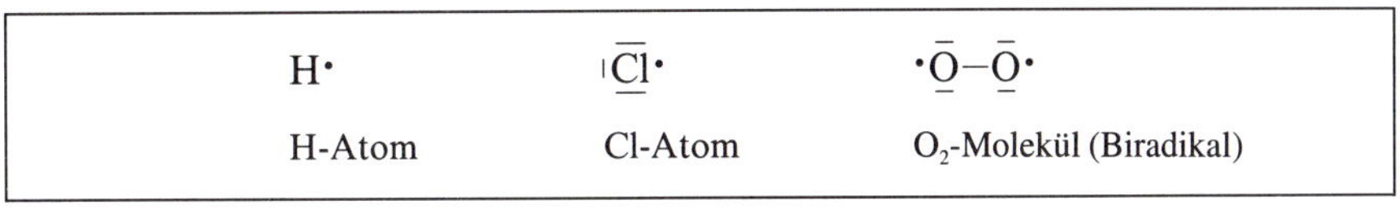

H·	$\mid\overline{\text{Cl}}\cdot$	$\cdot\overline{\text{O}}-\overline{\text{O}}\cdot$
H-Atom	Cl-Atom	O_2-Molekül (Biradikal)

Im Gegensatz zum homolytischen steht der *heterolytische* Bindungsbruch. Hier verbleibt das bindende Elektronenpaar bei einem der Bindungspartner, als Folge treten *Ionen* auf. Wir werden diesen Reaktionstyp später genauer kennenlernen.

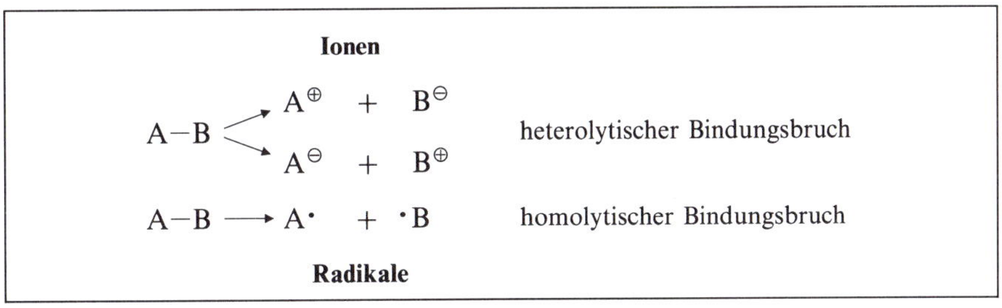

Ionen

$$A-B \begin{cases} A^{\oplus} + B^{\ominus} \\ A^{\ominus} + B^{\oplus} \end{cases} \qquad \text{heterolytischer Bindungsbruch}$$

$$A-B \longrightarrow A\cdot + \cdot B \qquad \text{homolytischer Bindungsbruch}$$

Radikale

11.3.2 Radikalische Halogenierung

Alkane und Chlor (Cl_2) sind nebeneinander beständig. Beim Erhitzen oder Belichten (ultraviolettes Licht) findet hingegen eine explosionsartige Umsetzung statt. Als Ergebnis werden einfach und mehrfach chlorierte Kohlenwasserstoffe gefunden. So entsteht z. B. aus Methan zunächst **Methylchlorid** und daraus über zwei weitere Zwischenstufen schließlich Tetrachlorkohlenstoff.

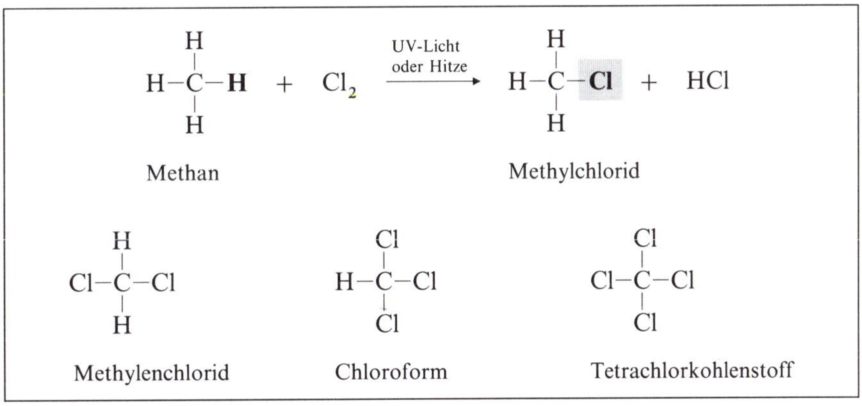

Allgemein ausgedrückt wird ein H-Atom im Kohlenwasserstoff durch ein Chloratom ersetzt, es entsteht ein *Alkylchlorid*. Die Reaktion ist vom Typ her eine **Substitution**, deren Ablauf (Mechanismus) wir genauer ansehen wollen.

Im UV-Licht dissoziieren einige Chlormoleküle in Chloratome **(1)**, die als Radikale sehr reaktiv sind. Ein Chlor-Radikal greift das Kohlenwasserstoff-Molekül an, entreißt ihm ein H-Atom und bildet stabilen Chlorwasserstoff (HCl) sowie ein Alkylradikal **(2)**. Das Alkylradikal kann nun mit einem Chlor-Molekül (Cl_2) reagieren: ein Chloratom binden und das zweite als Chloratom (= Chlor-Radikal) freisetzen **(3)**.

Radikalkettenreaktion

(1) $Cl_2 \xrightarrow{\text{UV-Licht}} 2\ Cl\cdot$ Kettenstart

(2) $R-H + Cl\cdot \longrightarrow R\cdot\ + HCl$ Kettenfort-

(3) $R\cdot\ + Cl_2 \longrightarrow R-Cl + Cl\cdot$ pflanzungs-schritte

Man erkennt, daß ein einmal gebildetes Cl-Radikal die Bildung vieler Alkylchlorid-Moleküle bewirken kann. In Schritt (2) und (3) wird das Cl-Radikal stets wieder regeneriert, die Kette pflanzt sich fort. Mögliche Kettenabbrüche sind die Reaktion von zwei Radikalen miteinander *(Rekombination)*.

$R\cdot\ + Cl\cdot \longrightarrow R-Cl$ Ketten-
$R\cdot\ + R\cdot \longrightarrow R-R$ abbruch-
$Cl\cdot + Cl\cdot \longrightarrow Cl_2$ reaktionen

Die **radikalische Chlorierung** von Alkanen ist ein Beispiel für eine kinetisch kontrollierte Reaktion (s. Kap. 11.6). Wir können dies besser verstehen, wenn wir ein *Energieprofil* für den Reaktionsschritt (2) aufzeichnen. Die Ordinate erfaßt Gibbs' freie Energie G. Die Abszisse wird als *Reaktionskoordinate* bezeichnet und meint das Fortschreiten einer Reaktion im zeitlichen Nacheinander. Im konkreten Beispiel für den ersten Kettenschritt (2) der Alkan-Chlorierung kann die Reaktionskoordinate angeben, wie weit die $H-Cl$-Bindung ausgebildet ist.

Ausgangsverbindungen und Produkte unterscheiden sich im Energiegehalt ($\Delta G < 0$). Im Verlauf der Reaktion wird ein energiereicher **Übergangszustand** (ÜZ) durchlaufen, in dem die $R-H$-Bindung teilweise gelöst und die $H-Cl$-Bindung teilweise ausgebildet ist. Die Energie, die zum Erreichen des Übergangszustands benötigt wird, bezeichnet man als *freie Aktivierungsenergie* $\Delta G^{\neq}$ (Abb. 11/3).

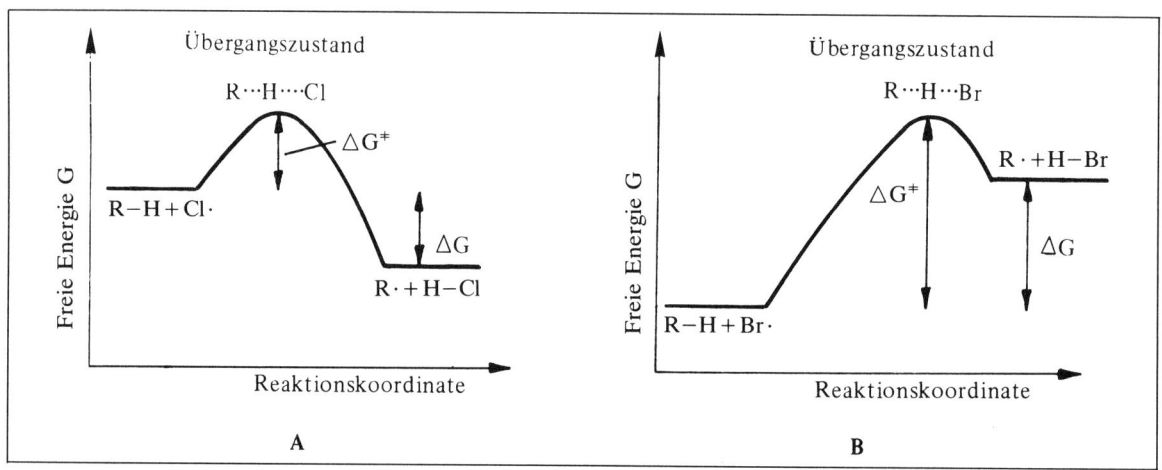

Abb. 11/3. Energiediagramm für die Freisetzung eines Alkylradikals unter der Einwirkung eines Chloratoms (A) bzw. eines Bromatoms (B)

Im Fall der radikalischen Chlorierung von Alkanen ist das $\Delta G^{\neq}$ für die Bildung verschiedener Radikale sehr ähnlich. Dies bedeutet für einen vorgegebenen Kohlenwasserstoff, aus dem verschiedene Monochlorderivate entstehen können, daß ein *statistischer Effekt* über das Produktverhältnis bei der Erstchlorierung entscheidet. Im Propan z. B. gibt es sechs H-Atome an primären C-Atomen und zwei an einem sekundären. Folglich bildet sich etwa dreimal mehr 1-Chlorpropan als

2-Chlorpropan. Dieses Produktverhältnis wird bei 600 °C erreicht. Bei Raumtemperatur entsteht mehr 2-Chlorpropan, weil die Reaktivität der H-Atome am sekundären C-Atom etwas größer ist als an den primären C-Atomen.

1-Chlorpropan 2-Chlorpropan

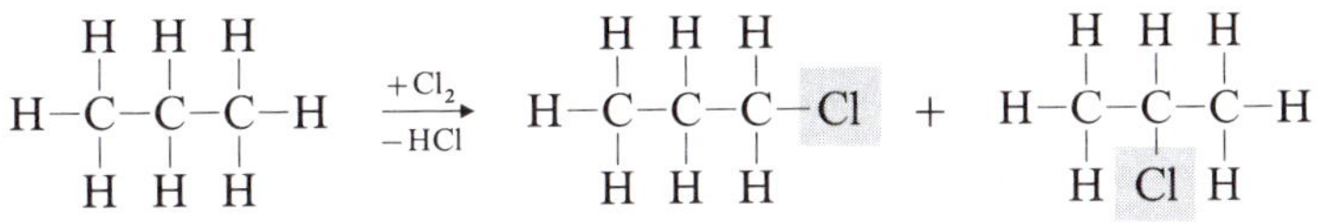

Produktverhältnis bei 25 °C: 43 : 57
bei 600 °C: 3 : 1

Anders liegt der Fall bei der **radikalischen Bromierung** von Alkanen. Hier ist der erste Kettenfortpflanzungsschritt **(2)** meist stark endergon, da die gebildete H – Br-Bindung schwächer als die gelöste C – H-Bindung ist (Abb. 11/3).

(2) $Br^{\bullet} + R{-}H \longrightarrow H{-}Br + R^{\bullet}$

(3) $R^{\bullet} + Br{-}Br \longrightarrow R{-}Br + Br^{\bullet}$

Hier ist auch $\Delta G^{\neq}$ wesentlich größer und es treten die Unterschiede bei der Bildung verschiedener Radikale deutlich hervor. Man beobachtet, daß sich tertiäre Radikale bevorzugt vor sekundären, und diese eher als primäre bilden. Ein Bromatom substituiert damit *spezifisch* zuerst H-Atome an tertiären Kohlenstoffatomen, aus Isobutan entsteht tert.-Butylbromid.

Bildungstendenz:

tertiäres sekundäres primäres Kohlenstoff-Radikal

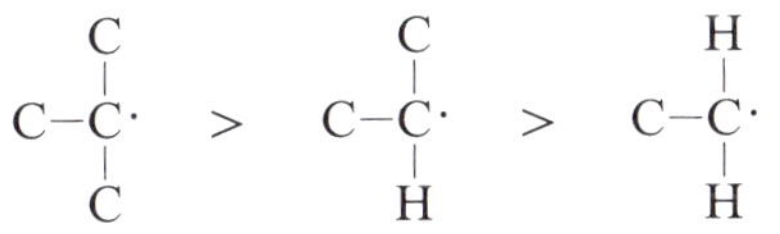

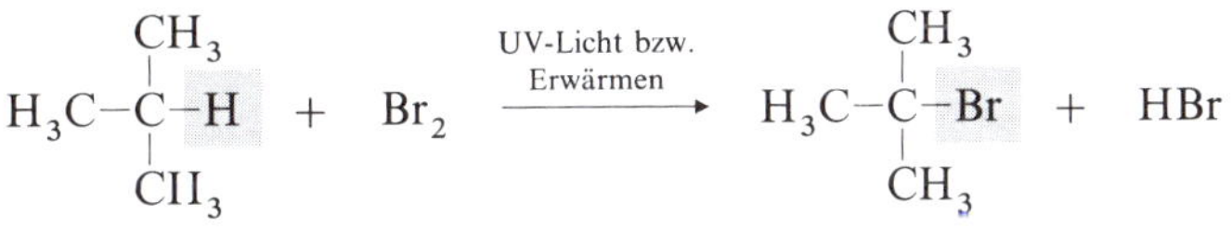

Eine Radikalbildung nach Gleichung **(2)** durch ein Iodatom ist energetisch so ungünstig, daß es eine radikalische Iodierung praktisch nicht gibt. Iod kann deshalb als **Radikalfänger** auftreten, was zum Kettenabbruch führt. Iod-Atome können nur noch rekombinieren.

$Cl^{\bullet} + I_2 \longrightarrow Cl{-}I + I^{\bullet}$

$I^{\bullet} + I^{\bullet} \longrightarrow I_2$

Unter physiologischen Bedingungen wirken Vitamin K-Hydrochinon oder Thioalkohole als Radikalfänger.

11.3.3 Alkylhalogenide

Chlorierte Kohlenwasserstoffe (CKW) kommen in der Natur nicht vor. *Methylenchlorid* (CH_2Cl_2), *Chloroform* ($CHCl_3$) und *Tetrachlorkohlenstoff* (CCl_4) finden als unpolare Lösungsmittel Verwendung. Das narkotisch wirksame Chloroform ist sehr toxisch und wurde durch **Halothan** ($CF_3CHBrCl$) ersetzt. Andere wichtige Alkylhalogenide sind *Methyliodid* (CH_3I), das als Reagens zur Übertragung von Methylgruppen eingesetzt wird, und *Difluor-dichlormethan* (*Frigen*, Sdp. $-29.8\ °C$), das früher als Treibgas in Spühdosen bzw. in Verdampfern von Kühlaggregaten Verwendung fand. Insbesondere leicht flüchtige Fluorchlorkohlenwasserstoffe (FCKW) werden für die Zerstörung der Ozonschicht in der oberen Atmosphäre verantwortlich gemacht. Heute dienen teilhalogenierte Fluorkohlenwasserstoffe (z. B. CF_3CFH_2) als Ersatzstoffe.

Einige höhermolekulare chlorierte Kohlenwasserstoffe, z. B. DDT, sind hochwirksame Insektizide, die auch bei höheren Organismen Enzyme hemmen, also toxisch sind. Ihre Verwendung ist nicht unbedenklich, weil diese Verbindungen in der Natur äußerst langsam abgebaut werden, aufgrund ihrer lipophilen Eigenschaften über verschiedene Nahrungsketten unkontrolliert bis in das Fettgewebe der Säugetiere gelangen und auch vom Menschen aufgenommen werden (Anreicherung z. B. in der Muttermilch). In Deutschland ist der Einsatz von DDT inzwischen verboten.

DDT (= **D**ichlor-**d**iphenyl-**t**richlorethan)

11.3.4 Oxidation der Alkane

Eine wichtige Reaktion der Alkane aus Erdöl und Erdgas ist ihre **Verbrennung** mit einem Überschuß an Sauerstoff zu Kohlendioxid (CO_2) und Wasser. Auch diese Reaktion läuft radikalisch ab. Es werden erhebliche Mengen Energie als Wärme frei, die man direkt verwendet (Heizung) oder mit Verlusten in andere Energieformen umwandelt. Mit einer allgemeinen Formel kann man bei einem beliebigen Kohlenwasserstoff die stöchiometrischen Faktoren der Oxidation rasch ermitteln.

$$2\,C_nH_{2n+2} + (3n+1)\,O_2 \longrightarrow 2n\,CO_2 + (2n+2)\,H_2O + \text{Energie}$$

Ein weniger heftiger, radikalisch ablaufender Oxidationsprozeß ist die **Autoxidation,** durch die z. B. Fett ranzig wird. Hierbei ist Luftsauerstoff ($\cdot\underline{O}-\underline{O}\cdot$) beteiligt. Im Verlauf bilden sich *Hydroperoxide,* die radikalisch zerfallen und so weitere Reaktionen einleiten können.

$$R-H + O_2 \longrightarrow \underset{\text{Hydroperoxid}}{R-O-O-H} \longrightarrow \underset{\text{Radikale}}{R-O\cdot + \cdot OH}$$

Erdöl ist wie *Kohle* aus organischem Material entstanden. Die in diesen Rohstoffen „gebundene" Energie ist über Jahrmillionen gespeicherte Sonnenenergie, die im Assimilationsprozeß der grünen Pflanzen für den Aufbau organischer Substanzen nutzbar gemacht wurde und auch bei der Umwandlung in die heutige Form der Rohstoffe erhalten blieb.

Die Bedeutung von Erdöl als *Energiequelle* ist offenkundig, eine gedankenlose Nutzung ist wegen der nur begrenzt verfügbaren Mengen jedoch problematisch. Erdöl dient zugleich als *Rohstoff* (Quelle für Kohlenstoffketten) für den Aufbau wichtiger organischer Verbindungen (Kunststoffe, Arzneimittel etc.). Als Energiequelle wird man es ersetzen können, als C-Atomquelle *nicht.*

11.3.5 Aufgaben

1) Welche Formel hat das *Methylradikal*?
2) Welche isomeren Monochlorderivate des 2-Methyl-butans *(Isopentan)* sind möglich? Markieren Sie primäre, sekundäre und tertiäre C-Atome in der Ausgangsverbindung!
3) Wieviel *Strukturisomere* des Chlorcyclohexans gibt es? Welche Konformation überwiegt?
4) Was ist ein *Radikal*?
5) Warum ist Iod ein *Radikalfänger*?
6) Der systematische Name des Inhalationsnarkotikums „*Halothan*" lautet: 2-Brom-2-chlor-1,1,1-trifluor-ethan. Geben Sie die Struktur an!

11.4 Alkene

11.4.1 Nomenklatur

Alkene oder *Olefine* sind Kohlenwasserstoffe, die eine C=C-Doppelbindung enthalten. Man bezeichnet sie auch als **ungesättigte Kohlenwasserstoffe:** gesättigte Verbindungen enthalten nur Einfachbindungen.

$CH_2=CH_2$ $H_3C-CH=CH_2$ $H_3C-CH_2-CH=CH_2$

Ethen   Propen   1-Buten   allgemeine Summenformel

C_2H_4 C_3H_6 C_4H_8 C_nH_{2n}

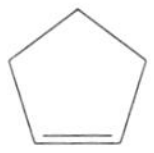

Cyclopenten   Cyclohexen

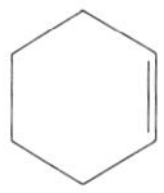

C_5H_8 C_6H_{10}

Bei der Benennung der Alkene geht man vom Namen des entsprechenden Alkans aus und ersetzt die Endsilbe „-an" durch „-en". Bei verzweigten Ketten verfährt man wie bei den Alkanen. Die Position der Doppelbindung in der Kette wird durch eine Ziffer vor dem Stammnamen markiert, indem man die C-Atome der Kette von einem Ende her durchnummeriert. Dabei soll das C-Atom, von dem die Doppelbindung ausgeht, eine möglichst *kleine* Ziffer erhalten.

$$\overset{1}{H_3C}-\overset{2}{CH}=\overset{3}{CH}-\overset{4}{CH_2}-\overset{5}{CH_2}-\overset{6}{CH_3}$$

2-Hexen

$$\overset{6}{CH_3}-\overset{5}{CH}-\overset{4}{CH_2}-\overset{3}{C}=\overset{2}{CH}-\overset{1}{CH_3}$$
$$\quad\quad\; |\quad\quad\quad\quad |$$
$$\quad\quad CH_3\quad\quad\; CH_3$$

3,5-Dimethyl-2-hexen

11.4.2 Geometrische Isomerie

Die C=C-Doppelbindung besteht aus einer *σ-Bindung*, deren Orbital sich rotationssymmetrisch um die Kernverbindungslinie erstreckt, und einer *π-Bindung*, die durch Überlappen der beiden einfach besetzten p-Orbitale der beteiligten C-Atome entsteht. Da die p-Orbitale nur dann überlappen, wenn sie parallel stehen, sind die sp²-hybridisierten C-Atome gegeneinander nicht frei drehbar. Die π-Bindung müßte dazu vorübergehend aufgehoben werden. Aus diesem Grund gibt es, sobald die C-Atome der Doppelbindung verschiedene Substituenten tragen, zwei Molekülformen, die auch *geometrische Isomere* genannt werden (Abb. 11/4). 2-Buten ($H_3C-CH=CH-CH_3$) z.B. existiert in der *cis*-Form **(A)** und in der *trans*-Form **(B)**, die trennbar sind und sich in ihren Eigenschaften unterscheiden. Eine Umwandlung der *cis/trans*-Isomeren ineinander gelingt nur unter Energiezufuhr. Die Freie Aktivierungsenergie $\Delta G^{\neq}$ entspricht in etwa der Stärke der π-Bindung. Das *trans*-Isomere ist wegen der geringeren abstoßenden Wechselwirkung der Substituenten etwas energieärmer als das *cis*-Isomere. Um auch bei komplizierteren Molekülen zu einer eindeutigen Bezeichnung zu kommen, hat man die älteren Begriffe „*cis*" und „*trans*" durch „*Z*" (zusammen) und „*E*" (entgegen) ersetzt. Die geometrische Isomerie ist eine Untergruppe der **Konfigurationsisomerie** (s. Kap. 14).

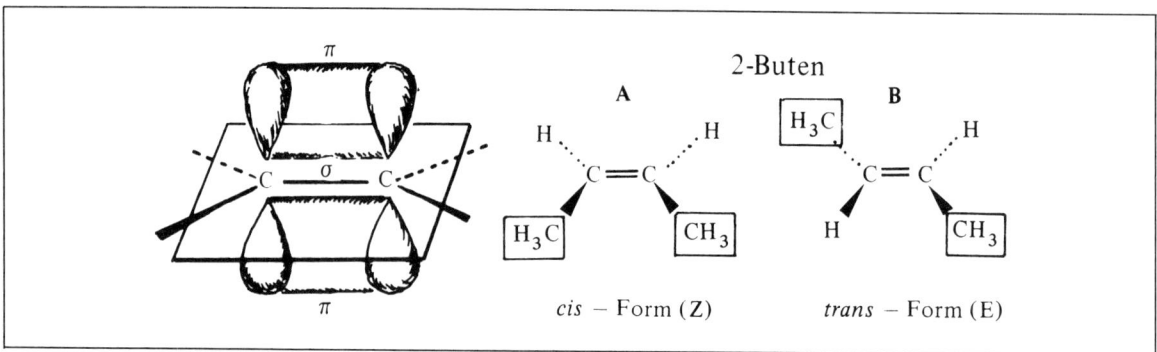

Abb. 11/4. Darstellung der Geometrie einer C=C-Doppelbindung sowie der cis- und trans-Isomeren von 2-Buten

Bei der Z/E-Zuordnung wendet man die gleichen *Prioritätsregeln* an, die für die R/S-Nomenklatur bei Konfigurationsisomeren mit einem Chiralitätszentrum gelten (s. Kap. 14). Man prüft, ob der Rest mit der höheren Priorität an dem einen sp^2-C-Atom auf der selben Seite der Doppelbindung liegt wie der Rest mit der höheren Priorität an dem anderen sp^2-C-Atom, in diesem Fall handelt es sich um das Z-Isomere. Im anderen Fall, wenn beide Reste mit der höheren Priorität auf verschiedenen Seiten liegen, um das E-Isomere.

11.4.3 Additions-Reaktionen

Für die Reaktivität der Alkene ist die π-Bindung der C=C-Doppelbindung verantwortlich. Die bevorzugte Reaktion ist die *Addition*, d.h. ein symmetrisches $(X-X)$ oder unsymmetrisches Reagens $(X-Y)$ lagert sich unter Aufhebung der π-Bindung an die C-Atome der Doppelbindung an und überführt die **ungesättigte** in eine **gesättigte** Verbindung.

Addition:

Von der Energiebilanz her werden eine σ-Bindung (Reagens) und eine π-Bindung (Alken) gespalten, hingegen zwei σ-Bindungen (Produkt) neu gebildet, dadurch ergibt sich in der Regel ein Energiegewinn. Beispiele für wichtige Additions-Reaktionen an der C=C-Doppelbindung enthält Tab. 11/3. Die Reaktionen werden nachfolgend erläutert.

Tab. 11/3. Additions-Reaktionen an Alkenen

Alken	Reagens	Katalysator	Produkt	Reaktionstyp (Substanzklasse)
C=C +	H$_2$ Wasserstoff	Pd →	$-\overset{\mid}{C}-\overset{\mid}{C}-$ H H	Hydrierung (Alkan)
C=C +	Br$_2$ Brom	→	$-\overset{\mid}{C}-\overset{\mid}{C}-$ Br Br	Bromierung (1,2-Dibrom-alkan)
C=C +	HX Halogenwasserstoff (X = I, Br, Cl)	→	$-\overset{\mid}{C}-\overset{\mid}{C}-$ H X	Hydrohalogenierung (Alkylhalogenid)
C=C +	H–OH Wasser	H$^\oplus$ →	$-\overset{\mid}{C}-\overset{\mid}{C}-$ H OH	Hydratisierung (Alkohol)

Durch die Form der π-Orbitale und die vergleichsweise schwächere Überlappung, können sich die Orbitale mit dem bindenden Elektronenpaar bei Annäherung eines elektronensuchenden Reaktionspartners diesem zuwenden und eine lockere Bindung ausbilden (π-Komplex). Das ursprüngliche π-Orbital des Alkens ist dann zum Reagens hin deformiert. Teilchen, die Elektronen suchen, sind *elektrophil*, häufig fehlen ihnen zwei Elektronen für eine stabile Elektronenkonfiguration. **Elektrophile** sind z. B. das Proton (H$^\oplus$), das Brom-Kation (Br$^\oplus$), Bortrifluorid (BF$_3$) oder Aluminiumtrichlorid (AlCl$_3$), aber auch zur Komplexierung befähigte Ionen der Übergangsmetalle (z. B. Ag$^\oplus$, Hg$^{2\oplus}$) können π-Komplexe bilden.

Addition von Chlorwasserstoff

Ein π-Komplex zwischen einem Alken und einem Proton, das z. B. aus Chlorwasserstoff (HCl) stammt, ordnet sich leicht so um, daß das Proton kovalent an eines der beiden C-Atome gebunden wird und das andere C-Atom die Elektronenlücke und die positive Ladung trägt. Ein Teilchen mit positiv geladenem C-Atom heißt *Carbenium-Ion*. Das protonierte Alken (Carbenium-Ion) ist auf dieser Stufe nun seinerseits ein Elektrophil und sucht sich ein Elektronenpaar am Chlorid-Ion für eine kovalente Bindung. Es entsteht das stabile Additionsprodukt.

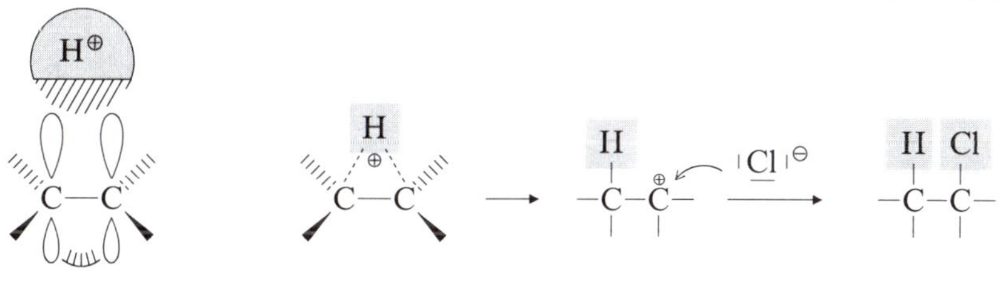

π-Komplex aus einem Alken mit einem Proton   Carbenium-Ion   Additionsprodukt

Den letzten Schritt kann man auch umgekehrt sehen. Das Chlorid greift mit einem freien Elektronenpaar das positiv geladene C-Atom an. Das Reagens Cl$^{\ominus}$ ist ein **Nucleophil.** Die Bezeichnung „Elektrophil" und „Nucleophil" kennzeichnen eine Polarität, die auftritt, wenn an einer Reaktion Ionen oder Dipolmoleküle beteiligt sind. Nucleophil und Elektrophil verknüpfen sich durch eine σ-Bindung, deren Elektronenpaar das Nucleophil mitbringt. Häufig wird die Richtung, die dieses Elektronenpaar nimmt, durch einen gebogenen Pfeil markiert, der vom Nucleophil ausgeht.

Addition von Wasser

Die Addition von Wasser an eine C=C-Doppelbindung wird auch als **Hydratisierung** bezeichnet und ist biochemisch wichtig. Die Reaktion läuft im Reagenzglas nicht freiwillig ab, die Acidität des Wassers reicht nicht aus, um ein Alken zu protonieren. Fügt man jedoch etwas starke Säure (z. B. Schwefelsäure) als *Katalysator* zu, so protoniert diese einige der Alken-Moleküle. Das gebildete Carbenium-Ion wird vom Nucleophil Wasser angegriffen und bildet einen protonierten Alkohol, der im letzten Schritt sein Proton verliert. Es wird deutlich, daß sich die Protonen nicht verbrauchen, d. h. der Katalysator muß nur in geringer Menge den Ausgangsverbindungen zugesetzt werden.

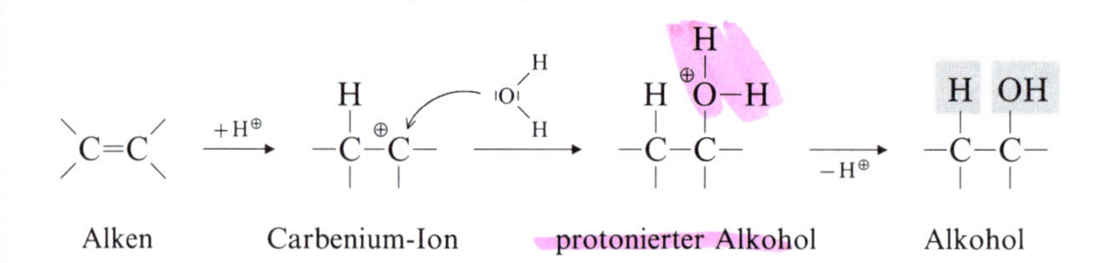

Bei *unsymmetrischen* Alkenen sind zwei Richtungen für die Addition des Wassers denkbar. Welche Richtung bevorzugt wird, hängt davon ab, welches der als Zwischenprodukt gebildeten Carbenium-Ionen energieärmer ist.

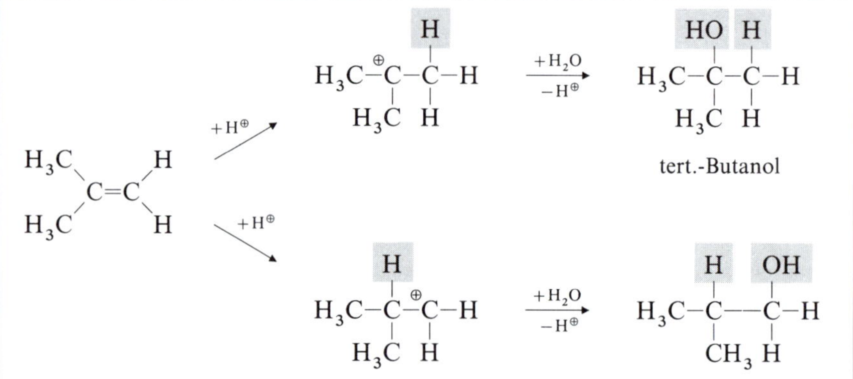

Man beobachtet, daß Alkylreste an einem positiv geladenen C-Atom die Ladung besser stabilisieren als H-Atome. Folglich bilden sich Kationen an tertiären C-Atomen leichter als an sekundären oder primären. In unserem Beispiel entsteht aus 2-Methyl-1-propen bevorzugt *tert.-Butanol*. Mit anderen Worten, das Nucleophil geht an das höher substituierte C-Atom (Markovnikoff-Regel).

Addition von Brom

Die Addition *symmetrischer* Reagentien an eine C=C-Doppelbindung ist zunächst weniger einsichtig. Man beobachtet jedoch, daß Brom (Br_2) in einem inerten Lösungsmittel (z. B. CCl_4) mit Alkenen sehr rasch zu 1,2-Dibromalkanen (= Dibromid) reagiert. Diese Reaktion dient zum analytischen Nachweis von Alkenen, denn die rotbraune Bromlösung entfärbt sich in Gegenwart von Alkenen. Was passiert hier im einzelnen?

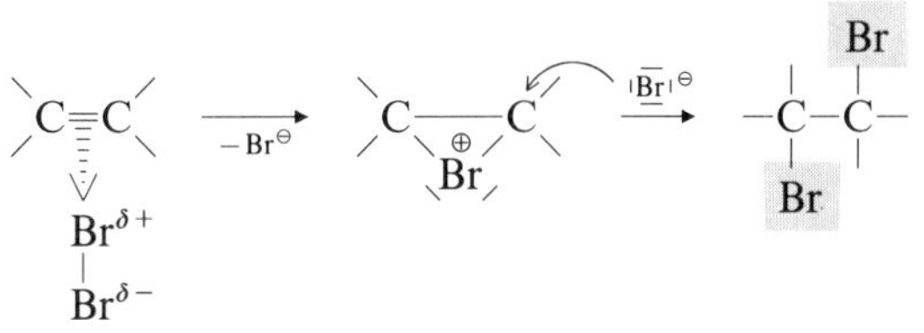

π-Komplex Bromonium-Ion Dibromid

Unter der Einwirkung der π-Elektronen des Alkens wird das Brom-Molekül polarisiert (π-Komplex) und heterolytisch gespalten. Das $Br^{\oplus}$ bildet mit den C-Atomen einen Dreiring, der als *Bromonium-Ion* bezeichnet wird. $Br^{\ominus}$ greift diesen Dreiring von der Rückseite her an einem der C-Atome nucleophil an und verdrängt das $Br^{\oplus}$ mit seinem Elektronenpaar von diesem C-Atom. Es entsteht das farblose Dibromid.

Die Brom-Addition (Bromierung) ist eine *trans*-Addition, was bedeutet, daß die beiden eintretenden Brom-Substituenten von entgegengesetzten Seiten an die C-Atome herankommen. Dies spielt bei unsymmetrisch substituierten Alkenen und bei Cycloalkenen eine Rolle, weil von zwei bei der Addition denkbaren Produkten nur eines entsteht. Im Fall des Cyclohexens das *trans*-1,2-Dibrom-cyclohexan. Nach der Addition stehen die Bromatome zunächst beide axial, der Cyclohexanring klappt dann jedoch in das energieärmere Konformere (beide Brom-Atome äquatorial) um.

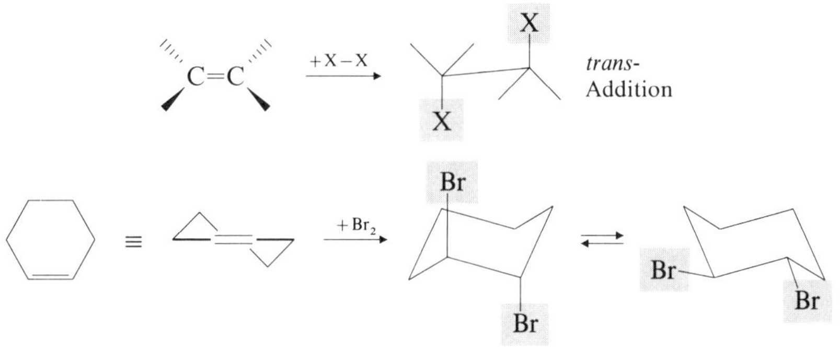

Cyclohexen *trans*-1,2-Dibrom-cyclohexan

Addition von Wasserstoff

Die Anlagerung von Wasserstoff (H_2) an eine C−C-Doppelbindung heißt **Hydrierung** und ist eine exotherme und exergone Reaktion. Um den Energieinhalt eines Alkens relativ zu anderen zu bestimmen, werden häufig sogenannte *Hydrierwärmen* (ΔH = Enthalpieänderung) verglichen. Je weniger negativ der Wert, desto energieärmer (= stabiler) ist das ursprüngliche Alken.

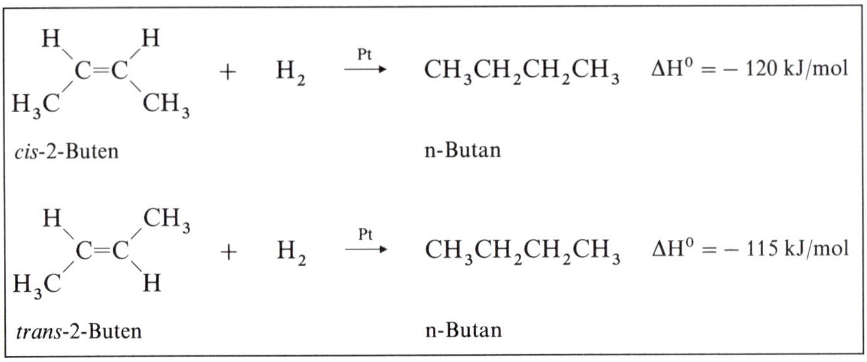

Obwohl thermodynamisch begünstigt, laufen Hydrierungen nicht von allein ab, die erforderliche freie Aktivierungsenergie $\Delta G^{\neq}$ ist zu groß. Man verwendet fein verteilte Edelmetall-Katalysatoren z. B. aus *Platin* (Pt), *Palladium* (Pd) oder *Nickel* (Ni). Diese aktivieren den Wasserstoff an ihrer Oberfläche. Beide H-Atome treten von einer Seite an die C-Atome der Doppelbindung, es findet eine *cis*-Addition statt. Dies führt vom 1,2-Dimethylcyclohexen zum *cis*-1,2-Dimethyl-cyclohexan.

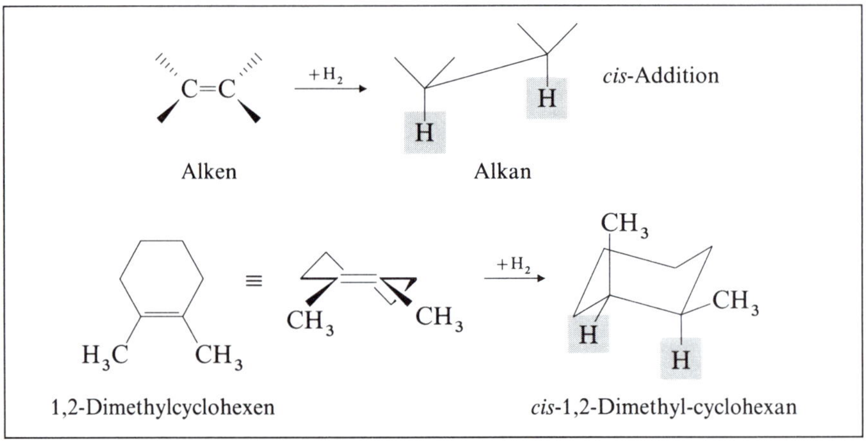

11.4.4 Bildung von Alkenen durch Eliminierung

Die vorangehend besprochenen Additions-Reaktionen lassen sich im Prinzip alle umkehren. Man erhält dabei aus gesättigten Verbindungen unter Abspaltung von Substituenten Alkene. Man bezeichnet derartige Reaktionen als **Eliminierung.**

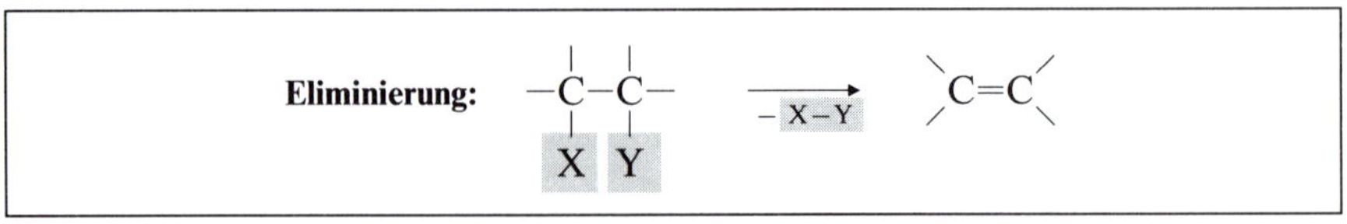

Im Rahmen der besprochenen Beispiele wird aus einem *Alkan* durch **Dehydrierung** oder aus einem *Alkohol* durch **Dehydratisierung** ein *Alken*. Beide Reaktionen bedürfen eines *Katalysators:* fein verteilte Edelmetalle bei der Dehydrierung und Säuren bei der Dehydratisierung. Vom Mechanismus her verläuft alles in Umkehr der Additions-Reaktion, d. h. mit anderen Worten, daß z. B. Alkohol und Alken in einer Gleichgewichtsreaktion miteinander verbunden sind.

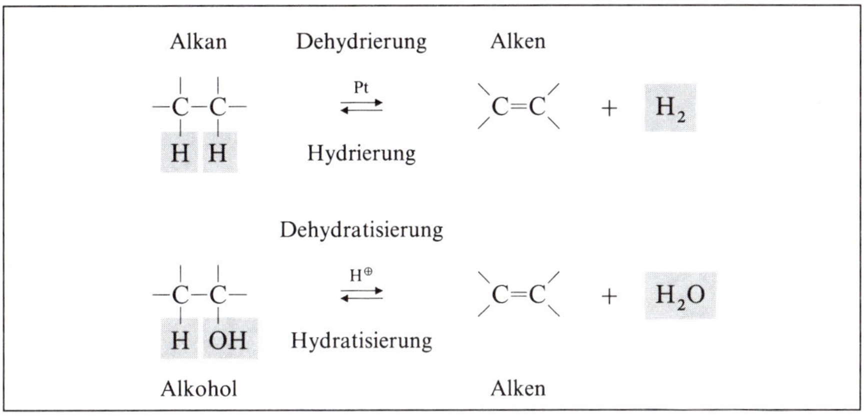

11.4.5 Diene und Polyene

Verbindungen mit zwei Doppelbindungen heißen *Alkadiene* oder auch kurz *Diene*. Vor den Stammnamen gesetzte Ziffern geben die Lage der Doppelbindungen in der Kette an; auch hier ist die Bezifferung so zu beginnen, daß die Ziffern möglichst niedrig sind.

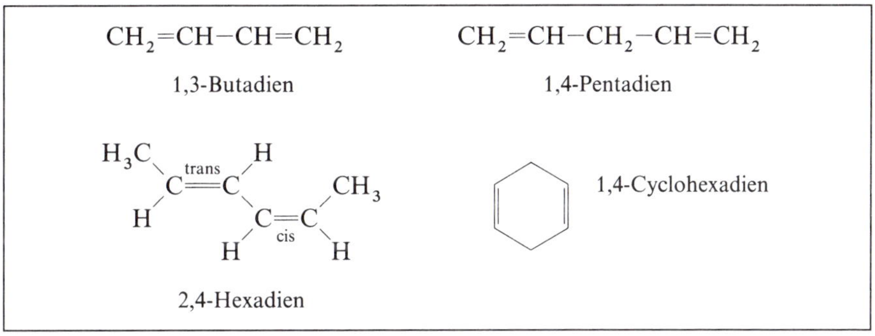

Verbindungen wie das 1,3-Butadien enthalten Doppelbindungen, die mit Einfachbindungen alternieren. Man spricht von **konjugierten Doppelbindungen.** Sind hingegen Doppelbindungen durch mehrere Einfachbindungen voneinander getrennt, bezeichnet man sie als *isolierte Doppelbindungen.* Ein Beispiel dafür ist das 1,4-Pentadien.

Bei Verbindungen mit konjugierten Doppelbindungen (Beispiel: 1,3-Butadien) wird auch zwischen den sp^2-C-Atomen, die nur einfach verbunden sind, eine zusätzliche Bindung wirksam, so daß die π-Elektronen der Molekülorbitale im Prinzip über alle vier C-Atome delokalisiert sind. Solche Systeme sind *energieärmer* als solche mit zwei isolierten Doppelbindungen.

Diese Besonderheit konjugierter Diene drückt sich z. B. darin aus, daß Brom sich nicht nur an eine der beiden Doppelbindungen addiert (1,2-Addition, kinetische Kontrolle), sondern auch ein 1,4-Additionsprodukt entsteht (thermodynamische Kontrolle, s. S. 176/177).

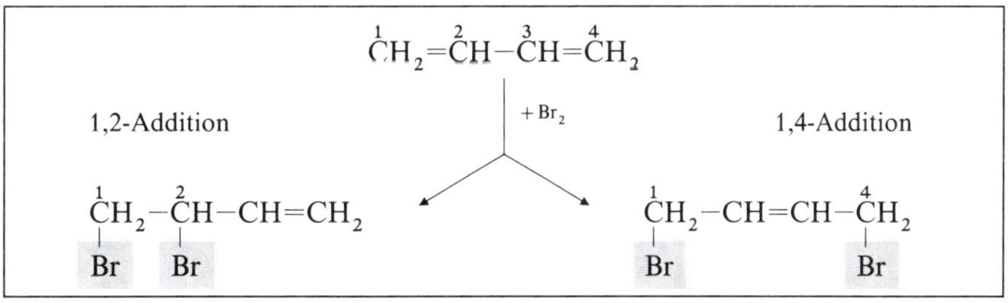

Eine 1,4-Addition findet auch beim Aufbau des *Polyisoprens* aus Isopren (= 2-Methyl-1,3-butadien) statt. Bei der **Polymerisation** werden die 1,4-Enden der Bausteine verknüpft. Die verbleibende Doppelbindung kann *trans-* oder *cis*-konfiguriert sein.

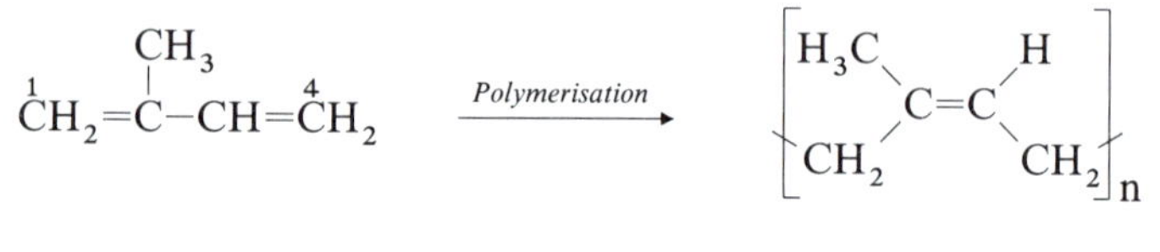

Isopren

cis-Polyisopren
(natürlicher Kautschuk)

Natürlicher **Kautschuk** (= *cis*-Polyisopren) enthält fast ausschließlich *cis*-(=*Z*)-Doppelbindungen. Synthetisches Polyisopren, das z. T. *trans*-konfigurierte Doppelbindungen enthält, unterscheidet sich in wesentlichen Eigenschaften vom Kautschuk. Erst seit 1955 gelingt mit Hilfe von *Ziegler-Natta*-Katalysatoren ($TiCl_4$, Trialkylaluminium) die gezielte Synthese von *cis*-Polyisopren aus Isopren. Die Produkte sind mit dem Natur-Kautschuk identisch. Synthetische Polymere wie Polyethylen, Polyvinylchlorid (PVC) oder Teflon werden allgemein als **Kunststoffe** bezeichnet. Man gewinnt sie durch **Polymerisation** einfacher Alkene (Ethen, Vinylchlorid, Tetrafluorethen).

$$n\ H_2C{=}CH_2 \longrightarrow -[CH_2{-}CH_2]_n-$$

Ethen → Polyethylen

$$n\ H_2C{=}CH{-}Cl \longrightarrow -[CH_2{-}CH(Cl)]_n-$$

Vinylchlorid → PVC

$$n\ F_2C{=}CF_2 \longrightarrow -[CF_2{-}CF_2]_n-$$

Tetrafluorethen → Teflon

Isopren wird Ihnen als Baustein vieler anderer Naturstoffe, z. B. der Steroide und Terpene wiederbegegnen. Als Beispiel sei hier das in Pflanzen (Möhre, Aprikose) weit verbreitete, gelbrote ***β*-Carotin** genannt, das als Vorstufe des Vitamin A Bedeutung hat. Es ist ein Polyen mit elf konjugierten Doppelbindungen, die alle *trans* konfiguriert sind (*all-trans*). *β*-Carotin ist als Kohlenwasserstoff sehr lipophil.

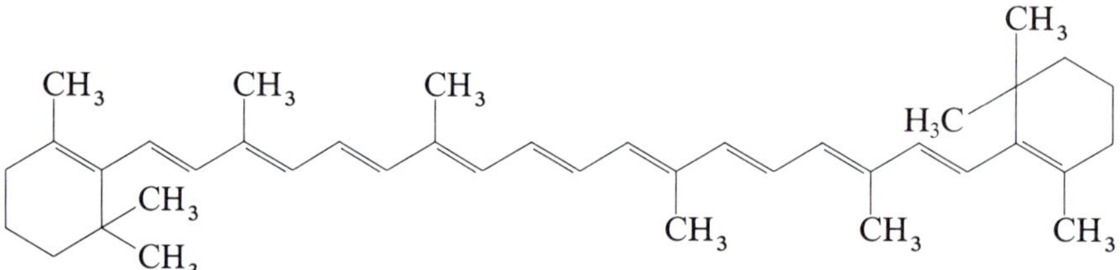

β-Carotin ($C_{40}H_{56}$)

11.4.6 Aufgaben

1) Formulieren Sie die *cis/trans*-Isomeren des 3-Hexens!
2) Warum lassen sich die *cis/trans*-Isomeren des 2-Butens, nicht aber die Konformeren des *n*-Butans isolieren?
3) Was entsteht bei der säurekatalysierten Addition von Wasser an
   a) Ethen und b) Propen?
4) Was entsteht bei der Hydrierung von Cyclohexen?
5) Welche Formel hat 1,3,5-Hexatrien? Sind seine Doppelbindungen konjugiert?
6) Was versteht man unter *„Hydrierwärme“*?
7) *Squalen* ist eine Biosynthese-Vorstufe der Steroide. Markieren Sie in den Formeln die im Squalen enthaltenen sechs *Isopren-Einheiten!* Hinweis: Jeder Strich an der Kette kennzeichnet eine Methylgruppe.
   Beziffern Sie die C-Atome der Isopren-Einheiten jeweils von 1 bis 4 (wie auf S. 170)! Fällt Ihnen etwas auf?

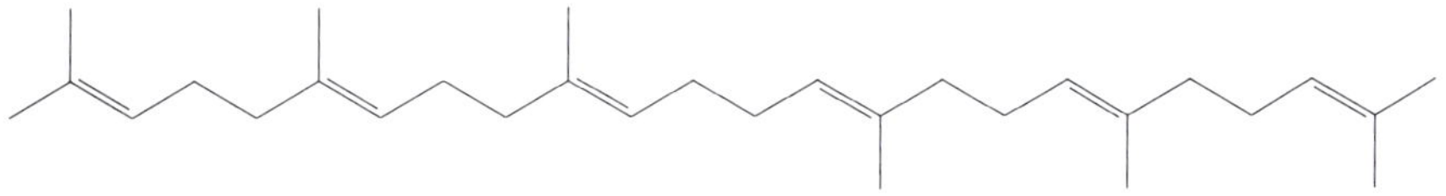

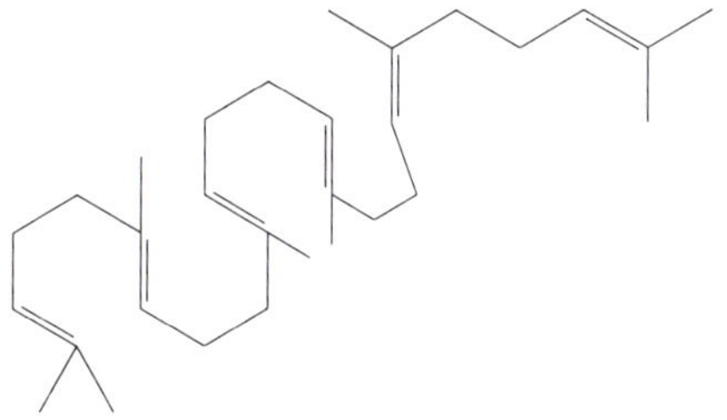

In der nebenstehenden Formel ist das Squalen so gefaltet, daß man erkennen kann, wie das Steroid-Grundgerüst daraus entsteht (s. Kap. 12.1.5).

11.5 Aromaten

Für Chemiker ist es zweckmäßig, die organischen Verbindungen in zwei große Klassen einzuteilen, in *aliphatische* und *aromatische* Verbindungen. Die Bezeichnungen aliphatisch (fettartig) und aromatisch (wohlriechend) haben allerdings ihre ursprüngliche Bedeutung eingebüßt.

Zu den Aliphaten zählen alle Verbindungen, die wir bisher besprochen haben: Alkane, Cycloalkane, Alkene und Cycloalkene. Aromaten sind das Benzol und ihm verwandte Verbindungen.

Benzol ist seit 1825 bekannt, doch erst 1865 konnte *A. Kekulé* die richtige Formel vorschlagen. Benzol sieht zunächst wie ein cyclisches Hexatrien aus. Beim Vergleich der Hydrierwärmen von 1,3,5-Hexatrien und Benzol stellt man jedoch fest, daß Benzol wesentlich weniger Wärme freisetzt als für die Hydrierung von drei Doppelbindungen zu erwarten wäre. Dies bedeutet mit anderen Worten, daß das Benzol energieärmer ist als das offenkettige Trien.

$$CH_2=CH-CH=CH-CH=CH_2$$
1,3,5-Hexatrien

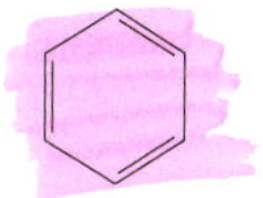

Benzol

11.5.1   Molekülbau und Mesomerie des Benzols

Alle sechs C-Atome des Benzols sind sp^2-hybridisiert und liegen in einer Ebene. Die sechs einfach besetzten p-Orbitale dieser C-Atome stehen senkrecht zu dieser Ebene, überlappen und bilden π-Molekülorbitale, die mit insgesamt sechs Elektronen besetzt sind und zu einer völlig gleichmäßigen Elektronenverteilung oberhalb und unterhalb des Sechsrings führen (Abb. 11/5). Die in einem Ring *delokalisierten* π-Elektronen führen nach einer Regel von *E. Hückel* (**Hückel-Regel**) immer dann zu einem energiearmen Molekül mit aromatischen Eigenschaften, wenn sich $(4n + 2)\pi$-Elektronen auf alle Ringatome verteilen können. Im Fall des Benzols ($n = 1$) sind dies sechs π-Elektronen.

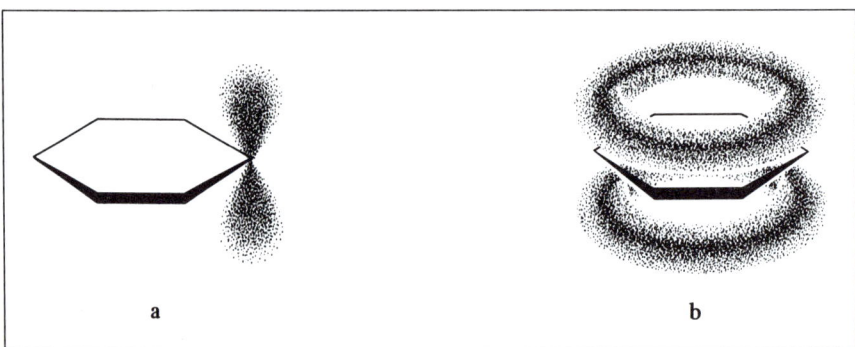

*Abb. 11/5. Benzolring mit dem p-Atomorbital eines sp^2-C-Atoms (**a**) und mit den π-Molekülorbitalen (**b**), an denen sich die p-Atomorbitale aller C-Atome beteiligen*

Als Folge der Delokalisierung der π-Elektronen gibt es im Benzol keine Doppel- und Einfachbindungen mehr. Der Sechsring ist *symmetrisch* und alle C—C-Bindungen sind *gleich lang* (0.139 nm) und damit kürzer als C—C-Einfachbindungen (0.154 nm) und länger als normale C=C-Doppelbindungen (0.133 nm). Man erfaßt die Besonderheit des Benzols, indem man zwei Formeln aufschreibt, die sich lediglich in der Verteilung der Doppelbindungen unterscheiden. Die tatsächliche Elektronenverteilung liegt *zwischen* dem, was die Formeln ausdrücken; dies wird durch den Pfeil markiert, der auf beiden Seiten eine Spitze hat und *kein* Gleichgewicht zwischen zwei existierenden Molekülarten ausdrückt. Oft wird der Einfachheit halber nur eine der Formeln gezeichnet. Eine ebenfalls gebräuchliche Schreibweise für das Benzol ist ein Sechsring mit einem Kreis in der Mitte. Ein Sechsring ohne zusätzliche Angaben ist die Formel für das Cyclohexan.

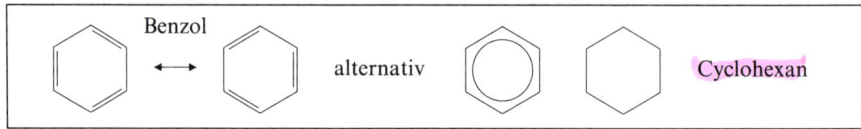

Man hat für Systeme mit delokalisierten π-Elektronen den Begriff „**Mesomerie**" bzw. „**Resonanz**" geprägt und bezeichnete die Formeln, die dies ausdrücken sollen, als mesomere Grenzformeln (= Resonanzstrukturen). Zur Mesomerie befähigte Systeme sind aufgrund von Besonderheiten ihrer Molekülorbitale energieärmer als Verbindungen, bei denen dies nicht möglich ist. Aromaten nehmen durch die cyclische Konjugation dabei eine Sonderstellung ein. Der Energiebetrag, der das Benzol vom offenkettigen Trien unterscheidet, heißt *Mesomerieenergie* (= Resonanzenergie) und macht etwa 125 kJ/mol aus.

11.5.2 Reaktionen des Benzols

Die typische Reaktion der Aromaten ist die **Substitution.** Ein H-Atom wird durch ein anderes Atom oder einen Rest ersetzt. Der aromatische Charakter des Rings bleibt erhalten. Das angreifende Reagens ist ein *Elektrophil* ($E^{\oplus}$), aus dem Aromaten wird ein *Proton* ($H^{\oplus}$) abgespalten.

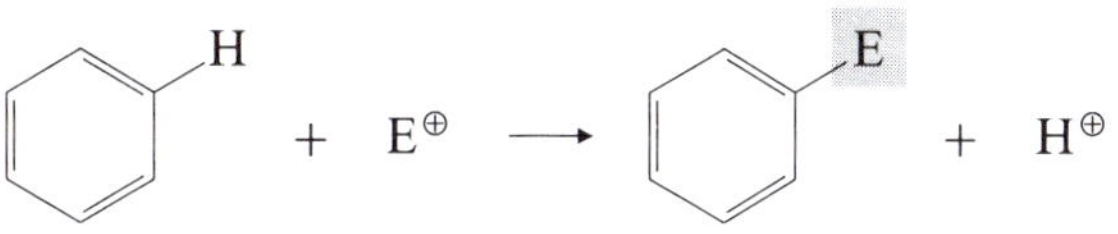

elektrophile Substitution am Benzol

Auf diese Weise können ganz verschiedene Reste (funktionelle Gruppen) an das Benzol herangebracht werden, wie nachfolgende Beispiele zeigen.

Bromierung

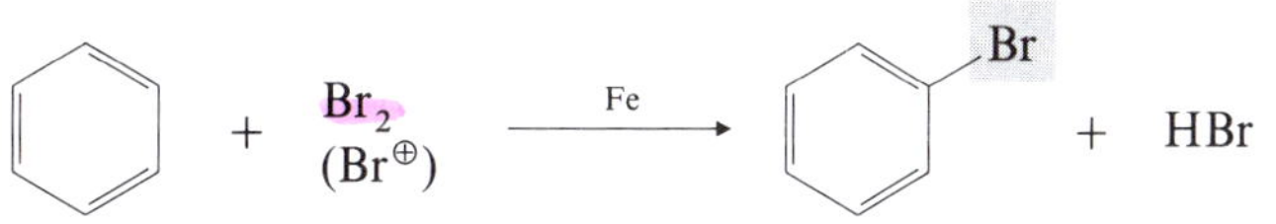

Brombenzol

Nitrierung

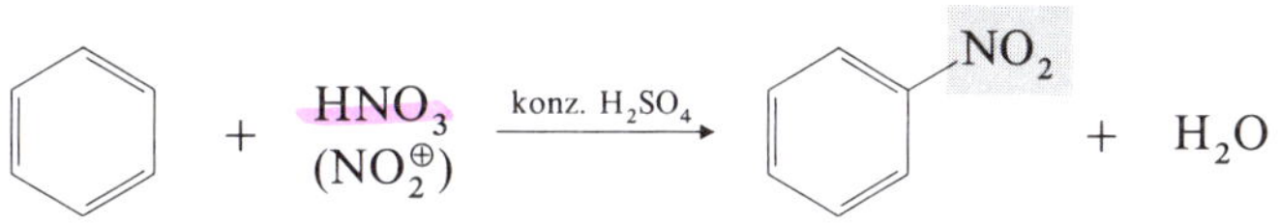

Nitrobenzol

Sulfonierung

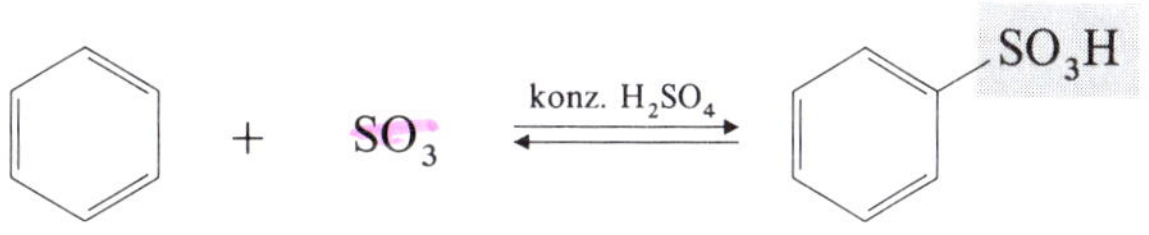

Benzolsulfonsäure

Alkylierung

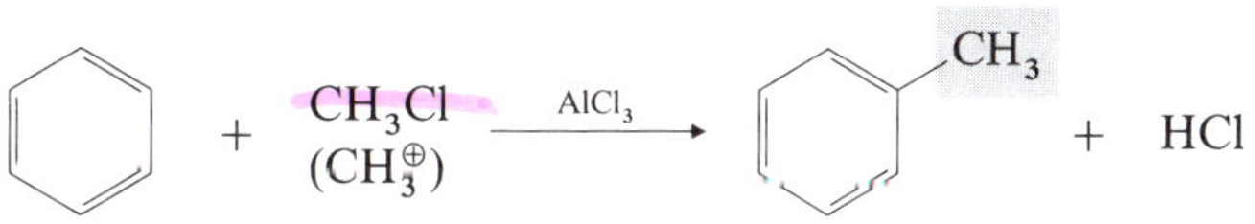

Toluol

Das den Benzolring jeweils angreifende Elektrophil steht unter dem Reagens in Klammern, es wird während der Reaktion – häufig erst mit Hilfe eines Katalysators – freigesetzt. Bei der Sulfonierung ist das Elektrophil SO_3 (Anhydrid der Schwefelsäure) neutral und übernimmt nach der Bindung an den Aromaten das abgespaltene Proton. Diese Reaktion ist reversibel. **Sulfonsäuren** sind Derivate der Schwefelsäure und wie diese stark sauer und wasserlöslich.

(R = Aromat oder Aliphat)

Schwefelsäure   Sulfonsäure

Vom zweikernigen Aromat **Naphthalin** ausgehend entstehen bei der Sulfonierung Konstitutionsisomere (α- und β-Naphthalinsulfonsäure).

Naphthalin · konz. H_2SO_4 · SO_3H · + · SO_3H · α- und β-Naphthalinsulfonsäure

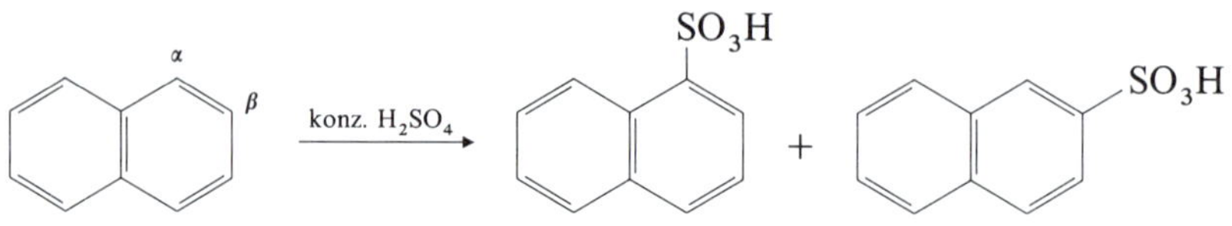

Befindet sich schon ein Substituent am Benzolring, dann gibt es für einen zweiten drei verschiedene Positionen, die als *ortho (o)*, *meta (m)* und *para (p)* bezeichnet werden.

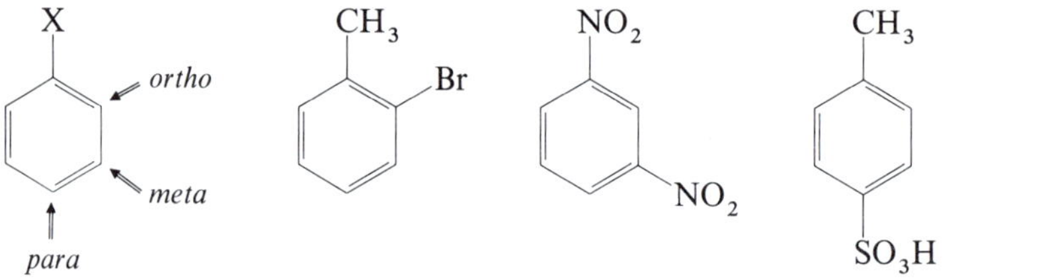

o-Brom-toluol · m-Dinitrobenzol · p-Toluolsulfonsäure

Bei mehr als zwei Substituenten am Ring werden die C-Atome von 1–6 numeriert und Zahlen vor die Substituenten gesetzt. Wird der Benzolring selbst als Substituent aufgefaßt, bezeichnet man die C_6H_5-Einheit als „**Phenyl**" bzw. aromatische Reste allgemein als „**Arylreste**" (im Gegensatz zu Alkylresten). Geht man vom gemischten Kohlenwasserstoff Toluol aus, kann dieses einen *Arylrest* bilden (Substitution am Ring) oder einen *Alkylrest* (Substitution am aliphatischen CH_3). Letzterer trägt den Trivialnamen *„Benzyl"*.

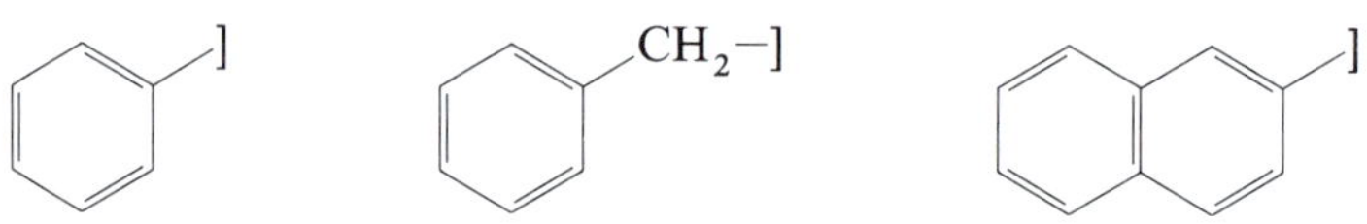

Phenylrest · Benzylrest · 2-Naphthylrest

11.5.3 Einzelschritte der elektrophilen aromatischen Substitution

Den Mechanismus der *elektrophilen aromatischen Substitution* wollen wir am Beispiel der *Bromierung* in Gegenwart von Eisen genauer ansehen. Dabei sollen zwei Fragen beantwortet werden: Welche Rolle spielt das Eisen und warum findet am Aromaten eine Substitution und keine Addition statt? Die Einzelschritte der Reaktion haben folgendes Aussehen:

1. Bildung des eigentlichen Katalysators *Eisen(III)-bromid* durch Oxidation von Eisen mit Brom.

$$2\,Fe + 3\,Br_2 \longrightarrow 2\,FeBr_3$$

2. Bildung des *Elektrophils* $Br^\oplus$ durch heterolytische Spaltung des Brom-Moleküls in Gegenwart von $FeBr_3$.

$$Br-Br + FeBr_3 \longrightarrow Br^{\oplus} + FeBr_4^{\ominus}$$

$FeBr_3$ weist am Eisen eine Elektronenlücke auf und übernimmt deshalb ein Nucleophil wie z. B. $Br^{\ominus}$.

3. Angriff des Elektrophils $Br^{\oplus}$ auf das π-System des Benzols und Ausbildung einer *σ-Bindung* mit einem Ring-C-Atom.

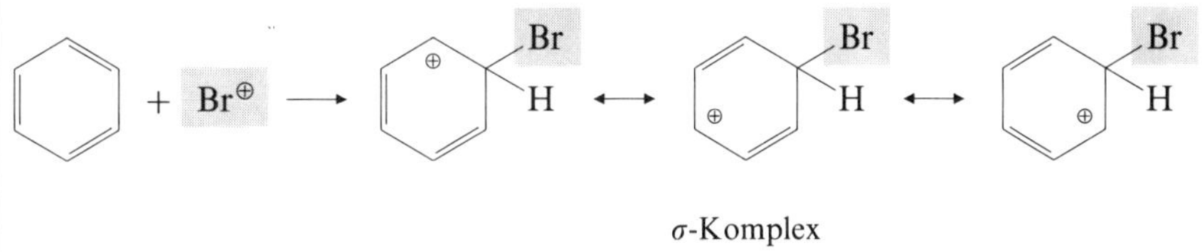

σ-Komplex

Der entstehende *σ-Komplex* ist mesomeriestabilisiert, d. h. die positive Ladung ist auf die Ring-C-Atome wie angegeben verteilt. Der σ-Komplex ist bei dieser Reaktion eine nachweisbare *Zwischenstufe*.

4. Abspaltung eines Protons vom einzigen tetraedrischen C-Atom im σ-Komplex unter Rückbildung des stabilen Benzolrings. Damit ist das H-Atom der Ausgangsverbindung durch ein Br-Atom substituiert worden.

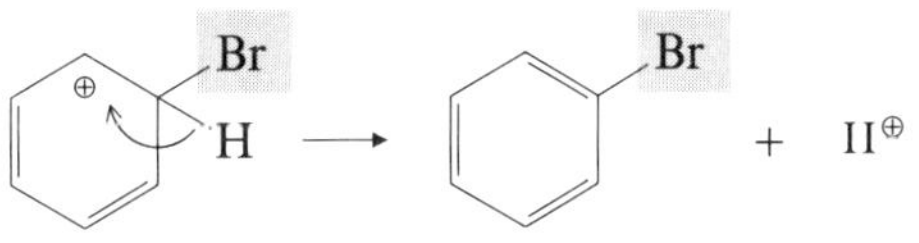

Brombenzol

Die Elektronen der C−H-Bindung im σ-Komplex werden gebraucht, um den Aromaten zu bilden. Dieser Teilschritt verläuft unter erheblichem Energiegewinn und ist deshalb gegenüber dem nucleophilen Angriff eines $Br^{\ominus}$ auf den σ-Komplex sehr bevorzugt.

5. Freisetzung von *Bromwasserstoff*, Rückbildung des Katalysators

$$H^{\oplus} + FeBr_4^{\ominus} \longrightarrow HBr + FeBr_3$$

Bei der Bromierung entsteht somit eine starke Säure (HBr), die sich in Wasser gelöst durch pH-Messung und Titration nachweisen läßt. Dadurch kann man die aromatische *Substitution* von der Brom-*Addition* an ein Alken experimentell unterscheiden. Üblicherweise verläuft die Substitution langsamer, die Reaktionslösung muß erwärmt werden.

Die Substitutions-Reaktionen mit anderen Elektrophilen lassen sich in ganz ähnlicher Weise formulieren. Es ist für Mediziner nicht wichtig, die Einzelschritte im Gedächtnis zu behalten, lediglich das *Prinzip der Reaktion* sollten Sie verstehen.

11.5.4 Aufgaben

1. Ordnen Sie folgende Verbindungen nach ihrem *Energieinhalt*:
   a) Trien mit konjugierten Doppelbindungen, b) Trien mit isolierten Doppelbindungen, c) Benzol. Begründen Sie die Reihenfolge.
2. Ist *Cyclopentadien* ein Aromat? Erklären Sie Ihre Antwort.
3. Welche Voraussetzungen müssen erfüllt sein, damit ein Kohlenwasserstoff mesomeriestabilisiert ist?

4. Welche Formel haben
   a) 2,4-Dinitro-fluorbenzol
   b) 2,4,6-Trinitrotoluol (TNT)
   c) Benzylchlorid
   d) Vinylbenzol (= Styrol)?
5. Welchen *Substitutionstyp* haben die Benzolringe im DDT (s. Kap. 11.3.3)?
6. Was ist ein *Elektrophil?* Nennen Sie Beispiele.
7. Bei der elektrophilen aromatischen Substitution wird als Zwischenstufe ein *σ-Komplex* gebildet. Ist er energiereicher oder energieärmer als das Ausgangsprodukt?

11.6 Allgemeines zum Ablauf chemischer Reaktionen

Chemische Reaktionen sind komplex ablaufende Stoffumwandlungen. Um zu verstehen, was bei einer Reaktion passiert, reicht es nicht aus, nur die Strukturformeln und Eigenschaften der Produkte anzugeben. Es interessiert auch die Frage, *wie* eine Reaktion abläuft. Ist der Reaktionsweg bekannt, können wir in gleichgelagerten Fällen voraussagen, welche Produkte aus bestimmten Ausgangsstoffen entstehen. Gehen verschiedene Produkte aus denselben Ausgangsstoffen hervor, läßt sich evtl. steuernd eingreifen, um das *Produktverhältnis* zu beeinflussen.

11.6.1 Energetik (= Thermodynamik) chemischer Reaktionen

Die Frage, warum eine Reaktion überhaupt abläuft, läßt sich mit Hilfe von Energiebetrachtungen beantworten. Reaktionen, bei denen Energie frei wird ($\Delta G < 0$) können spontan ablaufen, man bezeichnet sie als *exergon* (s. Kap. 6.6). Relativ „energiereiche" Atombindungen in organischen Molekülen werden gelöst und stabilere, d. h. „energieärmere" Bindungen bilden sich.

$$\Delta G^0 = \Delta H^0 - T \Delta S^0$$

Die Änderung von Gibbs' freier Energie unter Standardbedingungen (ΔG^0) hängt zusammen mit:
der Änderung der Bindungsstärken, was sich im ΔH^0-Wert (Enthalpie, Reaktionswärme) niederschlägt.
mit der Änderung des Ordnungszustandes ΔS^0 (Entropie) des Systems.

Viele chemische Reaktionen sind *Gleichgewichtsreaktionen.* Hat sich das Gleichgewicht eingestellt, ändern sich die Konzentrationen der Produkte und der Ausgangsstoffe nicht mehr. Jede Reaktion entwickelt sich so, daß der Gesamtenergieinhalt der beteiligten Stoffe ein Minimum erreicht, im Gleichgewicht ist $\Delta G = 0$. Es gilt dann

$$\Delta G^0 = - R \cdot T \cdot \ln K$$

Dieser Zustand wird häufig erreicht, ohne daß es zu einer vollständigen Umsetzung der Ausgangsstoffe kommt. Können aus denselben Ausgangsstoffen verschiedene Produkte entstehen und entspricht das tatsächliche Produktverhältnis dem im Gleichgewicht, dann bezeichnet man die Reaktion als **thermodynamischkontrolliert.** Mit anderen Worten: Es entsteht bevorzugt das energieärmste Produkt.

> Die **Thermodynamik** einer Reaktion beschreibt die Änderung der Energiezustände der Moleküle während der Reaktion. Daraus ergibt sich, wie vollständig eine Reaktion ablaufen kann, d. h. welche Konzentrationen die Ausgangsstoffe und die Produkte nach Erreichen des Gleichgewichtes aufweisen.

11.6.2 Reaktionskinetik

Es gibt Reaktionen, bei denen sich unter mehreren möglichen Produkten bevorzugt diejenigen bilden, die weniger stabil (d. h. energiereicher) sind als andere. Dies ist von der Thermodynamik her nicht zu verstehen, findet aber seine Erklärung, wenn die bevorzugt gebildeten Produkte *schneller* entstanden sind als die anderen. Reaktionen, die in ihrem Produktverhältnis unterschiedliche Geschwindigkeiten bei der Stoffumwandlung widerspiegeln, bezeichnet man als **kinetisch-kontrolliert**.

> Die **Kinetik** einer Reaktion beschreibt die Geschwindigkeit, mit der sich die Konzentrationen der Ausgangsstoffe bzw. Produkte ändern. Daraus ergibt sich, mit welchem Tempo bei einer Reaktion das Gleichgewicht erreicht wird.

Bei einer Reaktion A → B, die sich auf das Gleichgewicht zubewegt, kann die Reaktionsgeschwindigkeit (RG) z. B. durch die Abnahme (= negatives Vorzeichen) der Konzentration des Ausgangsstoffes A ausgedrückt als Änderung der Konzentration $A \triangleq d[A]$ pro Zeiteinheit (dt) beschrieben werden oder durch die Zunahme (positives Vorzeichen) der Konzentration des Produktes B pro Zeiteinheit:

$$RG = -\frac{d[A]}{dt} \quad \text{bzw.} \quad RG = \frac{d[B]}{dt} \quad (mol \cdot l^{-1} \cdot s^{-1})$$

Statt $d[A]$ wird vielfach auch dc_A geschrieben.

Die Geschwindigkeit einer Reaktion hängt von **Gibbs' freier Aktivierungsenergie ($\Delta G^{\neq}$)** ab. Die Reaktion von A nach B läuft über einen Übergangszustand (ÜZ), der eine höhere freie Energie G besitzt als A bzw. B (Abb. 11/6). Kann der Ausgangsstoff A unter den gegebenen Reaktionsbedingungen auch in ein Produkt C umgewandelt werden, das von B verschieden ist (A → C), dann entscheidet die jeweils erforderliche freie Aktivierungsenergie darüber, welches Produkt bevorzugt, d. h. schneller als das andere gebildet wird. Für beide Reaktionen sind die Energiediagramme angegeben (Abb. 11/6). In unserem Beispiel wird bevorzugt B entstehen, obwohl beide Reaktionen exergon sind ($\Delta G < 0$) und thermodynamisch-kontrolliert, d. h. B und C in etwa gleicher Menge vorliegen sollten.

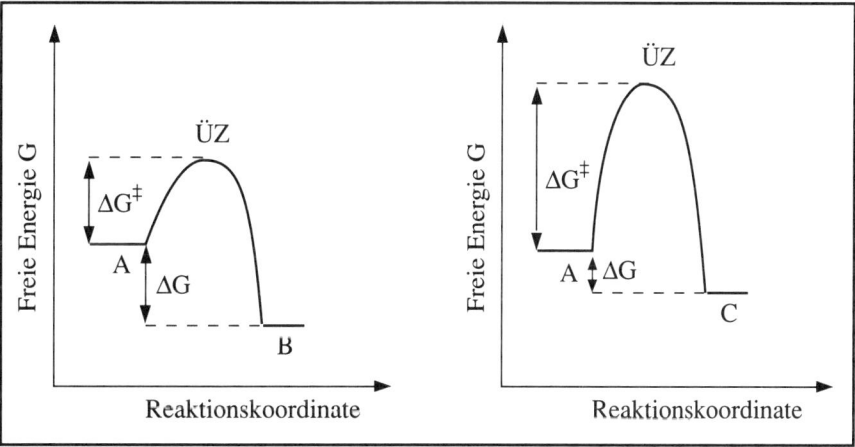

Abb. 11/6. Energieprofile der Reaktionen A → B und A → C (ÜZ = Übergangszustand, $\Delta G^{\neq}$ = Gibb's freie Aktivierungsenergie, ΔG = freie Reaktionsenergie)

Die Reaktionsgeschwindigkeit einer Reaktion kann von der **Konzentration der Reaktanden** (Ausgangsstoffe) beeinflußt werden. Bei der Reaktion $A + B \rightarrow C + D$ reagieren zwei verschiedene Ausgangsstoffe zu den Produkten C und D. Die Reaktionsgeschwindigkeit hängt von den Konzentrationen beider Ausgangsstoffe ab. Der Übergangszustand entsteht durch die Zusammenstöße von A und B, einem **bimolekularen** Prozeß. Es ergibt sich

$$RG = -\frac{d[A]}{dt} = -\frac{d[B]}{dt} = k \cdot [A] \cdot [B]$$

Der Proportionalitätsfaktor k ist die **Geschwindigkeitskonstante** einer Reaktion. Man spricht in diesem Fall von einer Reaktion **zweiter Ordnung**, weil RG von der Konzentration beider Reaktanden abhängt. Dieser Fall kommt in der organischen Chemie häufig vor. Jede Reaktion hat ihre charakteristische Geschwindigkeitskonstante.

Es gibt Reaktionen $(A \rightarrow B)$, bei denen die Reaktionsgeschwindigkeit nur von der Konzentration des Ausgangsstoffes A abhängt, es liegt ein **unimolekularer** Prozeß zugrunde.

$$RG = -\frac{d[A]}{dt} = k \cdot [A]$$

Es liegt eine Reaktion **erster Ordnung** vor, für die eine konstante Halbwertszeit charakteristisch ist.

$$t_{1/2} = \frac{\ln 2}{k} = \frac{0.693}{k}$$

> Die *Halbwertszeit* ist diejenige Zeit, in welcher die Hälfte der ursprünglich vorhandenen Moleküle reagiert hat.

Auch bei der Reaktion $A + B \rightarrow C + D$ kann das Zeitgesetz erster Ordnung gelten, wenn A eine Zwischenstufe A* durchläuft, die *langsam* entsteht, aber sehr rasch mit B zu den Produkten weiterreagiert (s. S_N1-Reaktion, Kap. 12.5.2). Man kann verallgemeinern, daß der langsamste Schritt in einer Reaktionskette die Gesamtreaktionsgeschwindigkeit einer Reaktion bestimmt: Wenn die Geschwindigkeitskonstanten der Teilreaktionen angegeben sind, kann man den **geschwindigkeitsbestimmenden Schritt** leicht erkennen.

Wenn bei einer Reaktion zweiter Ordnung der eine Reaktionspartner, z. B. B, in sehr großem Überschuß vorhanden ist, so daß sich seine Konzentration im Laufe der Zeit – verglichen mit der Konzentration von A – kaum ändert, bedeutet das, daß seine Konzentration *keinen* Einfluß auf die Reaktionsgeschwindigkeit hat. Es gilt in erster Näherung:

$$RG = -\frac{d[A]}{dt} = k \cdot [A]$$

Man spricht in diesem Fall von einer Reaktion **pseudo-erster Ordnung,** da man unter den Versuchsbedingungen ein Zeitgesetz erster Ordnung erhält. Dies gilt für alle hydrolytischen Spaltungen organischer Moleküle, bei denen Wasser im Überschuß zugegeben wird (z. B. säurekatalysierte Esterhydrolyse, hydrolytische Spaltung von Saccharose).

In gewissen Grenzbereichen enzymatischer Reaktionen bleibt die Reaktionsgeschwindigkeit während der Reaktion konstant, ist also nicht von irgendwelchen Konzentrationen abhängig.

$$RG = -\frac{d[A]}{dt} = k$$

Hier liegt eine Reaktion **nullter Ordnung** vor.

Generell gilt, daß die Reaktionsgeschwindigkeit **temperaturabhängig** ist. Höhere Temperaturen *beschleunigen* eine Reaktion, weil die kinetische Energie der Moleküle anwächst. Damit wächst der Anteil an Molekülen, der die benötigte freie Aktivierungsenergie $\Delta G^{\neq}$ mitbringt. Als Faustregel kann gelten, daß eine Temperaturerhöhung um $10\,°C$ eine Zunahme der Reaktionsgeschwindigkeit um den Faktor 2–4 bewirkt. Ausgehend von den Arbeiten des Schweden *Arrhenius* ergibt sich der Zusammenhang

$$RG \sim e^{-\Delta G^{\neq}/RT}$$

Die Reaktionsgeschwindigkeit nimmt zu, wenn die Temperatur erhöht wird, sie nimmt ab, wenn sich die freie Aktivierungsenergie erhöht. Bei einer Reaktion im Gleichgewicht sind Hin- und Rückreaktion gleich schnell, bzw. der Quotient der Geschwindigkeitskonstanten entspricht der Gleichgewichtskonstanten. Da die Geschwindigkeitskonstanten temperaturabhängig sind, gilt dies auch für die Gleichgewichtskonstante. Normalerweise werden die Werte bei $25\,°C$ ($= 298\ K$) angegeben.

$$A + B \underset{k_{Rück}}{\overset{k_{Hin}}{\rightleftarrows}} C + D; \qquad K = \frac{[C]\cdot[D]}{[A]\cdot[B]} = \frac{k_{Hin}}{k_{Rück}} \qquad \begin{matrix}MWG\\(\text{kinetische Ableitung})\end{matrix}$$

11.6.3 Katalyse

Reaktionen organischer Verbindungen laufen in der Regel langsam ab, im Gegensatz etwa zu den Ionen-Reaktionen der Anorganischen Chemie, wo z. B. $Ag^{\oplus}$-Ionen, die auf $Cl^{\ominus}$-Ionen treffen, sofort schwerlösliches AgCl bilden. Ursache dieses Unterschieds ist, daß bei Reaktionen organischer Moleküle Atombindungen gelöst werden müssen, ehe neue Atombindungen geknüpft werden können, dabei wird ein energiereicher **Übergangszustand** (ÜZ) durchlaufen. Ein Energiediagramm verdeutlicht dies (s. Kap. 11.2.3). Oft kann die notwendige freie Aktivierungsenergie $\Delta G^{\neq}$ durch einfaches Erhitzen zugeführt werden.

Den Ablauf jeder Reaktion bestimmen zwei Größen: eine *thermodynamische*, die sich in der Freien Energie (ΔG) niederschlägt, und eine *kinetische*, die die

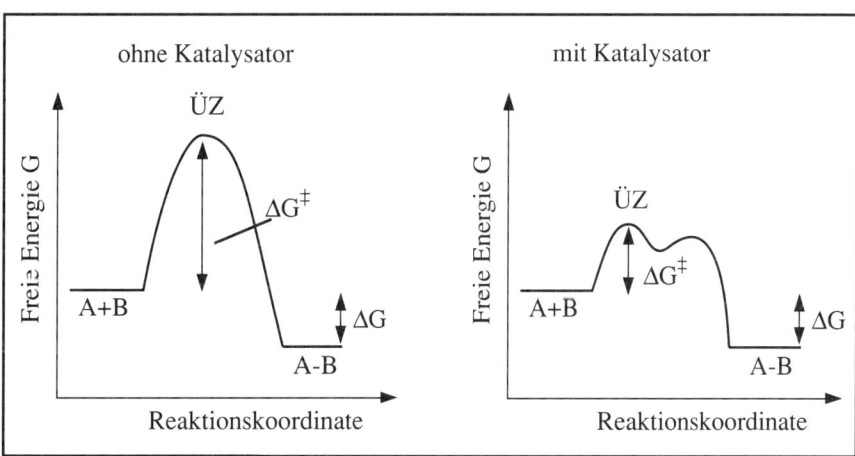

Abb. 11/7. Energiediagramm einer Reaktion ohne und mit Katalysator

Reaktionsgeschwindigkeit betrifft (s. Kap. 11.6.2). Ist das ΔG einer Reaktion negativ, so läuft sie unter Energieabgabe, d. h. freiwillig ab (*exergone Reaktion*). Es gibt jedoch Reaktionen, die zwar thermodynamisch möglich sind, aber selbst beim Erhitzen nur sehr langsam oder aber nicht ablaufen, weil $\Delta G^{\neq}$ zu groß ist. Hier hilft ein *Katalysator*.

Wir haben mit der Bromierung des Benzols eine Reaktion kennengelernt, die einen Katalysator benötigt, ähnliches fanden wir für die Hydrierung von Alkenen, die nur in Gegenwart von Metallkatalysatoren abläuft, oder für die säurekatalysierte Addition von Wasser an ein Alken.
Welche Rolle spielt ein *Katalysator?*

Ein Katalysator *erniedrigt* die freie Aktivierungsenergie $\Delta G^{\neq}$ und *beschleunigt* so die Reaktion. Bei Gleichgewichtsreaktionen gilt dies für Hin- und Rückreaktion *gleichermaßen*. *Unbeeinflußt* bleiben Gibb's freie Energie ΔG und damit verbunden die Gleichgewichtslage. Der Gleichgewichtszustand wird lediglich rascher erreicht. Hervorzuheben ist ferner, daß Katalysatoren sich nicht verbrauchen und deshalb auch nicht im Endprodukt erscheinen. Unter ihrem Einfluß ändert sich jedoch häufig der Reaktionsweg, was das Energiediagramm (Abb. 11/7) schematisch verdeutlicht.

Der Begriff „Katalyse" wurde 1835 von *J. J. Berzelius* geprägt, der damit z. B. erklärte, daß Stärke durch Zugabe von Säure oder von *Diastase* aus Malz rascher hydrolysiert wird als in reinem Wasser (s. Kap. 16.4). Er vermutete schon damals, daß in lebenden Organismen tausende von katalytischen Prozessen ablaufen. Erst 1877 führte man für Katalysatoren biologischen Ursprungs den Begriff *Enzym* ein (s. Kap. 15.7).

Man darf im übrigen von einem Katalysator nichts *Unmögliches* verlangen. Unmöglich ist z. B., daß energieverbrauchende Prozesse *(endergone Reaktion)* mit Hilfe eines Katalysators plötzlich freiwillig von selbst ablaufen. Liegt ein Gleichgewicht ganz auf der Seite der Ausgangsverbindungen, gelingt die Reaktion auch mit Katalysator nur dann, wenn laufend eines der Produkte aus dem Gleichgewicht entfernt wird (z. B. durch Extraktion, Destillation oder Ausfällen eines Produktes). Die Natur löst bei physiologischen Reaktionen dieses Problem dadurch, daß eines der Produkte einer *endergonen* Reaktion in einer zweiten *exergonen* Reaktion sofort weiter umgesetzt wird. Ist die *Gesamtenergiebilanz* beider Reaktionen *negativ*, läuft der Vorgang freiwillig ab *(gekoppelte Reaktionen,* s. Kap. 6.7). *Biokatalysatoren* (= *Enzyme)* bewirken, daß einfach und kompliziert gebaute organische Moleküle (Substrate) spezifisch und ohne Nebenreaktionen verändert werden. Die Gesetzmäßigkeiten der *Enzymkatalyse* lernen Sie in der Biochemie noch genauer kennen.

11.6.4   *Aufgaben*

1. Ordnen Sie nachfolgende Angaben bzw. Begriffe den Bereichen *Kinetik* und *Thermodynamik* zu!
   a) Gibbs' freie Energie, b) exergon, c) Reaktivität einer Substanz gegenüber einer anderen, d) Geschwindigkeitskonstante.
2. Bei der *Sulfonierung* von Naphthalin entstehen α- und β-Naphthalinsulfonsäure (s. S. 174). Es ergeben sich folgende Produktverhältnisse:
   Reaktionstemperatur   40 °C $\alpha:\beta = 96:4$
   160 °C $\alpha:\beta = 15:85$
   Erwärmt man reine α-Naphthalinsulfonsäure in Schwefelsäure auf 150 °C, findet man nach einiger Zeit wiederum $\alpha:\beta = 15:85$. Bei welcher Temperatur ist die Sulfonierung *thermodynamisch-*, bei welcher *kinetisch-kontrolliert*. Ist die Sulfonierung *reversibel?*
3. Definieren bzw. erklären Sie „Reaktionsgeschwindigkeit" und „Geschwindigkeitskonstante"!
4. Die Umwandlung von *cis*-2-Buten in *trans*-2-Buten durch Erwärmen ist eine Reaktion erster Ordnung. Formulieren Sie das *Zeitgesetz!*

5. Wann sind bei einer Gleichgewichtsreaktion, deren Gleichgewicht sich eingestellt hat, die *Geschwindigkeitskonstanten* für Hin- und Rückreaktion gleich groß?

6. Durch welche Größen läßt sich die *Reaktionsgeschwindigkeit* beeinflussen?

7. Bei einer Reaktionskette $A \xrightarrow{k_1} B \xrightarrow{k_2} C \xrightarrow{k_3}$ gilt $k_2 < k_1 < k_3$. Welches ist der *geschwindigkeitsbestimmende Schritt* der Reaktionskette?

8. Betrachten Sie folgende Reaktionskette:

$$E + S \underset{k_2}{\overset{k_1}{\rightleftarrows}} ES \xrightarrow{k_3} E + P$$

Formulieren Sie die Reaktionsgeschwindigkeit für die Bildung und den Zerfalls von ES! Welche Beziehung gilt im *Fließgleichgewicht* (engl. *steady state*)?

9. Woran würden Sie erkennen, ob ein Stoff, den Sie einem Reaktionsgemisch zusetzen, ein *Katalysator* ist?

10. Wie beeinflußt ein *Katalysator* die *Gleichgewichtskonstante* einer Gleichgewichtsreaktion?

12 Verbindungen mit einfachen funktionellen Gruppen

12.1 Alkohole und Phenole

12.1.1 Allgemeines

Ersetzt man in einem gesättigten Kohlenwasserstoff (Alkan) ein H-Atom durch eine OH-Gruppe (= Hydroxygruppe), erhält man einen *Alkohol*, ausgehend von aromatischen Kohlenwasserstoffen kommt man zu einem *Phenol*.

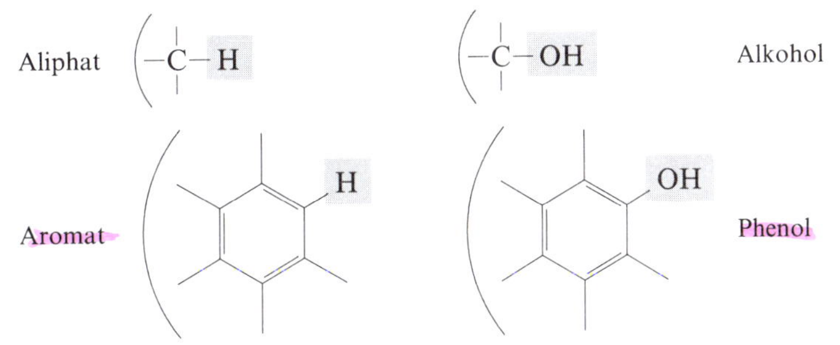

Wir lernen damit Verbindungen kennen, die neben Kohlenstoff und Wasserstoff ein Heteroatom, in diesem Fall Sauerstoff, enthalten. Die Hydroxygruppe verleiht den Verbindungen im Vergleich zu den Kohlenwasserstoffen andere physikalische und chemische Eigenschaften.

> Spezielle Gruppen, die den Charakter einer organischen Verbindung bestimmen, bezeichnet man als **funktionelle Gruppen**.

Durch die funktionellen Gruppen lassen sich viele organische Verbindungen systematisch erfassen, diese Systematik erleichtert die Übersicht und vereinfacht das Lernen, auch sind Voraussagen auf unbekannte Verbindungen möglich. Die Organische Chemie ist in weiten Teilen die Chemie der funktionellen Gruppen, die an einem Kohlenwasserstoffgerüst stehen.

Alkohole und Phenole kann man sich auch so entstanden denken, daß im Wassermolekül ein H-Atom durch einen organischen Rest ersetzt wurde. Gewinkelter Bau und Dipolcharakter gelten entsprechend auch im Bereich der *Hydroxygruppe*. Das O-Atom trägt zwei freie Elektronenpaare, es ist gegenüber dem benachbarten H-Atom und dem organischen Rest negativ polarisiert.

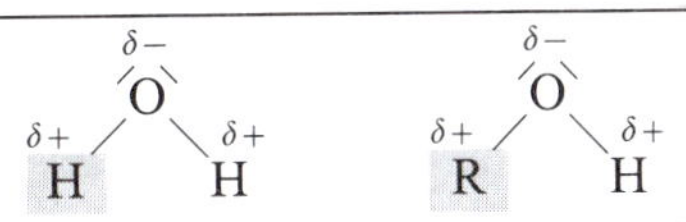

12.1.2 Klassifizierung und Nomenklatur

Der einfachste aliphatische Alkohol ist das **Methanol** (= Methylalkohol, CH_3OH), es folgt das **Ethanol** (= Ethylalkohol, C_2H_5OH), das als Endprodukt der alkoholischen Gärung allgemein bekannt ist. Beim Propan gibt es zwei Möglichkeiten, die Hydroxygruppe in der Kette unterzubringen: am Ende (**n-Propanol**) oder in der Mitte (**Isopropanol**). Diese Alkohole besitzen dieselbe Summenformel, jedoch unterschiedliche Strukturformeln, es sind Konstitutionsisomere (s. Kap. 11.1.1). Die Zahl der Isomeren erhöht sich beim **Butanol.**

Tab. 12/1. Einfache Alkohole

Summen-formel	Struktur	vereinfachte Struktur	Name
CH_4O	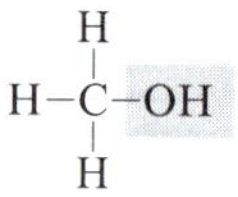 H–C–OH (mit H oben und unten)	CH_3–OH	Methanol
C_2H_6O	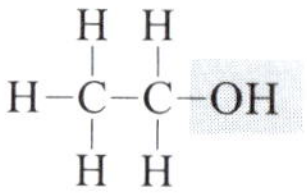 H–C–C–OH	CH_3–CH_2–OH	Ethanol
C_3H_8O	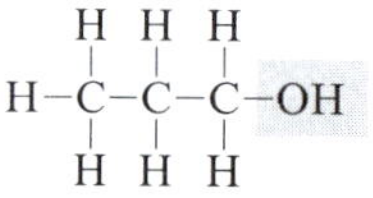 H–C–C–C–OH	CH_3–CH_2–CH_2–OH	n-Propanol (= 1-Propanol)
C_3H_8O	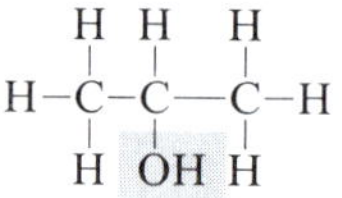 H–C–C–C–H (OH an mittlerem C)	CH_3–CH–CH_3 (OH)	Isopropanol (= 2-Propanol)
$C_4H_{10}O$	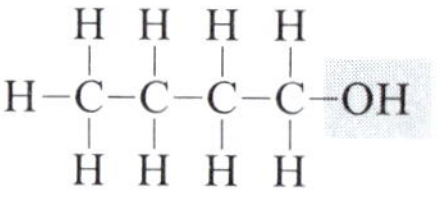 H–C–C–C–C–OH	CH_3–CH_2–CH_2–CH_2–OH	n-Butanol (= 1-Butanol)
$C_4H_{10}O$	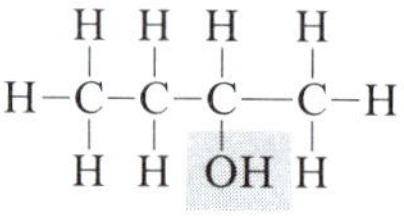 H–C–C–C–C–H (OH an 3. C)	CH_3–CH_2–CH–CH_3 (OH)	sek.-Butanol (= 2-Butanol)
$C_4H_{10}O$	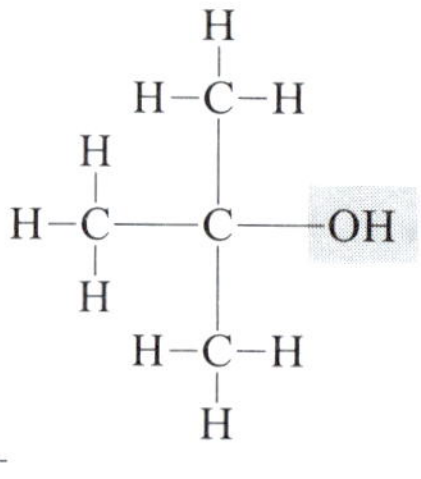 H–C–C–OH (mit CH_3 oben und unten)	H_3C–C–OH (CH_3 oben, CH_3 unten)	tert.-Butanol (= 2-Methyl-2-propanol)

$C_nH_{2n+2}O$ (allgemeine Summenformel)

Drei der Isomeren sind in der Tabelle angegeben. Vergleicht man sie, so steht die Hydroxygruppe einmal an einem sp^3-C-Atom, das nur eine Atombindung zu einem C-Atom, zwei weitere zu H-Atomen ausbildet und als primäres C-Atom bezeichnet wird (*n-Butanol*). Im *sek.-Butanol* gehen vom OH-tragenden sp^3-C-Atom zwei, im *tert.-Butanol* drei Atombindungen zu anderen C-Atomen. Entsprechend diesen Strukturdetails unterscheidet man **primäre, sekundäre und tertiäre Alkohole.** In der allgemeinen Schreibweise ergibt sich folgendes Bild (R = Kohlenstoffwasserreste):

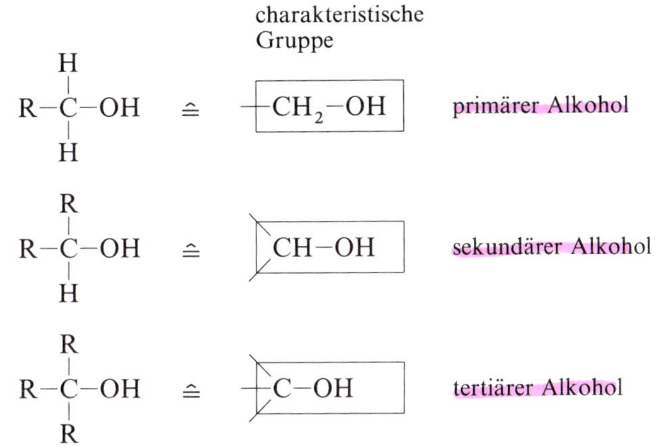

Die von den Alkanen abgeleiteten Alkohole erhalten die Endsilbe **-ol**, die an den Namen des Alkans angehängt wird. Die Stellung der Hydroxygruppe in der C-Atomkette wird nach der IUPAC-Nomenklatur durch eine vor den Namen gesetzte Ziffer angegeben. Die Bezifferung der Kette (rechts oder links beginnend) ist so vorzunehmen, daß das C-Atom mit der OH-Gruppe eine möglichst kleine Zahl erhält. Liegt eine verzweigte C-Atomkette vor, verfährt man wie bei den Kohlenwasserstoffen. Die längste Kette gibt der Verbindung den Namen und trägt die Endsilbe -ol. Die Position der OH-Gruppe kennzeichnet die vorgestellte Ziffer. Verzweigungen der Kette werden unter Angabe der Ziffer des C-Atoms, von dem die Verzweigung ausgeht, vor den Stammnamen gesetzt. *tert.*-Butanol erhält somit den systematischen Namen *2-Methyl-2-propanol.*

Die Reste R in den allgemeinen Formeln für die Alkohole können auch Aromaten sein oder Ringe bilden:

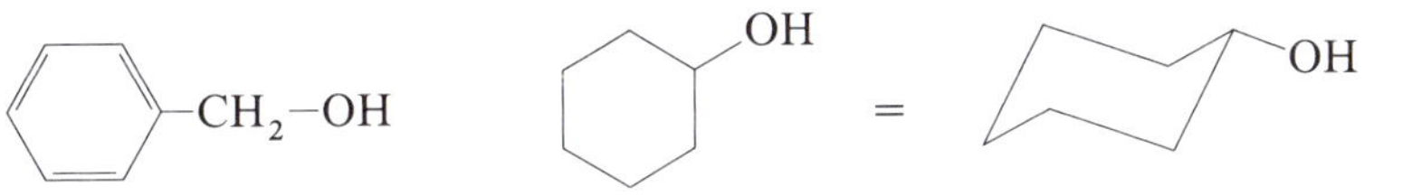

Benzylalkohol (primärer Alkohol) — Cyclohexanol (sekundärer Alkohol)

Bei den Phenolen steht die Hydroxygruppe unmittelbar am aromatischen Kern. Die einfachste Verbindung, das **Phenol**, gibt der Reihe den Namen. Vom *Naphthalin* kommt man zum **Naphthol**, wobei man die beiden möglichen Isomeren mit dem Präfix α bzw. β kennzeichnet.

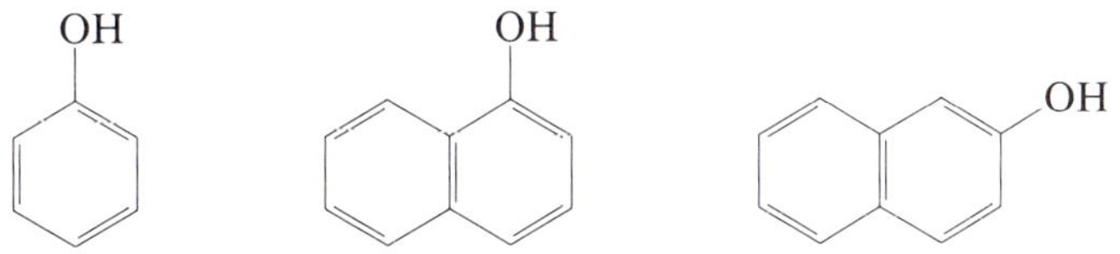

Phenol — α-Naphthol — β-Naphthol

12.1.3 Eigenschaften

Die niederen Alkohole (mit bis zu 10 C-Atomen) sind bei Raumtemperatur Flüssigkeiten, die eine geringere Dichte als Wasser aufweisen. Vergleicht man die **Siede-**

Tab. 12/2. Vergleich der Siedepunkte von Alkoholen und Kohlenwasserstoffen

Verbindung	Formel	Molmasse (g/mol)	Siedepunkt (°C) bei 760 Torr	
Methanol	CH_3-OH	32	65	
Ethan	CH_3-CH_3	30	− 89	154° Differenz
Ethanol	CH_3-CH_2-OH	46	78	
Propan	$CH_3-CH_2-CH_3$	44	− 45	123° Differenz
Phenol	⬡—OH	94	182	
				71° Differenz
Toluol	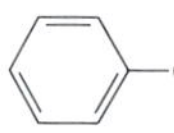 ⬡—CH_3	92	111	

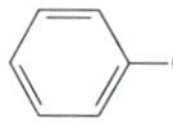

punkte von Methanol bzw. Ethanol mit dem eines Kohlenwasserstoffs vergleichbarer Molmasse, dann ergeben sich erhebliche Abweichungen (Tab. 12/2). Methanol siedet 154° höher als Ethan, Ethanol 123 °C höher als Propan. Zwischen Phenol und Toluol beträgt die Differenz 71 °C.

Die Unterschiede erklären sich aus der Tatsache, daß Alkohol- bzw. Phenol-Moleküle untereinander **Wasserstoffbrücken** ausbilden und sich dadurch zu höhermolekularen Assoziaten zusammenlagern, so wie es vom Wasser selbst bekannt ist (s. Kap. 4.3.2).

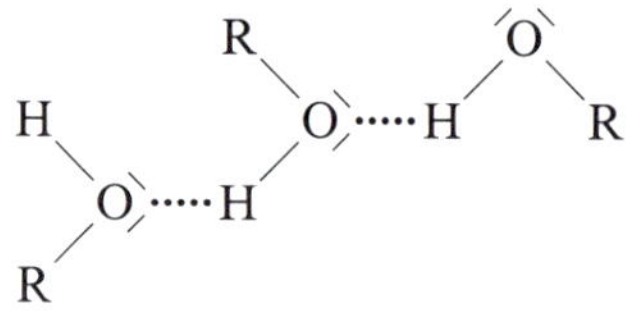

Will man einen Alkohol verdampfen, d.h. aus dem flüssigen in den gasförmigen Aggregatzustand überführen, so ist *mehr* Energie erforderlich als bei einem Kohlenwasserstoff vergleichbarer Molmasse, dessen Moleküle lediglich durch schwache *van der Waals*-Kräfte zusammengehalten werden. Mehr Energie für den Verdampfungsvorgang ist gleichbedeutend mit einem Anstieg des Siedepunktes. Innerhalb der homologen Reihe der n-Alkohole ($C_nH_{2n+2}O$) nimmt der Siedepunkt pro hinzukommende CH_2-Gruppe gleichmäßig um etwa 20 °C zu.

Wasserstoffbrückenbindungen sind nicht nur zwischen Alkohol- und Phenol-Molekülen möglich, sondern auch von diesen zu Wassermolekülen. Im Bereich der OH-Gruppe sind die Alkohole und Phenole mit dem Wasser verwandt.

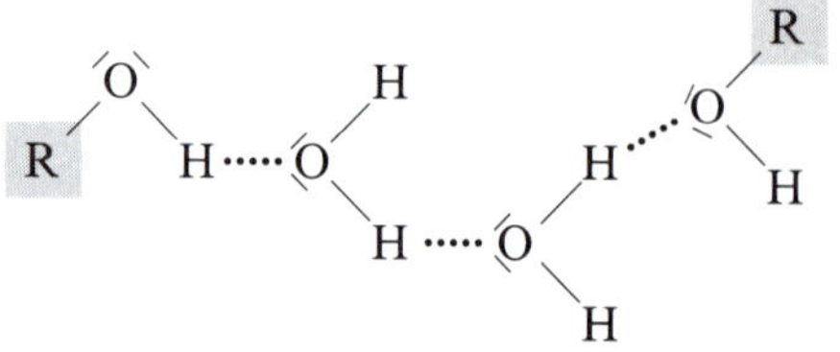

Beim Methanol, Ethanol und den Propanolen bestimmt die hydrophile OH-Gruppe das Lösungsverhalten der Moleküle, man findet vollständige Mischbarkeit mit Wasser. Bei längerer C-Atomkette gewinnt der lipophile (= hydrophobe) Kohlenwasserstoffrest zunehmend an Gewicht, das Lösungsverhalten der Moleküle ändert sich. n-Butanol löst sich nur noch etwas in Wasser und bildet, sobald die wäßrige Lösung gesättigt ist, zwei Phasen, die höheren Alkohole werden zunehmend schlechter wasserlöslich.

Der **amphotere Charakter** des Wassers gilt im Prinzip auch für Alkohole. In Gegenwart starker Säuren lagert sich ein Proton an eines der freien Elektronenpaare an. Es entsteht ein *Oxonium-Ion,* der Alkohol hat als Base reagiert.

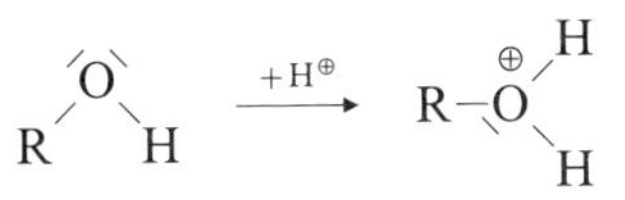

Umgekehrt ist die Abspaltung eines Protons aus der Hydroxygruppe möglich. Die *Acidität* von Methanol ($K_S = 10^{-16}$) ist jedoch schwächer als die von Wasser ($K_S = 10^{-14}$), d.h. in wäßriger Lösung erhält man kein *Alkoholat-Ion,* sondern immer nur $OH^{\ominus}$-Ionen.

$$R-\bar{O}H \xrightarrow{-H^{\oplus}} R-\bar{O}|^{\ominus} \quad \text{Alkoholat-Ion}$$

Versetzt man Methanol jedoch mit metallischem Natrium, dann reduziert dies die abgespaltenen Protonen zu Wasserstoff (H_2), der als Gas entweicht. Zurück bleibt das Salz *Natrium-methanolat.* In dieser Umsetzung ist die Säure/Base-Reaktion (**1**) mit einer Redoxreaktion (**2**) gekoppelt. Alkoholat-Ionen sind ihrerseits starke Basen, stärker als $OH^{\ominus}$-Ionen.

(1) $H_3C-\bar{O}H \longrightarrow H_3C-\bar{O}|^{\ominus} + H^{\oplus}$

(2) $H^{\oplus} + Na \longrightarrow Na^{\oplus} + 1/2\,H_2$

$$CH_3OH + Na \longrightarrow CH_3O^{\ominus}Na^{\oplus} + 1/2\,H_2$$

Während Cyclohexanol (Formel s. Kap. 12.1.2) eine mit Methanol vergleichbare Acidität besitzt, unterscheidet sich Phenol deutlich von beiden. Phenol läßt sich mit wäßriger Natronlauge neutralisieren, das gebildete Salz, *Natrium-phenolat,* ist wie viele Salze gut wasserlöslich, während sich Phenol selbst weniger löst (9.3 g in 100 g H_2O). Durch seinen K_S-Wert von etwa 10^{-10} ($pK_S = 10$) kann Phenol als schwache Säure eingeordnet werden.

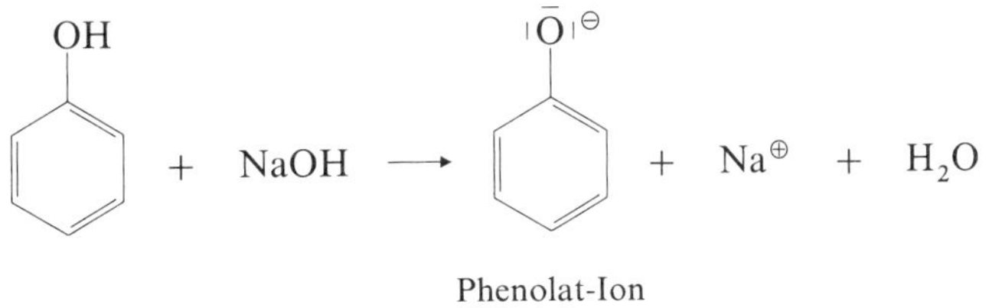

Im Phenolat-Ion ist die negative Ladung nicht nur am Sauerstoffatom lokalisiert, sondern verteilt sich auch über den Phenylrest. Man spricht davon, daß das Anion *mesomeriestabilisert* ist (s. Kap. 11.5.1).

Moleküle, in denen sich die Ladung auf mehrere Atome verteilen kann, sind energieärmer als solche, in denen die Ladung an einem Atom lokalisiert ist.

Der Gewinn an Mesomerieenergie verschiebt das Dissoziationsgleichgewicht in Richtung auf das Anion, die Stammverbindung ist acider als eine vergleichbare Verbindung, deren Anion keine Möglichkeit zur Mesomerie hat. Die vier für das Phenolat-Ion angegebenen Grenzformeln besitzen als Einzelmoleküle *keine* Realität, sie deuten lediglich an, daß sich die Ladung in der angegebenen Weise verteilt. Dies wird zuweilen auch durch eine andere Schreibweise (ganz rechts) erfaßt.

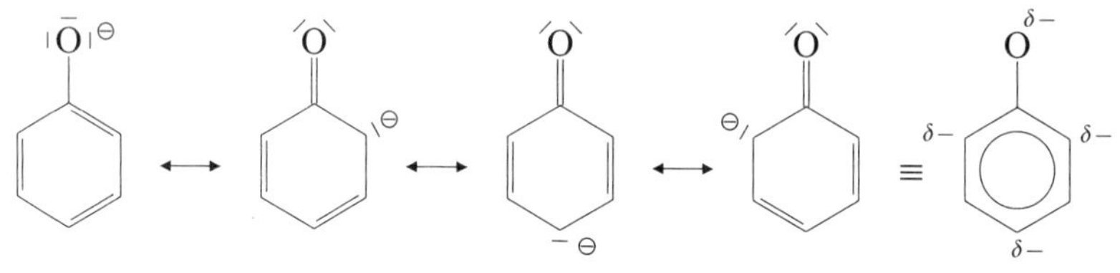

Mesomerie des Phenolat-Ions

Elektrophile Substitution des Phenols

Ähnlich wie das Phenolat-Ion ist das Phenol selbst auch mesomeriestabilisiert. Ein freies Elektronenpaar des Sauerstoffatoms verschiebt sich in den Phenylrest, dadurch erhält man Grenzformeln, wo in *ortho-* bzw. *para*-Stellung zum O-Atom ein freies Elektronenpaar und damit eine negative Ladung auftaucht, während das O-Atom eine positive Ladung trägt. Die Ladungstrennung, die hier zu formulieren ist, erniedrigt den Gewinn an Mesomerieenergie. Ihr Betrag ist kleiner als beim Phenolat-Ion.

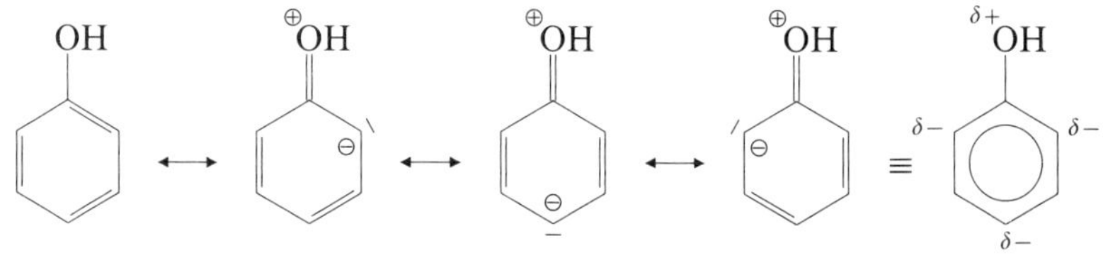

Die Betrachtung der Mesomerie sowohl des Phenolat-Ions als auch des Phenols macht deutlich, daß der Aromat an den Stellen des Phenylrestes, an denen die Ladungsdichte hoch ist ($\delta -$), bevorzugt von Elektrophilen angegriffen wird. Die Mesomerie wirkt sich insbesondere im Übergangszustand der Reaktion aus, wenn der Aromat von einem Elektrophil angegriffen wird. Die freie Aktivierungsenergie $\Delta G^{\neq}$ wird herabgesetzt. Deshalb ist die *elektrophile Substitution* (vgl. Kap. 11.5.3) am Phenol gegenüber der Reaktion am Benzol *erleichtert*. Als Beispiel sei die Bromierung genannt, die bei Phenol ohne Katalysator abläuft. Die OH-Gruppe dirigiert die neuen Substituten in die *ortho-* bzw. *para*-Stellung am Phenylrest.

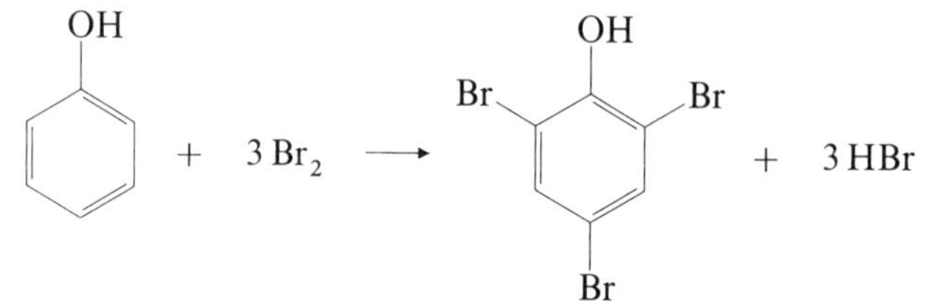

Phenol   2,4,6-Tribromphenol

Oxidation von Alkoholen

Primäre und sekundäre Alkohole können mit geeigneten Oxidationsmitteln (chemisch oder enzymatisch) zu Aldehyden bzw. Ketonen oxidiert werden. Durch diese Reaktion wird die ursprüngliche funktionelle Gruppe verändert, die entstehenden Verbindungen haben gänzlich andere Eigenschaften (s. Kap. 15).

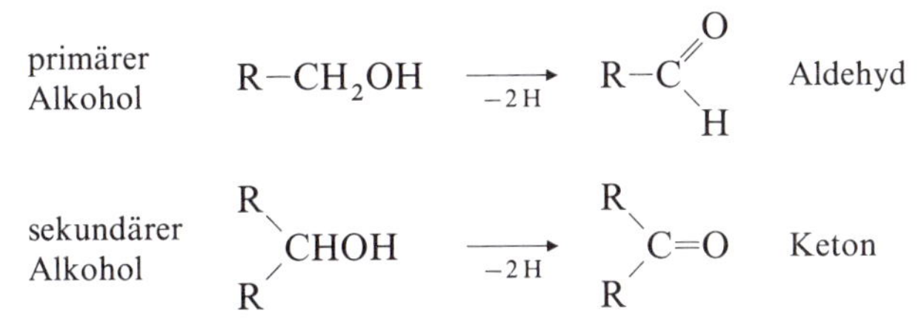

Die milde Oxidation eines Alkohols ist nur möglich, wenn das C-Atom, das die OH-Gruppe trägt, außerdem noch mindestens ein H-Atom trägt. Bei tertiären Alkoholen ist dies nicht der Fall, sie sind unter vergleichbaren Bedingungen nicht oxidierbar.

12.1.4 Mehrwertige Alkohole und Phenole

In einer Kohlenwasserstoffkette kann im Prinzip jedes C-Atom eine Hydroxygruppe tragen. Vom Ethan ausgehend kommt man über das Ethanol zum **Ethylenglykol** (1,2-Ethandiol), vom Propan über isomere Propanole und Propandiole zum **Glycerin** (1,2,3-Propantriol). Bei längeren C-Ketten entstehen **Polyole,** die wie alle Verbindungen dieser Reihe durch die Häufung hydrophiler Gruppen gut wasserlöslich sind.

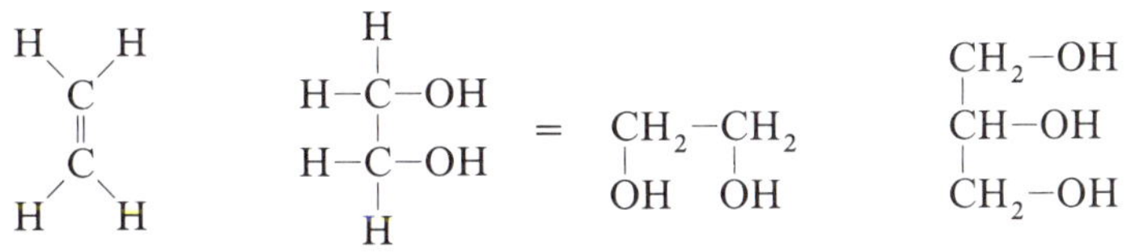

Ethen (= Ethylen)   Ethylenglykol (= Glykol)   Glycerin (= Glycerol)

Die Zahl der OH-Gruppen im Molekül wird auch als *Wertigkeit* des Alkohols bezeichnet, was nicht mit der Wertigkeit (= Oxidationszahl) der Elemente in verschiedenen Verbindungen verwechselt werden darf. *Glykol* ist der einfachste *zweiwertige* Alkohol, *Glycerin* der einfachste *dreiwertige* Alkohol. Wichtig ist ferner das Hexahydroxycyclohexan, von dem es mehrere Konfigurationsisomere (s. Kap. 14) gibt. Für den Stoffwechsel bedeutsam ist das **myo-Inosit** (= Inositol), in dem alle OH-Gruppen bis auf eine äquatorial stehen.

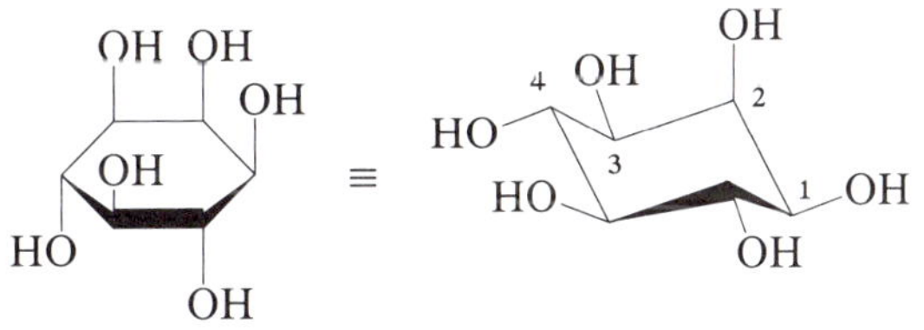

myo-Inosit

Ganz entsprechend existieren auch zwei- bzw. mehrwertige Phenole. Vom Phenol ausgehend gibt es drei Positionen am Kern, die eine zweite OH-Gruppe einnehmen kann: *ortho, meta* oder *para*. Die zugehörigen Verbindungen sind *Brenzkatechin, Resorcin* und **Hydrochinon**.

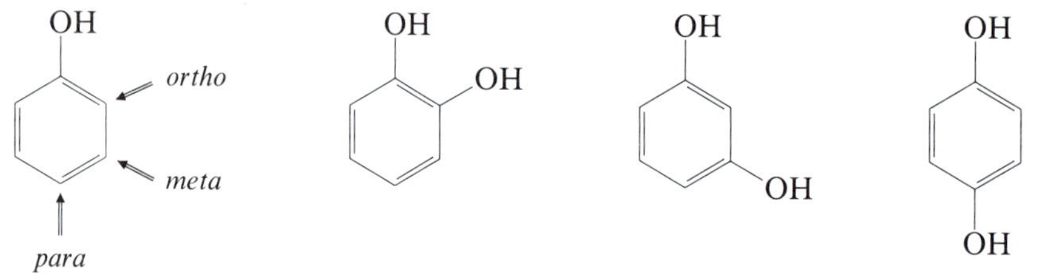

Brenzkatechin   Resorcin   Hydrochinon
(zweiwertige Phenole)

12.1.5   Wichtige Alkohole

Methanol wurde früher bei der trockenen Destillation des Holzes gewonnen (Holzgeist), indem man dieses unter Luftausschluß auf über 250 °C erhitzte. Heute gewinnt man Methanol durch katalytische Hydrierung von Kohlenmonoxid unter Druck

$$CO + 2\,H_2 \xrightarrow[\text{ZnO/CrO}_3]{350-400\,°C} CH_3OH$$

Methanol wirkt wie alle aliphatischen Alkohole narkotisierend. Es ist verglichen mit Ethanol jedoch *sehr toxisch*, da im Organismus aus Methanol Ameisensäure entsteht, die nur langsam abgebaut werden kann und den Säure/Base-Haushalt der Zellen empfindlich stört. Sehstörungen bis hin zur Erblindung sind Folgen einer Methanol-Vergiftung.

Methanol besitzt als Lösungsmittel und Reagens in der chemischen Industrie Bedeutung. Es ist eine farblose, leicht brennbare Flüssigkeit und wird zunehmend als Benzin-Ersatz für Verbrennungsmotoren ins Auge gefaßt (*Methanol-Auto*). Dies ist deshalb bedeutungsvoll, weil für die Methanol-Herstellung kein Erdöl benötigt wird.

Ethanol (Weingeist) entsteht als Endprodukt bei der Vergärung von Kohlenhydraten durch Mikroorganismen (Hefen).

$$C_6H_{12}O_6 \xrightarrow{\text{Hefe}} 2\,CH_3CH_2OH + 2\,CO_2$$

Dieser Prozeß ist den Menschen seit Jahrtausenden bekannt, die Aufklärung der Einzelschritte dieser Reaktion in diesem Jahrhundert gehört zu den großen Leistungen der Biochemie.

Durch Fermentation läßt sich Ethanol nur bis zu 15 % anreichern. Will man einen höheren Alkoholgehalt erreichen, muß die Gärlösung destilliert werden. Dieser Vorgang heißt in der Spirituosenindustrie „brennen". Da Ethanol niedriger siedet als Wasser (78 °C gegenüber 100 °C), geht Ethanol zuerst über, enthält jedoch auch bei sorgfältigem Arbeiten immer noch ca. 4 % Wasser. Die Erklärung dafür ist, daß 96 %-iges Ethanol niedriger siedet (78,15 °C) als reines Ethanol (78,3 °C). Will man wasserfreies Ethanol (**absoluten Alkohol**) erhalten, muß man das restliche Wasser mit Trockenmitteln binden.

In der Industrie wird Ethanol durch Addition von Wasser an Ethen in Gegenwart von konz. Schwefelsäure hergestellt (s. Kap. 11.4.3).

$$CH_2{=}CH_2 \; + \; \boxed{H_2O} \; \xrightarrow{H_2SO_4} \; \underset{\boxed{H} \quad \boxed{OH}}{CH_2{-}CH_2} \; = \; C_2H_5OH$$

Ethanol selbst ist billig und findet als Lösungsmittel Verwendung. Für Trinkzwecke wird es mit einer hohen Steuer belegt. Um Mißbrauch auszuschließen, wird das technische Ethanol durch schwer abtrennbare Zusätze (z. B. Methanol, Pyridin, Kohlenwasserstoffe) ungenießbar gemacht („*vergällt*").

Ethanol ist weniger toxisch als Methanol, weil C_2-Körper im Stoffwechsel rascher abgebaut werden. Die berauschende Wirkung ist hinreichend bekannt, ebenso die Suchtgefahr, die vom Ethanolgenuß ausgeht. Eine Folgeerscheinung ist die irreversible Schädigung der Leber.

Cholesterin (= Cholesterol) gehört zur Substanzklasse der *Steroide*. Seine Biosynthese läuft über das Squalen (Kap. 11.4.6). Cholesterin kommt beim Menschen in allen Organen und Flüssigkeiten vor und ist z. B. Vorstufe der Steroid-Hormone und Gallensäuren.

Den Steroiden liegt ein tetracyclischer Kohlenwasserstoff, das *Steran* zugrunde. Steran setzt sich aus drei Cyclohexanringen (A, B und C) und einem Cyclopentanring (D) zusammen, die anelliert sind, was bedeutet, daß benachbarte Ringe jeweils zwei C-Atome gemeinsam haben. Die C-Atome des Sterans werden wie angegeben beziffert.

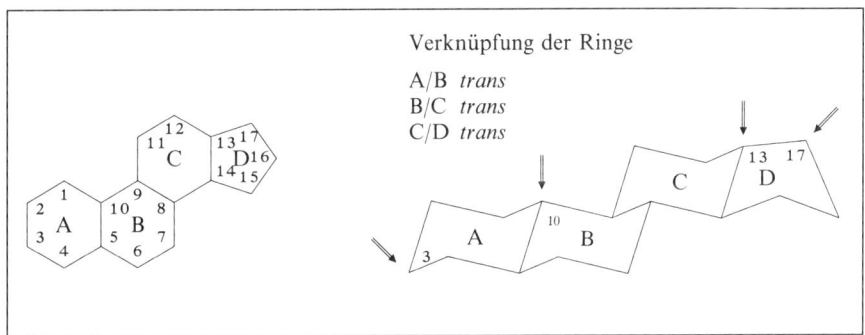

Die Cyclohexanringe können, wie Sie beim Decalin gesehen haben (Kap. 11.2.3), *cis* oder *trans* verknüpft sein. Es sind somit Isomere des Sterans denkbar, von denen das am häufigsten vorkommende (*all-trans*-Verknüpfung) angegeben ist.

Vom Steran kommt man zu den *Steroiden* durch Anfügen von Substituenten (Pfeile), z. B. zwei Methylgruppen (an C-10 und C-13) sowie ein C_8-Rest an C-17. Außerdem findet man häufig eine Hydroxygruppe an C-3. Mit diesen Substituenten wird aus dem Steran das **Cholestanol.** Die Formeln geben einmal die übliche Schreibweise mit einem ebenen Ringsystem wieder, daneben aber auch die Konformationsschreibweise, die den Molekülbau viel besser verdeutlicht.

Cholestanol

Die übliche Schreibweise setzt voraus, daß der Leser einiges über Steroide weiß, z. B. daß die Ringe B/C und C/D in der Natur üblicherweise *trans* verknüpft sind. Für die Ringe A/B ist die Verknüpfung angegeben. Der Keilstrich von C-10 zur Methylgruppe und der unterbrochene von C-5 zum H-Atom deuten die *trans*-Stellung an, die gleichbedeutend mit einer *trans*-Verknüpfung der Ringe ist. Der Keilstrich bedeutet ferner, daß die Substituenten aus der Papierebene heraustreten (*β*-Stellung), während unterbrochene Bindungsstriche zu Substituenten oder Atomen hinter der Papierebene führen (*α*-Stellung).

Zum Cholestanol gibt es ein natürliches Isomeres, das **Koprostanol**. Es unterscheidet sich von ersterem lediglich in der Verknüpfung der Ringe A und B, die hier *cis* erfolgt. Entsprechend weisen CH_3 und H an C-10 bzw. C-5 in eine Richtung (beide in *β*-Stellung). Durch die Änderung der Ringverknüpfung ergibt sich eine deutlich andere Raumstruktur des Moleküls.

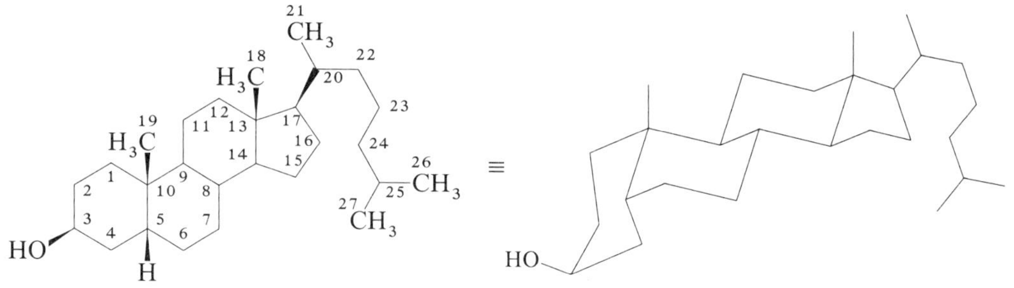

Koprostanol

Cholesterin leitet sich vom Cholestanol oder Koprostanol durch Dehydrierung an C-5/C-6 ab. Durch die Doppelbindung zu einem der beiden C-Atome, die sowohl zu Ring A wie zu Ring B gehören, gibt es keine *cis/trans*-Isomerie der Ringverknüpfung mehr. Die Ringe B/C und C/D sind unverändert *trans* verknüpft. Die C=C-Doppelbindung des Cholesterins kann mit Brom nachgewiesen werden (s. Kap. 11.4.3). Im übrigen ist Cholesterin als sekundärer Alkohol anzusprechen. Für die C_8-Seitenkette sind viele Konformationen denkbar, die *Zick-Zack*-Anordnung (s. Kap. 11.1.4) sollte begünstigt sein. Cholesterin ist eine lipophile Verbindung und zählt zu den *Lipiden*.

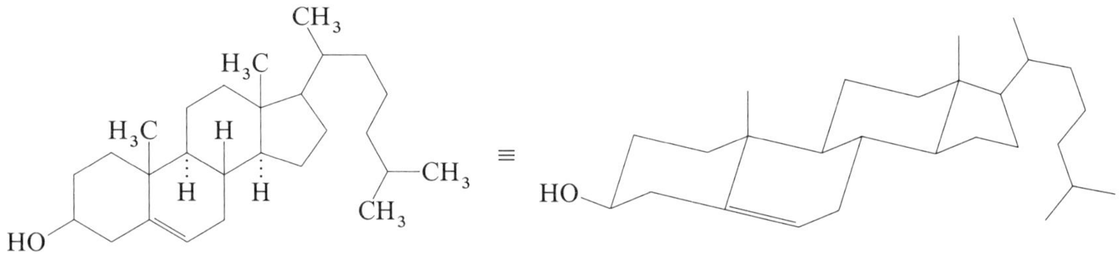

Cholesterin (= Cholesterol)

12.1.6 *Aufgaben*

1) Vom *Butanol* existiert ein viertes Konstitutionsisomeres, das in Tab. 12/1 fehlt. Geben Sie seine Struktur an, seinen systematischen Namen und formulieren Sie sein Oxidationsprodukt!

2) Welche Struktur hat *1-Octanol?* Wie schätzen Sie seine Wasserlöslichkeit ein?

3) Formulieren Sie die Umsetzung von Ethanol mit Natrium und benennen Sie das Reaktionsprodukt!

4) Formulieren Sie die Umsetzung von *Hydrochinon* mit 2 Mol-Äquivalenten NaOH!

5) Formulieren Sie die Dehydratisierung des *Cyclohexanols!* Wie heißt das Reaktionsprodukt?

6) Formulieren Sie das Reaktionsprodukt von *Cholesterin* mit Brom (2 Isomere)!

12.2 Ether

12.2.1 Nomenklatur und Eigenschaften

Durch aufeinanderfolgende Substitution der H-Atome des Wassers mit organischen Resten kommt man über die Alkohole zur Substanzklasse der *Ether*.

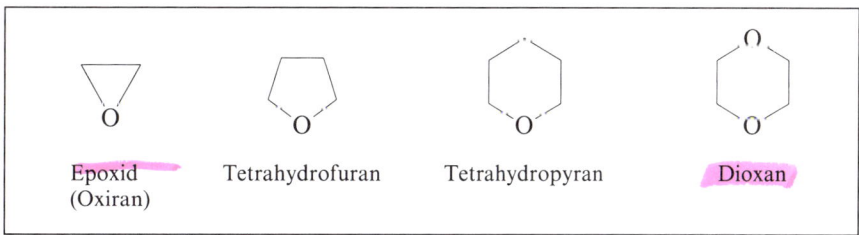

Ether werden nach den am O-Atom hängenden Resten bezeichnet oder tragen Trivialnamen.

symmetrische Ether	$H_3C-O-CH_3$	$H_3C-CH_2-O-CH_2-CH_3$
	Dimethylether	Diethylether = „Ether"

unsymmetrische Ether	$H_3C-O-CH_2-CH_3$	$H_3C-O-\overset{\overset{\displaystyle CH_3}{\vert}}{\underset{\underset{\displaystyle CH_3}{\vert}}{C}}-CH_3$	⬡$-OCH_3$
	Methylethylether	Methyl-tert.-butylether	Anisol

Ether, die sich vom Methanol ableiten, enthalten den Rest $-OCH_3$ (**Methoxygruppe**). Die Methylierung einer Hydroxygruppe zur Methoxygruppe ist enzymatisch durch ein *„aktives Methyl"* möglich (s. Kap. 12.3.2), deshalb besitzen manche Naturstoffe dieses Strukturelement.

$$R-OH \xrightarrow{\text{„aktives Methyl"}} R-OCH_3$$

Auch cyclische Ether sind bekannt. Die Ringe enthalten außer C-Atomen dann auch Sauerstoff und gehören damit zu den Heterocyclen (vgl. Kap. 17).

Epoxid (Oxiran)	Tetrahydrofuran	Tetrahydropyran	Dioxan

Ether sind weniger hydrophil als Alkohole und mischen sich vielfach *nicht* mit Wasser (Ausnahme: Tetrahydrofuran und Dioxan). Da sie keine Wasserstoffbrückenbindungen ausbilden, liegen ihre Siedepunkte *unter* denen isomerer Alkohole und entsprechen denen von Alkanen mit ähnlicher Molmasse.

Name	Formel	Molmasse	Sdp.
n-Butanol	$CH_3CH_2CH_2CH_2-OH$	74 g/mol	118° C
Diethylether	$CH_3CH_2-O-CH_2CH_3$	74 g/mol	35° C
n-Pentan	$CH_3CH_2CH_2CH_2CH_3$	72 g/mol	36° C

12.2.2 Reaktionen

In Gegenwart starker Säuren lagert sich ein Proton an das negativ polarisierte O-Atom an. Das gebildete *Oxonium-Ion* ist eine starke Säure, Ether selbst sind schwache Basen.

$$R-\overline{O}-R \quad + \quad H^{\oplus} \quad \longrightarrow \quad R-\overset{\overset{\displaystyle H}{|}}{O}{}^{\oplus}-R$$

Ether   Oxonium-Ion

Die *Darstellung von Ethern* gelingt durch Abspaltung von Wasser aus zwei Molekülen Alkohol unter dem Einfluß von konzentrierter Schwefelsäure.

$$RO-H \quad + \quad HO-R \quad \xrightarrow[-H_2O]{} \quad R-O-R$$

Alkohol   Ether

Setzt man zwei verschiedene Alkohole ein, sind insgesamt drei verschiedene Ether (zwei symmetrische, ein unsymmetrischer) zu erwarten. Durch Umsetzung von Natriumalkoholat mit einem Alkyliodid lassen sich in der angegebenen Weise unsymmetrische Ether gezielt aufbauen (synthetisieren).

$$R-\overline{\underline{O}}{}^{\ominus} \quad R'-I \quad \longrightarrow \quad R-O-R' \quad + \quad Na^{\oplus}I^{\ominus}$$
$$Na^{\oplus}$$

Natrium-   Alkyl-   Ether
alkoholat   iodid

Ether bilden unter Einwirkung von Luftsauerstoff und Licht **Peroxide,** die unerwünschte Reaktionen einleiten können und in fester Form explosiv sind. Zur Vermeidung der Peroxidbildung werden Ether in braunen Flaschen aufbewahrt und mit Antioxidantien versetzt.

$$2\,R-O-\overset{|}{\underset{|}{C}}H \quad + \quad 2\,O_2 \quad \longrightarrow \quad 2\,RO-\overset{|}{\underset{|}{C}}-O-OH \quad \longrightarrow \quad RO-\overset{|}{\underset{|}{C}}-O-O-\overset{|}{\underset{|}{C}}-OR + H_2O_2$$

Ether   Etherhydroperoxid   Etherperoxid

Epoxide sind wegen des gespannten Dreirings sehr reaktiv und werden unter Säurekatalyse (Anwesenheit von $H^{\oplus}$) leicht von Nucleophilen angegriffen. Unter Ringöffnung entsteht ein substituierter Alkohol.

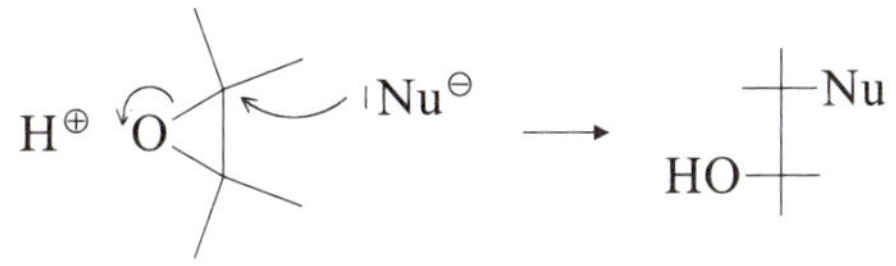

Eine derartige Reaktion spielt beim krebserzeugenden (= cancerogenen) **Benzpyren** eine Rolle. Das Benzpyren ist ein pentacyclischer Aromat, der z. B. im Zigarettenrauch enthalten ist. Es wird enzymatisch zu einem Diolepoxid „aktiviert". Dies lagert sich an die DNA (Desoxyribonukleinsäure) an, wird von einem nucleophilen Rest der DNA am Epoxid angegriffen und kovalent mit ihr verknüpft. Als Folge kann die gesunde Zelle zu einer Krebszelle entarten.

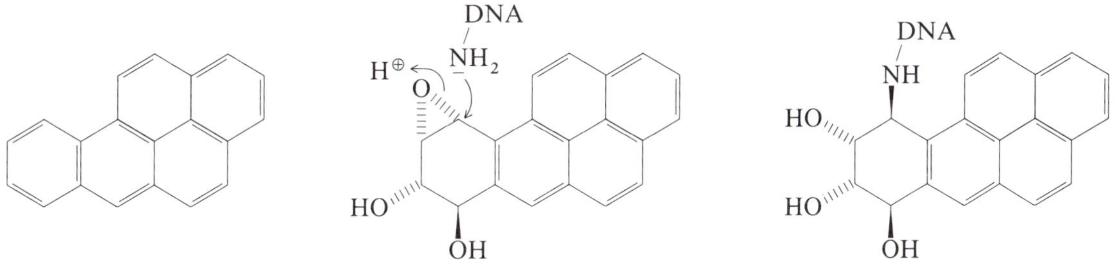

| Benzpyren | Diolepoxid | kovalente Verknüpfung mit DNA |

12.2.3 Diethylether

Größte Bedeutung besitzt der **Diethylether,** der häufig einfach **Ether** genannt wird. Er ist niedrig siedend und leicht brennbar. Gemische aus Etherdampf und Luft sind hochexplosiv. Dies ist einer der Gründe, warum Ether als Narkosemittel in der Anästhesie weniger gern verwendet wird. Als Lösungsmittel verhält sich Ether indifferent gegenüber vielen Reagentien und löst die meisten organischen Substanzen, jedoch keine Salze. Mit Wasser bildet er zwei Phasen (Ether als Oberphase).

12.2.4 *Aufgaben*

1) Aus welchen Alkoholen ist der nachfolgende Ether (Diethylenglykol-dimethylether) aufgebaut?

$$H_3C-O-CH_2-CH_2-O-CH_2-CH_2-O-CH_3$$

2) Welche Strukturisomeren der Formel C_2H_6O gibt es?

3) Formulieren Sie die Ether, die bei der Wasserabspaltung aus zwei verschiedenen Alkoholen ($R-OH$ und $R'-OH$) entstehen!

4) Formulieren Sie die Reaktion von Natriumphenolat und Methyliodid! Wie heißt das Reaktionsprodukt?

12.3 Thioalkohole (Mercaptane)

12.3.1 Nomenklatur und Eigenschaften

Schwefel steht in der 6. (nach der neuen Zählung: 16.) Hauptgruppe des Periodensystems direkt unter dem Sauerstoff und ist in der Oxidationsstufe -2 wie dieser zweibindig. Das S-Atom ist jedoch größer und weniger elektronegativ. Dem Wasser (H_2O) entspricht der Schwefelwasserstoff (H_2S). Ersetzt man in diesem die H-Atome durch organische Reste, erhält man *Thioalkohole* (auch *Thiole* oder *Mercaptane* genannt) bzw. *Thioether*.

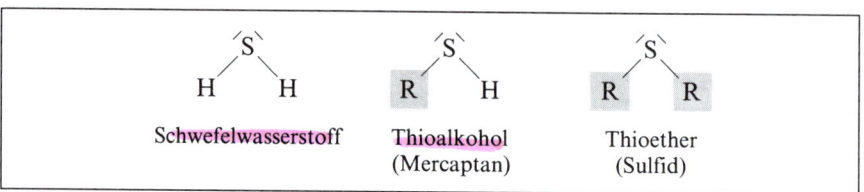

Schwefelwasserstoff   Thioalkohol   Thioether
(Mercaptan)   (Sulfid)

Konkrete Beispiele sind **Ethanthiol** bzw. **Dimethylsulfid.**

$$H_3C-CH_2-SH \qquad\qquad H_3C-S-CH_3$$

Ethanthiol (= Ethylmercaptan)   Dimethylsulfid

Die S$-$H-Bindung ist wesentlich schwächer als die O$-$H-Bindung der Alkohole und außerdem nur schwach polarisiert. Thioalkohole bilden untereinander nur schwache Wasserstoffbrückenbindungen aus und sieden deshalb deutlich niedriger als vergleichbare Alkohole (Ethanthiol/Ethanol = 37°/78 °C). Die SH-Gruppe ist acider als die alkoholische OH-Gruppe und in dieser Eigenschaft etwa den Phenolen vergleichbar (R$-$SH: $pK_S = 9-12$, abhängig vom Rest R). Im Thiolat ist die negative Ladung auf dem Schwefelatom besser delokalisiert als im entsprechenden Alkoholat auf dem kleineren Sauerstoffatom.

$$R-SH + NaOH \longrightarrow R-S^{\ominus}Na^{\oplus} + H_2O$$

Natrium-thiolat
(= Natrium-mercaptid)

Thioalkohole und Thioether besitzen einen widerwärtigen Geruch und kommen als Abwehrstoffe bei Tieren vor. Thioalkohole bilden analog dem Schwefelwasserstoff mit Schwermetallionen (z. B. $Hg^{2\oplus}$, $Pb^{2\oplus}$) schwerlösliche, tiefgefärbte Salze bzw. Komplexe.

Thioalkohole sind gute *Radikalfänger.* Die entstehenden Thiyl-Radikale sind vergleichsweise wenig reaktiv. Bei starker Strahlenbelastung wird mit SH-Gruppen-haltigen Substanzen therapiert. Dabei werden für den Körper gefährliche, also reaktive Radikale (z. B. im Bereich der DNA) „entschärft".

$$R \cdot + RSH \longrightarrow RH + RS \cdot$$

Alkylradikal   Thiylradikal
(reaktiv)   (wenig reaktiv)

12.3.2 Reaktionen

Ein weiterer wesentlicher Unterschied zwischen Thioalkoholen und Alkoholen liegt im Verhalten gegenüber *Oxidationsmitteln.* Bei den Alkoholen wird unter dem Einfluß der OH-Gruppe eine CH-Bindung gespalten und das Kohlenstoffatom oxidiert.

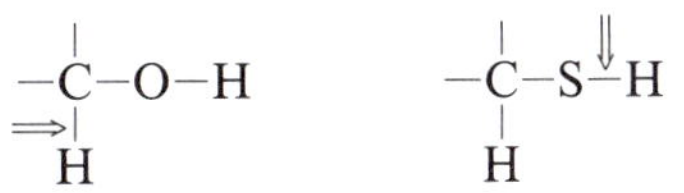

$$\overset{\displaystyle |}{\underset{\displaystyle |}{-\overset{|}{\underset{H}{C}}}}-O-H \qquad \overset{\displaystyle |}{\underset{\displaystyle |}{-\overset{|}{\underset{H}{C}}}}-S\overset{\Vert}{}H$$

Bei den Thioalkoholen reagiert zuerst die SH-Bindung. Der Schwefel wird oxidiert. Oxidationsmittel (z. B. Iod) spalten die SH-Bindung und überführen zwei Moleküle des Thioalkohols in ein **Disulfid.** Diese Reaktion ist wie alle Redoxreaktionen reversibel.

$$2\,RS-H \underset{-2H}{\overset{+2H}{\rightleftharpoons}} RS-SR$$

Thioalkohol   Disulfid

Viele Peptide enthalten freie SH-Gruppen. Durch Oxidation können sich Disulfidbrücken innerhalb einer Peptidkette oder zwischen zwei Peptidketten bilden. Eine intramolekulare Disulfidbrücke stabilisiert z. B. eine bestimmte Raumgestalt der Peptidkette (s. Kap. 15.7).

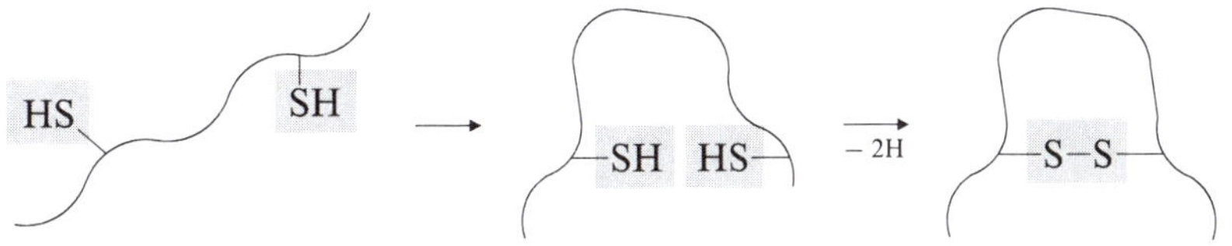

Peptidkette
mit zwei SH-Gruppen

veränderte Faltung
der Peptidkette

Fixierung der
Faltung durch
eine Disulfidbrücke

Zwei Eigenschaften der *Thioether* sind bemerkenswert:
1. Sie sind – im Gegensatz zu den Ethern – oxidierbar. Das Schwefelatom nimmt ein oder zwei Sauerstoffatome auf. **Dimethylsulfoxid** ist ein wenig toxisches Lösungsmittel, das gleichermaßen hydrophile und lipophile Substanzen löst.

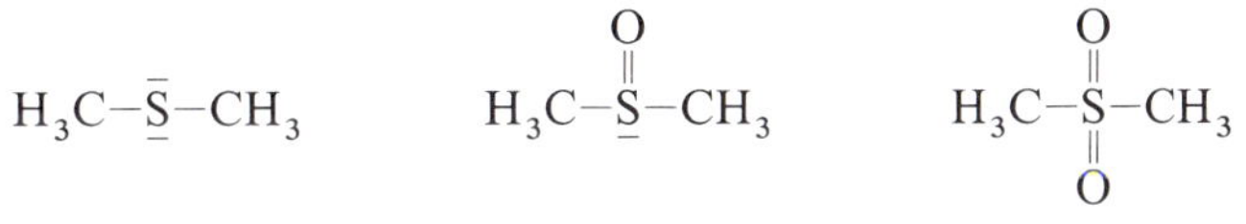

$$H_3C-\underline{S}-CH_3 \qquad H_3C-\overset{O}{\underset{\Vert}{\underline{S}}}-CH_3 \qquad H_3C-\overset{O}{\underset{\underset{O}{\Vert}}{\underline{S}}}-CH_3$$

Dimethyl*sulfid*   Dimethyl*sulfoxid*   Dimethyl*sulfon*

2. Durch Behandlung eines Thioethers mit Methyliodid entsteht ein **Sulfoniumsalz.** In diesem ist die Methylgruppe am Schwefel aktiviert („*aktives Methyl*") und kann andere funktionelle Gruppen als *Elektrophil* (CH$_3^\oplus$) angreifen und methylieren. Sulfoniumsalze spielen bei enzymatischen Methylierungen eine Rolle.

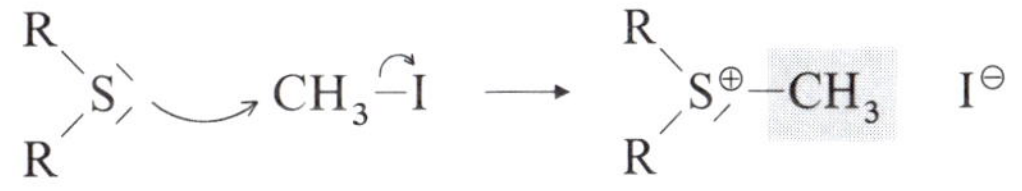

$$\underset{R}{\overset{R}{>}}S \quad\curvearrowright\quad CH_3-I \longrightarrow \underset{R}{\overset{R}{>}}S^\oplus-CH_3 \quad I^\ominus$$

Thioether   Sulfoniumsalz
                              („aktives Methyl")

12.3.3 *Aufgaben*

1) Formulieren Sie die Umsetzung von *Thiophenol* mit NaOH!
2) Nachfolgende Verbindung ist ein Gegengift (Antidot) bei Quecksilbervergiftungen. Formulieren Sie den Komplex, der mit Hg^{2+} entsteht!

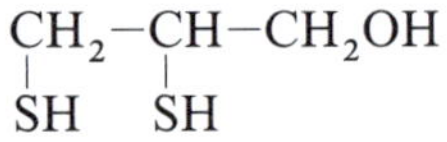

$$\underset{\underset{\text{SH}}{|}}{\text{CH}_2}-\underset{\underset{\text{SH}}{|}}{\text{CH}}-\text{CH}_2\text{OH}$$

3) Formulieren Sie das Reduktionsprodukt des folgenden cyclischen Disulfids!

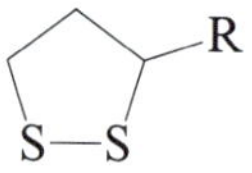

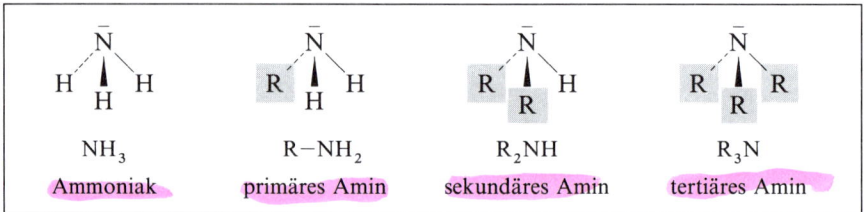

12.4 Amine

12.4.1 Nomenklatur und Klassifizierung

Im gewinkelt gebauten Ammoniak bilden die H-Atome die Basis einer Pyramide, in deren Spitze das N-Atom mit seinem freien Elektronenpaar steht.

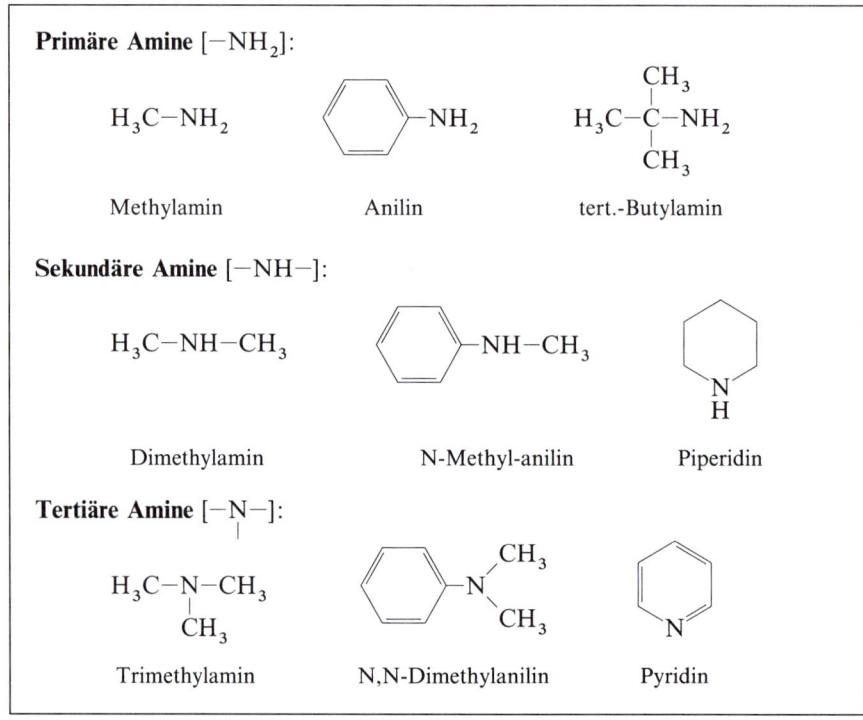

Ersetzt man die H-Atome nacheinander durch organische Reste, kommt man über die *primären,* zu den *sekundären* und *tertiären* Aminen.

Primäre Amine [$-\text{NH}_2$]:

$\text{H}_3\text{C}-\text{NH}_2$ 　　　　　　—NH$_2$ 　　　　　$\text{H}_3\text{C}-\underset{\underset{\text{CH}_3}{|}}{\overset{\overset{\text{CH}_3}{|}}{\text{C}}}-\text{NH}_2$

Methylamin 　　　　　Anilin 　　　　　tert.-Butylamin

Sekundäre Amine [$-\text{NH}-$]:

$\text{H}_3\text{C}-\text{NH}-\text{CH}_3$ 　　　　—NH$-$CH$_3$ 　　　　　Piperidin

Dimethylamin 　　　　N-Methyl-anilin 　　　　Piperidin

Tertiäre Amine [$-\overset{|}{\text{N}}-$]:

$\text{H}_3\text{C}-\underset{\underset{\text{CH}_3}{|}}{\text{N}}-\text{CH}_3$ 　　　　$-\text{N}\underset{\text{CH}_3}{\overset{\text{CH}_3}{<}}$ 　　　　　Pyridin

Trimethylamin 　　　　N,N-Dimethylanilin 　　　　Pyridin

Die Begriffe zur Klassifizierung der Amine werden anders verwendet als bei den Alkoholen, sie kennzeichnen den Substitutionstyp des N-Atoms und *nicht* den des benachbarten C-Atoms. Dies gilt für offenkettige wie für ringförmige Verbindungen.

12.4.2 Basizität

Amine sind wie das Ammoniak *Basen* und lagern ein Proton an das freie Elektronenpaar an. In wäßriger Lösung gilt folgendes Gleichgewicht, aus dem sich der K_b-Wert bzw. der pK_b-Wert ($pK_b = -\log K_b$) ableiten läßt.

$$R-NH_2 + H_2O \rightleftharpoons R-NH_3^\oplus + OH^\ominus \;\; ; \;\; K_b = \frac{[RNH_3^\oplus][OH^\ominus]}{[RNH_2]}$$

Je kleiner der pK_b-Wert, desto größer ist die Basizität des Amins. Durch einfache Alkylsubstitution *verstärkt* sich die Basizität des Amins gegenüber Ammoniak. Der Methylrest z. B. erhöht die Elektronendichte am N-Atom, während ein Arylrest sie deutlich absenkt. *Anilin* ist eine vergleichsweise schwache Base.

Amin	K_b	pK_b
NH_3	$1,8 \cdot 10^{-5}$	4,75
H_3C-NH_2	$4,6 \cdot 10^{-4}$	3,34
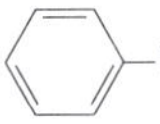 ⬡$-NH_2$	$4,3 \cdot 10^{-10}$	9,37

Grundsätzlich kann man statt der Basizität des Amins auch die Acidität der konjugierten Säure, des *Ammonium-Ions*, betrachten und für dieses den K_s-Wert bzw. pK_s-Wert angeben.

$$R-NH_3^\oplus + H_2O \rightleftharpoons R-NH_2 + H_3O^\oplus \;\; ; \;\; K_s = \frac{[RNH_2][H_3O^\oplus]}{[RNH_3^\oplus]}$$

pK_s und pK_b-Wert hängen in wäßriger Lösung über die Beziehung $pK_s + pK_b = 14$ zusammen, d. h. $pK_s = 14 - pK_b$. Ist das Ammonium-Ion eine starke Säure, dann ist das Amin eine schwache Base und umgekehrt (s. Kap. 8.5).

12.4.3 Salzbildung

Neutralisiert man ein Amin, z. B. Methylamin mit Salzsäure und verdampft das Wasser, dann enthält der Rückstand das Salz *Methylammoniumchlorid*, das auch als **Hydrochlorid** des Methylamins bezeichnet wird.

$$H_3C-NH_2 + HCl \longrightarrow H_3C-NH_3^\oplus Cl^\ominus$$

Methylamin   Methylammoniumchlorid

Durch starke Basen (z. B. NaOH) läßt sich aus dem Hydrochlorid das Amin wieder freisetzen. Die Salzbildung gilt für primäre, sekundäre und tertiäre Amine in gleicher Weise.

$$H_3C-NH_3^\oplus Cl^\ominus + NaOH \longrightarrow H_3C-NH_2 + Na^\oplus Cl^\ominus + H_2O$$

Versetzt man ein tertiäres Amin mit Methyliodid, dann verdrängt das N-Atom mit seinem freien Elektronenpaar das Iod als $I^\ominus$ aus dem Methyliodid und bindet die

Methylgruppe durch eine Atombindung. Es entsteht ein **quartäres Ammoniumsalz,** das gut wasserlöslich ist.

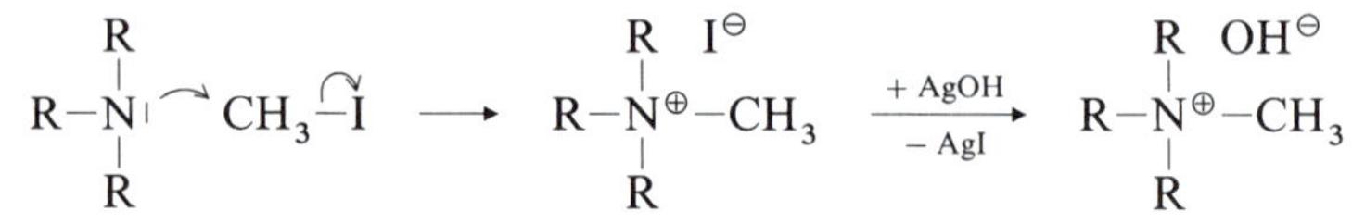

$$R-\underset{\underset{R}{|}}{\overset{\overset{R}{|}}{N}}| \quad CH_3 - I \longrightarrow R-\underset{\underset{R}{|}}{\overset{\overset{R}{|}}{N}}^{\oplus}-CH_3 \quad I^{\ominus} \quad \xrightarrow[-AgI]{+ AgOH} \quad R-\underset{\underset{R}{|}}{\overset{\overset{R}{|}}{N}}^{\oplus}-CH_3 \quad OH^{\ominus}$$

quartäres Ammoniumsalz

Aus diesem läßt sich mit Basen (z. B. AgOH) kein freies Amin, sondern nur das ebenfalls hydrophile quartäre Ammoniumhydroxid gewinnen.

12.4.4 Wichtige Amine

Viele organische Verbindungen, insbesondere Naturstoffe, enthalten verschiedene funktionelle Gruppen. Nachfolgend sind einige Beispiele angegeben, deren funktionelle Gruppen Sie in den vorigen Kapiteln kennengelernt haben.

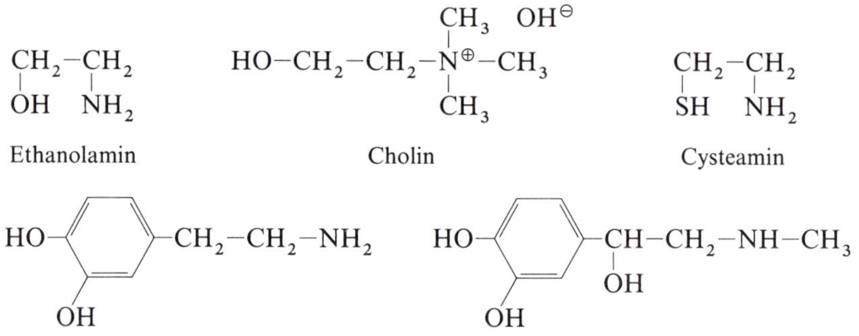

Weitere Beispiele begegnen Ihnen bei den Aminosäuren, Vitaminen und Nucleinsäuren. Zu den Eigenschaften und der Reaktivität solcher Verbindungen tragen die einzelnen funktionellen Gruppen bei. Die enzymatische Quarternisierung des Ethanolamins z. B. führt zum **Cholin,** das Bestandteil der Phospholipide ist und bei der Nervenreizleitung eine wichtige Rolle spielt. Cholin seinerseits kann an der primären Alkoholgruppe Reaktionen eingehen.

12.4.5 *Aufgaben*

1) Bezeichnen Sie die funktionellen Gruppen des *Adrenalins*!

2) Klassifizieren Sie folgende Verbindungen:

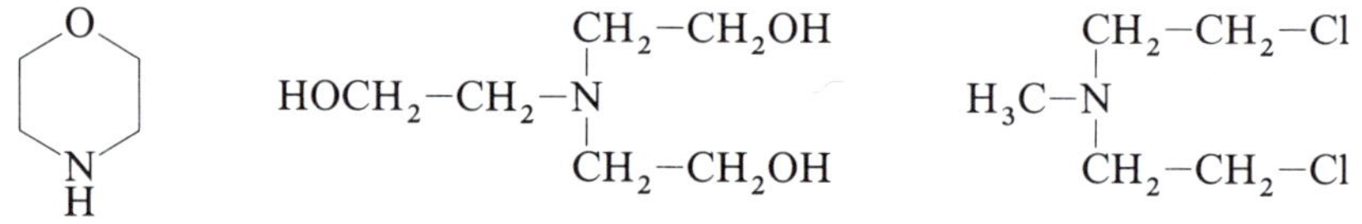

3) Formulieren Sie die Salzbildung von *Triethanolamin* mit Salzsäure!

4) Für *Tris(hydroxymethyl)-aminomethan* gilt $pK_b = 6$. Ist das Amin stärker oder schwächer basisch als Ammoniak?

$$\begin{array}{c} CH_2OH \\ | \\ HOCH_2-C-NH_2 \\ | \\ CH_2OH \end{array}$$

5) Vorstehende Verbindung findet als Puffersubstanz in Verbindung mit seinem Hydrochlorid Verwendung *(,,Tris''-Puffer)*. Bei welchem pH-Wert liegt das pH-Optimum des Puffers? Welches Konzentrationsverhältnis haben die Pufferbestandteile bei diesem pH-Wert?

6) Warum ist *Anilin* schwächer basisch als Ammoniak? (Mesomerie-Stabilisierung ähnlich dem Phenol)

12.5 Nucleophile Substitution

12.5.1 Begriffe und Beispiele

Im vorhergehenden Kapitel haben wir Reaktionen kennengelernt, bei denen ein Reagens, das ein Atom mit einem freien Elektronenpaar enthält, mit diesem an das sp^3-C-Atom eines Substrates herantritt und dort einen Substituenten verdrängt.

$$R_3N| \curvearrowright CH_3-I \longrightarrow R_3\overset{\oplus}{N}-CH_3 \quad I^{\ominus}$$

tertiäres Amin	Methyl-iodid	quartäres Ammoniumsalz
Nucleophil	**Substrat**	**Produkt**

Das angreifende Reagens wird *Nucleophil* genannt (s. Kap. 11.4.3), die austretende Gruppe *Abgangsgruppe*. Die ganze Reaktion bezeichnet man als Substitution, weil im Substrat das Iod durch R_3N ersetzt wird, und genauer als *nucleophile Substitution,* weil das Reagens ein Elektronenpaar in ein sp^3-Orbital des C-Atoms hineindrückt und durch eine Atombindung an das C-Atom gebunden wird, während die Abgangsgruppe ihr bindendes Elektronenpaar mitnimmt. Die Richtung des Elektronenangriffs bzw. der Elektronenverschiebung wird durch gebogene Pfeile markiert. Die Pfeilspitze weist auf das Atom, das angegriffen wird bzw. ein Elektronenpaar aufnimmt. Die ,,Pfeil''-Schreibweise ist ein nützliches Instrument, um ohne lange Worte einen Reaktionsverlauf zu verdeutlichen.

Die *nucleophile Substitution* ist ein wichtiger Reaktionstyp bei der Umsetzung organischer Moleküle. Wir verallgemeinern diese Reaktion nun und geben das Substrat als R_3C-X vor (R = H und/oder Alkyl- bzw. Arylreste). Tab. 12/3 und 12/4 können Sie entnehmen, mit welchen nucleophilen Reagentien Produkte welcher Substanzklasse entstehen.

Ist das Nucleophil ein Anion ($Nu^{\ominus}$) und wird die Abgangsgruppe als Anion ($X^{\ominus}$) abgespalten, dann sind Substrat wie Produkt ungeladen (Tab. 12/3).

(1) $\quad Nu^{\ominus} + R_3C-X \xrightarrow[-X^{\ominus}]{} R_3C-Nu$

Treten ungeladene Moleküle als Nucleophil auf, so sind dies in den genannten Beispielen (Tab. 12/4) Dipolmoleküle, die ein Proton abspalten können ($Nu-H$). Verdrängt $Nu-H$ die Abgangsgruppe als Anion ($X^{\ominus}$), dann ist das zunächst

Tab. 12/3. Nucleophile Substituion mit Anion-Nucleophilen (Nu$^{\ominus}$)

Nucleophil	Substrat		Produkt	Substanzklasse
H$\bar{\text{O}}$| $^{\ominus}$	+ R$_3$C−X	$\xrightarrow[-\,\text{X}^{\ominus}]{}$	R$_3$C−OH	Alkohol
R'$\bar{\text{O}}$| $^{\ominus}$	+ R$_3$C−X	$\xrightarrow[-\,\text{X}^{\ominus}]{}$	R$_3$C−OR'	Ether
H$\bar{\text{S}}$| $^{\ominus}$	+ R$_3$C−X	$\xrightarrow[-\,\text{X}^{\ominus}]{}$	R$_3$C−SH	Thioalkohol
	$\bar{\text{I}}$| $^{\ominus}$	+ R$_3$C−X	$\xrightarrow[-\,\text{X}^{\ominus}]{}$	R$_3$C−I	Alkyliodid

Tab. 12/4. Nucleophile Substitution mit ungeladenen Nucleophilen (Nu-H)

Nucleophil	Substrat	Zwischen-produkt		Produkt	Substanz-klasse
H$_2$O	+ R$_3$C−X	$\xrightarrow[-\text{X}^{\ominus}]{}$ R$_3$C−$\overset{\oplus}{\text{O}}{\overset{\text{H}}{\underset{\text{H}}{}}}$	$\xrightarrow[-\text{H}^{\oplus}]{}$	R$_3$C−OH	Alkohol
R$\bar{\text{O}}$H	+ R$_3$C−X	$\xrightarrow[-\text{X}^{\ominus}]{}$ R$_3$C−$\overset{\oplus}{\text{O}}{\overset{\text{H}}{\underset{\text{R}}{}}}$	$\xrightarrow[-\text{H}^{\oplus}]{}$	R$_3$C−O−R	Ether
R$\bar{\text{N}}$H$_2$	+ R$_3$C−X	$\xrightarrow[-\text{X}^{\ominus}]{}$ R$_3$C−$\overset{\text{H}}{\underset{\text{H}}{\overset{\oplus}{\text{N}}}}$−R	$\xrightarrow[-\text{H}^{\oplus}]{}$	R$_3$C−N$\overset{\text{H}}{\underset{\text{R}}{}}$	sek. Amin
R$_2\bar{\text{N}}$H	+ R$_3$C−X	$\xrightarrow[-\text{X}^{\ominus}]{}$ R$_3$C−$\underset{\text{H}}{\overset{\oplus}{\text{N}}}R_2$	$\xrightarrow[-\text{H}^{\oplus}]{}$	R$_3$C−N$\overset{\text{R}}{\underset{\text{R}}{}}$	tertiäres Amin

gebildete Reaktionsprodukt ein Kation, das unter Abgabe eines Protons das ungeladene Produkt liefert (Tab. 12/4).

(2) Nu−H + R$_3$C−X $\xrightarrow[-\text{X}^{\ominus}]{}$ R$_3$C−$\overset{\oplus}{\text{Nu}}$−H $\xrightarrow[-\text{H}^{\oplus}]{}$ R$_3$C−Nu

Ein dritter Fall ist denkbar, daß nämlich die Abgangsgruppe X durch die Anlagerung eines Protons aktiviert wird und erst dann z. B. von einem Anion-Nucleophil (Nu$^{\ominus}$) verdrängt werden kann. Dies läuft in der Praxis auf eine Säurekatalyse der Reaktion hinaus.

(3) Nu$^{\ominus}$ + R$_3$C−$\overset{\oplus}{\text{X}}$−H $\xrightarrow[-\text{XH}]{}$ R$_3$C−Nu

12.5.2 S$_N$2- und S$_N$1-Reaktion

Vergleicht man die Reaktionsgeschwindigkeiten (RG) nucleophiler Substitutionen, dann findet man Unterschiede, die vom Substrat abhängen.

A. Die *Reaktion* ist *2. Ordnung*, d. h., ihre Geschwindigkeit hängt sowohl von der Konzentration des Substrates wie auch des Nucleophils ab. Das Geschwindigkeitsgesetz lautet:

$$\text{RG} = -\frac{d\,[\text{Substrat}]}{dt} = k \cdot [\text{Substrat}] \cdot [\text{Nucleophil}]$$

B. Die *Reaktion* ist *1. Ordnung*, ihre Geschwindigkeit hängt nur von der Konzentration des Substrates ab. Das Geschwindigkeitsgesetz lautet:

$$\text{RG} = -\frac{d\,[\text{Substrat}]}{dt} = k \cdot [\text{Substrat}]$$

Wie sieht nun der Reaktionsmechanismus am sp³-C-Atom des Substrates (R₃C−X) genauer aus?

Im Fall **A** nähert sich das Nucleophil mit seinem freien Elektronenpaar dem sp³-C-Atom des Substrates von der Rückseite her, d. h. der der Abgangsgruppe gegenüberliegenden Seite. Bei dieser Annäherung wird ein *Übergangszustand* durchlaufen, bei dem Nucleophil und Abgangsgruppe *gleichermaßen* am C-Atom hängen. Beide Reste benutzten ein Orbital, das im Übergangszustand eher dem p-Orbital eines sp²-Hybrids gleicht. In dem Maße, wie die Abgangsgruppe mit ihrem Bindungselektronenpaar das C-Atom verläßt, klappen die unbeteiligten Orbitale mit ihren Substituenten um.

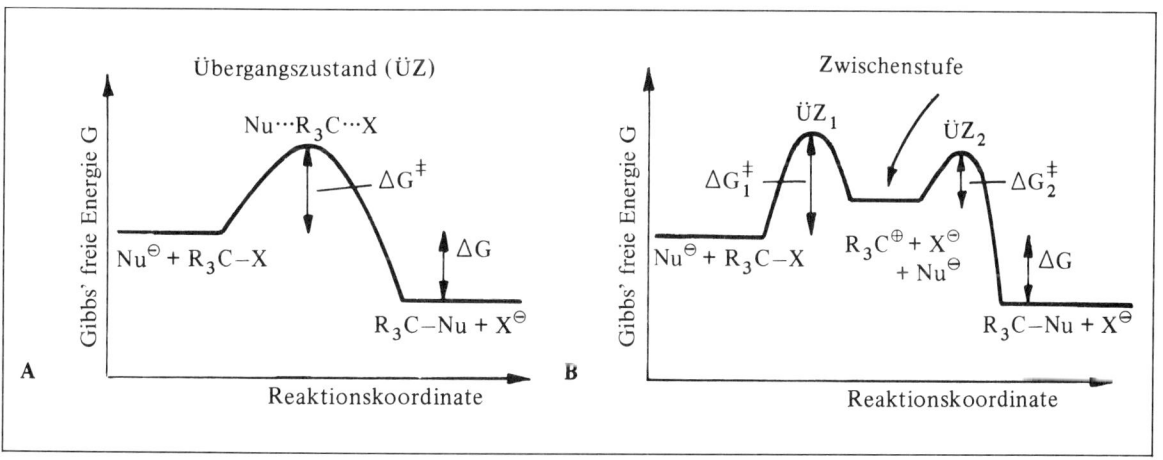

Diese Orbitale lassen sich mit einem Regenschirm vergleichen, der im Wind umklappt. Es liegt am Ende wieder die Tetraedergeometrie eines sp³-C-Atoms vor. Das Energiediagramm macht deutlich, daß bei dieser Reaktion *keine* stabilen Zwischenstufen entstehen. Substrat und Nucleophil werden gleichermaßen benötigt um die freie Aktivierungsenergie $G^{\neq}$ für diese Reaktion aufzubringen (Abb. 12/1 **A**). Der ganze Prozeß, der konzertiert abläuft, wird als bimolekulare nucleophile Substitution (**S_N2-Reaktion**) bezeichnet. S steht für Substitution, N für nucleophil und 2 für bimolekular.

Abb. 12/1. Energiediagramm einer S_N2-Reaktion (A) und einer S_N1-Reaktion (B).

Im Fall **B** ist dies anders. Im ersten Schritt verläßt die Abgangsgruppe das sp³-C-Atom (Dissoziation). Es bildet sich ein *Ionenpaar* aus Kation (Carbenium-Ion, sp²-hybridisiert) und Anion ($X^{\ominus}$). Die Ionen werden durch Lösungsmittelmoleküle mehr oder weniger weit auseinandergedrängt und solvatisiert. Das *Carbenium-Ion* wird vom Nucleophil angegriffen und ins Produkt überführt. Der geschwindigkeitsbestimmende Schritt dieser Reaktion ist die anfängliche Dissoziation des Substrates, alles andere läuft rasch ab und fällt nicht ins Gewicht. Hier liegt eine unimolekulare nucleophile Substitution (**S_N1-Reaktion**) vor. Das Energiediagramm macht deutlich, daß das gebildete Ionenpaar eine stabile Zwischenstufe ist und als solche nachgewiesen werden kann (Abb. 12/1 **B**).

$$R_3C-X \xrightarrow{\text{langsam}} R_3C^{\oplus} + X^{\ominus} \text{ (Dissoziation)}$$

$$R_3C^{\oplus} + Nu^{\ominus} \xrightarrow{\text{schnell}} R_3C-Nu$$

Die Tendenz zum nucleophilen Angriff, die **Nucleophilie**, ist in der S_N2-Reaktion bei einzelnen Nucleophilen unterschiedlich. Man erhält relative Größen, indem man feststellt, welches Nucleophil unter gleichbleibenden Versuchsbedingungen rascher mit einem Substrat reagiert als ein anderes Nucleophil. Damit ist die *Nucleophilie* eine kinetische Größe. Für die Beispiele der Tabellen gilt:

$$HS^{\ominus} > I^{\ominus} > RO^{\ominus} > OH^{\ominus} \quad \text{bzw.} \quad RNH_2 > ROH > H_2O$$

Die Reaktionsgeschwindigkeit wird auch von der *Abgangsgruppe* beeinflußt. Sie verläßt das C-Atom mit ihrem Elektronenpaar umso leichter, je besser dieses bzw. die negative Ladung stabilisiert werden können.

$$-I > -\overset{\oplus}{O}H_2 > -Cl$$

Ob eine nucleophile Substitution nach S_N2 (Fall **A**) oder S_N1 (Fall **B**) abläuft, hängt u. a. von der Struktur des Substrates und vom Lösungsmittel ab.

Substrat: Je höher substituiert das sp^3C-Atom ist, an dem die Reaktion erfolgt, desto leichter bildet sich ein Carbenium-Ion. Dies bedeutet, daß z. B. primäre Halogenalkane (RCH_2-X) eher nach S_N2, tertiäre (R_3C-X) eher nach S_N1 reagieren.

Lösungsmittel: Polare, protische ($H^{\oplus}$-abgebende) Lösungsmittel wie z. B. Methanol oder Wasser begünstigen eine S_N1-Reaktion, weil sie die zwischenzeitlich gebildeten Ionen besser solvatisieren und so deren Bildung fördern.
Polare, aprotische Lösungsmittel wie z. B. Aceton, Acetonitril (CH_3-CN) oder Dimethylsulfoxid begünstigen S_N2-Reaktionen, weil sie die Reaktivität des angreifenden Nucleophils nicht herabsetzen. Nucleophile sind zugleich Basen und werden in protischen Lösungsmitteln protoniert oder bilden Wasserstoffbrückenbindungen aus.

12.5.3 *Aufgaben*

1) Wie könnte man experimentell feststellen, ob eine nucleophile Substitution nach S_N2 oder S_N1 abläuft?

2) Welche Produkte entstehen bei der erschöpfenden Methylierung von Ammoniak mit Methyliodid?

3) Welches der beiden Alkylhalogenide wird bevorzugt nach einer S_N1-Reaktion mit $OH^{\ominus}$ als Nucleophil zum Alkohol reagieren?

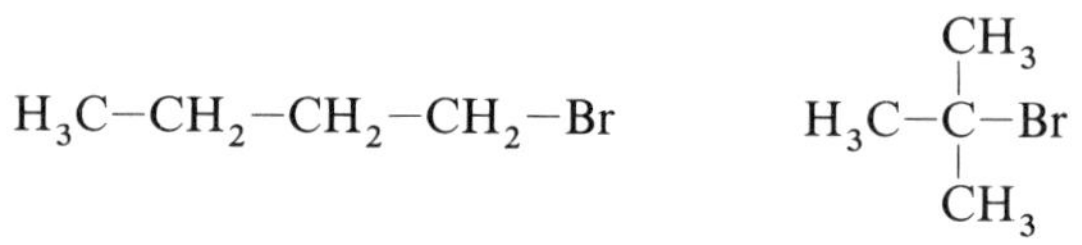

$$H_3C-CH_2-CH_2-CH_2-Br \qquad H_3C-\underset{CH_3}{\overset{CH_3}{\underset{|}{\overset{|}{C}}}}-Br$$

Wie heißen die Reaktionsprodukte?

4) Formulieren Sie die Umsetzung von Ethanol mit Ethyliodid! Wie heißt das Reaktionsprodukt?

13 Carbonylverbindungen

13.1 Aldehyde und Ketone

13.1.1 Bau und Reaktionsverhalten der CO-Gruppe

Carbonylverbindungen spielen in der Organischen Chemie und Biochemie eine wichtige Rolle. Sie enthalten als funktionelle Gruppe die *CO-Gruppe*. Ein sp^2-C-Atom ist durch eine Doppelbindung mit einem Sauerstoffatom verbunden, das O-Atom hat noch zwei freie Elektronenpaare. Alle unmittelbar am Carbonyl-C-Atom hängenden Atome liegen in einer Ebene. Der Bindungswinkel zwischen diesen Atomen beträgt rund 120°.

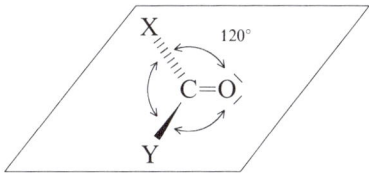

Anders als bei C=C-Doppelbindungen ist die *C=O-Doppelbindung* stark polarisiert: Das elektronegativere Sauerstoffatom trägt eine negative ($\delta-$), das Kohlenstoffatom eine positive ($\delta+$) Partialladung. Die Polarisierung wirkt sich stärker auf die π- als auf die σ-Bindung aus, sie ist deshalb ausgeprägter als bei den Alkoholen, d. h., daß das Sauerstoffatom der CO-Gruppe leichter ein Elektrophil ($E^{\oplus}$) anlagert und das Carbonyl-C-Atom leichter von einem Nucleophil ($Nu|^{\ominus}$) angegriffen wird. Die Polarität, die den Begriffen „*Nucleophil*" und „*Elektrophil*" zugrundeliegt (s. Kap. 11.4.3), führt dazu, daß man das Carbonyl-C-Atom auch als *elektrophiles* Zentrum und das Carbonyl-O-Atom als *nucleophiles Zentrum* bezeichnet.

Reaktion am elektrophilen Zentrum	$\underset{Y}{\overset{X}{\diagdown}}\overset{\delta+}{C}\!=\!\overset{\delta-}{O}$ $|Nu^{\ominus}$	$\underset{Y}{\overset{X}{\diagdown}}\overset{\delta+}{C}\!=\!\overset{\delta-}{O}$ $E^{\oplus}$	Reaktion am nucleophilen Zentrum

Greift ein Nucleophil am Carbonyl-C-Atom an, dann verschiebt sich das π-Elektronenpaar zum O-Atom hin, das ein Proton (Elektrophil) anlagert. Das C-Atom geht dabei vom sp^2- in den sp^3-hybridisierten Zustand über. In dieser Reaktion sind Aldehyde etwas reaktiver als Ketone.

$$Nu\,|^{\ominus}\,\diagup\,\diagdown C\!=\!\bar{O}\diagup \longrightarrow Nu\!-\!\overset{|}{\underset{|}{C}}\!-\!\bar{O}|^{\ominus} \xrightarrow{+H^{\oplus}} Nu\!-\!\overset{|}{\underset{|}{C}}\!-\!OH$$

Reicht die Nucleophilie (s. Kap. 12.5.2) des angreifenden Nucleophils nicht aus, dann können starke Säuren *katalytisch* wirken. Ein Proton lagert sich als Elektrophil an das basische Carbonyl-O-Atom an und verstärkt dadurch die positive Polarisierung am Carbonyl-C-Atom. Dies erleichtert den Angriff des Nucleophils.

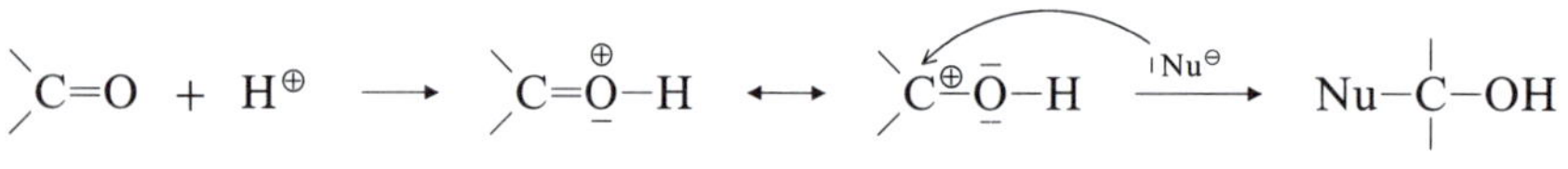

$$\diagdown C=O + H^{\oplus} \longrightarrow \diagdown C=\overset{\oplus}{\underset{\cdot\cdot}{O}}-H \longleftrightarrow \overset{\oplus}{C}\overset{\cdot\cdot}{\underset{\cdot\cdot}{O}}-H \overset{|Nu^{\ominus}}{\longrightarrow} Nu-\overset{|}{\underset{|}{C}}-OH$$

Carbenium-Ion

13.1.2 Beispiele

Der einfachste *Aldehyd* ist der **Formaldehyd**, an seinem Carbonyl-C-Atom hängen zwei H-Atome. In allen anderen Aldehyden trägt die CO-Gruppe nur ein H-Atom und daneben einen Alkyl- oder Arylrest.

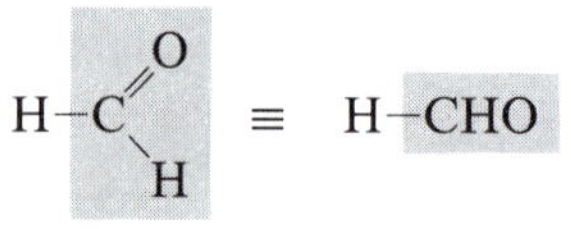

$$H-\overset{O}{\overset{\|}{C}}\diagdown_{H} \equiv H-CHO \qquad \text{Formaldehyd (= Methanal)}$$

$$R-\overset{O}{\overset{\|}{C}}\diagdown_{H} \equiv R-CHO \qquad \text{allgemeine Formel für Aldehyde}$$

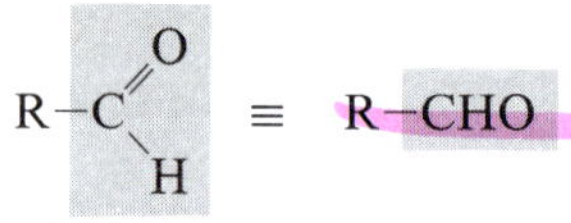

Die höheren Homologen des Formaldehyds heißen **Acetaldehyd** und **Propionaldehyd**. Für eine systematische Bezeichnung der aliphatischen Aldehyde geht man vom zugrundeliegenden gesättigten Kohlenwasserstoff aus und fügt die Endsilbe „-al" an. Bei den niederen Aldehyden existieren Trivialname und systematischer Name nebeneinander.

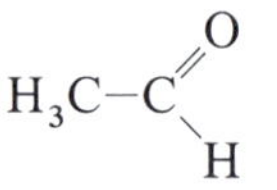

$$H_3C-\overset{O}{\overset{\|}{C}}\diagdown_{H} \qquad H_3C-CH_2-\overset{O}{\overset{\|}{C}}\diagdown_{H} \qquad H_3C-CH=CH-\overset{O}{\overset{\|}{C}}\diagdown_{H}$$

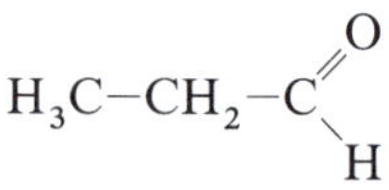

Acetaldehyd Propionaldehyd Crotonaldehyd
(Ethanal)   (Propanal)   (2-Butenal)

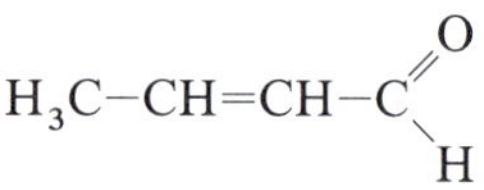

Der einfachste Aldehyd mit einem Arylrest ist der **Benzaldehyd**, weitere Beispiele sind *Salicylaldehyd* und *Vanillin*.

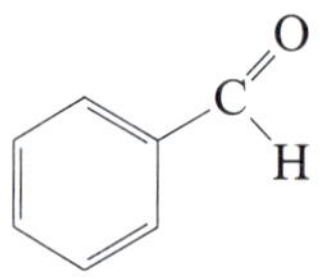

Benzaldehyd 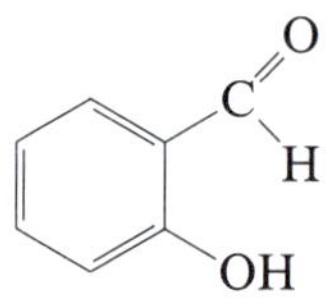 Salicylaldehyd Vanillin
       (= o-Hydroxy-benzaldehyd)

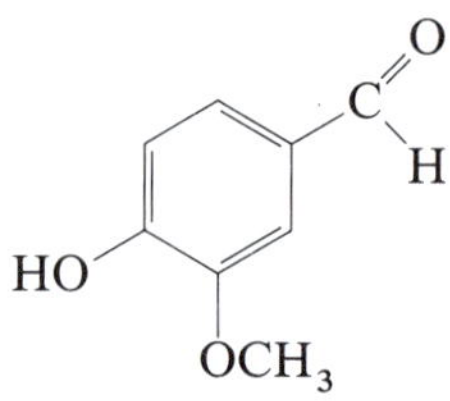

Trägt die CO-Gruppe zwei organische Reste, liegen *Ketone* vor. Der einfachste Vertreter ist das **Aceton**, bei dem diese Reste gleich sind, sie können jedoch wie beim **Methylethylketon** oder **Acetophenon** verschieden sein und aus der aliphatischen wie aromatischen Reihe stammen. In der systematischen Nomenklatur kennzeichnet die Endsilbe „-on" ein Keton, und eine vorgesetzte Ziffer die Position der CO-Gruppe in einer Kette.

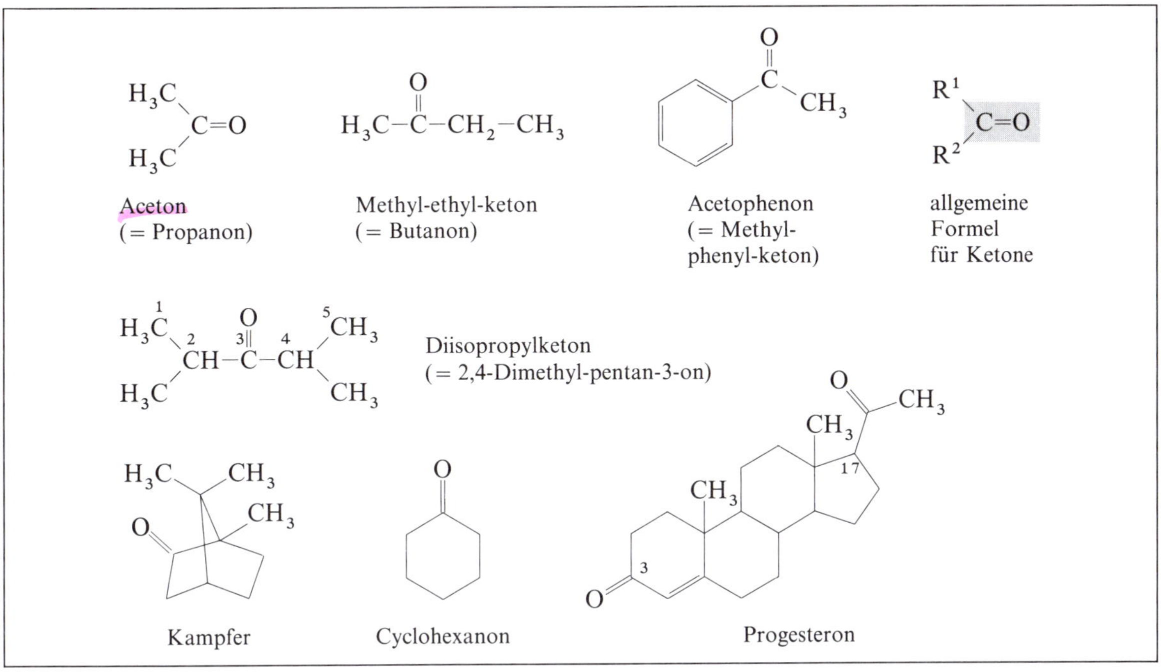

Aceton
(= Propanon)

Methyl-ethyl-keton
(= Butanon)

Acetophenon
(= Methyl-
phenyl-keton)

allgemeine
Formel
für Ketone

Diisopropylketon
(= 2,4-Dimethyl-pentan-3-on)

Kampfer

Cyclohexanon

Progesteron

13.1.3 Herstellung und Eigenschaften

Aldehyde und Ketone entstehen bei der milden *Oxidation* von Alkoholen (s. Kap. 12.1.3); primäre Alkohole bilden Aldehyde, sekundäre Alkohole bilden Ketone.

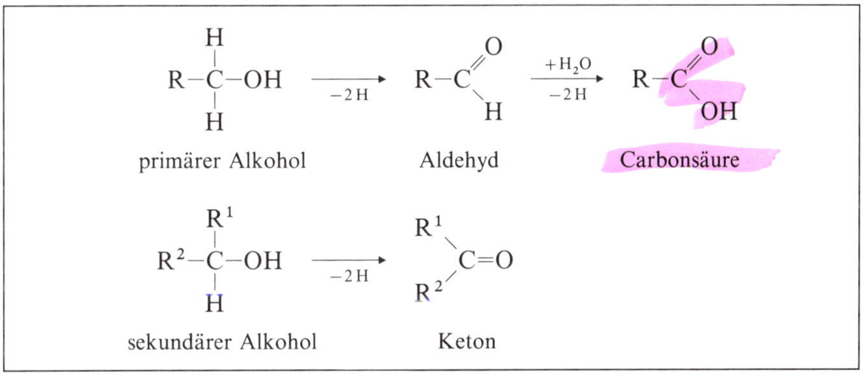

primärer Alkohol

Aldehyd

Carbonsäure

sekundärer Alkohol

Keton

Während sich Ketone nicht weiter oxidieren lassen, reagieren Aldehyde leicht zur Carbonsäure (s. Kap. 13.3.1). Durch Oxidationsmittel wie z. B. $[Ag(NH_3)_2]^{\oplus}$ (*Tollens-Reagens*) können Aldehyde von Ketonen unterschieden werden.

Die Carbonylgruppe ist vergleichsweise polar, weshalb Aldehyde und Ketone höher sieden als Kohlenwasserstoffe ähnlicher Molmasse. Da sich jedoch keine Wasserstoffbrückenbindungen ausbilden, sieden Aldehyde und Ketone andererseits niedriger als vergleichbare Alkohole.

Verbindung	Propan	Propanal	*n*-Propanol	Aceton	Isopropanol
Sdp. (°C)	− 44	49	97	56	82

Das Carbonyl-O-Atom bildet mit Wasser Wasserstoffbrückenbindungen aus, dementsprechend lösen sich die niederen Aldehyde gut in Wasser. Mit zunehmender Größe des Kohlenwasserstoffrestes überwiegen dessen hydrophobe Eigenschaften.

Formaldehyd ist bei Raumtemperatur ein Gas, das stechend riecht. Seine etwa 40%ige Lösung in Wasser heißt **Formalin**. In dieser Form verwendet man Formaldehyd u. a. zur Kunststoffherstellung, zur Desinfektion und zur Konservierung anatomischer Präparate. Es ist toxisch und reizt Augen und Atemwege.

Das in jedem Verhältnis mit Wasser mischbare *Aceton* hat als wenig toxisches Lösungsmittel besondere Bedeutung.

13.1.4 Keto-Enol-Tautomerie

Die Polarisierung der Carbonylgruppe wirkt sich auch noch auf das benachbarte C-Atom aus, das als **α-C-Atom** bezeichnet wird. An ihm hängende H-Atome (α-ständige H-Atome) zeigen eine für C—H-Bindungen ungewöhnliche *Acidität* ($pK_S = 19-21$ für Aldehyde und Ketone). In Gegenwart starker Basen (z. B. Natriummethylat) bildet sich ein Anion, das mesomeriestabilisiert ist. Das frei gewordene Elektronenpaar und die damit verbundene negative Ladung sind zwischen dem α-C-Atom (*Carbanion*) und dem Carbonyl-O-Atom (*Enolat-Ion*) verteilt. Die Mesomerie stabilisiert das Anion, dies steigert in der Ausgangsverbindung die Tendenz zur Protonenabgabe und ist somit die Ursache für die Acidität. Ähnliches haben wir beim Phenol kennengelernt (s. Kap. 12.1.3).

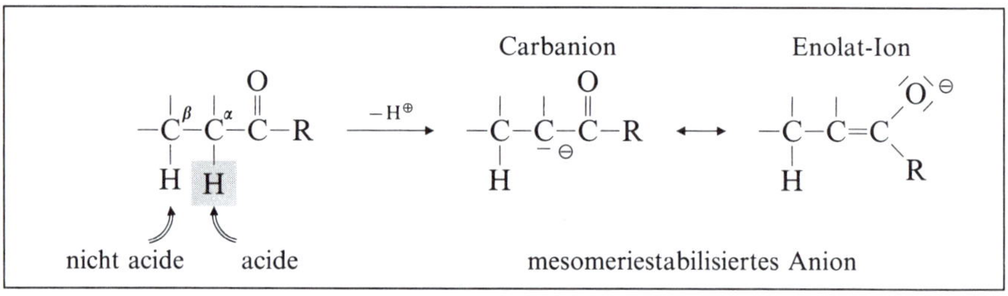

Das aus einem Aldehyd (R = H) oder Keton gebildete Anion hat zwei Möglichkeiten, beim Ansäuern wieder ein Proton aufzunehmen: an das ursprüngliche α-C-Atom zur **Ketoform** oder am Enolat-O-Atom zur **Enolform**. Der Name „*Enol*" weist auf die C=C-Doppelbindung („*-en*") und die OH-Gruppe („*-ol*") hin.

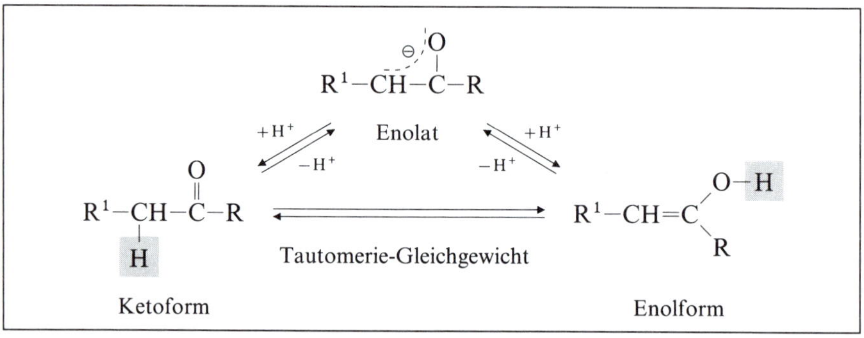

Keto- und Enolform stehen miteinander im Gleichgewicht. Es handelt sich um Konstitutionsisomere, die in diesem speziellen Fall **Tautomere** heißen. Das *Tautomerie-Gleichgewicht* stellt sich langsam ein, Säuren oder Basen katalysieren den Prozeß. Im Endeffekt wandert ein Proton von einem α-C-Atom zum O-Atom der Carbonylgruppe oder in umgekehrter Richtung; dabei ordnen sich die π-Elektronen um. Der jeweilige Energiegehalt der Tautomeren bestimmt ihren Anteil am Gleichgewicht.

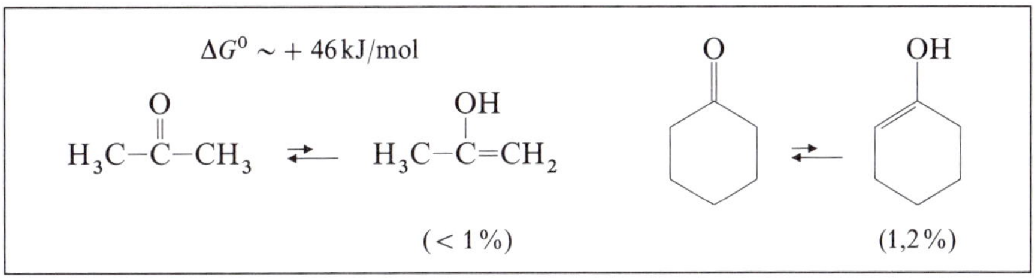

$$\Delta G^0 \sim + 46\,\text{kJ/mol}$$

(< 1%)   (1,2%)

Erzwingt man bei einer Reaktion die Ausbildung eines weniger begünstigten Enol-Derivates, so hat man eine „energiereiche" Verbindung erhalten. Dies bedeutet, daß beim Übergang in die Ketoform Energie frei wird, z. B. als Wärme oder um eine *endergone* Reaktion zu ermöglichen.

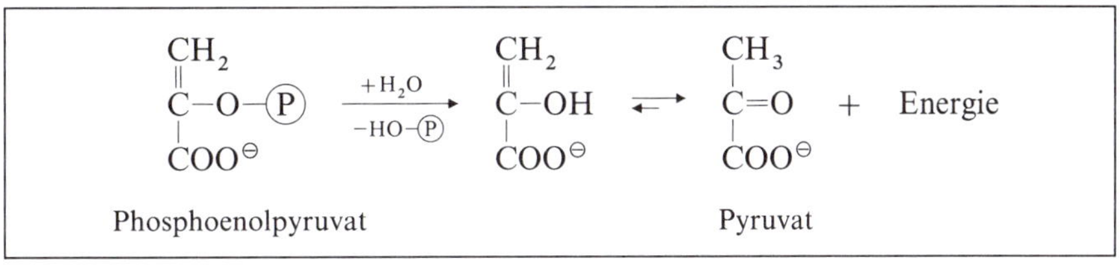

Phosphoenolpyruvat   Pyruvat

Wird ein α-C-Atom auf beiden Seiten von einer CO-Gruppe flankiert, dann steigt die Acidität der α-H-Atome an. Beim **Acetylaceton** (Pentan-2,4-dion) sind an der Mesomerie des Anions zwei weitere Atome beteiligt, was eine zusätzliche Stabilisierung bewirkt. Im Enol bildet sich eine *intramolekulare Wasserstoffbrückenbindung* aus, dies begünstigt es gegenüber der Ketoform.

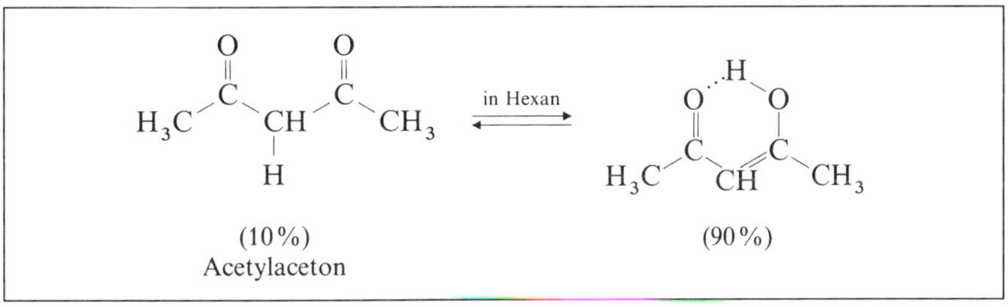

(10%)   (90%)
Acetylaceton

13.1.5 Addition von Wasser und Alkoholen

Wasser greift das Carbonyl-C-Atom von Aldehyden und Ketonen *nucleophil* an und gibt ein Proton an das Carbonyl-O-Atom ab. Formal *addiert* sich Wasser an die C=O-Doppelbindung, es entsteht ein **Hydrat**, das mit der Ausgangsverbindung im Gleichgewicht steht. Der Grad der Hydratisierung schwankt bei einzelnen Verbindungen und ist beim Formaldehyd und Acetaldehyd höher als beim Aceton (< 1 %).

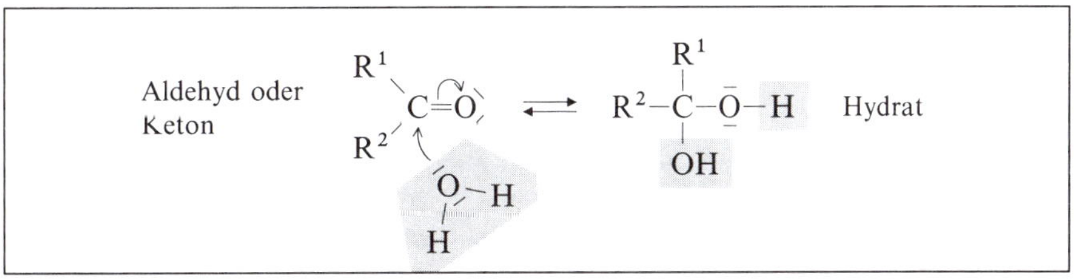

Aldehyd oder Keton   Hydrat

Analog dem Wasser reagieren auch Alkohole, dabei entstehen aus Aldehyden **Halbacetale**, aus Ketonen **Halbketale**.

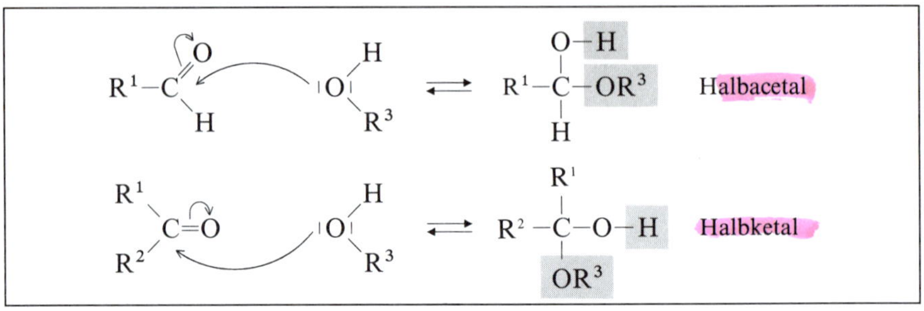

Eine Besonderheit dieser Reaktion ist, daß sich auch eine Alkoholgruppe *desselben* Moleküls an die CO-Gruppe addieren kann, sofern der Abstand der reagierenden Gruppen günstig ist. Dabei bilden sich *cyclische Halbacetale* (Halbketale), die stabiler sind als offenkettige Halbacetale und zur Bildung eines heterocyclischen, bevorzugt 5- oder 6-gliedrigen Ringes führen.

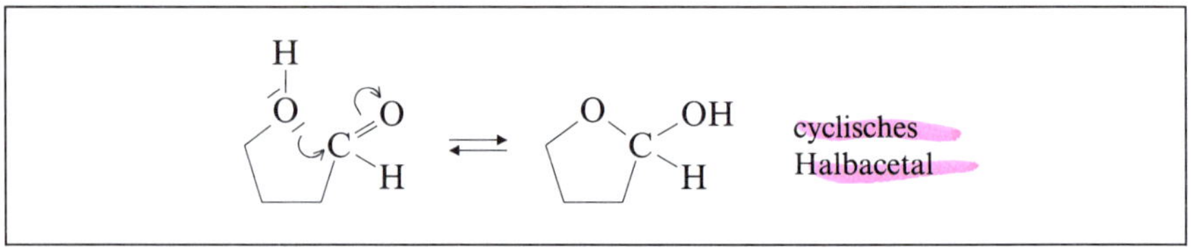

Zugabe starker Säuren (HCl, H_2SO_4) zur Mischung aus Aldehyd (Keton) und Alkohol katalysiert einerseits die Halbacetalbildung, im Anschluß daran jedoch auch eine Folgereaktion. Unter Wasserabspaltung entsteht aus dem Halbacetal (Halbketal) ein *Carbenium-Ion*, das von einem weiteren Alkohol-Molekül nucleophil angegriffen wird und nach Verlust eines Protons zum **Acetal** (**Ketal**) wird.

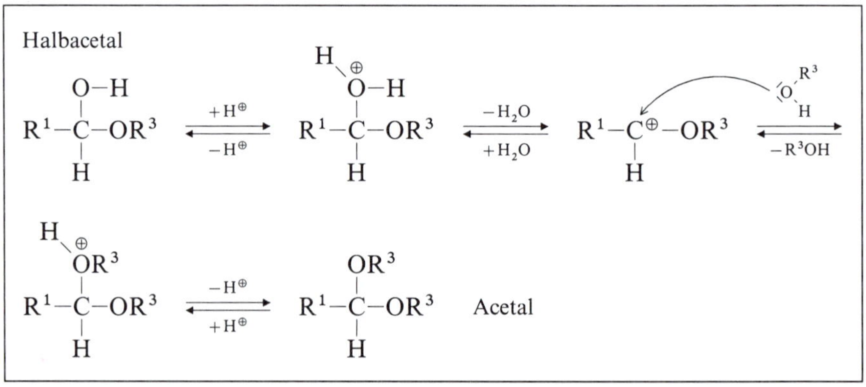

Diese Reaktion ist *reversibel*, d. h. Acetale oder Ketale werden in wäßriger Lösung säurekatalysiert zum Aldehyd (Keton) und Alkohol hydrolysiert. Wir werden dieser Reaktion in der Zuckerchemie (s. Kap. 16) wiederbegegnen. Das Beispiel zeigt die Bildung des Dimethylketals des Acetons.

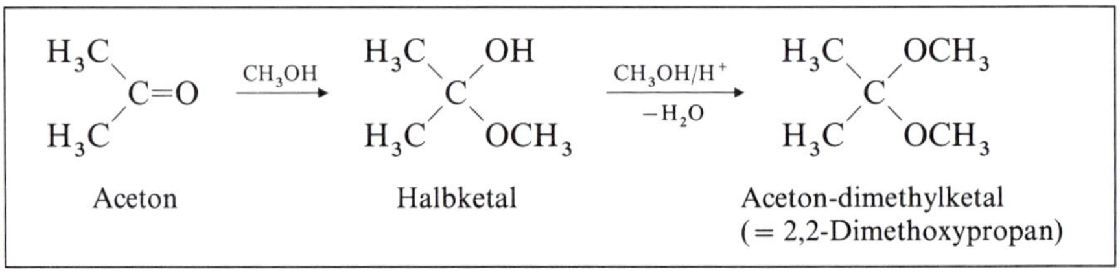

13.1.6 Addition primärer Amine

Ammoniak und Amine sind gute *Nucleophile*. Bei der Reaktion primärer Amine mit Aldehyden und Ketonen laufen im einzelnen folgende Vorgänge ab: Das Amin greift das Carbonyl-C-Atom nucleophil an und bildet ein Zwischenprodukt (Zwitter-Ion), das formal durch Verschiebung eines Protons vom N zum O-Atom in das eigentliche Additionsprodukt übergeht. Dieses ist nicht stabil, sondern eliminiert unter Säurekatalyse (s. Kap. 11.4.4) leicht Wasser. Das Kondensationsprodukt heißt allgemein *Schiff'sche Base* oder **Azomethin**.

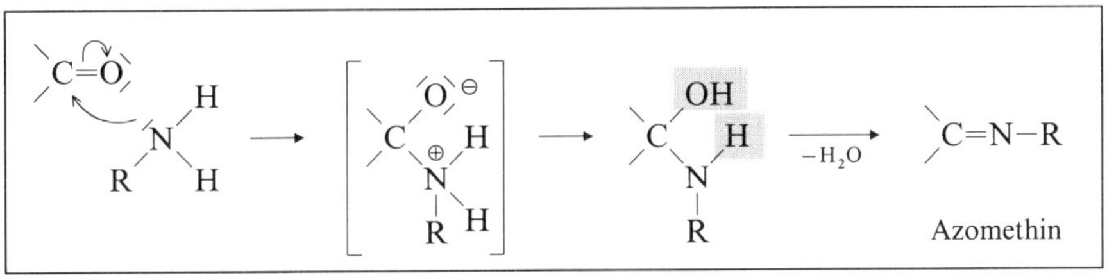

Da diese Reaktion zum Nachweis und zur Charakterisierung von Aldehyden und Ketonen dient, wird sie in der chemischen Praxis häufig mit solchen primären Aminen ausgeführt, die ein gut kristallisierendes Azomethin liefern. Diese tragen je nach eingesetztem Amin spezielle Namen, die Sie den Beispielen entnehmen können. In Umkehrung der Reaktion können Azomethine durch Wasser wieder gespalten (hydrolysiert) werden.

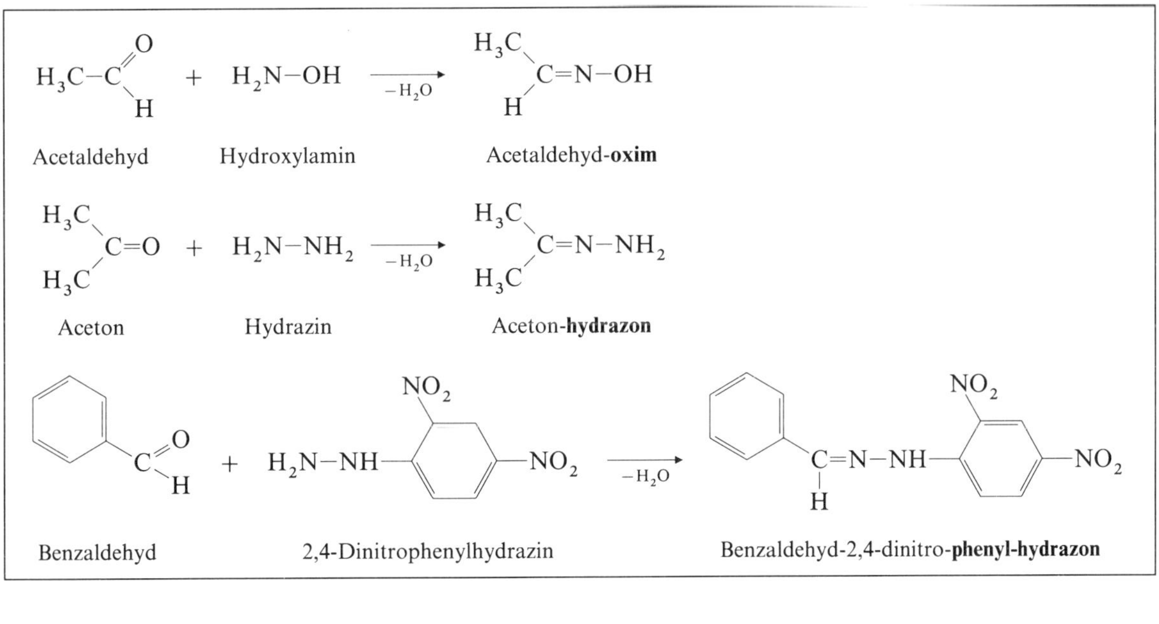

In der Natur entstehen Azomethine z. B. aus Aminosäuren und dem Coenzym **Pyridoxalphosphat** (Vitamin B_6). Ein zweites Tautomer steht mit dem zunächst gebildeten Azomethin im Gleichgewicht. Je nachdem, welches der Tautomeren hydrolysiert wird, erhält man die Ausgangsverbindungen zurück (**A**) oder Keto-carbonsäure und Pyridoxaminphosphat (**B**). Formal sind zwischen der Aminosäure und der Ketocarbonsäure die NH_2-Gruppe und der Carbonylsauerstoff vertauscht worden. Das abgebildete Azomethin ist eine Schlüsselverbindung beim enzymatischen Auf- und Abbau der Aminosäuren in der Zelle. Der beschriebene Vorgang wird als **Transaminierung** bezeichnet (Abb. 13/1). Auch andere enzymkatalysierte Abwandlungen der Aminosäuren erfolgen an diesen Azomethinen, z. B. *Decarboxylierungen* (s. Kap. 15.3.6).

211

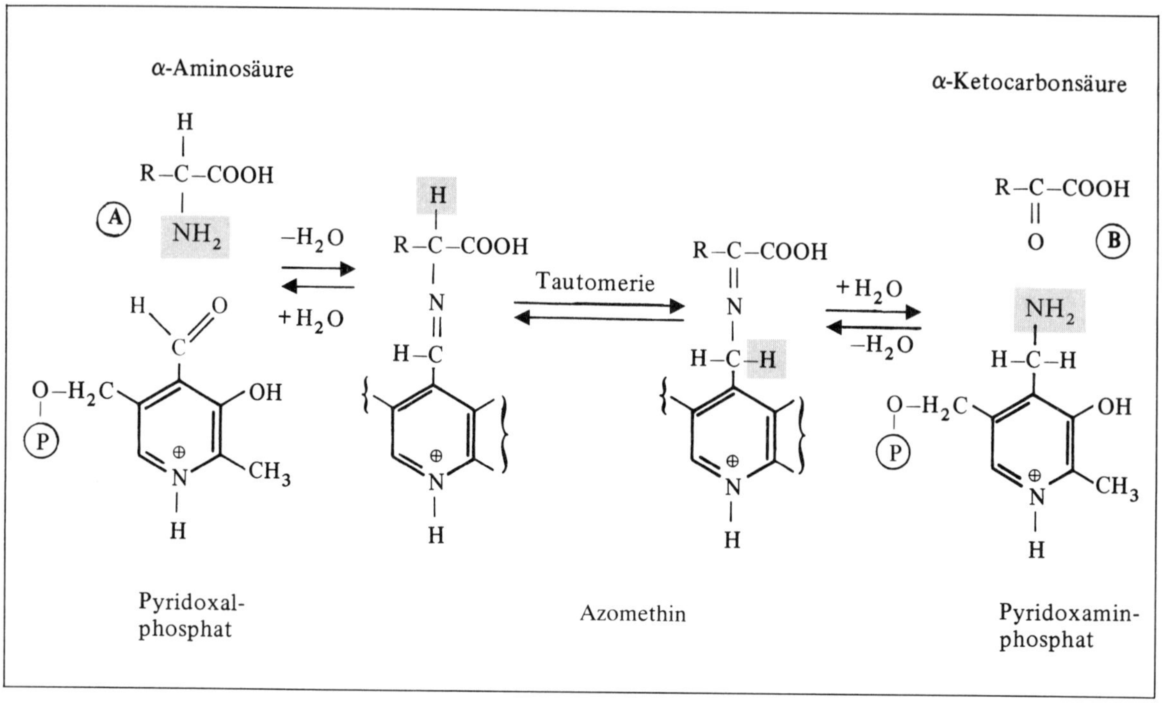

Abb. 13/1. Ein Zwischenprodukt bei der Transaminierung.

13.1.7 Reduktion

In Umkehr ihrer Bildung können Aldehyde und Ketone zu Alkoholen *reduziert* werden. Enzymatisch gelingt dies in Gegenwart von NADH (s. Kap. 14.1.2) als Reduktionsmittel. NADH enthält in einem Heterocyclus eine Methylengruppe ($-CH_2-$), aus der ein Wasserstoffatom *mit* seinem Elektronenpaar (**Hydrid-Ion**) übertragen wird. Das Hydrid-Ion wirkt als *Nucleophil*. Im Heterocyclus bleibt eine positive Ladung, die mesomeriestabilisiert ist, da sich das freie Elektronenpaar vom Stickstoff am Aufbau eines aromatischen Systems beteiligt. Die negative Ladung am Carbonyl-O-Atom gleicht ein Proton aus.

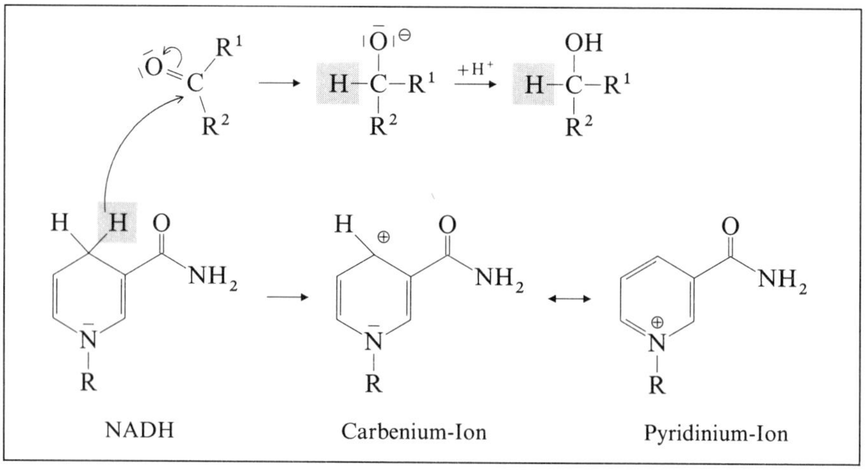

Hydrid-Ionen als Reduktionsmittel lassen sich auch mit anorganischen Reagentien erzeugen. Dafür geeignet sind komplexe Hydride des Bors (Natrium-borhydrid, $NaBH_4$) und des Aluminiums (Lithium-aluminiumhydrid, $LiAlH_4$).

$$Na^{\oplus} \quad \overset{H}{\underset{H}{\overset{\ominus}{B}}}\overset{H}{\underset{H}{}} \quad \overset{}{\underset{}{C}}=\overset{}{O} \quad \longrightarrow \quad H-\overset{|}{\underset{|}{C}}-\bar{O}^{\ominus} \quad \overset{+H^{\oplus}}{\longrightarrow} \quad H-\overset{|}{\underset{|}{C}}-OH$$

13.1.8 Aldol-Kondensation

In stark alkalischer Lösung dimerisiert Acetaldehyd zum „*Aldol*", einer Verbindung, die je eine Aldehyd- („-*al*") und Hydroxygruppe („-*ol*") enthält. Formal ist ein Acetaldehyd-Molekül unter Spaltung einer C−H-Bindung an die CO-Gruppe eines zweiten Moleküls Acetaldehyd *addiert* worden. Deshalb heißt dieser Teilschritt auch *Aldol-Addition*. Wie kommt es zu dieser Reaktion?

$$H_3C-\overset{O}{\underset{H}{C}} \quad + \quad \overset{H}{\underset{}{CH_2}}-\overset{O}{\underset{H}{C}} \quad \overset{OH^{\ominus}}{\longrightarrow} \quad H_3C-\overset{O-H}{\underset{H}{C}}-CH_2-\overset{O}{\underset{H}{C}}$$

Acetaldehyd   „Aldol"

(1) Eines der aciden α-ständigen H-Atome des Acetaldehyds wird an die Base OH$^{\ominus}$ abgegeben. Der deprotonierte Anteil ist gering (Gleichgewicht).

(2) Das mesomeriestabilisierte Anion (s. Kap. 13.1.4) ist ein besonders reaktives *Nucleophil*. Es reagiert als Carbanion mit unverändertem Acetaldehyd.

(3) Die negative Ladung wird durch ein Proton aus dem Wasser ausgeglichen (das Alkoholat-Anion ist stärker basisch als OH$^{\ominus}$).

$$H_3C-\overset{O}{\underset{H}{C}} \quad \overset{\ominus}{CH_2}-CHO \quad \overset{(1)}{\underset{-H^{\oplus}}{\longleftarrow}} \quad \overset{H}{\underset{}{CH_2}}-CHO$$

Carbanion

$$\downarrow (2)$$

$$H_3C-\overset{O^{\ominus}}{\underset{H}{C}}-CH_2-CHO \quad \overset{+H^{\oplus}}{\longrightarrow} \quad H_3C-\overset{OH}{\underset{H}{C}}-CH_2-CHO \quad \overset{-H_2O}{\longrightarrow} \quad H_3C-CH=CH-CHO$$

(3)   „Aldol"   (4)   Crotonaldehyd

Das Aldol ist in der Regel instabil und wird beim Erhitzen oder nach Ansäuern der Lösung dehydratisiert. Es entsteht eine zur CO-Gruppe konjugierte C=C-Doppelbindung **(4)**. Aus dem Additionsprodukt wird ein *Kondensationsprodukt*.

Bedeutsam an dieser Reaktion ist, daß **C-Atome verknüpft** werden und so aus kürzeren *längere* Ketten entstehen. In unserem Beispiel: $C_2 + C_2 \longrightarrow C_4$. Dies ist für die chemische Synthese größerer Verbindungen von Bedeutung. Interessanterweise bedient sich auch die Natur dieses Syntheseprinzips, z.B. ist der Aufbau von Fructose aus Glycerinaldehyd- und Dihydroxyaceton-Derivaten eine *Aldol-Addition*. Allerdings findet diese Reaktion nur enzymatisch in Gegenwart von Aldolase statt.

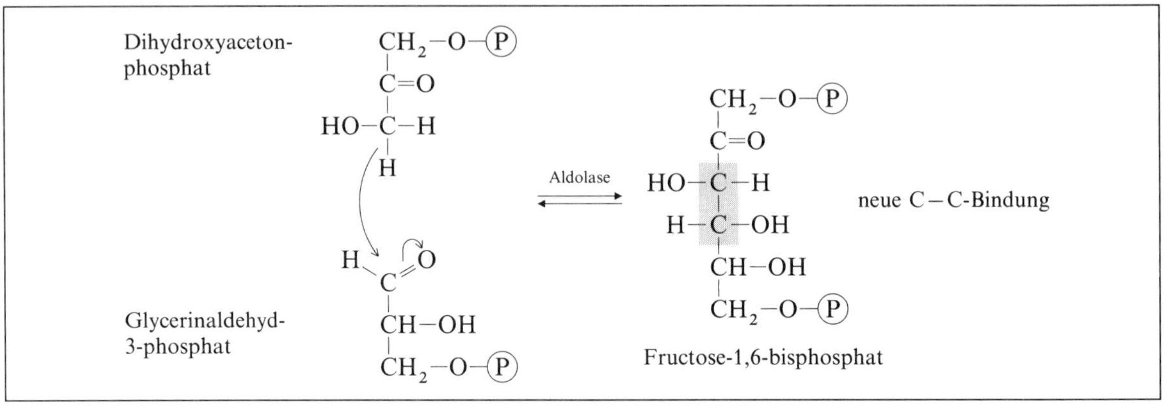

Dihydroxyaceton-phosphat

$$CH_2-O-\textcircled{P}$$
$$|$$
$$C=O$$
$$|$$
$$HO-C-H$$
$$|$$
$$H$$

Glycerinaldehyd-3-phosphat

$$H\diagdown C\diagup^O$$
$$|$$
$$CH-OH$$
$$|$$
$$CH_2-O-\textcircled{P}$$

Aldolase ⇌

$$CH_2-O-\textcircled{P}$$
$$|$$
$$C=O$$
$$|$$
$$HO-C-H$$
$$|$$
$$H-C-OH$$
$$|$$
$$CH-OH$$
$$|$$
$$CH_2-O-\textcircled{P}$$

neue C−C-Bindung

Fructose-1,6-bisphosphat

Es ist nötig, einen Blick dafür zu entwickeln, aus welchen Bausteinen im Zuge einer Aldol-Kondensation eine vorgegebene Verbindung entstanden sein kann. Zunächst suchen Sie solche C = C-Doppelbindungen, die zu einer CO-Gruppe konjugiert liegen. Diese wird in Gedanken gespalten, wobei das C-Atom, das vom Carbonyl-C-Atom weiter entfernt ist, zur CO-Gruppe wird, während das andere zwei H-Atome erhält.

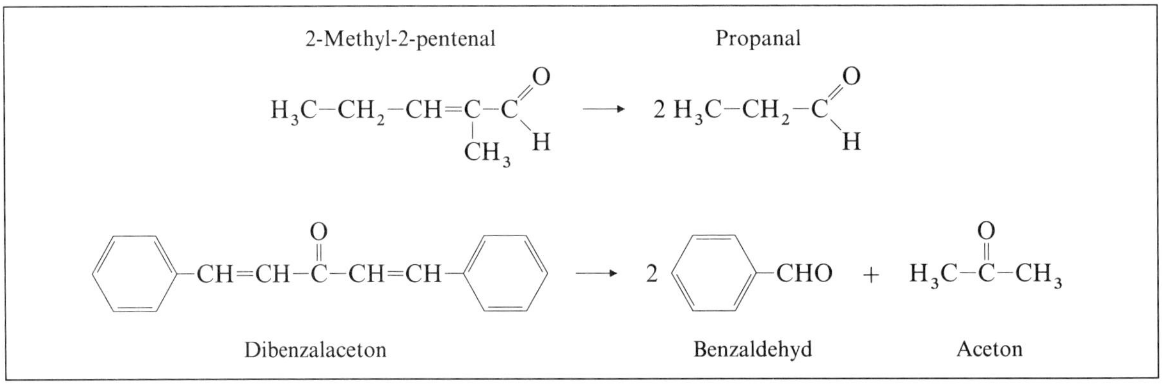

2-Methyl-2-pentenal

$$H_3C-CH_2-CH=C-C\diagup_H^O$$
$$\qquad\qquad\quad |$$
$$\qquad\qquad\ CH_3$$

⟶

Propanal

$$2\ H_3C-CH_2-C\diagup_H^O$$

Dibenzalaceton

$$\bigcirc-CH=CH-\overset{O}{\overset{\|}{C}}-CH=CH-\bigcirc$$

⟶

$$2\ \bigcirc-CHO\ +\ H_3C-\overset{O}{\overset{\|}{C}}-CH_3$$

Benzaldehyd　　Aceton

13.1.9 *Aufgaben*

1) Welche Struktur hat *Pentanal*, welche 4-Hydroxy-3-methoxy-benzaldehyd?
2) Erklären Sie die katalytische Wirkung von Säuren bei Reaktionen an der Carbonylgruppe!
3) Geben Sie, soweit möglich, je eine Enolform folgender Verbindung an!

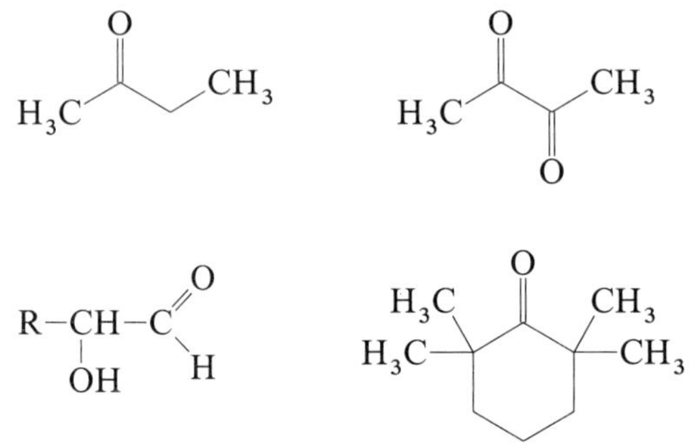

$$H_3C-\overset{O}{\overset{\|}{C}}-CH_2-CH_3$$

$$H_3C-\overset{O}{\overset{\|}{C}}-\overset{O}{\underset{\|}{C}}-CH_3$$

$$R-\underset{OH}{\overset{\ }{C}}H-C\diagup_H^O$$

$$H_3C,H_3C-\overset{O}{\overset{\|}{C}}(cyclohexanone)-CH_3,CH_3$$

4) Ein Gemisch aus Acetaldehyd und Propionaldehyd wird der *Aldol-Konden-sation* unterworfen. Geben Sie alle möglichen Reaktionsprodukte an!

5) Was ist ein *Carbanion*?

6) Formulieren Sie *Cyclohexanon-oxim*!

7) Welches Azomethin entsteht aus Aceton und Anilin?

8) Durch welche Reaktion können Sie zwischen folgenden Substanzen unterscheiden?

a) Acetaldehyd und Ethanol

b) H_3C-CH_2-CHO und $H_3C-CH_2-\overset{\displaystyle ||}{\underset{\displaystyle O}{C}}-CH_3$

c) $H_3C-O-CH_2-CH_2-O-CH_3$ und $H_3C-\overset{\displaystyle OCH_3}{\underset{\displaystyle OCH_3}{CH}}$

13.2 Chinone

Als zweiwertiges Phenol lernten wird das farblose *Hydrochinon* (= 1,4-Dihydroxy-benzol) kennen (s. Kap. 12.1.4). Es ist ein gutes Reduktionsmittel und kann leicht zu einer gelben Verbindung oxidiert werden, die **1,4-Benzochinon** heißt. Die Reaktion, die hier abläuft, erfolgt unter Abgabe von 2 Protonen und 2 Elektronen, was der Abgabe von 2 H-Atomen entspricht ($2\,H^{\oplus} + 2\,e^{\ominus} = 2\,H$). Der Begriff *Oxidation* ist in der Organischen Chemie gleichbedeutend mit **Dehydrierung**.

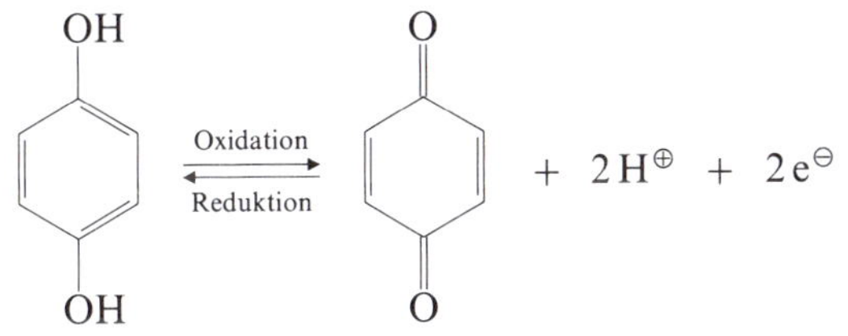

Hydrochinon   1,4-Benzochinon

1,4-Benzochinon oder allgemein *Chinone* enthalten zwei CO-Gruppen, die in einem Sechsring durch konjugierte C=C-Doppelbindungen verknüpft sind. Man unterscheidet *p*-Chinone (CO-Gruppen in *p*-Stellung im Ring) und *o*-Chinone. Fehlen die konjugierten C=C-Doppelbindungen im Ring oder ist der Ring kleiner, liegen keine Chinone vor, sondern **Ketone**. Die beiden rechts stehenden Verbindungen sind Diketone.

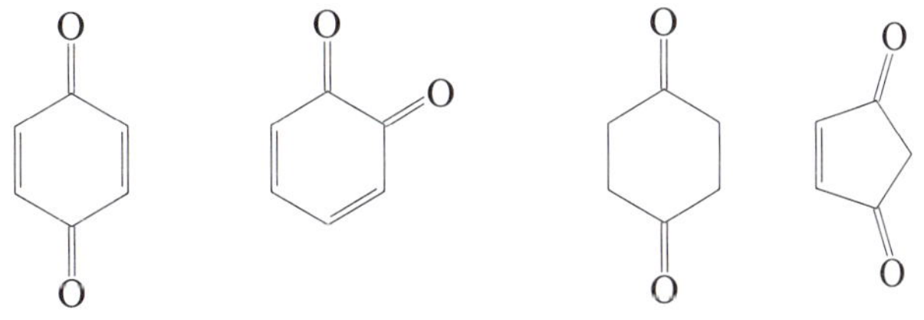

p-Chinon   *o*-Chinon   *keine* Chinone

Anellierte aromatische Ringe am 1,4-Benzochinon verändern den Chinon-Charakter des ursprünglichen Ringsystems *nicht*, ebenso wenig wirken sich Substituenten am Ring aus.

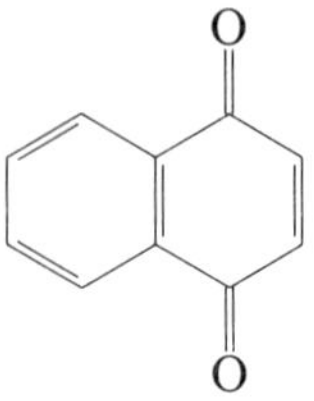

| 1,4-Naphthochinon | Anthrachinon | Ubichinon (Coenzym Q) |

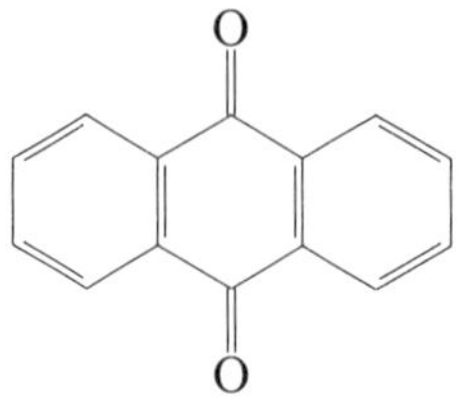

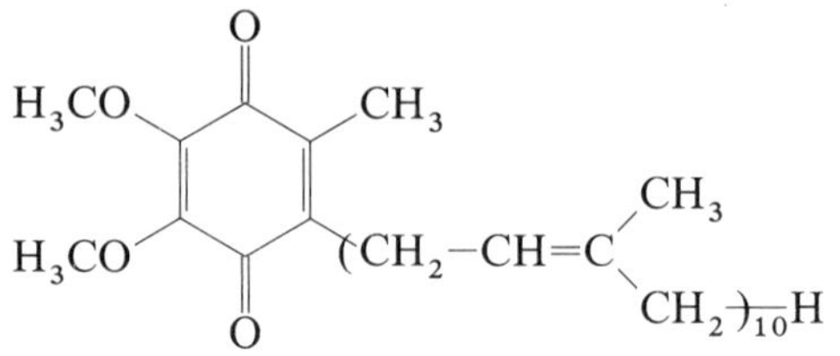

Die wichtigste Eigenschaft der Chinone ist ihre Reduzierbarkeit zum Hydrochinon. Reduktionsmittel kann z. B. Wasserstoff sein, mit Edelmetall-Katalysatoren oder enzymatisch aktiviert. Durch Substituenten am Chinonring lassen sich die Redox-Eigenschaften graduell beeinflussen. Ein Maß dafür ist das Normal-Redoxpotential E^0 in Volt. Das tatsächlich wirksame *Redoxpotential* eines Hydrochinon/Chinon-Systems ergibt sich aus der **Nernstschen Gleichung** (s. Kap. 9.10).

Auf das Redox-Gleichgewicht Hydrochinon $\rightleftharpoons$ Chinon $+\ 2\,H^{\oplus} + 2\,e^{\ominus}$ angewandt gilt

$$E = E^0 + \frac{0,06}{2} \log \frac{[\text{Chinon}]\,[H^{\oplus}]^2}{[\text{Hydrochinon}]} \quad \text{und umgewandelt}$$

$$\boxed{E = E^0 + \frac{0,06}{2} \log \frac{[\text{Chinon}]}{[\text{Hydrochinon}]} - 0,06\ \text{pH}}$$

Es wird deutlich, daß das wirksame Potential u. a. auch von der $H^{\oplus}$ ($H_3O^{\oplus}$)-Ionenkonzentration bzw. vom pH-Wert der Reaktionslösung abhängt, dies gilt grundsätzlich für alle Dehydrierungs-Hydrierungs-Reaktionen organischer Verbindungen.

Für zwei Anwendungen vereinfacht sich die Nernstsche Gleichung des Systems Chinon/Hydrochinon:

a) Reationen unter physiologischen Bedingungen laufen fast alle bei konstantem pH-Wert (pH $\approx$ 7) ab. Man gibt deshalb statt des Normalpotentials E^0 (bezogen auf pH = 0) das physiologische Normalpotenital $E^{0'}$ an (bezogen auf pH = 7) und läßt keine pH-Änderungen unberücksichtigt. Es gilt:

$$E = E^{0'} + \log \frac{[\text{Chinon}]}{[\text{Hydrochinon}]} \quad \text{und} \quad E^{0'} = E^0 - 0,42\ \text{Volt}$$

b) Das Redoxsystem Chinon/Hydrochinon kann für genaue pH-Wert-Messungen eingesetzt werden. Man verwendet eine Mischung aus gleichen Teilen Chinon und Hydrochinon, die einen schwerlöslichen grünen Komplex (**Chinhydron**) bilden. Taucht man nun ein chemisch inertes Platinblech in eine wäßrige Suspension von Chinonhydron, so verändert sich das Potential, das am Platin im Vergleich zu einer Referenzelektrode abgegriffen werden kann, entsprechend dem pH-Wert (s. Kap. 9.12.2). Es gilt für die Chinhydron-Elektrode, da

$$\log \frac{[\text{Chinon}]}{[\text{Hydrochinon}]} = \log 1 = 0 \ \text{ist:} \quad \boxed{E = E^0 - 0,06\ \text{pH}}$$

Elektronen wandern freiwillig nur vom Redoxsystem mit negativerem Potential zu dem mit positiverem. Bei diesem Potentialausgleich wird Energie *frei*, in der umgekehrten Richtung muß Energie *aufgewandt* werden (s. Kap. 9.7). Der Zusammenhang zwischen der Potentialdifferenz (ΔE) und der Änderung von Gibbs' freier Energie (ΔG) lautet:

$$\Delta G = - zF\Delta E.$$

z = Anzahl der Elektronenübergänge
F = Faraday-Konstante
ΔG in kJ/mol
ΔE in Volt

13.2.1 *Aufgaben*

1) Hydrochinon wird durch $Ag^{\oplus}$-Ionen oxidiert. Formulieren Sie die Reaktionsgleichung!
2) 1,4-Benzochinon wird durch Zink (Zn) in Eisessig reduziert. Formulieren Sie die Reaktionsgleichung!
3) Welches Potential hat das Hydrochinon/1,4-Benzochinon-System ($E^0 = + 0,70$ Volt) bei PH = 3, sofern die Redoxpartner in gleicher Konzentration vorliegen?
4) Für das Redoxsystem $2\,I^{\ominus} \rightleftharpoons I_2 + 2\,e^{\ominus}$ beträgt $E^0 = + 0,58$ V. In neutraler Lösung wird Hydrochinon mit Iod versetzt. Findet eine Reaktion statt? Begründung!
5) Welche Strukturelemente enthält Coenzym Q neben dem p-Chinon-System? Wie groß ist $E^{0'}$ ($E^0 = + 0,52$ V)?

13.3 Carbonsäuren

13.3.1 Struktur und Nomenklatur

Oxidiert man die Aldehydgruppe ($-CHO$), so erhält man eine **Carboxylgruppe** ($-COOH$). Aldehyde werden zu Carbonsäuren. Formal entsteht die Carboxylgruppe durch eine Dehydrierung des Aldehydhydrats.

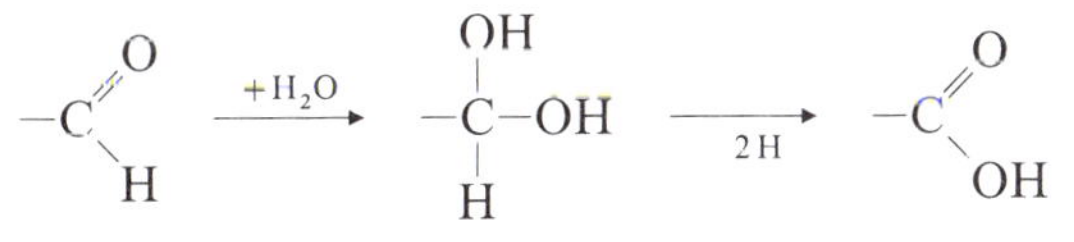

Aldehyd   Aldehyd-hydrat   Carbonsäure

Die Carboxylgruppe enthält ein sp^2-hybridisiertes C-Atom, ist eben gebaut und stark polarisiert. Beide Sauerstoffatome haben zwei freie Elektronenpaare und tragen negative Partialladungen ($\delta\ominus$).

Nach der Zahl der im Molekül enthaltenen Carboxylgruppen unterscheidet man Monocarbonsäuren ($1 \times COOH$), Dicarbonsäuren ($2 \times COOH$), Tricarbonsäuren ($3 \times COOH$) usw. Die einfachste Monocarbonsäure ist die **Ameisensäure**, die im Sekret einiger Ameisenarten und in der Brennessel vorkommt. Es folgt **Essigsäure**, die von Essigsäurebakterien aus Ethanol gebildet wird und in reiner Form Eisessig heißt. **Propionsäure** und **Buttersäure** (s. Tab. 13/1) sind ebenfalls mikrobielle Gärungsprodukte. Bedeutung haben ferner **Palmitinsäure** (C_{16}) und **Stearinsäure** (C_{18}) als Bestandteile der Triacylglycerine und Phospholipide. Für die homologe Reihe der unverzweigten, aliphatischen Monocarbonsäuren gilt die allgemeine

Formel $C_nH_{2n+1}COOH$. Die höheren Homologen ab C_{10} (n = 9) nennt man auch *Fettsäuren*, da sie in Fetten vorkommen (Kap. 13.4.4).

Tab. 13/1. Aliphatische Monocarbonsäuren

Trivialname	Formel	Kettenlänge	Sdp. (°C)	pK$_s$
Ameisensäure	$H-COOH$	C_1	101	3,8
Essigsäure	$H_3C-COOH$	C_2	118	4,8
Propionsäure	H_3C-CH_2-COOH	C_3	141	4,9
Buttersäure	$H_3C-(CH_2)_2-COOH$	C_4	164	4,8
			Schmp. (°C)	
Palmitinsäure	$H_3C-(CH_2)_{14}-COOH$	C_{16}	63	
Stearinsäure	$H_3C-(CH_2)_{16}-COOH$	C_{18}	70	
	$C_nH_{2n+1}-COOH$	C_n		

Die Bezifferung der C-Atome beginnt beim Carboxyl-C-Atom (C-1) und schreitet in der Kette fort. Alternativ bezeichnet man die C-Atome auch mit kleinen griechischen Buchstaben, beginnend mit dem C-Atom benachbart der Carboxylgruppe.

$$\underset{\omega}{H_3C}-(CH_2)_n-\underset{\delta}{\overset{5}{CH_2}}-\underset{\gamma}{\overset{4}{CH_2}}-\underset{\beta}{\overset{3}{CH_2}}-\underset{\alpha}{\overset{2}{CH_2}}-\overset{1}{COOH}$$

Bezifferung

griechische Buchstaben

Die einfachste *Dicarbonsäure* ist die **Oxalsäure**, die beiden Carboxylgruppen sind direkt miteinander verbunden. Mit jeweils einer CH_2-Gruppe mehr zwischen den Carboxylgruppen folgen **Malonsäure, Bernsteinsäure** und **Glutarsäure**.

Name	Formel	Kettenlänge
Oxalsäure	$HOOC-COOH$	C_2
Malonsäure	$HOOC-CH_2-COOH$	C_3
Bernsteinsäure	$HOOC-CH_2-CH_2-COOH$	C_4
Glutarsäure	$HOOC-(CH_2)_3-COOH$	C_5

Wird Bernsteinsäure an den beiden CH_2-Gruppen dehydriert, entstehen ungesättigte Dicarbonsäuren, die sich als *cis-trans*-Isomere unterscheiden.

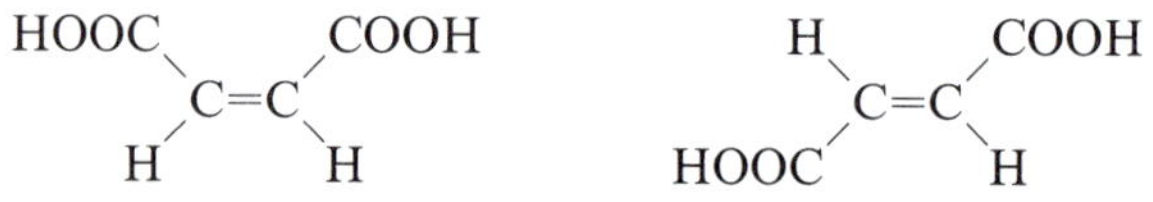

Maleinsäure (*cis*-Isomer)

Fumarsäure (*trans*-Isomer)

Neben den üblichen Trivialnamen für viele Carbonsäuren gibt es auch systematische Namen, die sich vom Kohlenwasserstoff gleicher Kettenlänge ableiten, z. B. ist Ameisensäure gleich Methansäure, Essigsäure gleich Ethansäure und Bernsteinsäure heißt Butan-disäure. Diese Namen haben sich jedoch gegen die Trivialnamen nicht durchgesetzt.

Die einfachste aromatische Monocarbonsäure heißt **Benzoesäure**, eine aromatische Dicarbonsäure ist **Phthalsäure**.

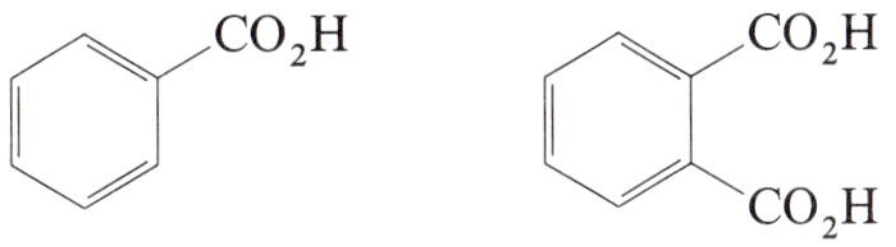

Benzoesäure   Phthalsäure

13.3.2   Eigenschaften

Die niederen Monocarbonsäuren (bis C_4) sind bei Raumtemperatur Flüssigkeiten und in jedem Verhältnis mit Wasser mischbar. Die Carboxylgruppe ist *hydrophil* und bestimmt die *Löslichkeit*. Mit zunehmender Länge der aliphatischen Kohlenwasserstoffkette sinkt die Wasserlöslichkeit rapide ab, hingegen löst sich Stearinsäure z. B. in lipophilen Lösungsmitteln wie Chloroform. Der *Siedepunkt* z. B. für Ameisensäure und Essigsäure ist relativ hoch, weil Carbonsäuren untereinander Wasserstoffbrückenbindungen ausbilden, bevorzugt ist eine *Dimerisierung*.

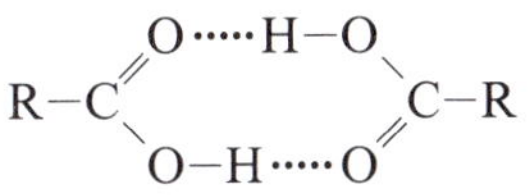

Ameisensäure und Essigsäure riechen stechend und wirken hautreizend. Buttersäure und höhere Homolge ($C_4 - C_6$) riechen sehr widerwärtig.

Carbonsäuren reagieren merklich sauer, im Gegensatz etwa zu den Alkoholen. In wäßriger Lösung stellt sich folgendes Dissoziationsgleichgewicht ein:

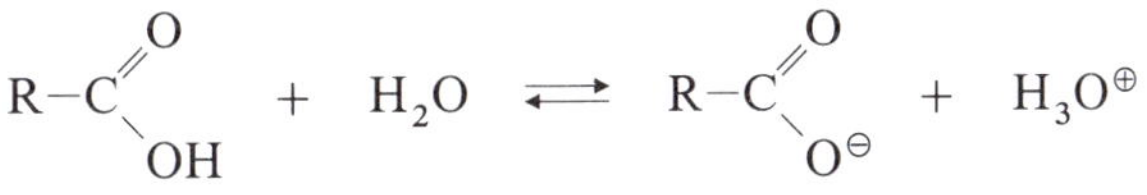

Carboxylat-Ion

Allgemein hängt die *Acidität* einer organischen Verbindung $RX-H$ von zwei Faktoren ab:
a) Von der Elektronegativität des Atoms X bzw.
b) von Einflüssen, die das Anion $RX^{\ominus}$ im Vergleich zur undissoziierten Verbindung $RX-H$ stabilisieren.

Wir erkennen den Einfluß der Elektronegativität von X z. B. im Vergleich von Methanol CH_3O-H ($pK_s \approx 16$) und Methan H_3C-H ($pK_s \approx 43$). Der Grund für die relativ große Acidität der Carbonsäuren (pK_s etwa $2-5$) ist darin zu suchen, daß die negative Ladung im entstehenden Carboxylat-Ion durch Mesomerie stabilisiert werden kann. Beim Phenolat-Ion hatten wir Ähnliches kennengelernt (s. Kap. 12.1.3).

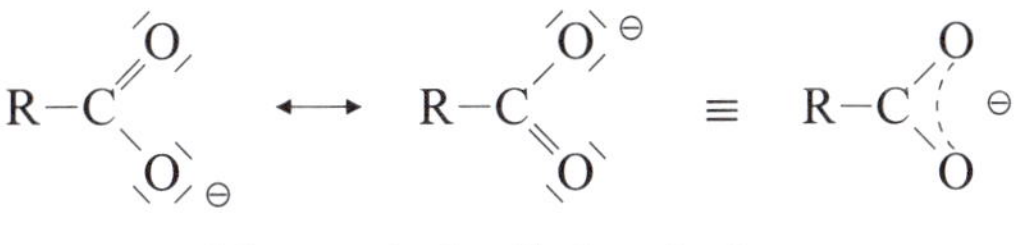

Mesomerie des Carboxylat-Ions

Elektronenziehende Substituenten in Nachbarschaft zur Carboxylgruppe steigern deren Acidität. Die größte Wirkung geht von α-ständigen Substituenten aus, außerdem spielt die Zahl der Substituenten eine Rolle. Bei den Chlorderivaten der Essigsäure und Propionsäure lassen sich die Gesetzmäßigkeiten am besten erkennen. **Trichloressigsäure** ist eine starke Säure. Die Halogene Cl, Br und I unterscheiden sich in ihrem Einfluß nur wenig, wie Iodessigsäure ($pK_s = 3,1$) zeigt.

$\begin{array}{c} H \\ \| \\ H-C-COOH \\ \| \\ H \end{array}$	Essigsäure	$pK_s = 4,8$		$\begin{array}{cc} H & H \\ \| & \| \\ H-C-C-COOH \\ \| & \| \\ H & H \end{array}$	Propionsäure	$pK_s = 4,9$
$\begin{array}{c} H \\ \| \\ H-C-COOH \\ \| \\ Cl \end{array}$	Chloressigsäure	$pK_s = 2,9$		$\begin{array}{cc} H & H \\ \| & \| \\ H-C-C-COOH \\ \| & \| \\ H & Cl \end{array}$	α-Chlorpropionsäure	$pK_s = 2,8$
$\begin{array}{c} Cl \\ \| \\ Cl-C-COOH \\ \| \\ Cl \end{array}$	Trichloressigsäure	$pK_s = 0,7$		$\begin{array}{cc} H & H \\ \| & \| \\ H-C-C-COOH \\ \| & \| \\ Cl & H \end{array}$	β-Chlorpropionsäure	$pK_s = 4,1$

Einflüsse, die über Einfachbindungen hinweg die Elektronendichte an einzelnen Atomen und damit die Polarisierung einzelner Bindungen beeinflussen, bezeichnet man als „*induktiven Effekt*". Elektronenziehende Substituenten bewirken einen −I-Effekt, elektronenabstoßende einen +I-Effekt. Die Pfeile in der Formel geben die Richtung des Elektronenzugs an.

$$\begin{array}{c} H \\ \| \\ H-C \leftarrow C {\Large\diagup}^{\displaystyle O}_{\displaystyle O \leftarrow H} \\ {\downarrow} \\ {}^{\delta\ominus}Cl \end{array} \qquad -\text{I-Effekt des Cl auf die O−H-Bindung}$$

Ähnlich den Halogenen, jedoch schwächer wirkt sich eine α-ständige Hydroxygruppe sowie eine zweite Carboxylgruppe aus. In der Oxalsäure ist der −I-Effekt der zweiten Carboxylgruppe am stärksten, d.h. das Proton aus der ersten wird leicht abgespalten ($pK_{s1} = 1,2$). Das zweite Proton einer Dicarbonsäure wird hingegen nicht so leicht abgegeben wie das erste. Hier behindert der erste negativ geladene Substituent die Abgabe des zweiten Protons. Zur Bernsteinsäure hin nimmt die Acidität für das erste Proton ab, d.h. mit zunehmender Kettenlänge wird der Unterschied zwischen den pK-Werten kleiner, bleibt aber bestehen.

Säure	pK_{s1}	pK_{s2}
Oxalsäure	1,2	4,2
Malonsäure	2,8	5,7
Bernsteinsäure	4,2	5,6

13.3.3 Salzbildung

Carbonsäuren reagieren mit Basen zu Salz und Wasser. Die Salze sind in wäßriger Lösung vollständig dissoziiert, die Ionen sind hydratisiert. Beim Verdampfen des Wassers kristallisieren die Salze und bilden Ionengitter wie das Kochsalz (s. Kap. 3.3.5).

$$R-C \overset{O}{\underset{OH}{\big\langle}} \quad + \quad NaOH \quad \longrightarrow \quad R-C \overset{O}{\underset{O^{\ominus}}{\big\langle}} \; Na^{\oplus} \quad + \quad H_2O$$

Natriumsalz

Das **Carboxylat-Ion** ist extrem hydrophil, deshalb lösen sich Salze von Carbonsäuren gut in Wasser, und es gelingt durch Salzbildung auch schlecht wasserlösliche Carbonsäuren in die wäßrige Phase zu überführen. Umgekehrt kann man aus den Salzen die Carbonsäure durch Zugabe von Schwefelsäure wieder freisetzen, da letztere stärker ist als die organischen Säuren und damit ein Proton abgibt.

$$R-C \overset{O}{\underset{O^{\ominus}}{\big\langle}} \; Na^{\oplus} \quad + \quad H_2SO_4 \quad \longrightarrow \quad R-C \overset{O}{\underset{OH}{\big\langle}} \quad + \quad Na^{\oplus}HSO_4^{\ominus}$$

Der physiologische pH-Wert liegt im Bereich 6–8. Die pK_s-Werte der meisten Carbonsäuren sind kleiner als 5. Dies bedeutet, daß die Carbonsäuren in den Zellen als Anionen bzw. Salze vorliegen. Die Biochemiker verwenden deshalb nicht die Namen der freien Säuren, sondern schreiben und benennen deren Anionen. Unglücklicherweise gibt es auch hier Trivialnamen, die z. T. in keinem erkennbaren Zusammenhang zu den Namen der Säuren stehen. Allen Anionen gemeinsam ist die Endsilbe „-at“. Nachfolgend einige Beispiele.

Säure	Anion	Säure	Anion
Ameisensäure	Formiat	Oxalsäure	Oxalat
Essigsäure	Acetat	Malonsäure	Malonat
Propionsäure	Propionat	Bernsteinsäure	Succinat
Buttersäure	Butyrat	Glutarsäure	Glutarat
Palmitinsäure	Palmitat	Benzoesäure	Benzoat
Stearinsäure	Stearat	Phthalsäure	Phthalat

Eine besondere Eigenschaft zeigen die Salze langkettiger Monocarbonsäuren wie z. B. **Natriumstearat**, die auch als *Seifen* bezeichnet werden. Die Salze lösen sich dem Augenschein nach gut in Wasser. Die wäßrigen Lösungen verhalten sich jedoch ganz anders als übliche Salzlösungen, die Lösungen schäumen und sind in der Lage, lipophile Substanzen aufzunehmen (zu emulgieren), d. h. als Waschmittel zu wirken. Was spielt sich hier ab?

Das Stearat enthält ein hydrophiles Ende und einen langkettigen, lipophilen Kohlenwasserstoffrest in der *Zick-Zack*-Konformation.

lipophil (= hydrophob)   hydrophil

COO$^{\ominus}$ Na$^{\oplus}$

Natriumstearat $C_{17}H_{35}-COO^{\ominus}$ Na$^{\oplus}$

vereinfacht: ———$\ominus$ Na$^{\oplus}$

Wasser hydratisiert nur das hydrophile Ende, das lipophile Ende wird wie Öl aus dem Wasser herausgedrängt. An der Oberfläche bildet sich zunächst eine *monomolekulare Schicht* des Stearats, was die *Oberflächenspannung* stark erniedrigt. Weitere Stearat-Ionen lagern sich so zusammen, daß die lipophilen Enden miteinander in Kontakt stehen (*hydrophobe Wechselwirkung*) und das Wasser aus ihrer Mitte verdrängen, während die negativ geladenen Enden eine hydrophile Hülle um den lipophilen Kern bilden. Solche Aggregate heißen *Micellen* (Abb. 13/2). Durch die negative Ladung an ihrer Oberfläche wird einerseits ein guter Kontakt zum Wasser hergestellt (Hydratisierung), andererseits stoßen die Micellen sich untereinander ab, so daß immer Zwischenräume für das Wasser und die hydratisierten Natrium-Ionen (zum Ladungsausgleich) bleiben.

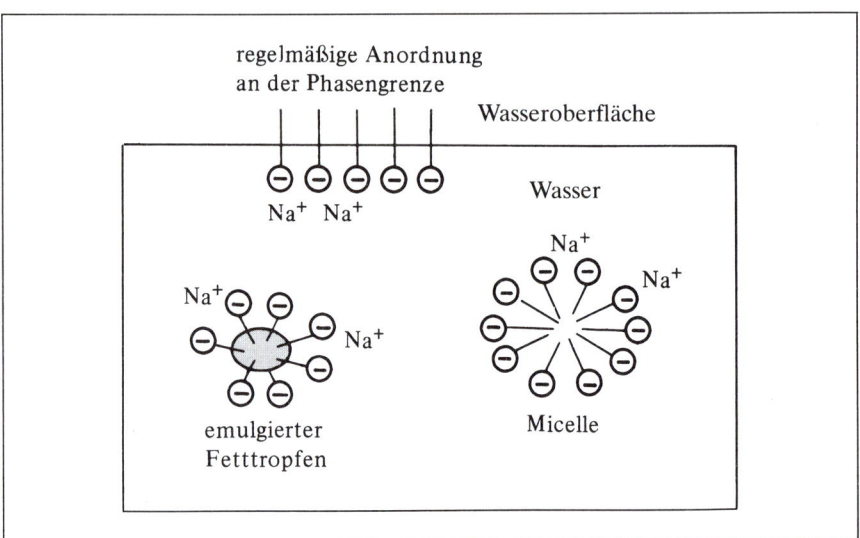

Abb. 13/2. Schematische Darstellung des Verhaltens von Natriumstearat in Wasser.

Man sagt, daß die Micellen aufgrund von *hydrophoben Wechselwirkungen* der lipophilen Ketten entstehen. Die zwischen den Ketten wirksamen van der Waals-Kräfte sind jedoch vergleichsweise schwach, so daß die Micellen ihre Form verlieren, wenn man statt Wasser beispielsweise Ether als Lösungsmittel nimmt. Das Wasser hat für die hydrophobe Wechselwirkung (2–4 kJ/mol pro Kettenkontakt) eine besondere Bedeutung: Durch den Kontakt der lipophilen Ketten untereinander wird die Hydratisierung, die zu einer größeren, geordneten Hydrathülle führen würde, vermieden. Somit besitzt die Hydrathülle einer micellaren Lösung einen *geringeren Ordnungsgrad* als eine Lösung, in der jedes einzelne Seifenmolekül vollständig hydratisiert wäre. Die Bildung von Micellen in Wasser bringt einen *Entropiegewinn* ($\Delta S > 0$), der Gesamtvorgang wird gemäß der Gleichung $\Delta G = \Delta H - T \Delta S$ *exergon* ($\Delta G < 0$). Bildlich gesprochen legt das Wasser eine Klammer um die ausgerichteten Seifenmoleküle.

Kommen „*Seifenlösungen*" mit Fett oder Schmutz in Berührung (z. B. auf Stoffgewebe), dann benetzen sie wegen der geringen Oberflächenspannung zunächst die Gewebefasern. Am dort anhaftenden Fett ordnen sich einzelne Micellen so um, daß die lipophilen Enden der Seifen in die Fettschicht hineinragen, einzelne Partikel ablösen und durch die hydrophile Oberfläche, die die Seife ausbildet, in Lösung halten. Die Fette werden *emulgiert* und mit der Seifenlösung fortgespült.

13.3.4 Carbonsäuren mit zusätzlichen funktionellen Gruppen

Die Hydroxygruppe (−OH) sowie die Aminogruppe (−NH$_2$) sind die funktionellen Gruppen der Alkohole bzw. Amine (s. Kap. 12). In Verbindung mit einer Carboxylgruppe erhält man *bifunktionelle* Moleküle.

$$R-CH-COOH \qquad\qquad R-CH-COOH$$
$$\quad\;\;|\qquad\qquad\qquad\qquad\quad\;\;|$$
$$\quad OH \qquad\qquad\qquad\qquad\quad NH_2$$

α-Hydroxy-carbonsäure $\qquad\qquad$ α-Amino-carbonsäure

Während die Aminosäuren Kapitel 15 vorbehalten bleiben, besprechen wir hier die Hydroxy- und Ketocarbonsäuren. Wichtige **Hydroxycarbonsäuren** können Sie dem Formelschema entnehmen, dort ist neben dem Namen der Säure auch der des Anions in Klammern vermerkt. Sie erkennen dort α-Hydroxy- und β-Hydroxy-carbonsäuren sowie die **Glycerinsäure** mit OH-Gruppen in beiden Positionen. Neben Dicarbonsäuren taucht als Tricarbonsäure die **Citronensäure** auf, die beim Abbau von Acetat zu CO_2 und Wasser eine wichtige Rolle spielt (*Citrat-Cyclus*). **Isocitronensäure** ist ein Konstitutionsisomeres der Citronensäure.

$$H_3C-CH-COOH \qquad\qquad H_3C-CH-CH_2-COOH$$
$$\qquad\;\;|\qquad\qquad\qquad\qquad\qquad\;\;\;|$$
$$\quad OH \qquad\qquad\qquad\qquad\qquad OH$$

Milchsäure (Lactat) $\qquad\qquad$ 3-Hydroxybuttersäure
$\qquad\qquad\qquad\qquad\qquad\qquad$ (3-Hydroxy-butyrat)

$$\begin{array}{ll} COOH & \\ | & \\ CH-OH & \text{Glycerinsäure}\\ | & \text{(Glycerat)}\\ CH_2-OH & \end{array} \qquad \begin{array}{ll} COOH & \\ | & \\ CH-OH & \text{Äpfelsäure}\\ | & \text{(Malat)}\\ CH_2 & \\ | & \\ COOH & \end{array}$$

$$\begin{array}{ll} COOH & \text{Weinsäure}\\ | & \text{(Tartrat)}\\ CH-OH & \\ | & \\ CH-OH & \\ | & \\ COOH & \end{array} \quad \begin{array}{ll} COOH & \text{Citronen-}\\ | & \text{säure}\\ CH_2 & \text{(Citrat)}\\ | & \\ HO-C-COOH & \\ | & \\ CH_2 & \\ | & \\ COOH & \end{array} \quad \begin{array}{ll} COOH & \text{Isocitronen-}\\ | & \text{säure}\\ CH-OH & \text{(Isocitrat)}\\ | & \\ CH-COOH & \\ | & \\ CH_2 & \\ | & \\ COOH & \end{array}$$

Die sekundäre Hydroxygruppe in Hydroxycarbonsäuren kann wie bei Alkoholen milde zu einer Ketogruppe oxidiert (= dehydriert) werden. Je nach Stellung der OH-Gruppe in der Kette erhält man α- oder β-**Ketocarbonsäuren.**

$$R-CH-COOH \;\underset{-2\,H}{\overset{+2\,H}{\rightleftharpoons}}\; R-C-COOH$$
$$\qquad\;\;|\qquad\qquad\qquad\qquad\qquad\|$$
$$\quad OH \qquad\qquad\qquad\qquad\quad O$$

α-Hydroxycarbonsäure $\qquad\qquad$ α-Ketocarbonsäure

$$H_3C-\overset{\alpha}{C}-COOH \qquad H_3C-\overset{\beta}{C}-CH_2-COOH \qquad HOOC-CH_2-\overset{\alpha}{C}-COOH$$
$$\qquad\;\;\|\qquad\qquad\qquad\qquad\|\qquad\qquad\qquad\qquad\qquad\;\;\|$$
$$\quad O \qquad\qquad\qquad\qquad\;\; O \qquad\qquad\qquad\qquad\qquad\;\; O$$

Brenztraubensäure $\qquad$ Acetessigsäure $\qquad\qquad$ Oxalessigsäure
(Pyruvat) $\qquad\qquad\quad$ (Acetoacetat) $\qquad\qquad$ (Oxalacetat)

$$HOOC-CH_2-CH_2-C-COOH \qquad \text{α-Ketoglutarsäure}$$
$$\qquad\qquad\qquad\qquad\qquad\|\qquad\qquad\quad\;\;\text{(α-Ketoglutarat)}$$
$$\qquad\qquad\qquad\qquad\qquad O$$

Die Oxidation ist natürlich umkehrbar. Hydroxy- und Ketocarbonsäuren sind Partner bei Redoxreaktionen in der Zelle. Stellen Sie bitte selbst fest, welche der in diesem Kapitel aufgeführten Säuren zusammengehören.

Zwei Eigenschaften der Ketocarbonsäuren sind für die Biochemie wichtig:
1. Wenn zur Carbonylgruppe α-ständige H-Atome vorhanden sind, kann sich die **Ketoform** des Moleküls mit der **Enolform** ins Gleichgewicht setzen (s. Kap. 13.1.4), weil die α-H-Atome acide sind.

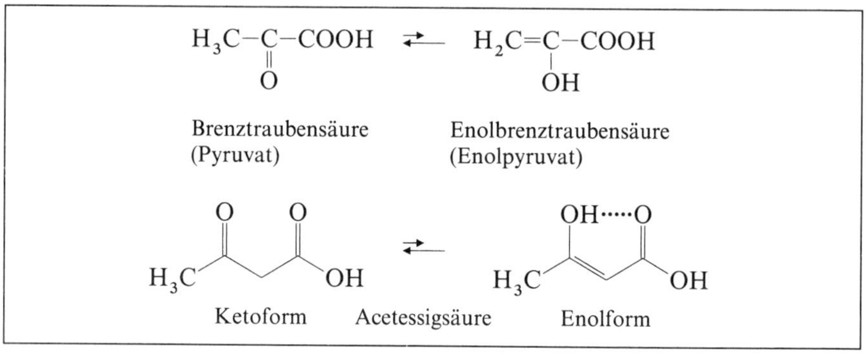

Das energiereichere Enol-Tautomere kommt z. B. als Phosphorsäureester (*Phosphoenolpyruvat*) vor. Bei seiner Hydrolyse wird mehr Energie frei als bei der Hydrolyse gewöhnlicher Phosphorsäureester (s. Kap. 13.5.4), da der Energiegewinn der Tautomerisierung des Enols zum Keton hinzukommt. Dies wird von der Natur ausgenutzt.
2. Die Carboxylgruppe kann unter Abgabe von CO_2 aus dem Molekül einer Ketocarbonsäure entfernt werden. Die **Decarboxylierung** ist die Schlüsselreaktion, um beim Abbau von Nahrungsstoffen CO_2 freizusetzen. Formal läuft die Reaktion so, daß die C−C-Bindung zwischen der Carboxylgruppe und dem α-C-Atom gespalten wird und das Proton der Carboxylgruppe den Platz einnimmt, den die Carboxylgruppe innehatte.

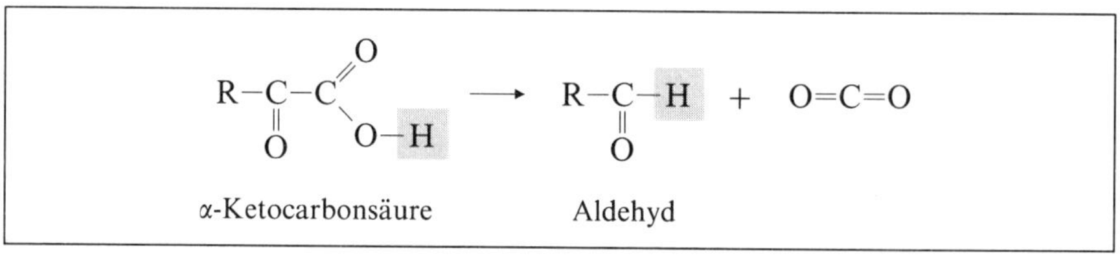

Aus α-Ketocarbonsäuren entstehen als Zwischenprodukte Aldehyde, die nachfolgend zur Carbonsäure aufoxidiert werden. Aus *β*-Ketosäuren, deren Decarboxylierung leichter abläuft, bilden sich Ketone.

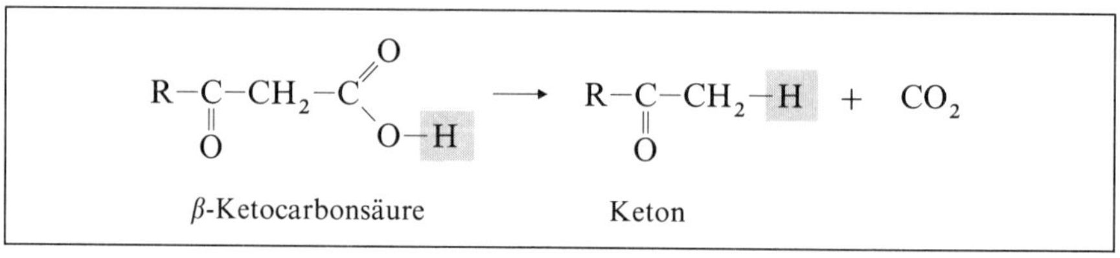

Bei der **Oxalessigsäure** stehen zwei Carboxylgruppen für die Decarboxylierung zur Auswahl. Nur die zur **Brenztraubensäure** führende Reaktion ist wichtig.

$$HOOC-CH_2-\underset{\underset{O}{\|}}{C}-COOH \longrightarrow H_3C-\underset{\underset{O}{\|}}{C}-COOH + CO_2$$

Oxalessigsäure   Brenztraubensäure

Liponsäure (= Thioctansäure) ist ein Coenzym, das sich an Redox-Reaktionen beteiligt. Es besteht aus einer C_8-Kette mit einer Carboxylgruppe am einen und einem fünfgliedrigen *Disulfidring* am anderen Ende. Durch Aufnahme von Wasserstoff (Hydrierung = Reduktion) entsteht unter Öffnung des Ringes ein *Dithiol*. Die Reaktion ist reversibel (s. Kap. 12.3).

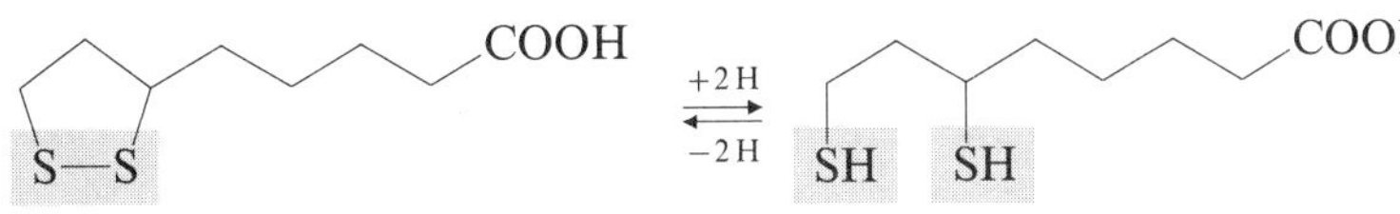

Liponsäure   Dihydroliponsäure

13.3.5 *Aufgaben*

1) Geben Sie Formeln und Namen der *Monocarbonsäuren* bis C_4 und der *Dicarbonsäuren* C_2-C_5 aus dem Kopf an!
2) Welche Struktur haben 2,4-Dihydroxy-3,3-dimethylbuttersäure und 3,5-Dihydroxy-3-methyl-pentansäure (= Mevalonsäure)?
3) Warum siedet Essigsäure höher als Ethanol?
4) Löst sich Bernsteinsäure besser in Wasser als Buttersäure? Warum?
5) Warum ist Trifluoressigsäure acider als Essigsäure?
6) Welchen Namen haben folgende Verbindungen?

$$H_3C-\underset{\underset{OH}{|}}{CH}-COO^{\ominus} Na^{\oplus} \qquad H-COO^{\ominus} NH_4^{\oplus}$$

7) Was passiert, wenn Sie Benzoesäure mit wäßriger Ammoniaklösung versetzen? Reaktionsgleichung angeben!
8) Wie ist der Anteil von Acetat zu Essigsäure einer wäßrigen Lösung bei folgenden pH-Werten: 3.8, 4.8, 5.8 und 7?
9) *Ölsäure*, $C_{17}H_{33}COOH$, ist eine einfach ungesättigte Fettsäure. Sie unterscheidet sich von der Stearinsäure durch eine *cis*-Doppelbindung zwischen C-9 und C-10 der Kette. Geben Sie die Struktur an!
10) *Arachidonsäure* ist im menschlichen Körper Vorläufer für viele wichtige Signal- und Wirkstoffe (Prostaglandine, Thromboxane, Leukotriene).

Wie viele C-Atome enthält die Verbindung? In welcher Position der Kette stehen die Doppelbindungen? Sind die Doppelbindungen konjugiert?

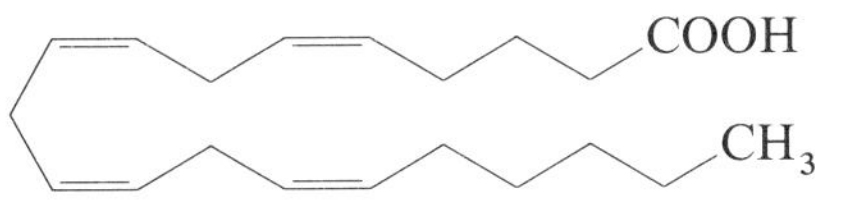

11) Was sind *Micellen*?
12) Tartrat ist ein *Chelator* für $Cu^{2\oplus}$-Ionen. Wie sieht der Komplex aus, wenn die markierten O-Atome die Ligandenplätze am $Cu^{2\oplus}$ besetzen und Tartrat zweimal benötigt wird (Koordinationszahl 4)?

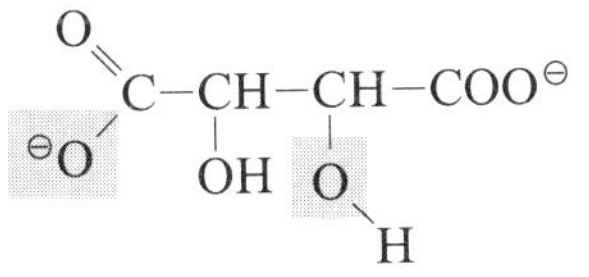

13.4 Carbonsäure-Derivate

13.4.1 Allgemeines

Die Carbonsäuren sind der Stamm einer großen Familie von Verbindungen, die entstehen, wenn die OH-Gruppe der Carboxylgruppe durch andere polare Reste ersetzt wird. Man bezeichnet die im Schema abgebildeten Abkömmlinge der Carbonsäuren als *Carbonsäurederivate*, weil sie sich bei der Hydrolyse alle wieder in die zugehörige Carbonsäure rückverwandeln lassen.

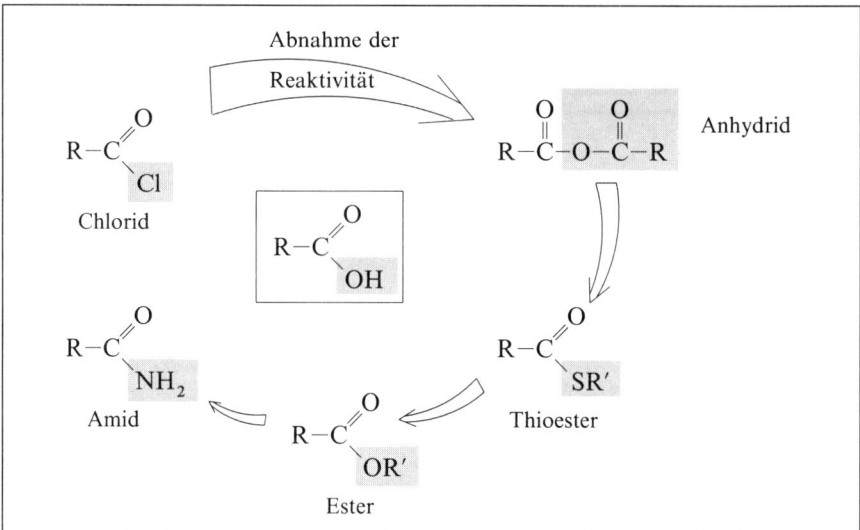

Trotz der unterschiedlichen Substituenten reagieren die Carbonsäurederivate sehr ähnlich.

1. Im Kontakt mit *Nucleophilen* wird das Carbonyl-C-Atom angegriffen, seine **Reaktivität gegenüber Nucleophilen** nimmt ausgehend vom Chlorid im Uhrzeigersinn des Schemas ab, also Chlorid > Anhydrid > Thioester > Ester > Amid.

2. Starke Säuren protonieren das Carbonyl-O-Atom, der Angriff eines Nucleophils auf das Carbonyl-C-Atom wird dadurch erleichtert.

3. Starke Basen entfernen ein α-ständiges H-Atom und machen damit das Carbonsäurederivat zum Nucleophil, das am α-C-Atom reagiert.

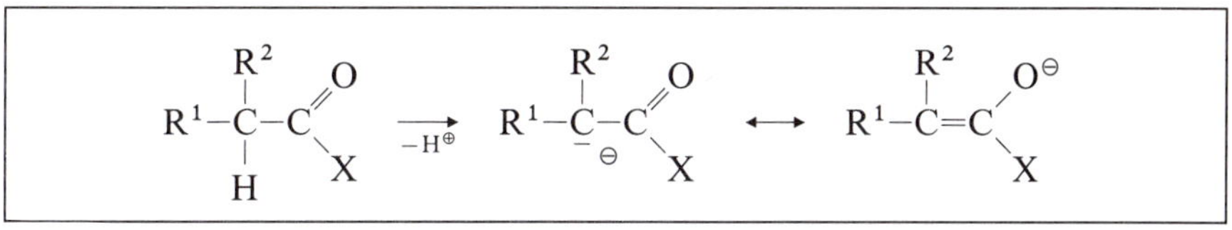

$$R^1-\underset{\underset{H}{|}}{C}-\underset{\underset{X}{|}}{\overset{\overset{O}{\|}}{C}} \xrightarrow[-H^\oplus]{} R^1-\underset{\underset{\ominus}{|}}{C}-\underset{X}{\overset{\overset{O}{\|}}{C}} \longleftrightarrow R^1-\underset{R^2}{C}=\underset{X}{\overset{O^\ominus}{C}}$$

Alle drei Schritte, die am Anfang einer Reaktion stehen können, haben wir schon bei den Aldehyden und Ketonen kennengelernt. Der Unterschied liegt darin, daß die Reste X der Carbonsäurederivate gute *Abgangsgruppen* sind und den Acylrest verlassen können, während Wasserstoff (Aldehyd) bzw. Alkyl-/Arylreste (Keton) dies nicht tun.

13.4.2 Carbonsäurechloride

Bei der Umsetzung von Carbonsäuren mit anorganischen *Chlorierungsmitteln* wie z. B. Thionylchlorid ($SOCl_2$) entstehen Säurechloride. Die Nebenprodukte sind Gase und daher leicht abzutrennen.

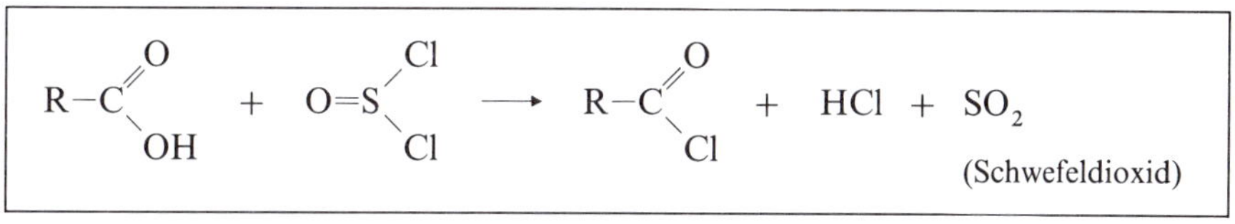

$$R-\overset{\overset{O}{\|}}{\underset{OH}{C}} + O=S\overset{Cl}{\underset{Cl}{\diagdown}} \longrightarrow R-\overset{\overset{O}{\|}}{\underset{Cl}{C}} + HCl + SO_2$$
(Schwefeldioxid)

Aus Essigsäure erhält man **Acetylchlorid**, aus Benzoesäure **Benzoylchlorid**.

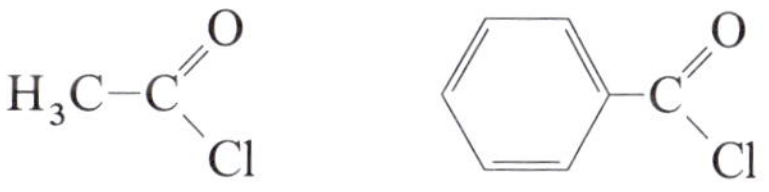

$$H_3C-\overset{\overset{O}{\|}}{\underset{Cl}{C}} \qquad \qquad C_6H_5-\overset{\overset{O}{\|}}{\underset{Cl}{C}}$$
Acetylchlorid   Benzoylchlorid

Säurechloride riechen stechend und sind tränenreizend. Sie reagieren sehr leicht z. T. in heftiger Reaktion mit Wasser zur *Carbonsäure*, geben mit Alkoholen *Ester*, mit Aminen *Amide* und mit Carboxylat-Ionen *Anhydride*. Die Reaktivität ist auf die starke Elektronegativität des Cl-Atoms zurückzuführen.

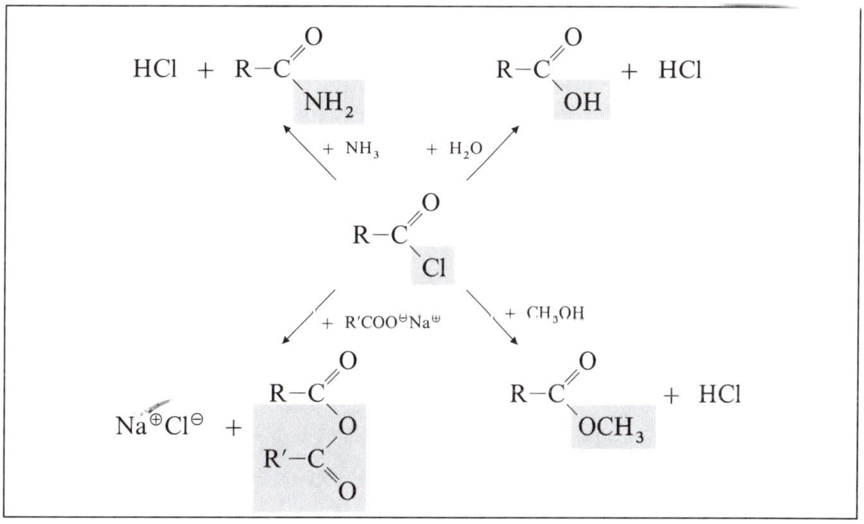

Da Säurechloride mit vielen Nucleophilen und z. B. auch mit Aromaten reagieren, sind sie unentbehrliche Zwischenprodukte bei der Synthese organischer Verbindungen.

Friedel-Crafts-Acylierung:

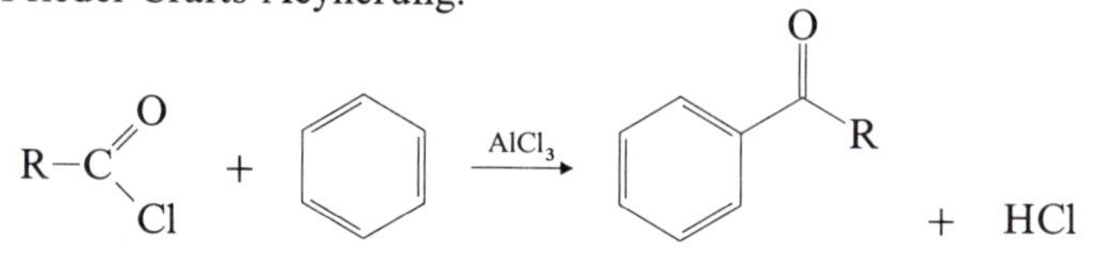

Säurechlorid   Keton

13.4.3 Carbonsäureanhydride

Carbonsäureanhydride entstehen formal aus Carbonsäuren unter Wasserabspaltung.

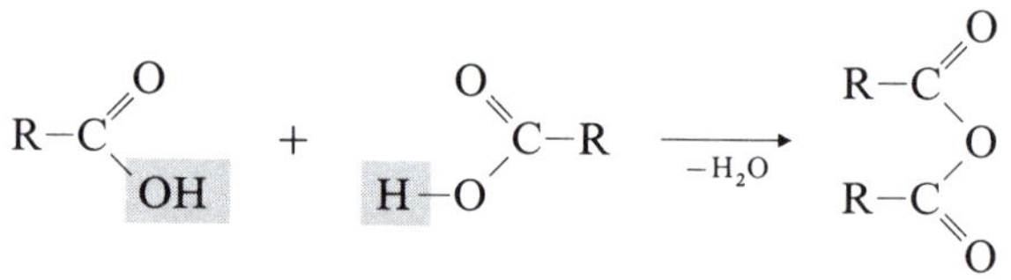

Bei der Synthese aus Säurechlorid und Natriumsalz einer Carbonsäure können auch gemischte Anhydride gewonnen werden (s. S. 227). Ausgehend von Dicarbonsäuren, kann die O-Brücke zwischen zwei Acylgruppen auch intramolekular gebildet werden. 5- oder 6-gliedrige Ringe sind bevorzugt.

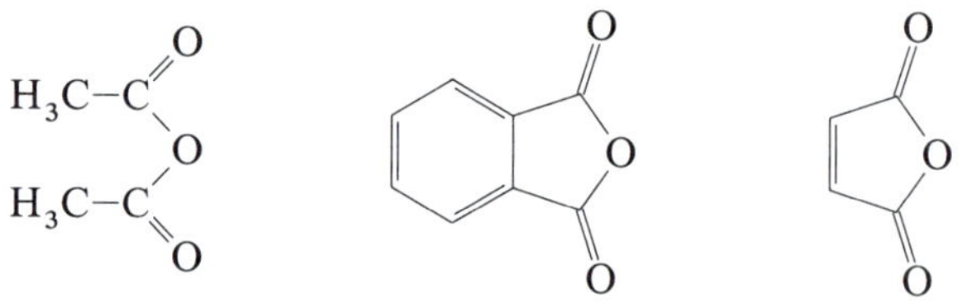

Acetanhydrid   Phthalsäureanhydrid   Maleinsäureanhydrid

Anhydride reagieren mit Wasser zurück zu den Carbonsäuren, mit Aminen und Alkoholen zu den entsprechenden Amiden bzw. Estern, wobei immer nur die Hälfte des Moleküls an das Reagens bindet, die andere als Carbonsäure frei wird. Spuren von Schwefelsäure katalysieren die Reaktion. Ausgehend vom **Acetanhydrid** kann man einen Acetylrest auf OH- oder NH$_2$-Gruppen übertragen.

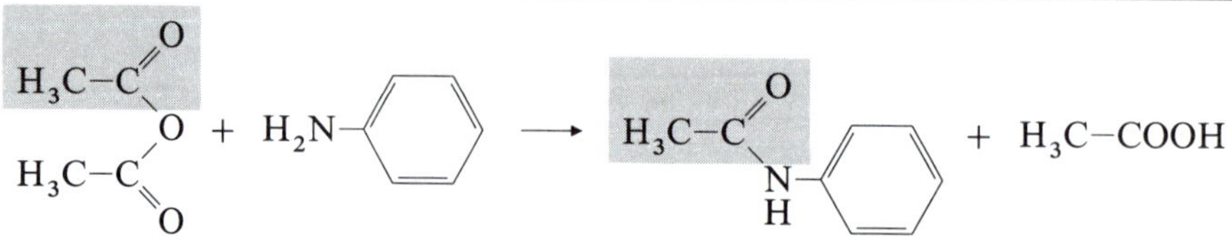

Acetanhydrid   Anilin   Acetanilid   Essigsäure

Bei der *Salicylsäure*, der einfachsten aromatischen Hydroxycarbonsäure, reagiert das Phenol-OH als Nucleophil und übernimmt den Acetylrest.

Salicylsäure   Acetylsalicylsäure
                                (= Aspirin)

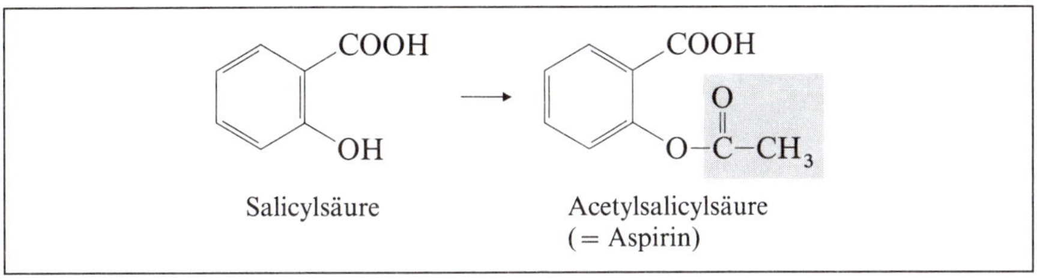

Das *Cholin* übernimmt den Acetylrest an die primäre Alkoholgruppe, der quartäre Ammoniumrest bleibt unverändert. **Acetylcholin** spielt bei der Reizleitung der Nervenzellen eine wichtige Rolle und wird auch als Neurotransmitter bezeichnet.

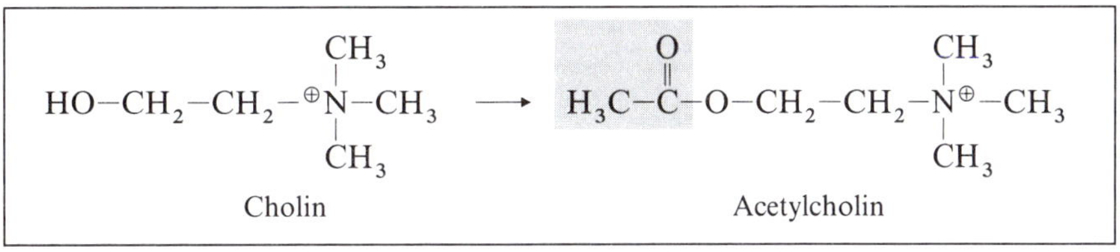

Cholin   Acetylcholin

13.4.4 Carbonsäureester

Die Darstellung von Carbonsäureestern durch Alkoholyse der reaktiven Säurechloride oder Säureanhydride wurde bereits erwähnt. Ester bilden sich jedoch auch direkt aus Carbonsäure und Alkohol gemäß folgender Gleichung:

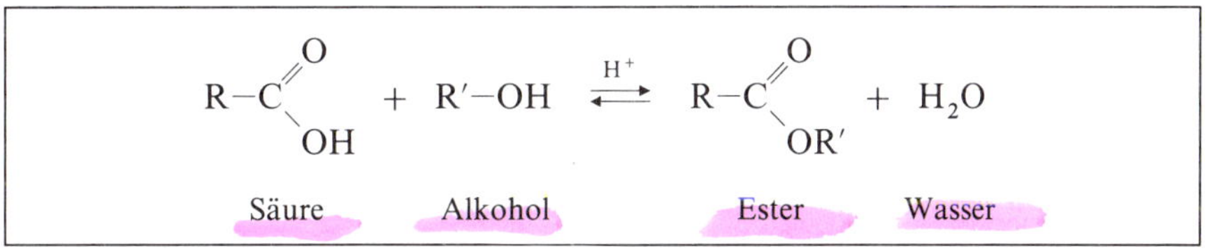

Säure   Alkohol   Ester   Wasser

Diese Reaktion läuft nur sehr langsam ab und führt zu einem Gleichgewicht. Zur Beschleunigung der Gleichgewichtseinstellung verwendet man starke Säure (HCl, H_2SO_4) als Katalysator (s. Kap. 11.6) und erhitzt das Reaktionsgemisch. Die Gleichgewichtslage, ausgedrückt durch die Gleichgewichtskonstante K, ändert sich dabei *nicht*.

$$\frac{[\text{Ester}] \cdot [\text{Wasser}]}{[\text{Säure}] \cdot [\text{Alkohol}]} = K$$

Die *Ausbeute an Ester* läßt sich erhöhen, wenn das bei der Reaktion gebildete Wasser gebunden oder abdestilliert wird. Weitgehenden Umsatz bezogen auf eines der beiden Ausgangsprodukte erreicht man auch durch einen großen Überschuß des anderen Reaktionspartners. Ein Überschuß an Alkohol ermöglicht die weitgehende Umsetzung der vorgelegten Carbonsäure und umgekehrt.

Da sich ein Gleichgewicht einstellt, nutzt man diese säurekatalysierte Reaktion nicht nur für die Esterbildung (*Hinreaktion*), sondern auch zur Esterhydrolyse (*Rückreaktion*). Mit einem Überschuß an Wasser reagieren Ester säurekatalysiert zu Säure und Alkohol, denn Katalysatoren beschleunigen Hin- und Rückreaktion in gleicher Weise (s. Kap. 11.6.3).

Der Mechanismus der säurekatalysierten Veresterung führt über mehrere Zwischenstufen, die z. T. nur sehr kurzlebig sind. Alle Reaktionsschritte sind *reversibel*. Wir betrachten die Hinreaktion:

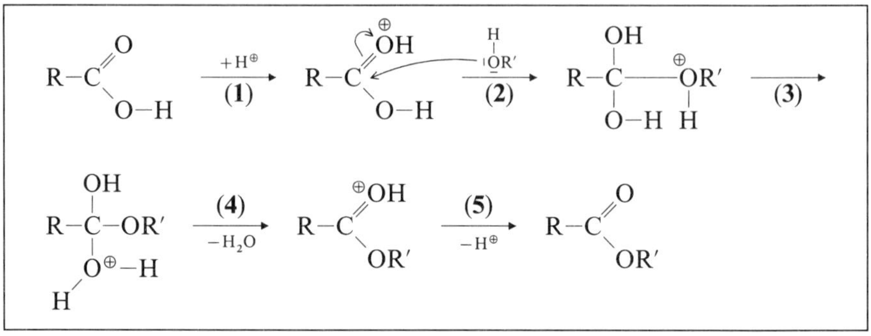

(1) Die Säure wird am Carbonyl-O-Atom protoniert.
(2) Der Alkohol greift nucleophil an, Verschiebung der π-Elektronen zum Carbonyl-O-Atom.
(3) Ein Proton wird vom Alkohol-O-Atom auf das O-Atom der Carboxyl-OH-Gruppe übertragen.
(4) Ein Elektronenpaar der verbleibenden OH-Gruppe verdrängt das Wassermolekül vom C-Atom.
(5) Der protonierte Ester verliert sein Proton.

Aus dem Reaktionsverlauf sieht man, daß der Katalysator $H^\oplus$ bei der Reaktion nicht verbraucht oder verändert wird, was für Katalysatoren typisch ist, und daß das O-Atom des gebildeten Wassers aus der Carboxyl-OH-Gruppe stammt.

Estergruppen fehlt die Möglichkeit, untereinander Wasserstoffbrückenbindungen auszubilden. Daher sind Ester niederer Carbonsäuren z. B. mit Ethanol, flüchtiger als die freien Säuren. Die Ethylester riechen angenehm fruchtig. Viele sind natürlich vorkommende Aromastoffe, die ihre Wirkung in kleinster Konzentration entfalten. Ethylester bilden sich z. B. beim Lagern des Weins aus den enthaltenen Säuren und tragen zur Aromaverbesserung bei.

Irreversibel und damit quantitativ werden Carbonsäureester von wäßrigem Natriumhydroxid gespalten (**alkalische Esterhydrolyse**). Das $OH^\ominus$-Ion ist ein starkes Nucleophil. Es greift das Ester-Carbonyl-C-Atom an und bildet ein tetraedrisches Zwischenprodukt, aus dem das *Alkoholat-Ion* verdrängt wird. Das Alkoholat-Ion übernimmt als starke Base sofort das Proton von der gebildeten Carboxylgruppe. Als Reaktionsprodukte entstehen das Natriumsalz der Carbonsäure und der Alkohol. Diese können nicht miteinander reagieren, weil das Carboxylat-Ion kein Elektrophil ist und deshalb dem nucleophilen Alkohol keinen Angriffspunkt mehr bietet. Deshalb läßt sich diese Reaktion nicht umkehren.

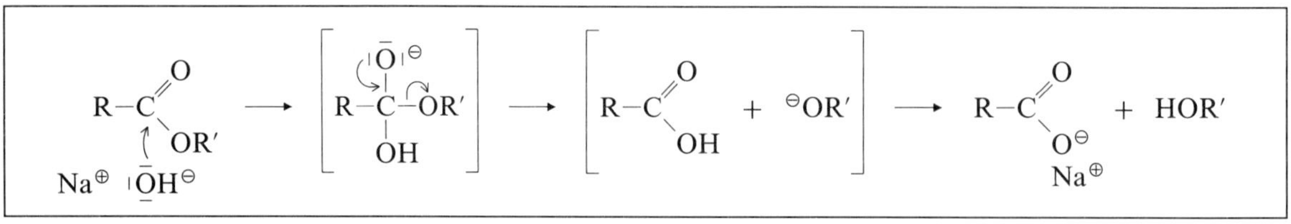

Bei der alkalischen Esterhydrolyse ist das $OH^\ominus$-Ion **kein** Katalysator, sondern wird als Reaktionspartner verbraucht. Es handelt sich um eine Reaktion *zweiter Ordnung* (s. Kap. 11.6.2). Man muß also für jede zu spaltende Estergruppe im Molekül mindestens ein Äquivalent Base oder bei unbekannten Molekülen einen großen Überschuß an Base einsetzen. Für *Bernsteinsäure-dimethylester* ergibt sich folgende Reaktionsgleichung.

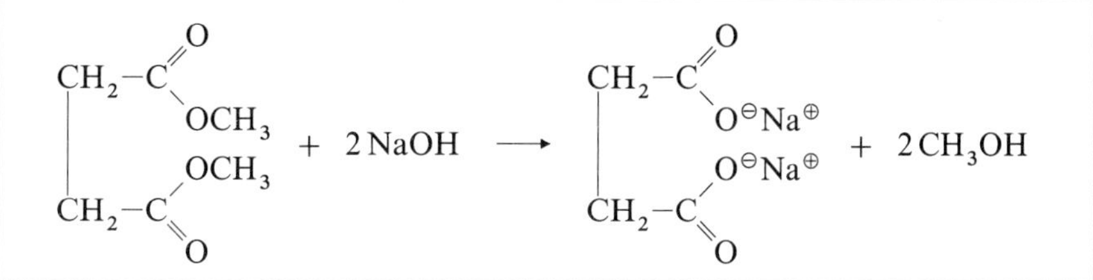

Eine schon alte Anwendung hat die alkalische Esterhydrolyse bei der Gewinnung von Seife aus Fetten gefunden. Es gab einmal den Beruf des „Seifensieders". Noch heute wird der Ausdruck „*Verseifung*" für Hydrolysen jeder Art verwendet.

Die Depot- oder Speicherfette pflanzlicher und tierischer Zellen enthalten als Hauptkomponenten **Triacylglycerine** (früher als Triglyceride bezeichnet). Sie sind aus Glycerin aufgebaut, dessen Hydroxylgruppen mit langkettigen Monocarbonsäuren (= höhere Fettsäuren) verestert sind.

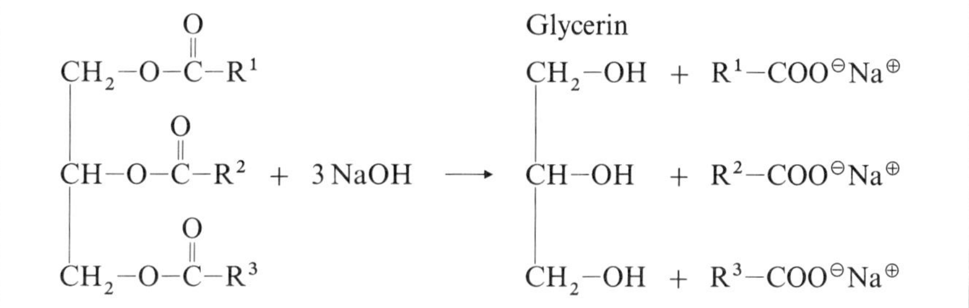

Alkalische Hydrolyse der Triacylglycerine

Mit einem Überschuß an Natriumhydroxid gekocht, entstehen Glycerin (= Glycerol) und die Natriumsalze der Fettsäuren, die eigentlichen Seifen (s. Kap. 13.3.3). Die wichtigsten Fettsäuren, die am selben Glycerin häufig nebeneinander vorkommen, sind die gesättigten Verbindungen *Palmitinsäure*, und *Stearinsäure* (s. Kap. 13.3.1) sowie die ungesättigten *Ölsäure*, *Linolsäure* und *Linolensäure*. Im *Tristearinglycerin* (= Tristearin) sind die Reste gleich und leiten sich von der Stearinsäure ab.

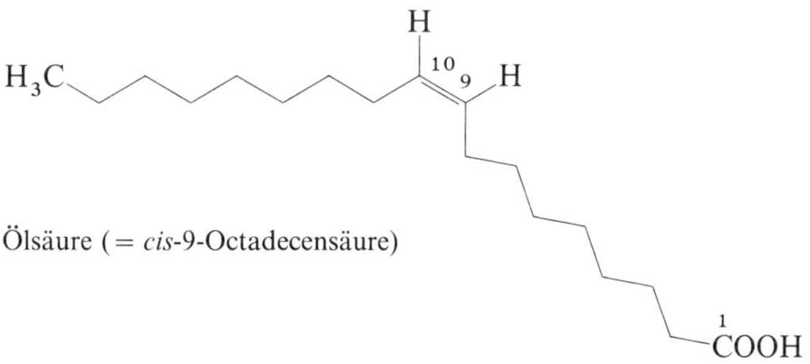

Ölsäure (= *cis*-9-Octadecensäure)

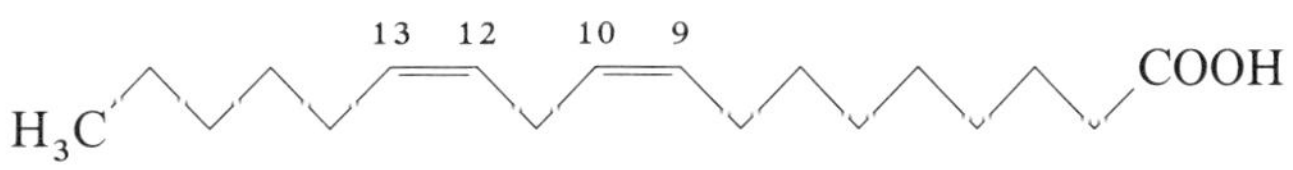

Linolsäure

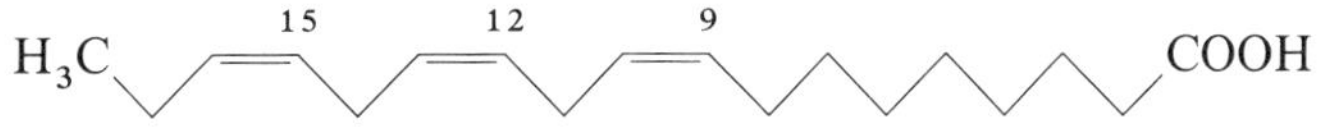

α-Linolensäure

Hydroxycarbonsäuren können bei der Esterbildung als Säuren und Alkohol zugleich auftreten. O-Acetyl-milchsäure-methylester enthält z. B. zwei verseifbare Estergruppen, ebenso Acetylsalicylsäure-methylester.

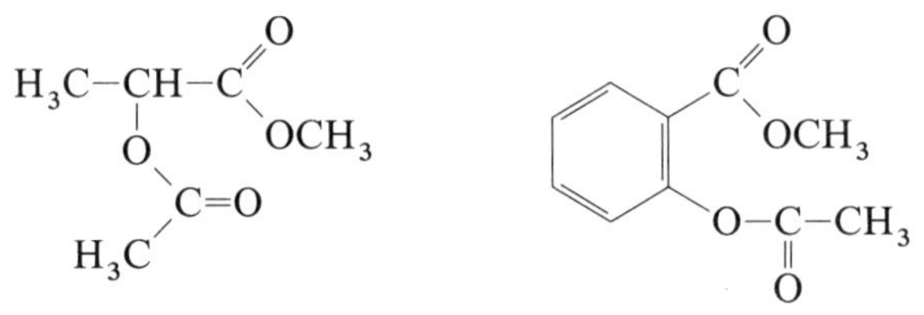

Ein besonderer Fall liegt vor, wenn Carboxylgruppe und Hydroxygruppe desselben Moleküls einen Ester bilden. Dabei entsteht ein Ring, der als **Lacton** (= cyclischer Ester) bezeichnet wird. Bevorzugt bilden sich, wie an vielen anderen Stellen in der Chemie, spannungsfreie 5- oder 6-gliedrige Ringe. Aus einer γ-Hydroxy-carbonsäure entsteht ein γ-Lacton, auch δ-Lactone sind existent.

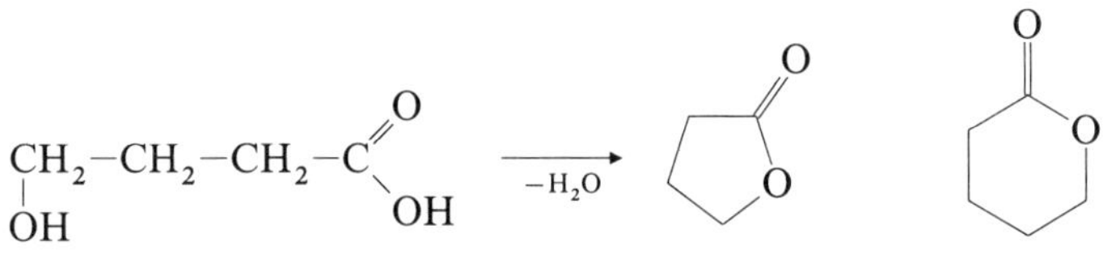

γ-Hydroxybuttersäure   γ-Lacton   δ-Lacton

Bei der alkalischen Hydrolyse eines Lactons wird $OH^{\ominus}$ verbraucht, es bildet sich jedoch nur eine Verbindung, die zugehörige Hydroxysäure bzw. deren Anion, es sei denn, das Molekül enthielt noch andere Estergruppen. Lactone in komplizierten Molekülen zu erkennen, erfordert etwas Übung, vor allem darf man sie nicht mit cyclischen Säureanhydriden (s. Kap. 13.4.3) oder cyclischen Ethern (s. Kap. 12.2.1) verwechseln.

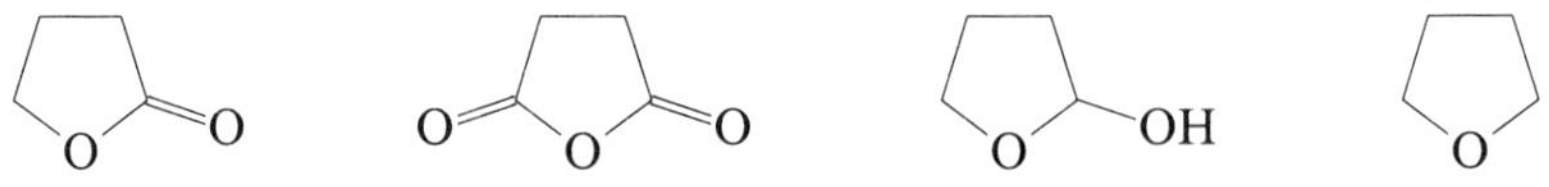

Lacton   Anhydrid   Halbacetal   Ether

Essigsäureethylester (= Ethylacetat) besitzt α-ständige H-Atome, von denen eines durch starke Basen abgelöst werden kann, da die Estergruppe wie eine Keto-Carbonylgruppe diese H-Atome acidifiziert (s. Kap. 13.1.4).

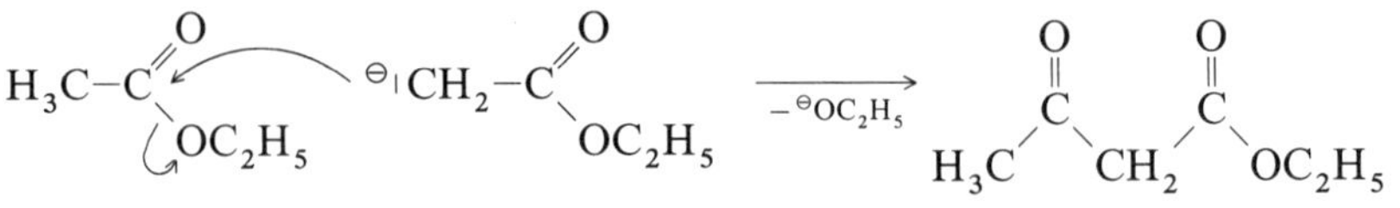

Essigsäure-ethylester   Carbanion   Acetessigsäureethylester

Die Reaktion hat Ähnlichkeit mit der *Aldol-Addition* (s. Kap. 13.1.8), da hier jedoch eine Abgangsgruppe das Molekül verläßt, entstehen β-Ketoester. Diesen Typ von Reaktion bezeichnet man als **Esterkondensation**. Voraussetzung sind α-ständige H-Atome sowie alkalisches, nicht wäßriges Milieu. In wäßrigem Milieu läuft die Verseifung der Estergruppe rascher ab als die Kondensation der Moleküle. Die Esterkondensation ermöglicht den Aufbau längerer C-Atomketten. Auch die Natur bedient sich dieses Prinzips z. B. beim Aufbau der Fettsäuren.

13.4.5 Thioester

Thioalkohole (= Mercaptane, s. Kap. 12.3.1) können wie Alkohole mit Carbonsäuren Ester bilden, die *Thioester* heißen. Bei der chemischen Synthese muß man vom reaktiven Säurechlorid ausgehen.

$$R-\overset{\overset{O}{\|}}{C}-Cl \ + \ R'-SH \ \longrightarrow \ R-\overset{\overset{O}{\|}}{C}-SR' \ + \ HCl$$

Thioester sind dem nucleophilen Angriff des Wassers (Hydrolyse) oder anderer Nucleophile am Carbonyl-C-Atom leichter zugänglich als normale Ester, sie sind „*energiereicher*". In der Natur wird dies ausgenutzt, um Acylgruppen aus einem Thioester auf Hydroxy- oder Aminogruppen zu übertragen, was vom normalen Ester ausgehend energetisch ungünstig ist. Trägersubstanz für Acylgruppen ist das *Coenzym A* (s. Kap. 17.6), das an seiner endständigen Thiolgruppe unter Energiezufuhr (ATP-Hydrolyse) acyliert wird.

Acetyl-Coenzym A ist eine Schlüsselsubstanz im Stoffwechsel und kann Alkohole (z. B. *Cholin*, s. Kap. 12.4.4) enzymatisch acetylieren, ähnlich, wie es der Chemiker mit Acetanhydrid im Reagensglas macht.

$$H_3C-\overset{\overset{O}{\|}}{C}-S-CoA \ + \ R'-OH \ \longrightarrow \ H_3C-\overset{\overset{O}{\|}}{C}-O-R' \ + \ CoA-SH$$

Acetyl-Coenzym A   Alkohol   acetylierter Alkohol   Coenzym A

Außerdem ist Acetyl-CoA Vorstufe bei der Biosynthese der Fettsäuren und Steroide und im Stoffwechsel der Mikroorganismen für eine Reihe von Antibiotica (*Acetogenine*). Der Baustein „*Acetat*" (C_2-Einheit) wird in einer Art Esterkondensation für den Aufbau von C-Atomketten verwendet.

13.4.6 Carbonsäureamide

Versetzt man Carbonsäuren mit Ammoniak oder Aminen, dann bildet sich das *Ammoniumsalz*.

$$R-\overset{\overset{O}{\|}}{C}-OH \ + \ NH_3 \ \longrightarrow \ R-\overset{\overset{O}{\|}}{C}-O^{\ominus} \ \ NH_4^{\oplus}$$

Um den Stickstoff des Ammoniaks an das Carboxyl-C-Atom heranzubringen, darf 1) kein Ammonium-Ion vorliegen und 2) kein Carboxylat-Ion vorliegen, weil die negative Ladung das freie Elektronenpaar des Ammoniaks abstößt. Geht man von der Carbonsäure den Umweg über das Chlorid oder Anhydrid, dann gelingt die Herstellung von Carbonsäureamiden problemlos. Ammoniak wird jedoch im Überschuß benötigt, weil die entstehende Salzsäure Ammoniak verbraucht.

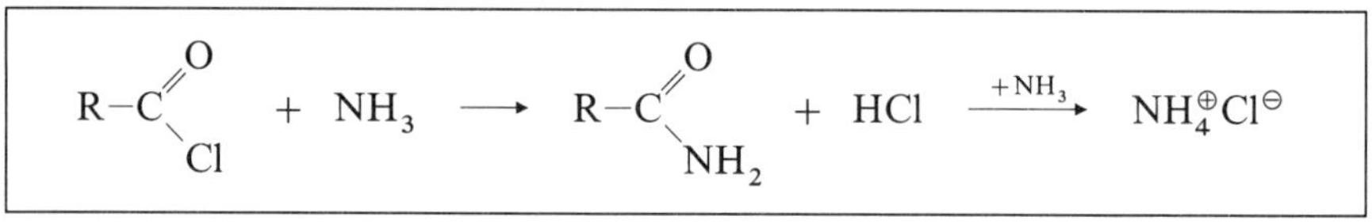

Amide entstehen im einfachsten Fall mit Ammoniak als Nucleophil, in gleicher Weise reagieren jedoch auch primäre und sekundäre Amine.

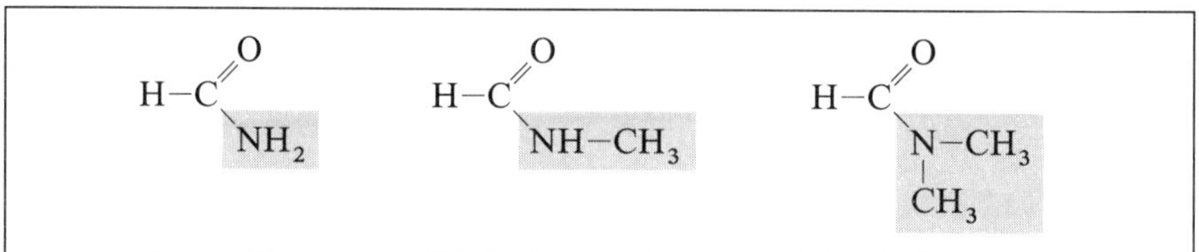

Formamid   Methylformamid   Dimethylformamid (DMF)

Die NH_2-Gruppe hat durch die Nachbarschaft der elektronenziehenden CO-Gruppe andere Eigenschaften als Ammoniak. Die Amidgruppe ist mesomeriestabilisiert. Daran ist das freie Elektronenpaar des N-Atoms beteiligt, was seine Basizität senkt. Amide sind *neutrale* Verbindungen.

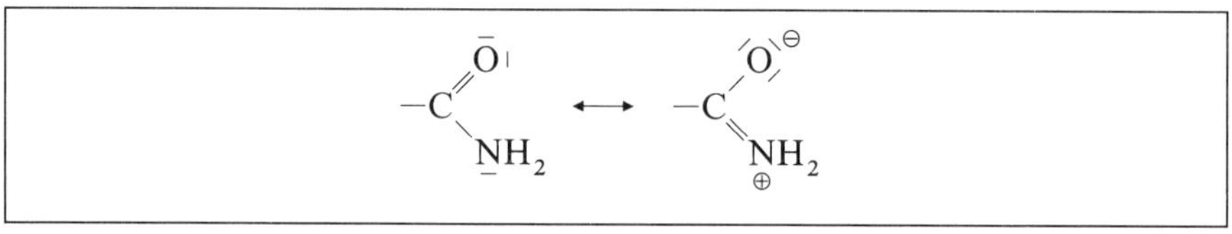

Cyclische Amide heißen **Lactame**, je nach Ringgröße β-Lactam, γ-Lactam oder δ-Lactam. Ist eine NH-Gruppe von zwei CO-Gruppen flankiert, spricht man von *Imiden*. Lactame und Imide spielen bei vielen heterocyclischen Naturstoffen eine Rolle.

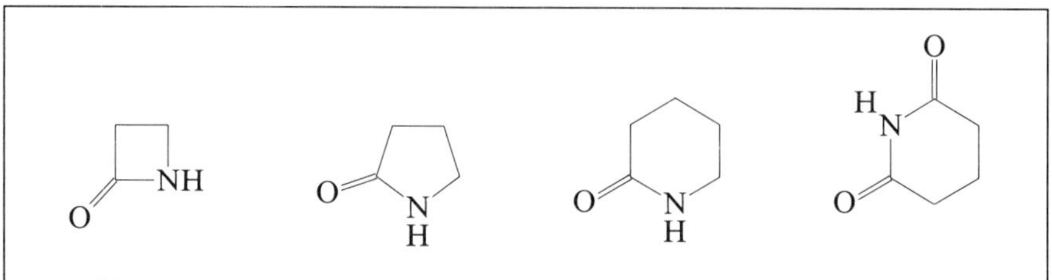

β-Lactam γ-Lactam δ-Lactam   Imid

Die Hydrolyse von Amiden gelingt in Gegenwart starker Säuren oder Basen. Da Amide weniger reaktiv sind als Ester, müssen die Bedingungen drastischer sein. Beide Reaktionen sind *irreversibel*. In Gegenwart von Säure wird das Amid durch die Bildung des Ammonium-Ions desaktiviert. In Gegenwart von Basen entsteht das Carboxylat-Ion. Die weitere Besprechung von Amiden erfolgt in Kapitel 15.

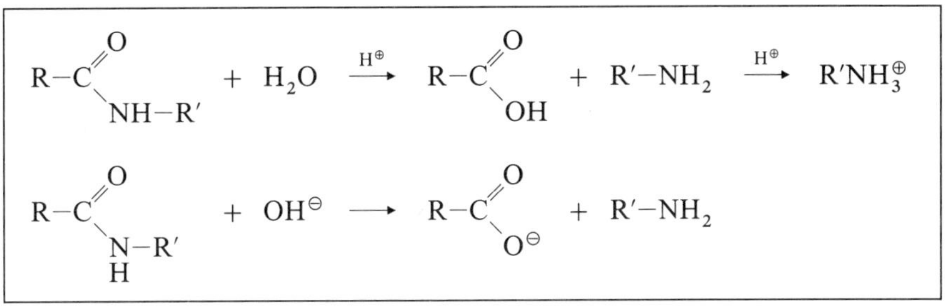

$$R-C \overset{O}{\underset{NH-R'}{\big<}} + H_2O \xrightarrow{H^{\oplus}} R-C \overset{O}{\underset{OH}{\big<}} + R'-NH_2 \xrightarrow{H^{\oplus}} R'NH_3^{\oplus}$$

$$R-C \overset{O}{\underset{\underset{H}{N-R'}}{\big<}} + OH^{\ominus} \longrightarrow R-C \overset{O}{\underset{O^{\ominus}}{\big<}} + R'-NH_2$$

13.4.7 *Aufgaben*

1) Warum katalysieren starke Säuren die Reaktionen von Carbonsäurederivaten?

2) Formulieren Sie die Reaktion von *Acetylchlorid* mit Ethanol. Wie heißt das Reaktionsprodukt?

3) Was entsteht aus *Benzoylchlorid* und *Anilin*?

4) *Bernsteinsäure* wird mit einem großen Überschuß an Methanol in Gegenwart von etwas konzentrierter Schwefelsäure gekocht! Was entsteht?

5) Woher stammt das Sauerstoffatom des Wassers, das bei der säurekatalysierten Veresterung entsteht?

6) Formulieren Sie Bernsteinsäure-anhydrid!

7) Was entsteht aus *Essigsäurepropylester* beim Kochen mit Methanol in Gegenwart von HCl?

8) Wie läßt sich aus Essigsäureethylester *Aceton* gewinnen (3 Stufen)?

9) Welche Verbindungen entstehen bei der alkalischen Hydrolyse von:

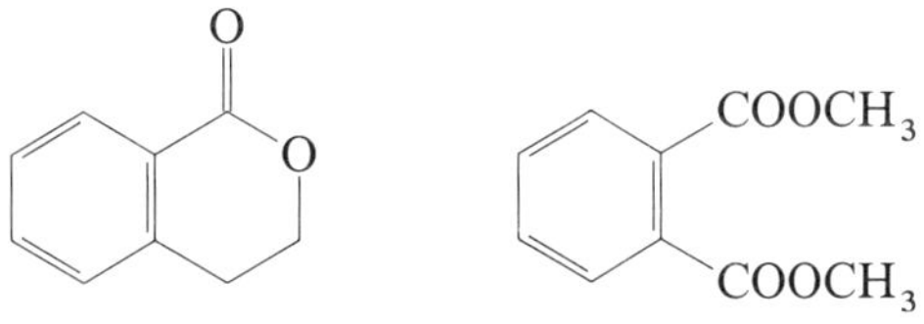

a)   b)

10) Geben Sie die vollständige Formel für *Tristearin* an!

11) *Elaidinsäure* ist das *trans*-Isomere der Ölsäure. Geben Sie die Summenformel und die Strukturformel an!

12) Klassifizieren Sie nachfolgende Verbindung und geben Sie Formel und Name der Hydrolyseprodukte an!

$$H_3C-\overset{\overset{\displaystyle O}{\|}}{C}-S-CH_2-CH_2-NH_2 \qquad \text{S-Acetyl-cysteamin}$$

13.5 Derivate anorganischer Säuren

Wichtige anorganische Säuren, deren Anionen im Stoffwechsel eine Rolle spielen, sind *Kohlensäure, Phosphorsäure* und *Schwefelsäure*. Ihre Derivate nehmen z. T. eine Zwischenstellung zwischen anorganischer und organischer Chemie ein, sind in einigen Fällen jedoch biochemisch sehr bedeutsam und sollen kurz besprochen werden.

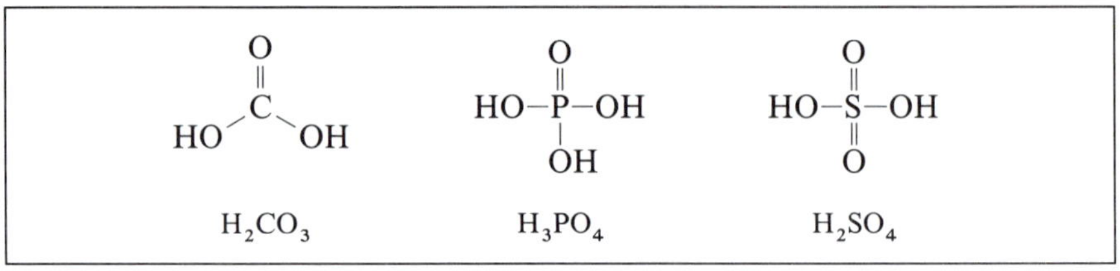

$$H_2CO_3 \qquad H_3PO_4 \qquad H_2SO_4$$

13.5.1 Kohlensäure und Harnstoff

Kohlensäure selbst ist wenig stabil und zerfällt leicht in CO_2 und Wasser. Aus der Formel geht hervor, daß zwei saure OH-Gruppen an einer Carbonylgruppe stehen. Kohlensäurederivate sind denen der Carbonsäuren z. T. sehr ähnlich. Phosgen z. B. ist das Dichlorid, das mit Ammoniak glatt zum Diamid der Kohlensäure, dem Harnstoff, reagiert.

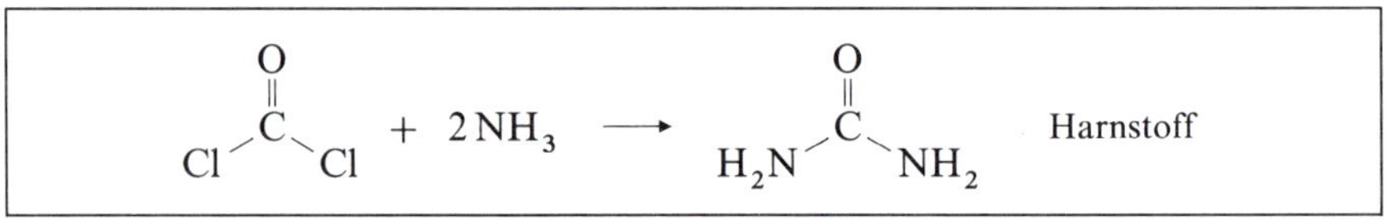

Diese Verbindung kennt man schon lange als Stoffwechsel-Ausscheidungsprodukt. Die Harnstoff-Synthese durch *F. Wöhler* im Jahre 1828 aus anorganischen Vorstufen leitete einen Umbruch im Denken der damaligen Zeit ein. Es wurde klar, daß organische Verbindungen auch außerhalb von Lebewesen allein durch die Kunst des Chemikers entstehen.

Harnstoff ist farblos, wasserlöslich und wie alle Säureamide neutral. Seine Hydrolyse zu CO_2 und Ammoniak gelingt in Gegenwart starker Säuren oder Basen bzw. enzymatisch durch das Enzym *Urease*. Beim Erhitzen über den Schmelzpunkt spaltet Harnstoff Ammoniak ab, es bildet sich Isocyansäure, die ein zweites Molekül Harnstoff zum Biuret addiert. Biuret und Peptide bilden mit $Cu^{2\oplus}$-Ionen in alkalischer Lösung violett gefärbte Chelat-Komplexe, die zum Nachweis der genannten Verbindungen dienen.

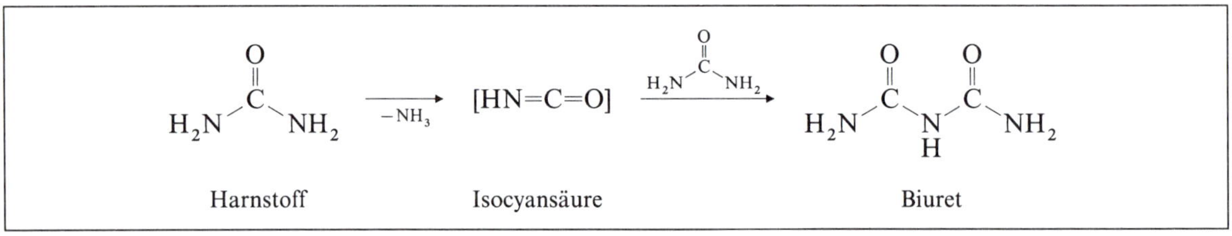

Harnstoff   Isocyansäure   Biuret

Harnstoff selbst findet als Düngemittel Verwendung und ist Synthesebaustein für Arzneimittel (z. B. Barbiturate und Ureide) oder Kunststoffe (Harnstoff/Formaldehyd-Harze).

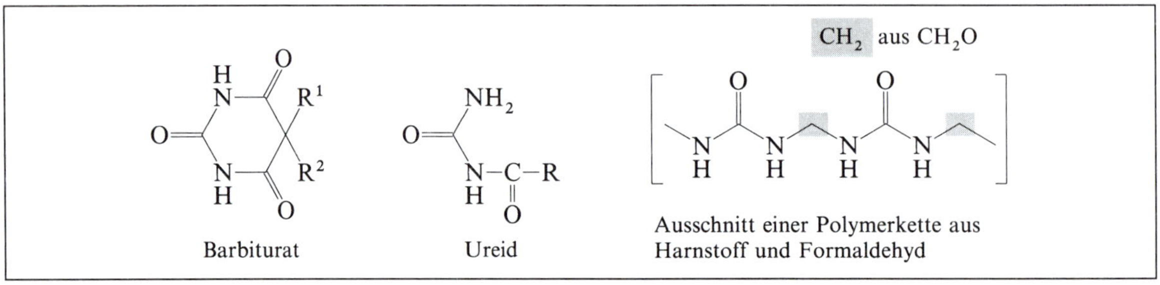

Barbiturat   Ureid   Ausschnitt einer Polymerkette aus Harnstoff und Formaldehyd

Dem Harnstoff verwandt ist das **Guanidin**, es ist ein Iminoderivat des Harnstoffs. Es reagiert wie alle Verbindungen, die Guanidylreste enthalten, stark basisch, beim Anlagern eines Protons entsteht ein mesomeriestabilisiertes Kation. Eine Guanidylgruppe ist in der Aminosäure *Arginin* enthalten.

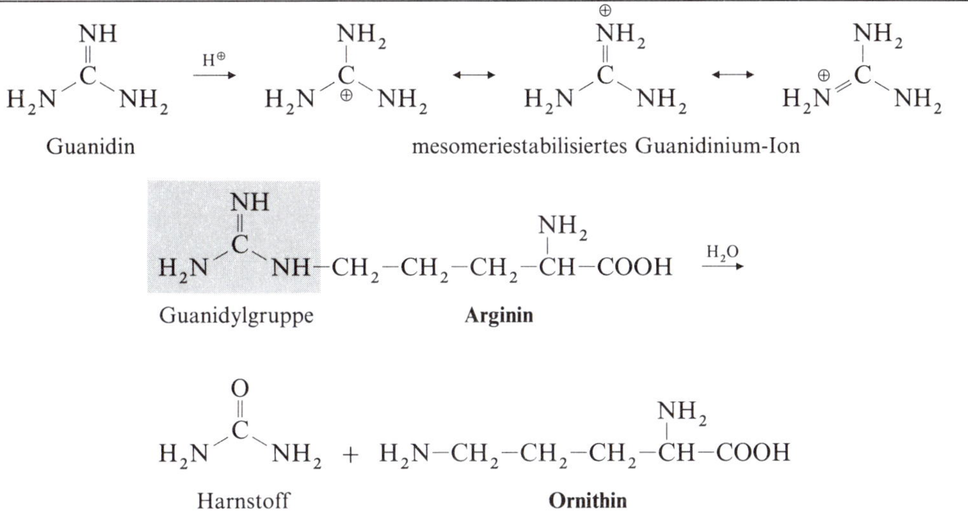

Bei der Hydrolyse von Verbindungen, die Guanidylgruppen enthalten, entsteht Harnstoff. Im Stoffwechsel der Säugetiere ist die Hydrolyse von **Arginin** zu *Harnstoff* und **Ornithin** der letzte Schritt beim Abbau Stickstoff-haltiger Verbindungen (*Harnstoff-Cyclus*). Freies Ammoniak würde den Säure/Basen-Haushalt der Zellen empfindlich stören. Die Umwandlung in wasserlöslichen, neutralen Harnstoff ist somit ein sinnvoller Umweg. Andere Tiere, wie Vögel und Reptilien, scheiden als Abbauprodukt Stickstoff-haltiger Verbindungen **Harnsäure** aus, die Harnstoff als Strukturelement enthält, jedoch im Stoffwechsel nicht aus ihm hervorgeht.

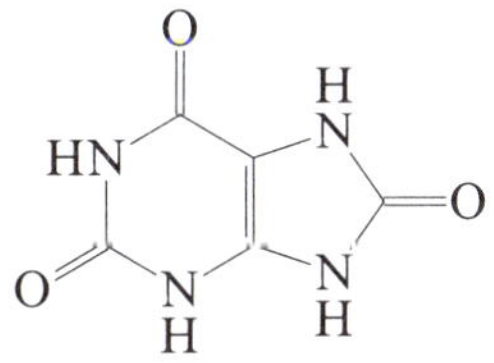

Harnsäure (Lactamform)

13.5.2 Phosphorsäure

Phosphorsäure bildet wie Carbonsäuren mit Alkoholen Ester. Die Veresterung kann stufenweise erfolgen, in der Natur spielen die Mono- und Diester eine Rolle.

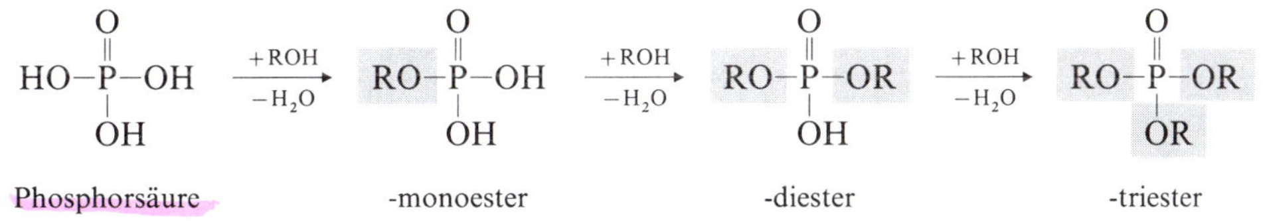

Bei den üblichen pH-Werten der Zelle liegen die Mono- und Diester der Phosphorsäure als Anionen vor. Aus diesem Grund werden die Ester auch als **Phosphate** bezeichnet. Bei pH = 7 ist das erste Proton der Phosphorsäure vollständig und das zweite zur Hälfte dissoziiert. Man formuliert die Monoester in der Regel als *Dianion* und die Diester als *Monoanion*.

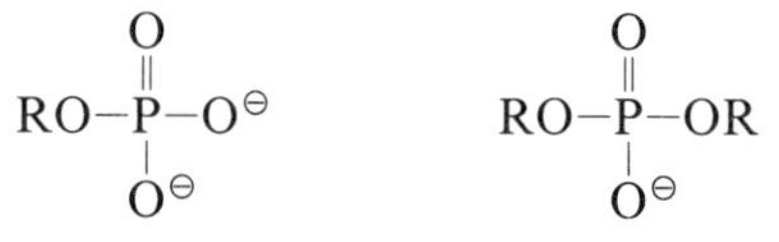

Dianion   Monoanion

Die negative Ladung am Phosphorsäurerest verhindert die rasche, nicht enzymatische Hydrolyse der Phosphorsäureester. Nucleophile wie H_2O oder $OH^\ominus$ können gegen die vorhandene negative Ladung schwer angreifen. Die Ladung trägt somit erheblich zur Stabilität der Ester in Abwesenheit von Enzymen bei. Das ist der Grund, warum die Phosphate in der Natur so eine überragende Rolle spielen.

Beispiele für Phosphorsäure-monoester sind **Glycerin-3-phosphat** und **Phosphoenolpyruvat** (PEP), wobei letzteres ein Enolester ist.

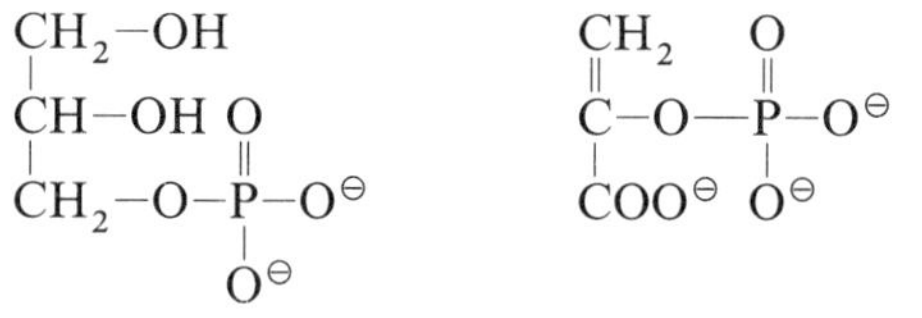

Glycerin-3-phosphat   Phosphoenolpyruvat (PEP)

Ein Phosphorsäure-diester verbirgt sich im **Lecithin** zwischen Glycerin und Cholin. Glycerin ist außerdem mit höheren Fettsäuren verestert, analog wie bei den Triacylglycerinen (s. Kap. 13.4.4). Bei der vollständigen Hydrolyse aller Esterbindungen erhält man Glycerin, 2 Moleküle Fettsäure, Phosphorsäure und Cholin. Auch **cyclische Phosphorsäurediester** existieren, im Beispiel sind zwei Hydroxygruppen eines Zuckerbausteins verestert.

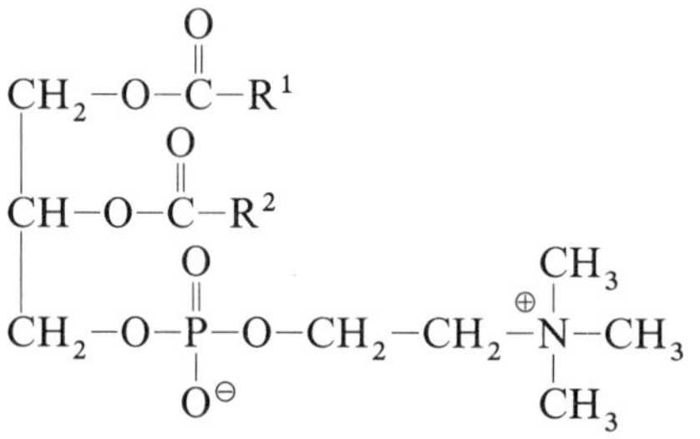

Lecithin 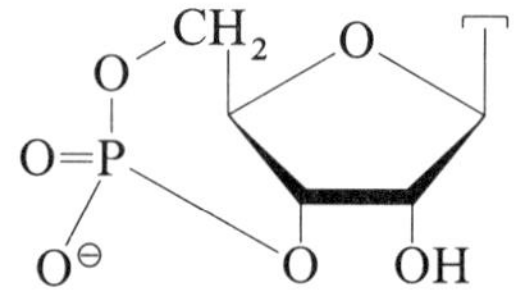   cyclischer Phosphorsäureester

Lecithin gehört zu den **Phospholipiden**, die für den Aufbau und die Funktion von **Zellmembranen** wichtig sind. Diese Moleküle haben einen hydrophilen Kopf, bestehend aus der quartiären Ammoniumgruppe und dem negativ geladenen Phosphatrest, sowie zwei hydrophoben Kohlenwasserstoffketten. In wäßriger Lösung bildet Lecithin nicht einfach *Micellen* wie die Seifen (s. Kap. 13.3.3), sondern bevorzugt **Doppelschichten** (Abb. 13/3), die einen Innenraum gegen einen Außen-

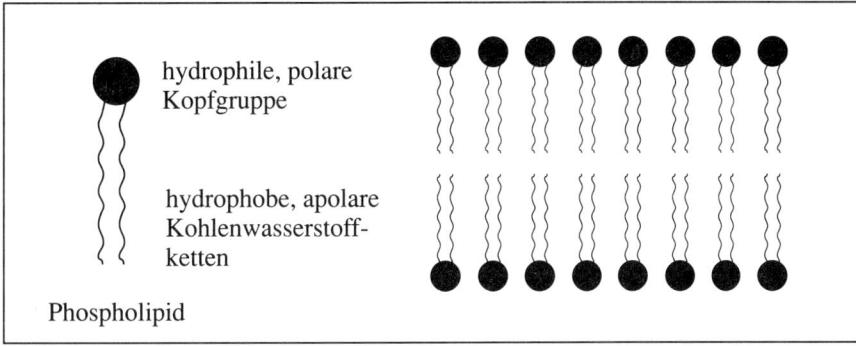

Abb. 13/3. Ausschnitt aus einer Phospholipid-Doppelschichtmembran.

raum als *Membran* abgrenzen können. Die Fähigkeit zur Membranbildung hängt mit der Struktur der Phospholipide zusammen. Die Triebkraft dafür ist die hydrophobe Wechselwirkung zwischen den Fettsäureketten.

Neben den Phosphorsäureestern spielen die **Phosphorsäureanhydride** eine wichtige Rolle. Hier ist die Phosphorsäure entweder mit sich selbst verbunden (**Pyrophosphat**) oder mit einer Carbonsäure zu einem gemischten Anhydrid (z. B. **Acetylphosphat**). In der Biochemie wird die geladene Phosphatgruppe zur Vereinfachung der Formelbilder auch durch (P) abgekürzt.

Phosphorsäureanhydrid
(Pyrophosphat)

Acetylphosphat
(gemischtes Anhydrid)

Neben den vollständigen Strukturformeln steht jeweils die abgekürzte Schreibweise.

Im **Glycerinsäure-1,3-bisphosphat** ist ein Phosphatrest als Monoester, der andere als gemischtes Anhydrid gebunden. Beim **Carbamoylphosphat** liegt ein gemischtes Anhydrid mit der Carbaminsäure, dem Monoamid der Kohlensäure, vor.

Neben den vollständigen Strukturformeln steht jeweils die abgekürzte Schreibweise.

Glycerinsäure-1,3-bisphosphat

Carbamoylphosphat

Phosphorsäure-anhydride auf Pyrophosphatbasis findet man in der Natur häufig angekoppelt an Zuckerbausteine, z. B. Ribose. Vom Zucker ausgehend ist der erste Phosphatrest als Ester gebunden, der zweite als Anhydrid, es entsteht ein **Diphos-**

239

phat. Wird ein dritter Phosphatrest, wieder als Anhydrid, angehängt, kommt man zum **Triphosphat**. Auch Di- und Triphosphate sind durch ihre negativen Ladungen vor einer raschen, nicht enzymatischen Hydrolyse geschützt.

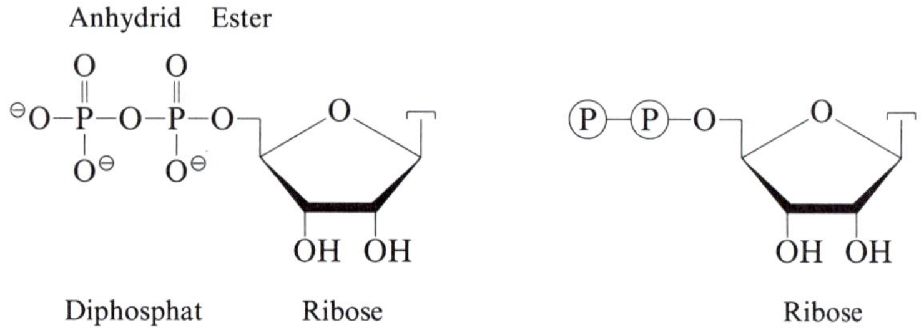

13.5.3 Schwefelsäure

Schwefelsäure bildet Mono- und Diester. Monoester reagieren sauer und können, wenn ein lipophiler Alkohol umgesetzt wurde, diesen wasserlöslich machen. Im Stoffwechsel des Menschen spielt dies eine Rolle, um nicht abbaubare Phenole und Alkohole über die Nieren ausscheiden zu können. Der Sulfatrest wird in einer Anhydridbindung aktiviert (**PAPS** = 3′-Phospho-adenosin-5′-phosphosulfat) und von dort auf Alkohol-OH-Gruppen zum Schwefelsäure-monoester übertragen.

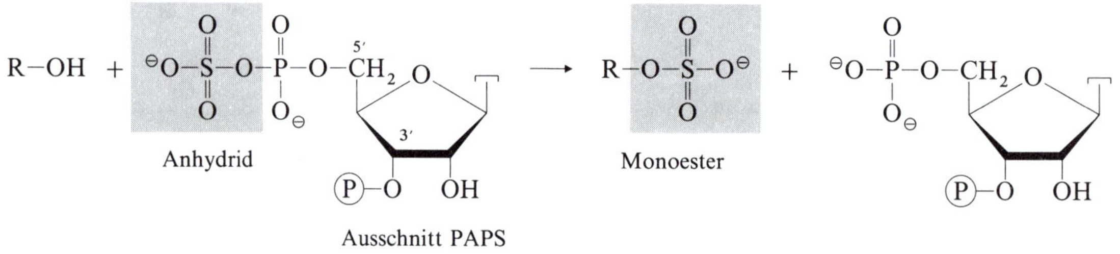

Dimethylsulfat ist ein wichtiges Methylierungsmittel, das beim Angriff eines Nucleophils $CH_3^\oplus$ überträgt. Wegen dieser Eigenschaft ist es außerordentlich giftig.

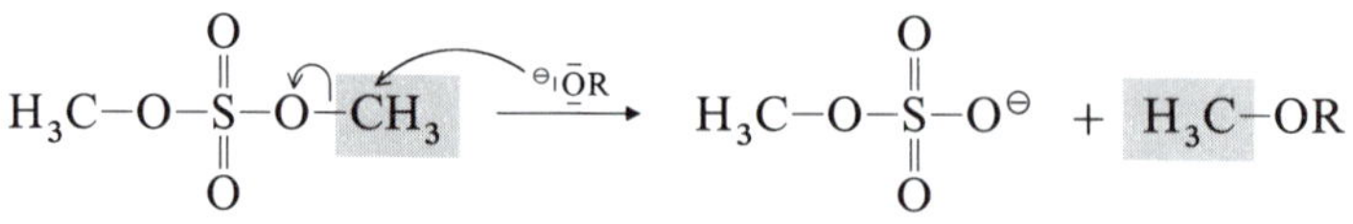

13.5.4 Freie Energie der Hydrolyse

In Kap. 6.6 hatten wir gesehen, daß die Änderung von *Gibb's* freier Energie (ΔG) eine wichtige *thermodynamische Größe* ist, die über die *Triebkraft* einer chemischen Reaktion Auskunft gibt. Nur wenn ΔG unter den gegebenen Bedingungen negativ ist, läuft eine Reaktion freiwillig ab.

Für eine beliebige Gleichgewichtsreaktion aA + bB $\rightleftharpoons$ cC + dD gilt für die Änderung von Gibb's freier Energie die folgende Beziehung:

$$\Delta G = \Delta G^0 + R \cdot T \cdot \ln \frac{[C]^c \cdot [D]^d}{[A]^a \cdot [B]^b}$$

Darin ist R die Gaskonstante, T die absolute Temperatur und ΔG^0 die Änderung der freien Energie unter Standardbedingungen in kJ/mol. Die Konzentrationen der Ausgangsstoffe und der Produkte werden in mol/l angegeben. Der tatsächliche ΔG-Wert einer Reaktion hängt somit von der Natur der Reaktanten ab, was in ΔG^0 zum Ausdruck kommt, und von den Konzentrationen (genauer: Aktivitäten) der Reaktanten.

Befindet sich eine Reaktion im Gleichgewicht, ist $\Delta G = 0$ und es gilt

$$\Delta G^0 = - R \cdot T \cdot \ln K$$

K ist die Gleichgewichtskonstante. In der Biochemie hat es sich zur Vereinfachung eingebürgert, die Änderung der freien Energie unter Standardbedingungen auf pH = 7 zu beziehen, ferner wird die Konzentration des Wassers, wenn es Reaktant ist, gleich 1 gesetzt. Diese Anpassung führt zu **$\Delta G^{0\prime}$-Werten**.

Für einige wichtige Hydrolyse-Reaktionen sind in Tab. 13/2 die $\Delta G^{0\prime}$-Werte angegeben. Die Werte sind ein Maß für die Reaktivität eines bestimmten Eduktes gegenüber Wasser. Zu erkennen ist, daß alle Hydrolysen *thermodynamisch möglich* sind, die meisten, insbesondere bei den Phosphaten, laufen ohne Katalysator nicht ab, d. h. die Edukte sind *kinetisch stabil*.

Tab. 13/2. Freie Energie der Hydrolyse einiger Säurederivate

Ausgangsstoff (Edukt)	Produkte	$\Delta G^{0\prime}$ [kJ/mol]	s. Kap.
Acetanhydrid	2 Acetat	− 91	13.4.3
Phosphoenolpyruvat	Pyruvat + Phosphat	− 62	13.5.2
Carbamoylphosphat	Carbaminat + Phosphat	− 51	13.5.2
Acetylphosphat	Acetat + Phosphat	− 42	13.5.2
Acetylthioester	Acetat + Thiol (Coenzym A)	− 33	13.4.5, 17.6
Pyrophosphat	2 Phosphat	− 33	13.5.2
ATP	ADP + Phosphat	− 30	13.5.2, 17.6
ATP	AMP + Pyrophosphat	− 30	
Essigsäureethylester	Acetat + Ethanol	− 20	13.4.4
Acetamid	Acetat + Ammoniak	− 12	13.4.6
Glycerin-3-phosphat	Glycerin + Phosphat	− 9	13.5.2

In der Natur ist diese Stabilität von großem Nutzen: Das Leben auf der Erde hätte sich nicht entwickeln können, wenn die in den Verbindungen enthaltene Energie unkontrolliert durch Hydrolyse freigesetzt und damit vergeudet würde. Erreicht werden mußte, die Energie durch *Kopplung von Reaktionen* dort einzusetzen, wo sie für den Aufbau funktioneller Moleküle benötigt wird.

Man kann aus Tab. 13/2 z. B. ersehen, daß Acetylphosphat mit ADP zu ATP und Acetat reagieren kann:

Acetylphosphat	$\longrightarrow$ Acetat + Phosphat	$\Delta G^{0\prime} = - 42$ kJ/mol
ADP + Phosphat	$\longrightarrow$ ATP	$\Delta G^{0\prime} = + 30$ kJ/mol
Acetylphosphat + ADP	$\longrightarrow$ Acetat + ATP	$\Delta G^{0\prime} = - 12$ kJ/mol

Die Gesamtreaktion ist exergon, kann also in Anwesenheit geeigneter Enzyme stattfinden. Ein Teil der Energie, die im Acetylphosphat steckt, ist dann im ATP gespeichert.

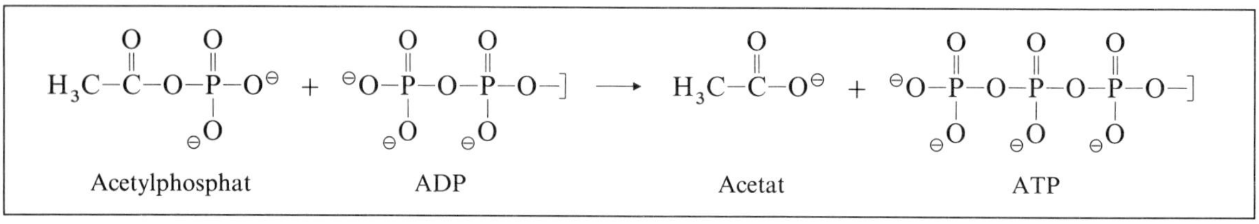

$$\underset{\text{Acetylphosphat}}{H_3C-\overset{\overset{O}{\|}}{C}-O-\overset{\overset{O}{\|}}{\underset{\underset{O^\ominus}{|}}{P}}-O^\ominus} + \underset{\text{ADP}}{{}^\ominus O-\overset{\overset{O}{\|}}{\underset{\underset{O^\ominus}{|}}{P}}-O-\overset{\overset{O}{\|}}{\underset{\underset{O^\ominus}{|}}{P}}-O-]} \longrightarrow \underset{\text{Acetat}}{H_3C-\overset{\overset{O}{\|}}{C}-O^\ominus} + \underset{\text{ATP}}{{}^\ominus O-\overset{\overset{O}{\|}}{\underset{\underset{O^\ominus}{|}}{P}}-O-\overset{\overset{O}{\|}}{\underset{\underset{O^\ominus}{|}}{P}}-O-\overset{\overset{O}{\|}}{\underset{\underset{O^\ominus}{|}}{P}}-O-]}$$

Da die Übertragung von Phosphatresten von einer zur anderen Verbindung im Stoffwechsel eine große Rolle spielt, schreibt man den Phosphaten ein „**Phosphat-gruppen-Übertragungspotential**" zu. Dieses ergibt sich aus der freien Energie der Hydrolyse der einzelnen Verbindung. Phosphoenolpyruvat hat ein hohes Übertragungspotential, gefolgt von den Phosphorsäureanhydriden. Bei den normalen Phosphorsäureestern (z. B. Glycerin-3-phosphat) ist das Übertragungspotential klein. Die Richtung der Übertragung läßt sich anhand der thermodynamischen Daten vorhersagen.

13.5.5 Aufgaben

1) Welche Verbindung entsteht bei der Umsetzung von *Phosgen* mit *Cyclohexyl-amin*?
2) *Harnstoff* reagiert mit *Malonsäure* unter Abspaltung von zwei Molekülen Wasser zu einer cyclischen Verbindung. Versuchen Sie diese zu fomulieren!
3) Benennen Sie die Strukturelemente eines *Phospholipids*!
4) Welche Struktur hat *Cholin-phosphat*?
5) Formulieren Sie die Partialformel eines Triphosphates!
6) Formulieren Sie den Schwefelsäure-monoester des *Cholesterins*!
7) Aus welcher funktionellen Gruppe heraus überträgt die Natur Methylgruppen (s. Kap. 12.3.2)?
8) Warum ist die Energie ($\Delta G^{0\prime}$) der Hydrolyse beim Phosphoenolpyruvat größer als beim ATP, obwohl im ersten Fall nur eine Phosphorsäureester-Bindung gespalten wird?

14 Stereochemie

14.1 Verbindungen mit einem Chiralitätszentrum

14.1.1 Grundbegriffe

Moleküle erstrecken sich in alle drei Raumrichtungen, sie werden am besten durch raumerfüllende *Molekülmodelle* dargestellt (s. Kap. 11.1.3). Von einigen der bisher besprochenen Verbindungen wollen wir solche Modelle genauer betrachten. Dabei können wir Entdeckungen mit weitreichenden Konsequenzen machen. So lassen sich z. B. von der *Milchsäure* zwei verschiedene Formen aufbauen, wenn man von der Konstitutionsformel ausgeht. Die eine Form ist das *Spiegelbild* der anderen, und wir können beide durch Drehen und Wenden nicht zur Deckung bringen. Man bezeichnet die beiden Formen als **Enantiomere**.

Konstitutionsformel
$$\overset{3}{H_3C}-\overset{2}{C}H-\overset{1}{C}OOH$$
$$|$$
$$OH$$
Milchsäure

Stereoformeln der enantiomeren Milchsäure-Moleküle:

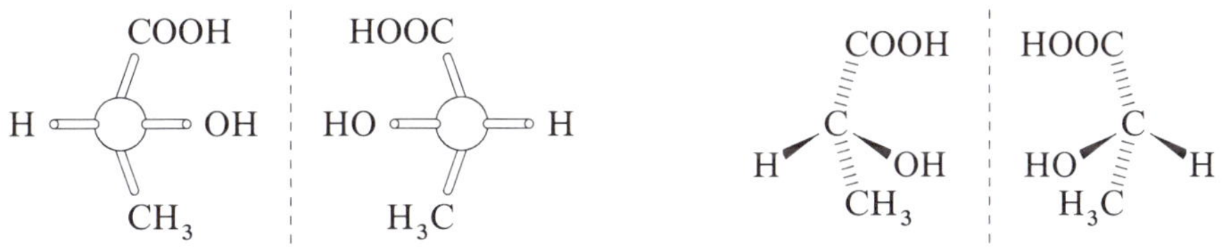

Spiegelebene   Spiegelebene

(Darstellung vom Molekülmodell abgeleitet)   (perspektivische Darstellung)

Die beiden *enantiomeren* Milchsäure-Moleküle verhalten sich zueinander wie unsere linke und rechte Hand. Man bezeichnet deshalb Moleküle, von denen es ein nicht deckungsgleiches Spiegelbild gibt, auch als **chiral** (griechich: *cheir* = Hand). In der Milchsäure ist C-2 ein sp^3-hybridisiertes (tetraedrisches) C-Atom mit vier verschiedenen Substituenten. Man nennt solch ein C-Atom *asymmetrisch* oder spricht von einem **Chiralitätszentrum**, weil es für die Chiralität (Händigkeit) des Moleküls verantwortlich ist.

Betrachten wir als nächstes ein Modell der *Brenztraubensäure*. Hier stehen drei verschiedene Substituenten an einem sp^2-C-Atom.

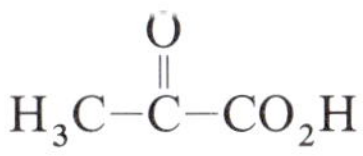

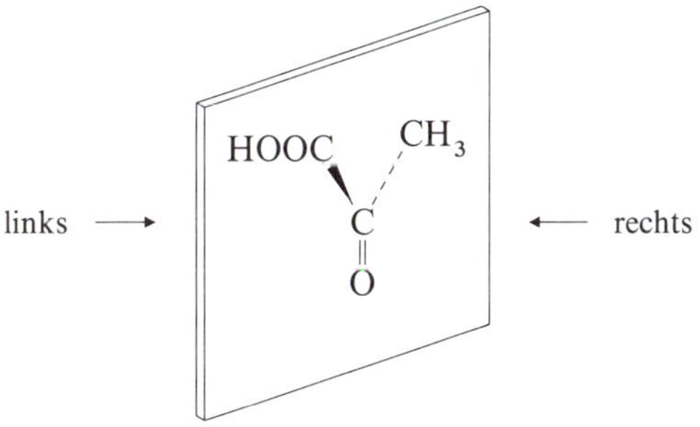

Von diesem Molekül existiert nur eine Form, die mit ihrem Spiegelbild deckungsgleich ist. Brenztraubensäure enthält *kein* Chiralitätszentrum, das Molekül enthält aber zwei verschiedene Seiten (eine rechte und eine linke), die wir unterscheiden können. Ein ähnlicher Fall liegt z. B. vor, wenn Sie einen Tisch decken. Die Teller stehen schon und Sie wollen Messer und Gabeln daneben legen. Sie müssen sich jetzt entscheiden, denn Sie sind erst dann ein perfekter Gastgeber, wenn Sie das Messer rechts und die Gabel links neben den Teller legen.

Auch Propionsäure ist mit ihrem Spiegelbild deckungsgleich, sie enthält kein asymmetrisches C-Atom und ist somit *nicht* chiral (= **achiral**). Dennoch können wir die beiden H-Atome der CH_2-Gruppe unterscheiden. Je nachdem, ob wir das Molekül von rechts oder von links anschauen, ist die räumliche Anordnung des jeweiligen H-Atoms zu den Substituenten $COOH$ und CH_3 verschieden.

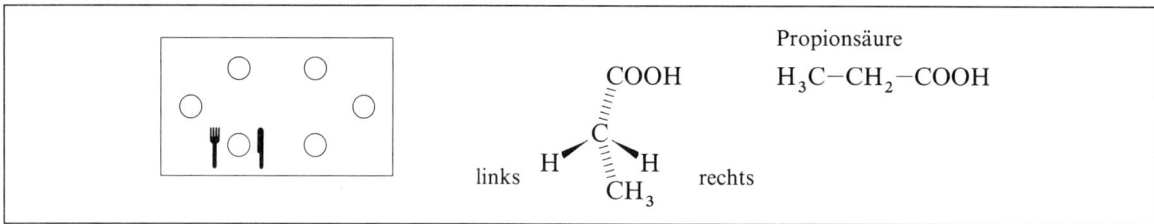

Brenztraubensäure und Propionsäure sind Beispiele für Verbindungen, bei denen man eine rechte und linke Molekülseite unterscheiden kann. Solche Verbindungen werden als **prochiral** bezeichnet. Die CH_2-Gruppe der Propionsäure ist somit ein *Prochiralitätszentrum*, es genügt, ein H-Atom z. B. gegen OH auszutauschen, um ein Chiralitätszentrum zu erhalten.

Als letztes Beispiel betrachten wir das Aceton-Molekül. Es ist wie Brenztraubensäure *achiral,* hat jedoch eine höhere Symmetrie als diese. Neben einer Symmetrieebene durch die drei C-Atome verfügt es u. a. auch über eine zweizählige Drehachse, d. h. durch Drehung um 180° um die angegebene Achse entsteht ein deckungsgleiches Molekül.

Im Aceton lassen sich die rechte und linke Molekülseite nicht mehr unterscheiden, deshalb ist dieses Molekül – im Gegensatz zur Brenztraubensäure – nicht mehr prochiral.

14.1.2 Enzymatische Reduktion, Stereoselektivität

Die Tatsache, daß eine Verbindung wie Pyruvat prochiral ist, spielt erst dann eine Rolle, wenn dieses Molekül auf eine chirale Umgebung trifft. Im Stoffwechsel treten die **Enzyme** als chirale Partner auf. Für die Reduktion des Pyruvats an der

Ketogruppe bedeutet das: Ein Enzym im *Muskel* gibt nur von der rechten Seite (oben) Wasserstoff (als Hydrid-Ion $H^{\ominus}$) an das Molekül, es entsteht (+)-Milchsäure (Fleischmilchsäure) (Abb. 14/1); ein Enzym der *Milchsäurebakterien* gibt nur von links (unten) Wasserstoff an das Brenztraubensäure-Molekül, man erhält (−)-Milchsäure (Gärungsmilchsäure). Beide Enzyme arbeiten somit *stereoselektiv*, da sie nur eines der beiden enantiomeren Milchsäure-Moleküle aufbauen. Die Selektivität beträgt in diesem Beispiel 100 %.

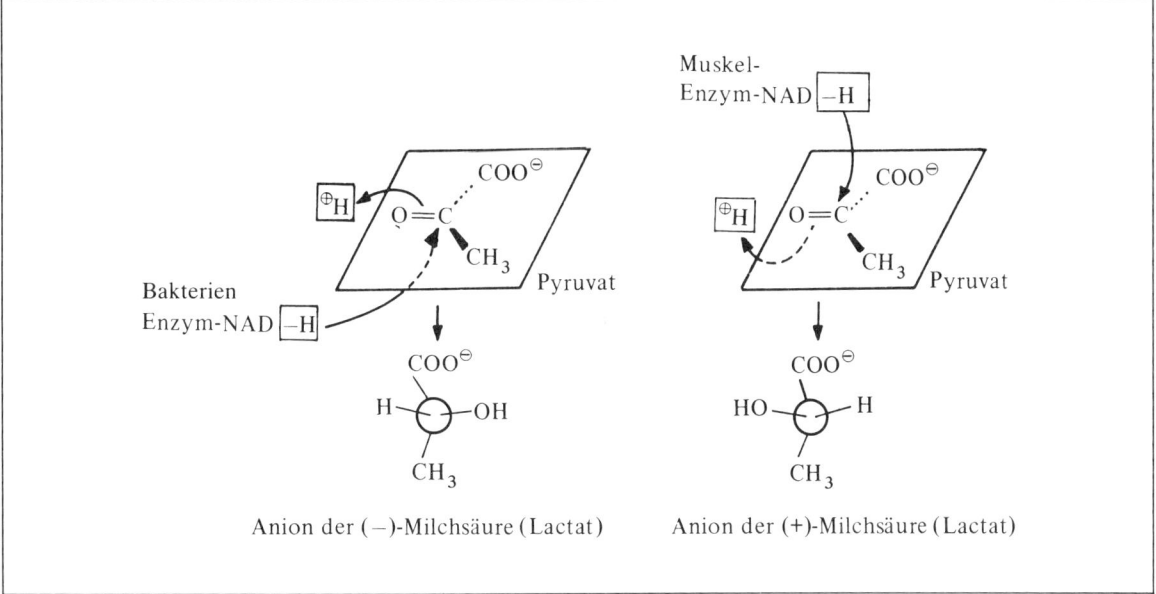

Abb. 14/1. Stereoselektive Reduktion von Brenztraubensäure (Pyruvat) mit dem Enzym-NADH-Komplex. − Angriff des Hydrid-Ions von unten liefert (−)-Milchsäure (Lactat), Angriff von oben (+)-Milchsäure (Lactat).

Zur Charakterisierung von Enantiomeren wird häufig das Vorzeichen ihrer **spezifischen Drehung** vor den Namen gesetzt. Die spezifische Drehung [α] charakterisiert eine chirale Verbindung und gehört wie der Schmelzpunkt oder der Siedepunkt zu den physikalischen Konstanten. Sie wird im *Polarimeter* bestimmt (vgl. Physiklehrbücher). Gemessen wird ein Winkel (in Grad), um den die Ebene des linear polarisierten Lichtes beim Durchtritt durch eine Lösung der Substanz gedreht wird. Eine Drehwertangabe sieht z.B. wie folgt aus·

$$[\alpha]_D^{25} = + 155,5° \qquad (c = 0,75, \text{ Wasser})$$

Die Meßlösung hatte eine Temperatur von 25 °C und wurde mit dem Licht der D-Linie ($\lambda = 589$ nm) einer Natriumlampe vermessen. Die Ebene des polarisierten Lichtes drehte sich im Uhrzeigersinn (+, rechts). Die Substanz war in Wasser gelöst, die Meßlösung hatte eine Konzentration von 0,75 g/100 ml. Für den Vergleich von Drehwerten, z.B. um die Identität von zwei chiralen Verbindungen abzuklären, ist die Angabe der genannten Meßparameter unentbehrlich.

Man kann beide Enzyme auch nehmen, um Milchsäure wieder zu Brenztraubensäure zu oxidieren (= dehydrieren). Wie Sie vielleicht vermuten, setzt das Enzym aus dem Muskel nur die (+)-Milchsäure um, das Enzym aus Milchsäurebakterien nur die (−)-Milchsäure. Die Milchsäure ist in beiden Fällen das Substrat der Enzyme. Um genau zu sein, muß man bei chiralen Molekülen zugleich angeben, für welches Enantiomere ein Enzym ausgelegt ist.

In der Literatur wird neben dem Oberbegriff „**stereoselektiv**" auch der Begriff „**stereospezifisch**" verwendet. Eine Reaktion wird dann als stereospezifisch bezeichnet, wenn sie aufgrund ihres Mechanismus in so festen Bahnen verläuft, daß die Raumstruktur eines gegebenen Ausgangsstoffes die des Produktes bestimmt, z.B. wie bei der S_N2-Reaktion (s. Kap. 12.5.2). Eine stereospezifische Reaktion ist auch stereoselektiv, aber nicht umgekehrt.

Fast alle Umsetzungen, an denen Enzyme beteiligt sind, verlaufen mit hoher Stereoselektivität. In manchen Fällen arbeiten die Enzyme auch stereospezifisch. Diese Aussage ist jedoch nur zulässig, wenn der Mechanismus der enzymatischen Reaktion, z.B. mit Hilfe markierter Isotope, untersucht wurde.

Zunächst ist es vielleicht überraschend, daß von den beiden Formen (Bild und Spiegelbild) der Milchsäure nur jeweils eine enzymatisch oxidiert wird. Man muß dazu wissen, daß Enzyme selbst chiral sind. Es treffen also zwei *chirale Partner* zusammen. Wie der rechte Fuß nur in den rechten Schuh paßt, so reagiert nur das eine Enantiomere der Milchsäure mit dem zu ihm passenden Enzym. Der Übergangszustand (ÜZ, s. Kap. 11.6.3) hat im einen Fall eine soviel geringere freie Aktivierungsenergie ΔG^+ als im anderen Fall, daß dort, wo Enzym und Substrat passen, die Reaktion sehr schnell abläuft und im andern Fall so langsam, daß praktisch keine Umsetzung eintritt. Die bevorzugte Bildung oder Umsetzung eines Enantiomeren erfolgt somit in einer *kinetisch-kontrollierten* Reaktion.

Die prochirale Brenztraubensäure wird von beiden genannten Enzymen vollständig reduziert, das Enzym als *chirales Reagens* erkennt jedoch die „*richtige*" Seite der Brenztraubensäure und bildet nur eine Form der Milchsäure. Reduziert man die Ketogruppe der Brenztraubensäure mit einem chemischen Reagens, das *achiral* ist, entsteht ein 1:1-Gemisch der Enantiomeren der Milchsäure. Für achirale Reagentien hat die Brenztraubensäure keine Vorzugsrichtung.

Ein Gemisch aus gleichen Mengen der Enantiomeren einer Verbindung ist *racemisch*. Es zeigt keine spezifische Drehung mehr und ist damit optisch inaktiv. *Racemate* können durch geeignete Verfahren wieder in die optisch aktiven Bestandteile (Enantiomere) zerlegt werden (*Racemat-Trennung*, s. S. 250).

Die reinen Enantiomere einer Verbindung haben dieselben *physikalischen* Eigenschaften, wie Schmelzpunkt, Siedepunkt, Löslichkeit, IR-Spektrum usw. und können nur mit einer „*chiralen*" physikalischen Methode, die sich in der Praxis z.B. auf polarisiertem Licht aufbaut, unterschieden werden. Neben der spezifischen Drehung werden auch der *Circulardichroismus* (CD) oder die *optische Rotationsdispersion* (ORD) gemessen. Bedeutungsvoll für die Biochemie ist, daß Enantiomere durch Enzyme (= *chirale Reagentien*) unterschieden werden.

Die Stoffwechselprodukte der lebenden Zelle sind in der Mehrzahl chiral oder prochiral. Die Chiralität durchzieht die Natur nicht nur auf molekularer Ebene, sondern tritt auch in der Ausgestaltung der äußeren Erscheinung der Lebewesen hervor. So sind die Schneckenhäuser meistens rechtshändig und der Hopfen windet sich in einer linkshändigen Spirale nach oben.

14.1.3 Schreibweise und Nomenklatur chiraler Verbindungen

Um sich in der Chemie über den Aufbau von Molekülen zu verständigen, bedarf es bestimmter Abmachungen, die zur *chemischen Formelsprache* führen. Nicht jedem Formelbild lassen sich alle Informationen entnehmen, die für die exakte Beschreibung eines Moleküls notwendig sind. Man muß wissen, welcher Darstellung welche Information entnommen werden kann. In der Chemie wird zunächst die *Konstitutionsformel* verwendet, die deutlich macht, welche Atome durch welchen Typ von Bindung miteinander verbunden sind. Bei der Milchsäure hatten wir gesehen, daß diese Formel nicht ausreicht, um die Enantiomeren zu beschreiben. Dazu diente eine *perspektivische Formel*, die die tetraedrische Anordnung der Substituenten um ein sp^3-hybridisiertes C-Atom berücksichtigt und damit die **Konfiguration** an diesem C-Atom beschreibt. Bei größeren Molekülen ist die Zeichnung solcher Formeln schwierig. Eine Vereinfachung bringt die **Fischer-Projektion**. Diese Schreibweise wurde von dem deutschen Chemiker *Emil Fischer* etwa um die Jahrhundertwende eingeführt, um die Chiralitätszentren von Zuckermolekülen leichter und übersichtlicher erfassen zu können.

Folgende Regeln sind bei der Aufstellung einer Formel in der *Fischer-Projektion* einzuhalten: 1) Die längste C-Atomkette des Moleküls wird senkrecht angeordnet. 2) Das am höchsten oxidierte C-Atom der Kette steht oben ($COOH > CHO > CH_2OH > CH_3$). 3) Die senkrecht stehende Kette wird so gedreht, daß vom betrachteten Chiralitätszentrum aus die C-Atome der Kette nach hinten weisen (vom Betrachter weg), die beiden anderen Substituenten nach vorn (zum Betrachter hin). Ebnet man das Molekül in Gedanken ein, entsteht die Projektionsformel, in der die C-Atom-Kette *senkrecht* und die ehemals *nach vorn* weisenden Substituenten *waagrecht* angeordnet sind.

Fischer-Projektion   Stereoformeln   Fischer-Projektion

D-(–)-Milchsäure   L-(+)-Milchsäure

Für die enantiomeren Milchsäuren, deren vereinfachte Molekülmodelle nochmals angegeben sind, ergeben sich in der Fischer-Projektion die nebenstehenden Formeln. Dort wo senkrechte und waagrechte Bindungslinien sich kreuzen, ist das chirale C-Atom zu denken. Zuweilen wird es mit aufgeschrieben.

Für die Unterscheidung von Enantiomeren bedarf es einer Nomenklatur, aus der die räumliche Anordnung der Substituenten – die *Konfiguration* – am Chiralitätszentrum hervorgeht. Hierzu verwendete man früher die Buchstaben D und L. Bezugspunkt war der **(+)-Glycerinaldehyd.** Alle chiralen Verbindungen, die sich auf ihn zurückführen ließen, gehörten zur *D-Reihe*, die anderen zur *L-Reihe*. Bei diesem Verfahren konnte man alle chiralen Moleküle nur relativ miteinander verbinden. Eine genaue Aussage wurde erst möglich, als mit Hilfe der Röntgenstrukturanalyse für eine Verbindung dieser Reihe die tatsächliche (= *absolute*) *Konfiguration* bestimmt werden konnte. Glücklicherweise stimmte die von E. *Fischer* willkürlich festgelegte Formel mit der Realität überein.

D-(+)-Glycerinaldehyd   L-(–)-Glycerinaldehyd   D-Alanin   L-Alanin

Beim Aufschreiben der Fischerprojektion von Glycerinaldehyd, Milchsäure oder Alanin kommt man in die D-Reihe, wenn die OH- bzw. NH_2-Gruppe am Chiralitätszentrum nach *rechts* weist. Die Konfigurationsbezeichnung D oder L hat *nichts* mit dem Vorzeichen der spezifischen Drehung einer Verbindung zu tun, z. B. ist D-Milchsäure linksdrehend und D-Glycerinaldehyd rechtsdrehend. Voraussagen zur Drehrichtung sind nicht ohne weiteres möglich. Vorzeichenwechsel ist bei ein und derselben Verbindung allein durch Wechsel des Lösungsmittels möglich.

14.1.4 R,S-Nomenklatur

Die *D,L-Nomenklatur* ist insbesondere bei den Zuckern und Aminosäuren eingeführt und wird in der Biochemie verwendet. Diese Nomenklatur hat sich für kompliziertere chirale Moleküle jedoch als unbrauchbar erwiesen und wurde durch die **R,S-Nomenklatur** ersetzt, die in der Chemie ganz überwiegend verwendet wird.

Man gibt den Substituenten am Chiralitätszentrum eine *Priorität* (**1 > 2 > 3 > 4**), die wie folgt bestimmt wird: 1) Bei den direkt am Chiralitätszentrum stehenden Atomen wächst die Priorität mit der Ordnungszahl ($_8O > _7N > _6C > _1H$). 2) Bei gleichen Atomen in erster Nachbarschaft entscheidet die Ordnungszahl der Atome, die als zweite kommen, wobei doppelt gebundene Atome zweimal zählen und mehr Gewicht haben als ein gleichartiges, einfach gebundenes Atom ($CHO > CH_2-OH$).

Diese Prioritätsregeln gelten auch für die E/Z-Nomenklatur der Olefine (s. Kap. 11.4.2) und zur Festlegung der Seiten (rechts = *Re*, links = *Si*) in prochiralen Molekülen (s. Kap. 14.1.1).

Beispiel für die Priorität von Substituenten:

Verbindung	höchste 1	>	2	>	3	>	niedrigste Priorität 4
Milchsäure	OH		COOH		CH_3		H
Glycerinaldehyd	OH		CHO		CH_2OH		H
Alanin	NH_2		COOH		CH_3		H

Nach dieser Vorarbeit wird das Molekül so gedreht, daß man vom chiralen C-Atom auf den Substituenten mit der niedrigsten Priorität (**4**) blickt. In den drei genannten Beispielen ist dies das H-Atom. Die anderen Substituenten werden dann in Richtung fallender Priorität (**1 $\longrightarrow$ 3**) betrachtet, dabei ergibt sich eine Kreisbewegung im Uhrzeigersinn (*R*) oder entgegen (*S*).

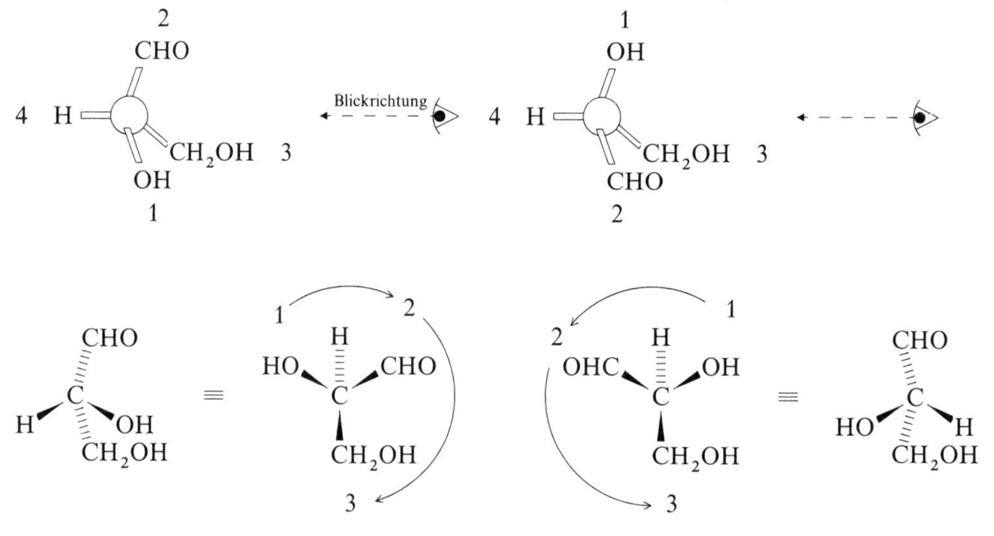

(*R*)-Glycerinaldehyd   (*S*)-Glycerinaldehyd

Die Buchstaben *R* und *S* kennzeichnen die Konfiguration eindeutig. Aufgrund der unterschiedlichen Regeln ist es keineswegs zwangsläufig, daß ein D-konfiguriertes Chiralitätszentrum in der anderen Nomenklatur *R*-Konfiguration hat. Dies muß in jedem Einzelfall genau geprüft werden.

14.2 Verbindungen mit zwei Chiralitätszentren

14.2.1 Enantiomere und Diastereomere

Eine einfache Verbindung mit zwei chiralen C-Atomen ist die Aminosäure **Threonin** (vgl. Kap. 15.1). C-2 und C-3 können jeweils *R*- oder *S*-Konfiguration besitzen. Um die möglichen Stereoisomeren in der Fischer-Projektion zu erfassen, betrachten wir die beiden Chiralitätszentren zunächst getrennt.

Das am höchsten oxidierte C-Atom, die Carboxylgruppe, steht oben. Wenn C-2 in der Zeichenebene liegt, weisen die beiden C-Atome der Kette nach hinten, die beiden anderen Substituenten (-H und -NH_2) nach vorn. Die *Priorität* der Substituenten ist NH_2 > COOH > CHOH > H.

(2S) (2R) C-2

(3S) (3R) C-3

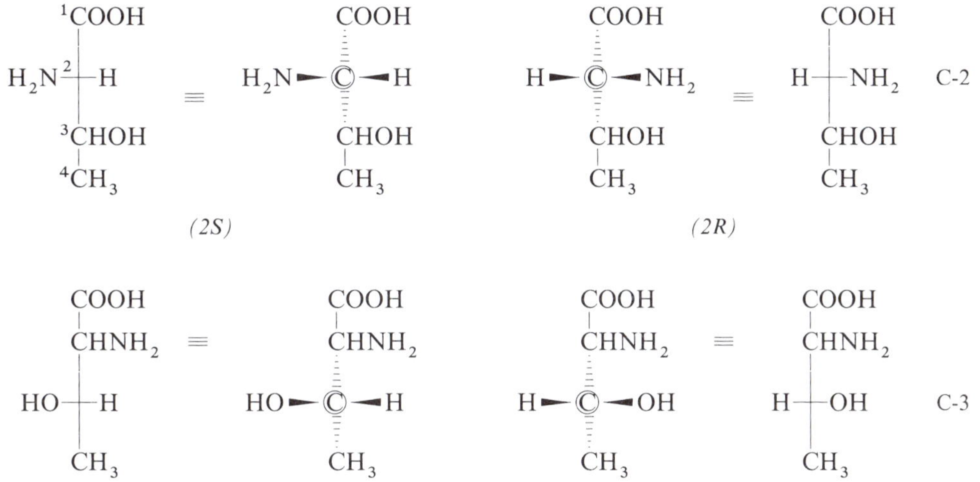

Analog verfahren wir bei C-3. Jetzt stehen C-2 und C-4 hinten, die Substituenten -H und -OH davor. Die *Priorität* der Substituenten ist OH > $CHNH_2$ > CH_3 > H.

Fügen wir die Formeln zusammen, ergeben sich vier Formen des Threonins mit gleicher Konstitution aber verschiedener Konfiguration. **Konfigurationsisomere** gehören zu den *Stereoisomeren*. Dem natürlich vorkommenden (−)-Threonin entspricht Formel **1**. In der alten D, L-Beziehung handelt es sich um das *L-Threonin*. Hier wird C-2 mit den anderen Aminosäuren, wie z. B. Serin oder Alanin, konfigurativ verknüpft. Die Konfiguration von C-2 bestimmt, welche Reihe vorliegt.

1 *threo* **2** **3** *erythro* **4**

(2S, 3R) *(2R, 3S)* *(2S, 3S)* *(2R, 3R)*

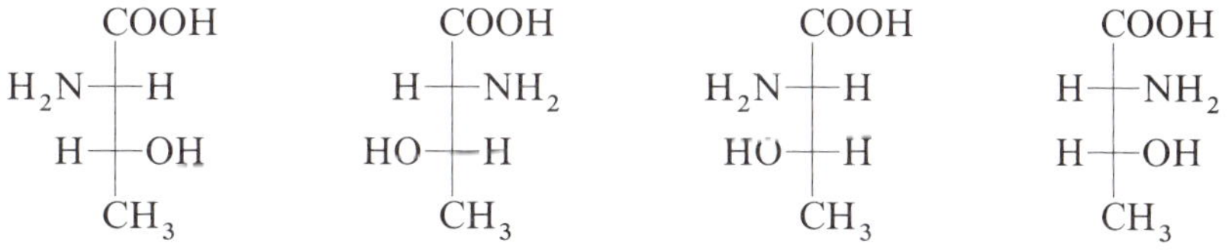

Konfigurationsisomere des Threonins (in der Fischer-Projektion)

Betrachten wir die vier Konfigurationsisomeren des Threonins genauer, so erkennen wir, daß **1/2** und **3/4** Enantiomerenpaare sind. **1** ist das Spiegelbild von **2, 3** das von **4,** weil beide Chiralitätszentren jeweils entgegengesetzte Konfiguration haben. Physikalisch unterscheiden sich **1** von **2** bzw. **3** von **4** nur im Verhalten gegenüber linear polarisiertem Licht, analog wie die Enantiomeren der Milchsäuren (s. o.). Die Enantiomeren **1/2** mit entgegengesetzter Konfiguration von C-2 und C-3 bezeichnet man als **threo-Form** das Paar **3/4** mit jeweils gleicher Konfiguration als **erythro-Form**.

Vergleicht man Verbindung **1** mit **3** oder **2** mit **3**, so ergibt sich, daß diese Verbindungen sich nicht nur in der spezifischen Drehung, sondern auch in allen anderen physikalischen Eigenschaften (z. B. Schmelzpunkt, Löslichkeit, Spektren) und bei chemischen Reaktionen unterscheiden. Der Grund dafür ist die verschiedene räumliche Umgebung z. B. der OH-Gruppe und der NH_2-Gruppe. Solche Konfigurationsisomeren heißen **Diastereomere**. Es ergibt sich folgende allgemeine Definition:

Konfigurationsisomere, die keine Enantiomeren sind, werden als *Diastereomere* bezeichnet.

1/3, 1/4, 2/3 und **2/4** sind also Diastereomerenpaare.

Diastereomere treten auf, wenn eine Verbindung zwei oder mehr Chiralitätszentren besitzt. Die Gesamtzahl der Konfigurationsisomeren einer Verbindung beträgt 2^n, wobei n die Zahl der Chiralitätszentren angibt.

14.2.2 Racemat-Trennung

Ein 1:1-Gemisch der Enantiomeren einer Verbindung bezeichnet man als *Racemat*. Nach dem oben Gesagten ist einsichtig, daß sich *Diastereomere* z. B. durch Kristallisation, Destillation oder Chromatographie voneinander trennen lassen, *Enantiomere* jedoch *nicht*. Will man dies erreichen (Racemat-Trennung), derivatisiert man die Ausgangsverbindung vorübergehend mit einer chiralen Verbindung einheitlicher Konfiguration (*Hilfsreagens*). Das Reaktionsprodukt ist ein Diastereomerenpaar, das sich z. B. durch Kristallisation trennen läßt. Ist dies erreicht, wird die Stammverbindung wieder frei gesetzt und liegt nun optisch einheitlich vor, d. h. das jeweilige andere Enantiomere ist nicht mehr beigemengt.

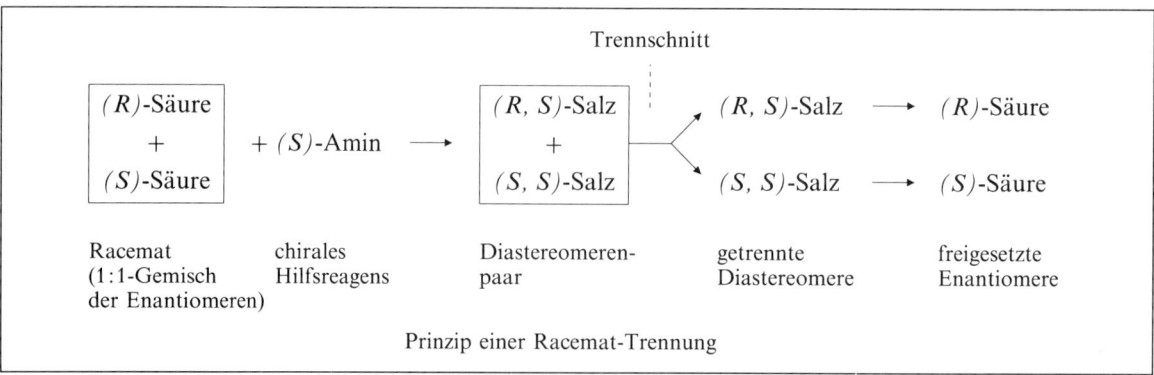

Prinzip einer Racemat-Trennung

Die *Racemat-Trennung* einer organischen Säure mit Hilfe eines chiralen Amins ist oben schematisch dargestellt. In Analogie kann man natürlich ein racemisches Amin mit Hilfe einer chiralen Säure trennen. Aber auch alle anderen Umsetzungen sind erlaubt, sofern das **chirale Hilfsreagens** problemlos wieder entfernt werden kann. Als Hilfsreagens kann auch ein chirales Trägermaterial bei der Chromatographie dienen.

Eine sehr ökonomische Racemat-Trennung wurde im Prinzip schon in Kap. 14.1.2 erwähnt, man nutzt den unterschiedlichen katalytischen Effekt von Enzymen gegenüber Enantiomeren aus. *Enzyme* arbeiten in der Regel stereoselektiv, sie setzen nur ein Enantiomeres einer Verbindung um, das andere bleibt unverändert und kann so optisch einheitlich isoliert werden. Die Stereoselektivität hängt mit der räumlichen Anordnung der Substituenten in der umgesetzten Verbindung (= *Substrat*) und im Reaktionszentrum (= *aktives Zentrum*) des Enzyms zusammen. Nur wenn die Anordnung paßt, wird das Substrat gebunden und rasch umgewandelt. Häufig wird hier auch das Bild von Schlüssel (Substrat) und Schloß (Enzym) verwendet.

14.2.3 *meso*-Weinsäure

Ein Sonderfall tritt bei den Konfigurationsisomeren der *Weinsäure* auf. Hier sind C-2 und C-3 chiral, tragen aber die gleichen Substituenten (Priorität: OH > COOH > CHOH > H).

$$\overset{4}{HOOC}-\overset{3}{\underset{OH}{CH}}-\overset{2}{\underset{OH}{CH}}-\overset{1}{COOH}$$

Weinsäure
(die Salze heißen *Tartrate*)

In Anlehnung an das Threonin erwarten wir zunächst vier Konfigurationsisomere (**1**–**4**) mit der angegebenen Konfiguration der Chiralitätszentren. Beim genauen Vergleich zeigt sich, daß die Formeln **3** und **4** durch einfaches Drehen zur Deckung gebracht werden können, also übereinstimmen. **3** und **4** verhalten sich auf dem Papier wie Bild und Spiegelbild, stellen jedoch ein und dasselbe Molekül dar, das eine innere Spiegelebene aufweist und damit *nicht* chiral ist.

COOH	COOH	COOH	COOH	
H—OH	HO—H	H—OH	HO—H	C-2
HO—H	H—OH	H—OH	HO—H	C-3
COOH	COOH	COOH	COOH	
1	**2**	**3**	**4**	
(2R, 3R)	*(2S, 3S)*	*(2R, 3S)*	*(2S, 3R)*	

(+)-Weinsäure   (–)-Weinsäure   *meso*-Weinsäure
Schmp. 168–170°C   Schmp. 146–148°C

Sehen wir uns die Moleküle in der Sägebock-Schreibweise an (s. Kap. 11.1.4, eine ausgewählte Konformation), so wird deutlich, daß **3** und **4** innerhalb des Moleküls eine Spiegelebene besitzen, C-2 ist das Spiegelbild von C-3. Es liegt gewissermaßen ein „inneres Racemat" vor. Solche Verbindungen sind nicht chiral und werden als **meso-Form** bezeichnet. Somit gibt es von der Weinsäure nur drei Konfigurationsisomere: ein Enantiomerenpaar (**1/2**) und eine *meso*-Form (**3=4**). Die 2^n-Regel gilt also nicht, wenn von Molekülen mit zwei und mehr Chiralitätszentren symmetrisch gebaute (innere Spiegelebene) Stereoisomere existieren. Die *meso*-Weinsäure ist zu **1** oder **2** diastereomer und ist von *racemischer* Weinsäure zu unterscheiden. Erstere ist optisch inaktiv, weil das Molekül nicht chiral ist, letztere, weil gleiche Mengen der (+)- und (−)-Form vorliegen.

14.3 Zur Struktur organischer Moleküle

14.3.1 Arten der Isomerie

Bei der Besprechung einzelner Verbindungen sind wir wiederholt auf Isomere gestoßen. Das bisher Gesagte soll nochmals übersichtlich zusammengefaßt werden.

Ein organisches Molekül wird zunächst durch seine *Konstitution* charakterisiert, durch die ein ganz bestimmtes Bindungsmuster für die beteiligten Atome festgelegt wird. **Konstitutionsisomere** treten auf, wenn Verbindungen dieselbe Summenformel haben, sich im Bindungsmuster jedoch unterscheiden.

$$\text{Summenformel } C_2H_6O: \quad H_3C-CH_2-OH \quad \text{und} \quad H_3C-O-CH_3$$
$$\qquad\qquad\qquad\qquad\quad \text{Ethanol} \qquad\qquad\qquad \text{Dimethylether}$$

Isomere, bei denen das Bindungsmuster *gleich* ist, aber andere Unterschiede zu Tage treten, die die räumliche Anordnung der Atome betreffen, heißen ganz allgemein **Stereoisomere** (s. Tab. 14/1). Es gibt Stereoisomere, die sich durch Rotation um $C-C$-Einfachbindungen ineinander umwandeln lassen, das sind z. B. die *Konformeren* eines Cyclohexanderivates (s. Kap. 11.2.3). Allgemein spricht man von **Konformationsisomeren.** Kennzeichen dieser Verbindungen ist, daß sich die Konformeren bei Raumtemperatur häufig nicht getrennt isolieren lassen.

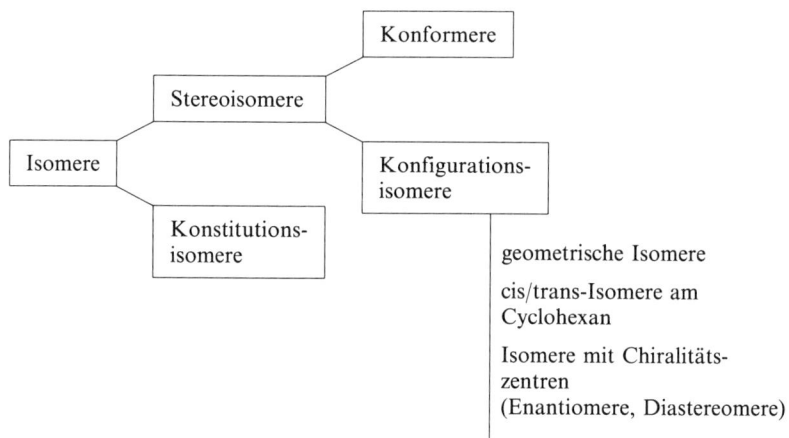

Tab. 14/1. Isomerie organischer Moleküle

```
                                    ┌─────────────┐
                                    │ Konformere  │
                              ┌─────┴─────┐
                    ┌─────────┤Stereoisomere│
                    │         └─────┬─────┘   ┌──────────────┐
          ┌─────────┤               └─────────┤Konfigurations-│
          │ Isomere │                         │   isomere     │
          └─────────┤               ┌─────────┴──────────────┘
                    │      ┌────────┴───┐        geometrische Isomere
                    └──────┤Konstitutions-│
                           │  isomere     │      cis/trans-Isomere am
                           └──────────────┘      Cyclohexan

                                                 Isomere mit Chiralitäts-
                                                 zentren
                                                 (Enantiomere, Diastereomere)
```

Stereoisomere, bei denen eine Umwandlung ineinander durch Rotation um C−C-Einfachbindungen *nicht* möglich ist, heißen **Konfigurationsisomere**. Zu ihnen gehören die geometrischen Isomeren (z. B. cis/trans-2-Buten), die cis/trans-Isomeren von Cyclohexanderivaten (z. B. cis/trans-Decalin, s. Kap. 11.2.3) und die oben besprochenen Verbindungen mit Chiralitätszentren (Enantiomere, Diastereomere).

14.3.2 Konstitution, Konfiguration und Konformation

Die Konstitutionsformel einer komplizierten organischen Verbindung reicht nicht aus, um das Molekül vollständig zu beschreiben. Sind Chiralitätszentren vorhanden, muß ihre *Konfiguration* angegeben werden. Enthält ein Molekül außerdem z. B. Cyclohexanringe, so sollte aus der Strukturformel auch die *Konformation* erkennbar sein. Erst wenn alle Informationen vorliegen, ist die Beschreibung des Moleküls umfassend und man verwendet den Begriff *Struktur*. In einer planar gezeichneten Verbindung deutet die unterbrochene Bindung an, daß der Substituent hinter der Papierebene steht, der verstärkte Keilstrich, daß er davor steht. H-Atome werden häufig weggelassen, sie sind sinngemäß zu ergänzen, d. h. sie weisen auf die jeweils andere Molekülseite.

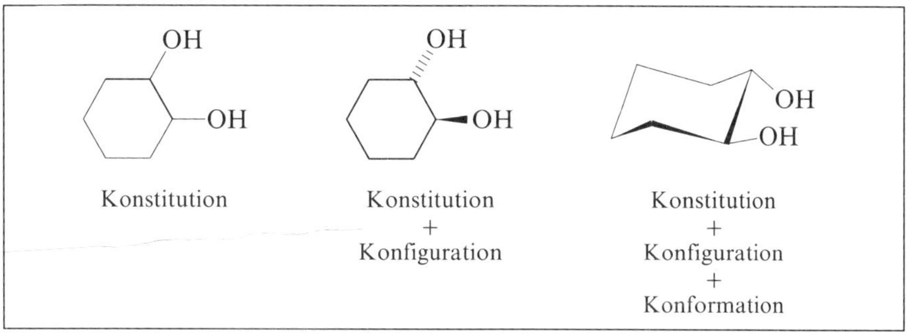

Auch bei einem offenkettigen Molekül, wie dem *Ephedrin*, läßt sich die Konformation angeben. Abgebildet ist das in Pflanzen vorkommende natürliche Stereoisomere, das schon vor 5000 Jahren in China gegen Asthma eingesetzt wurde. Die Newman-Projektion zeigt das Konformere, in dem sich die größten Substituenten (Phenyl, $NHCH_3$) gegenüber (anti) stehen.

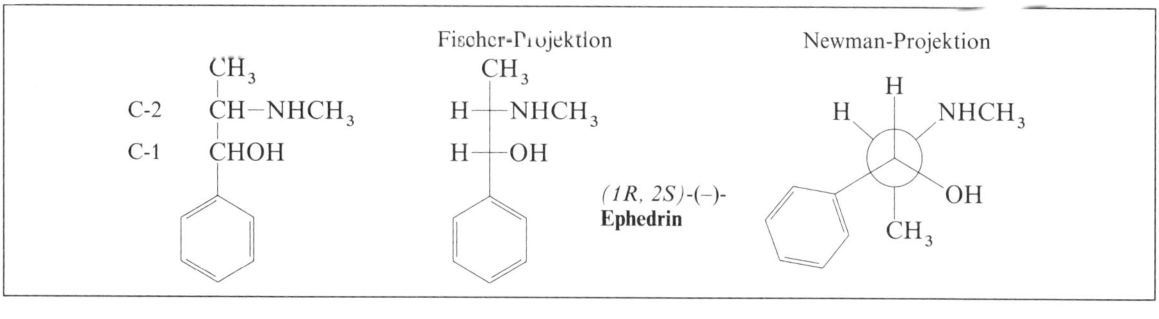

Ein komplizierteres Beispiel ist das *Cholesterin* (s. Kap. 12.1.5), das im Ringgerüst sieben Chiralitätszentren enthält (mit Stern markiert). Die drei angegebenen Formeln entwickeln die Struktur des Moleküls wie in den vorigen Beispielen. *Konstitution, Konfiguration* und *Konformation* lassen sich für das Ringsystem nur aus der letzten Formel entnehmen. Für die Seitenkette, die ein weiteres Chiralitätszentrum aufweist, ist die Zick-Zack-Konformation angegeben (s. Kap. 11.1.4).

Cholesterin (= Cholesterol)

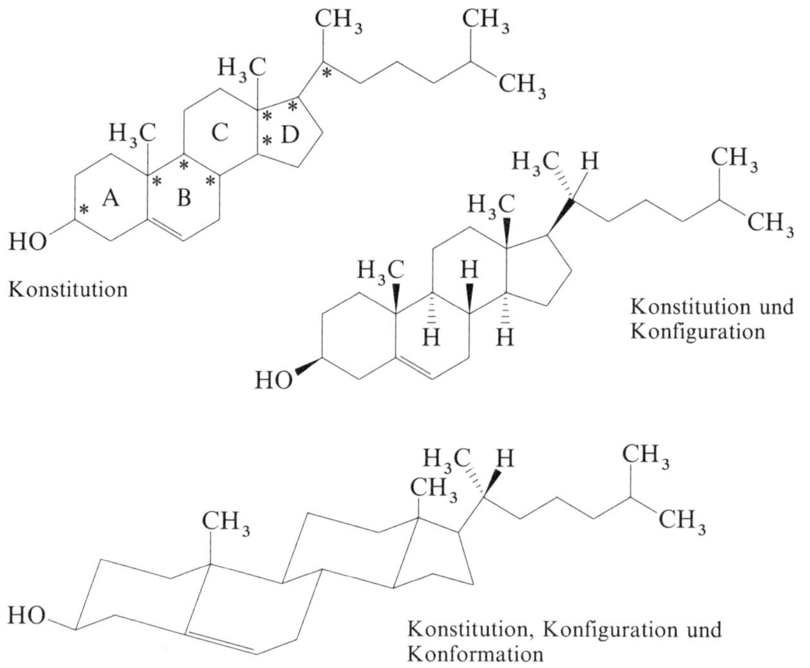

Konstitution

Konstitution und Konfiguration

Konstitution, Konfiguration und Konformation

Von vielen organischen Molekülen, die auch als Arzneistoffe Verwendung finden, existieren mehrere Konfigurationsisomere entsprechend der 2^n-Regel. Es ist bekannt, daß die biologische und pharmakologische Aktivität von Diastereomeren, aber auch von Enantiomeren, verschieden ist. Sehr häufig entfaltet nur eines der Konfigurationsisomeren die gewünschte Wirkung. Das (R)-(+)-Enantiomere des **Thalidomids** (= Contergan) ist z. B. ein hervorragendes Beruhigungs- und Einschlafmittel. Das (S)-(−)-Enantiomere hingegen wirkt zusätzlich *teratogen*, d. h. es löst während der ersten Schwangerschaftsmonate Mißbildungen bei Kindern aus. Thalidomid wurde durch chemische Synthese gewonnen. Die Verwendung des Racemats führte in den frühen 60er Jahren zu einer der größten Arzneimittelkatastrophen. Man weiß heute, daß die Enantiomeren des Thalidomids sich im Körper ineinander umwandeln.

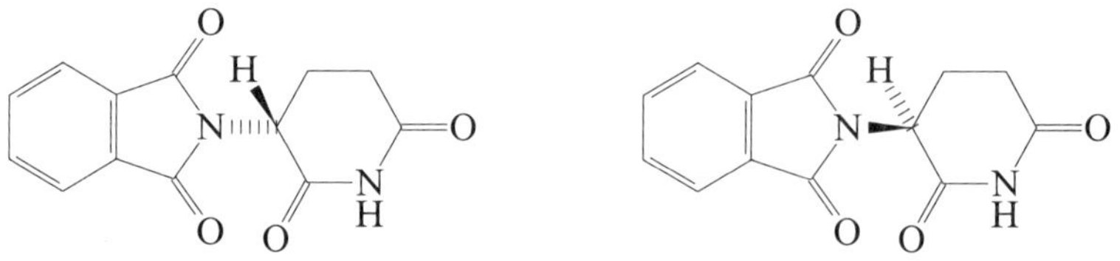

(R)-(+)

(S)-(−)

Enantiomere des Thalidomids

Chirale Wirkstoffe entfalten ihre biologische Aktivität aufgrund von Wechselwirkungen z. B. mit einem Enzym oder an einem Rezeptor, d. h. der Wirkort bzw. seine Umgebung sind ebenfalls chiral. Die Affinität des Wirkstoffes am Wirkort ist nur dann hoch, wenn Konstitution, Konfiguration und Konformation des Wirkstoffes dem Wirkort angepaßt sind. Damit sollte klar sein, daß Arzneistoffe nur als einheitliche Stereoisomere eingesetzt werden dürfen. Wenn man die räumlichen Gegebenheiten am Wirkort kennt, kann man diesen mit Hilfe von Rechnern dreidimensional auf einem Bildschirm abbilden. Für die Arzneimittelentwicklung wird versucht, einen Wirkstoff rechnerunterstützt dort einzupassen (*Computer modelling*). Daraus ergeben sich Hinweise und Anregungen, ein gegebenes Molekül durch chemische Derivatisierung oder Synthese gezielt abzuwandeln und damit die Wirkung zu optimieren (*Drug design*).

14.4 *Aufgaben*

1) Definieren Sie die Begriffe Chiralitätszentrum, Enantiomere und Racemat!
2) Wie lassen sich Diastereomere unterscheiden?
3) Welche Konfiguration (D,L- und *R,S*-Nomenklatur) haben

a) 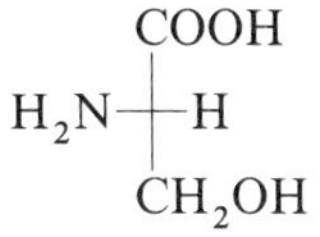
$$COOH$$
$$H_2N \!-\!\!|\!-\! H$$ (Serin)
$$CH_2OH$$

b) 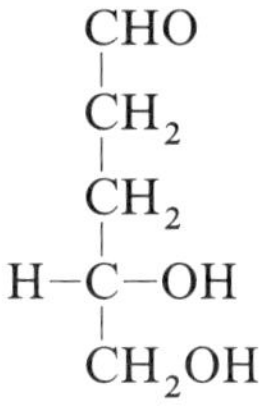
$$CHO$$
$$CH_2$$
$$CH_2$$
$$H\!-\!C\!-\!OH$$
$$CH_2OH$$

4) Zeichnen Sie in der Fischer-Projektion:
   D-Glycerinaldehyd
   (*S*)-2-Hydroxy-bernsteinsäure (= Äpfelsäure; die Salze heißen Malate)
   meso-2,3-Dibrom-bernsteinsäure
   threo-2,3-Dihydroxy-buttersäure (beide Enantiomeren)
5) Wie viele Konfigurationsisomere gibt es zum natürlichen *Ephedrin*? Formulieren Sie diese in der Fischer-Projektion!
6) Die Biosynthese der Steroide läuft über die *Mevalonsäure*. Aus ihr entsteht als Baustein die Isopren-Einheit (s. Kap. 11.4.5).
   Ist das abgebildete Molekül *chiral*? Welche Konfiguration hat C-3? Sind C-2 und C-4 *prochiral*?

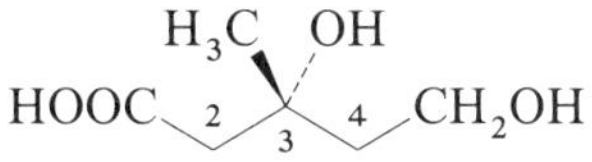

$$H_3C \quad OH$$
$$HOOC \diagdown \underset{2}{} \diagup \underset{3}{} \diagdown \underset{4}{} CH_2OH$$

7) Ein C-Atom der abgebildeten Verbindungen wurde beziffert. Bei welchem der Beispiele ist dieses C-Atom *prochiral*?

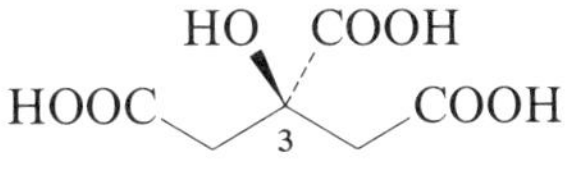

$$HO \quad COOH$$
$$HOOC \diagdown \underset{3}{} \diagup \diagdown COOH$$

Citronensäure

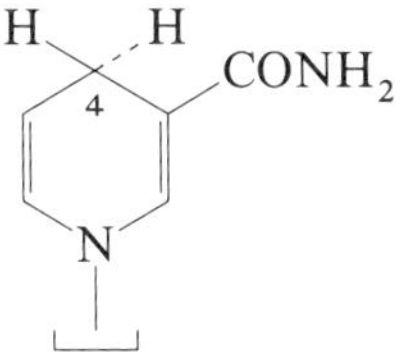

$$\underset{}{H} \quad \underset{}{H}$$
$$\overset{}{\underset{4}{}} \diagup CONH_2$$
$$N$$

NADH
(s. Kap. 17.3)

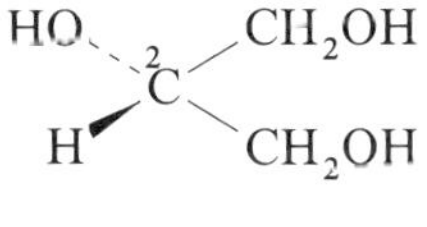

$$HO \diagdown \underset{2}{C} \diagup CH_2OH$$
$$H \diagup \diagdown CH_2OH$$

Glycerin

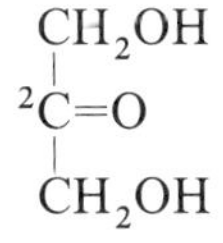

$$CH_2OH$$
$$\overset{2}{C}=O$$
$$CH_2OH$$

Dihydroxy-aceton

$$CH_2OH$$
$$\overset{2}{C}=O$$
$$CH_2\!-\!O\!-\!\textcircled{P}$$

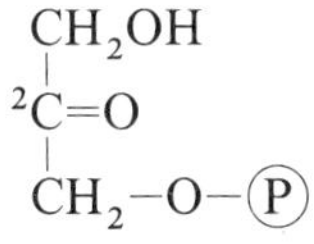

Dihydroxyaceton-phosphat

8) Bei der enzymatischen Umsetzung von Glycerin mit ATP entsteht (*R*)-Glyce-rin-3-phosphat. Schreiben Sie die Verbindung so auf, daß man die angegebene Konfiguration erkennt! Wie würden Sie die Reaktion bezeichnen?

9) *Morphin* ist ein Beispiel dafür, daß im menschlichen Organismus häufig nur ein Enantiomeres einer chiralen Verbindung eine Wirkung zeigt. (+)-Morphin ist u. a. ein starkes Schmerzmittel (Analgeticum), (−)-Morphin ist unwirksam. Wieviele Chiralitätszentren enthält das abgebildete (+)-Morphin? Welche Angaben zur Struktur lassen sich der Formel entnehmen?

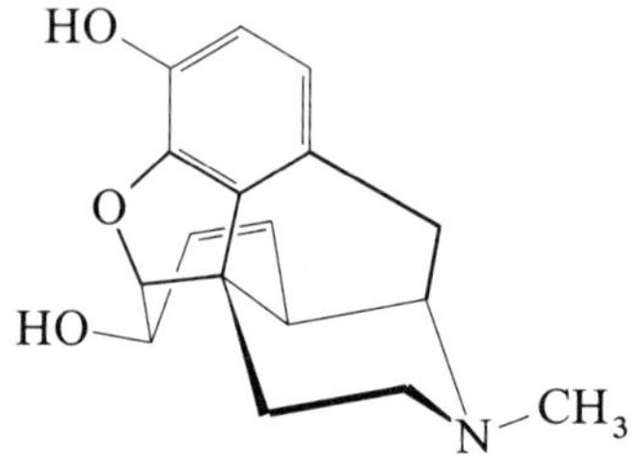

15 Aminosäuren und Peptide

15.1 Struktur einfacher Aminosäuren

Wir werfen nochmals einen Blick auf die *Buttersäure*, die schon weiter oben besprochen wurde.

$$H_3\overset{4}{C}-\overset{3}{C}H_2-\overset{2}{C}H_2-\overset{1}{C}\overset{O}{\underset{OH}{\diagdown}} \qquad H_3\overset{\gamma}{C}-\overset{\beta}{C}H_2-\overset{\alpha}{C}H_2-C\overset{O}{\underset{OH}{\diagdown}}$$

Wir erkennen als funktionelle Gruppe die *Carboxylgruppe*, die an einer Alkylkette aus drei C-Atomen hängt. Für die Kennzeichnung der C-Atome erfolgt – beginnend beim C-Atom der Carboxylgruppe – eine durchgehende Numerierung entlang der C-Atomkette. Daneben hat sich eingebürgert, die C-Atome der Alkylkette mit kleinen griechischen Buchstaben zu benennen. Das α-C-Atom ist danach das der Carboxylgruppe unmittelbar benachbarte C-Atom.

Substituieren wir in der Buttersäure jeweils ein H-Atom der Alkylkette durch eine *Aminogruppe*, dann ergeben sich folgende *Aminocarbonsäuren*:

$$H_3C-CH_2-\overset{\alpha}{\underset{\underset{NH_2}{|}}{C}H}-C\overset{O}{\underset{OH}{\diagdown}} \qquad H_3C-\overset{\beta}{\underset{\underset{NH_2}{|}}{C}H}-CH_2-C\overset{O}{\underset{OH}{\diagdown}} \qquad H_2\overset{\gamma}{\underset{\underset{NH_2}{|}}{C}}-CH_2-CH_2-C\overset{O}{\underset{OH}{\diagdown}}$$

α-Aminobuttersäure $\qquad\qquad$ β-Aminobuttersäure $\qquad\qquad$ γ-Aminobuttersäure

Alle drei Verbindungen haben dieselbe Summenformel, aber verschiedene Strukturformeln: es handelt sich um *Konstitutionsisomere* (s. Kap. 14.3.1).

Unter den denkbaren Aminocarbonsäuren haben die **α-Aminocarbonsäuren** besondere Bedeutung, Verbindungen mit diesem Strukturelement sind in der Natur sehr häufig. Sie sind gemeint, wenn von „**Aminosäuren**" die Rede ist. Verallgemeinern wir die Schreibweise, dann ergibt sich die untenstehende Formel. Einem von Verbindung zu Verbindung gleichbleibendem Molekülteil (eingerahmt) steht ein variabler Substituent R gegenüber. Die meisten der natürlich vorkommenden Aminosäuren unterscheiden sich lediglich in diesem Rest, den Sie sich für einige Aminosäuren einprägen müssen (Tab. 15/1).

$$R-\overset{\alpha}{\underset{\underset{NH_2}{|}}{C}H}-C\overset{O}{\underset{OH}{\diagdown}}$$

In der Tabelle sind nur 10 von insgesamt 20 biogenen Aminosäuren aufgeführt, die Ihnen als Bausteine der Proteine höherer Lebewesen begegnen werden. Es sind jedoch genug, um alle grundlegenden chemischen Zusammenhänge zu verstehen. Hervorzuheben ist noch, daß es natürliche Aminosäuren gibt (z. B. Cystein), die neben Kohlenstoff, Wasserstoff, Stickstoff und Sauerstoff auch *Schwefel* im Molekül enthalten. Zuweilen greift die Natur auch auf Aminosäuren zurück, die keine α-Aminogruppe enthalten. Ein wichtiges Beispiel ist das **β-Alanin** als Baustein von Coenzym A (s. Kap. 17.6).

$$CH_2-CH_2-COOH \qquad \text{\textit{β}-Alanin}$$
$$| $$
$$NH_2$$

Tab. 15/1. Name, Abkürzung (Drei-Buchstaben- und Ein-Buchstaben-Code) und Konstitution von zehn natürlich vorkommenden α-Aminosäuren.

Name	Abkürzung		Formel
1) Glycin	Gly	(G)	$H-CH-COOH$, NH_2
2) Alanin	Ala	(A)	$H_3C-CH-COOH$, NH_2
3) Phenylalanin	Phe	(F)	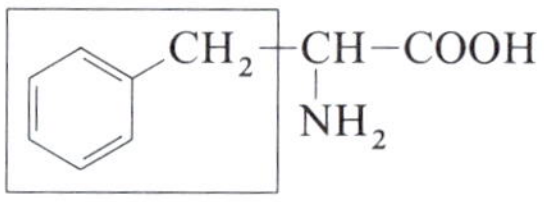 $\langle\text{C}_6\text{H}_5\rangle CH_2-CH-COOH$, NH_2
4) Serin	Ser	(S)	$HO-CH_2-CH-COOH$, NH_2
5) Cystein	Cys	(C)	$HS-CH_2-CH-COOH$, NH_2
6) Asparaginsäure	Asp	(B)	$HOOC-CH_2-CH-COOH$, NH_2
7) Glutaminsäure	Glu	(E)	$HOOC-CH_2-CH_2-CH-COOH$, NH_2
8) Glutamin	Gln	(Q)	$\underset{H_2N}{\overset{O}{\diagdown}}C-CH_2-CH_2-CH-COOH$, NH_2
9) Lysin	Lys	(K)	$\underset{NH_2}{CH_2}-CH_2-CH_2-CH_2-CH-COOH$, NH_2
10) Histidin	His	(H)	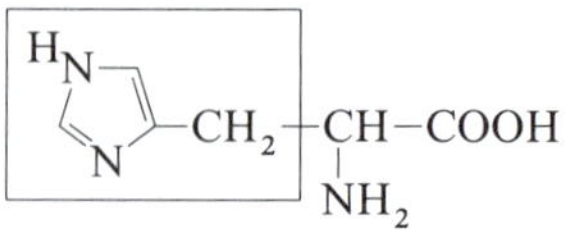 $\text{(Imidazol)}-CH_2-CH-COOH$, NH_2

15.2 Stereochemie

Mit Ausnahme des Glycins (R = H) ist das α-C-Atom der in der Tabelle aufgeführten Aminosäuren chiral, d. h. das tetraedrische α-C-Atom trägt vier verschiedene Substituenten. Es existieren Konfigurationsisomere, deren Konfiguration durch die Buchstaben **D** oder **L** gekennzeichnet wird (s. Kap. 14). Für die Konfigurationsisomeren ergeben sich folgende *Stereoformeln* (R sind die Reste der Aminosäuren 2–10 aus Tab. 15/1):

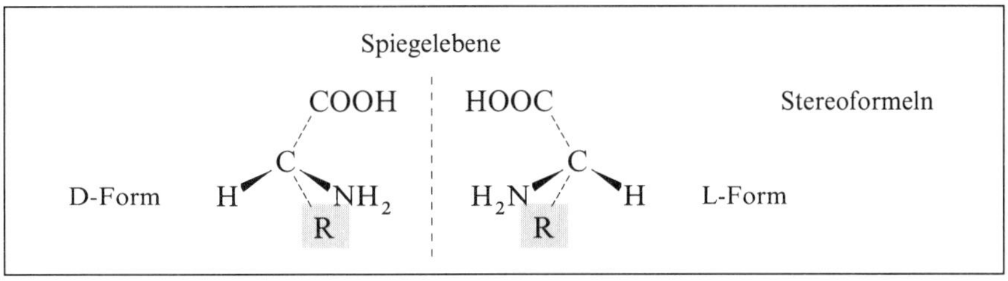

Spiegelebene

COOH | HOOC Stereoformeln

D-Form H—C—NH$_2$ | H$_2$N—C—H L-Form

R | R

Das α-C-Atom ist so gedreht, daß die C-Atomkette vertikal und das am höchsten oxidierte C-Atom (Carboxylgruppe) oben steht. So läßt sich aus der Stereoformel die zugehörige *Fischer-Projektion* ableiten (s. Kap. 14.1.3). Der Schnittpunkt von waagerechter und senkrechter Bindungslinie symbolisiert das α-C-Atom. Die natürlich vorkommenden Aminosäuren haben in der Regel **L-Konfiguration**, was hier der *S*-Konfiguration in der *R/S*-Nomenklatur entspricht (s. Kap. 14.1.4).

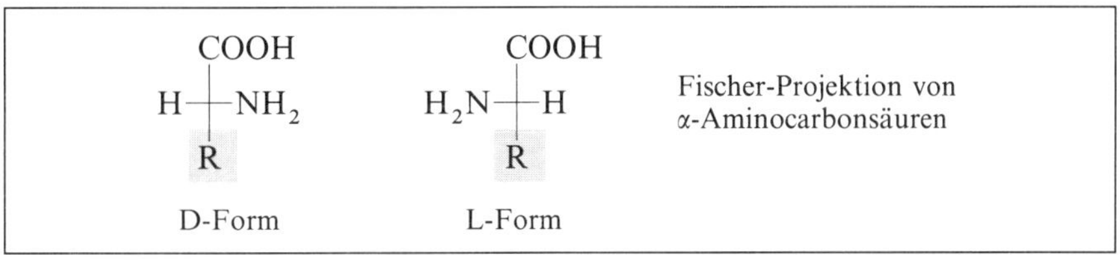

COOH | COOH

H—NH$_2$ | H$_2$N—H Fischer-Projektion von
α-Aminocarbonsäuren

R | R

D-Form | L-Form

Wenn wir uns im Verlauf dieses Kapitels mit den Eigenschaften und Reaktionen der Aminosäuren beschäftigen, verzichten wir auf Schreibweisen, die die Stereochemie der Moleküle berücksichtigen.

15.3 Säure/Base-Eigenschaften

15.3.1 Neutralform und Zwitter-Ion

Aminosäuren enthalten im selben Molekül eine funktionelle Gruppe mit *sauren* und eine mit *basischen* Eigenschaften. In einer Verbindung der allgemeinen Formel **A** gibt die Carboxylgruppe in wäßriger Lösung ein Proton ab, das sich an das freie Elektronenpaar einer Aminogruppe anlagern kann. Die ungeladene Form des Moleküls (**A**) steht mit einem **Zwitter-Ion** (**B**) im Gleichgewicht.

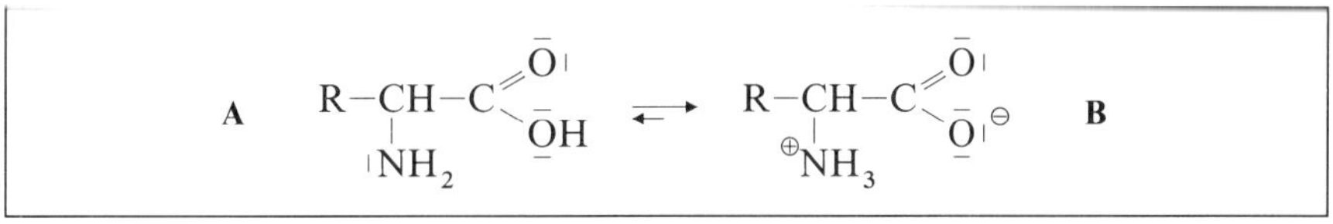

A R—CH—C(=O̅)—O̅H ⇌ R—CH—C(=O̅)—O̅$^{\ominus}$ **B**
⎮ ⎮
NH$_2$ $^{\oplus}$NH$_3$

An diesem Dissoziationsvorgang ist das Lösungsmittel Wasser beteiligt, so daß das aus der Carboxylgruppe stammende Proton nicht direkt an die Aminogruppe desselben Aminosäuremoleküls tritt. Die Wassermoleküle nehmen Protonen auf und geben an anderer Stelle welche ab. Es pendelt sich eine bestimmte $H_3O^{\oplus}$-Konzentration ein, d.h. die wäßrige Aminosäurelösung hat einen bestimmten pH-Wert, der von der *Acidität* bzw. *Basizität* der funktionellen Gruppen abhängt.

Das Gleichgewicht zwischen **A** und **B** liegt überwiegend auf der Seite des Zwitter-Ions. **B** bleibt auch dann existent, wenn das Wasser verdampft wird. In festem Zustand werden elektrostatische Kräfte zwischen den Molekülen wirksam (wie bei Salzen), was verständlich macht, daß Aminosäuren bei Raumtemperatur *fest* sind und einen *hohen* Schmelzpunkt haben. Wegen des Übergewichts der polaren Gruppen im Molekül sind Aminosäuren in der Regel *wasserlöslich*.

15.3.2 Molekülform in Abhängigkeit vom pH-Wert, pK$_s$-Werte

Für die einzelnen funktionellen Gruppen einer Aminosäure existieren aufgrund der Wechselwirkung mit dem Wasser verschiedene Dissoziationsgleichgewichte.

(1) $\quad$ R—CH—C(=O)OH $\overset{\oplus}{NH_3}$ $\quad+\quad H_2O \rightleftharpoons$ R—CH—C(=O)O$^\ominus$ $\overset{\oplus}{NH_3}$ $\quad+\quad H_3O^\oplus \quad$ **pK$_{s1}$**

(2) $\quad$ R—CH—C(=O)O$^\ominus$ $\overset{\oplus}{NH_3}$ $\quad+\quad H_2O \rightleftharpoons$ R—CH—C(=O)O$^\ominus$ NH_2 $\quad+\quad H_3O^\oplus \quad$ **pK$_{s2}$**

Mit Hilfe des Massenwirkungsgesetzes ergibt sich für jede funktionelle Gruppe der K$_s$-Wert und daraus der *pK$_s$-Wert* (pK$_s$ = $-^{10}$log K$_s$). Die funktionellen Gruppen werden nach abnehmender Acidität durchnummeriert. pK$_{s1}$ beträgt für neutrale α-Aminosäuren 2–3 und pK$_{s2}$ etwa 10. Es fällt auf, daß die Carboxylgruppe *acider* ist als in einer normalen Monocarbonsäure (Essigsäure pK$_s$ = 4,76). Die Ursache dafür ist bei der positiv geladenen, α-ständigen Ammoniumgruppe zu suchen, die die Abspaltung eines positiv geladenen Teilchens (hier Proton) aus dem Molekül erleichtert. Die NH$_3^\oplus$-Gruppe wirkt damit auf den pK$_s$-Wert einer Carboxylgruppe wie ein elektronegativer Substituent (z. B. —Cl) in gleicher Position (vgl. Kap. 13.3.2).

Mit Gleichung (**1**) und (**2**) läßt sich auch noch folgendes verdeutlichen: Geht man von der wäßrigen Lösung des Zwitter-Ions aus und gibt eine starke Säure (z. B. HCl) dazu, dann verschiebt sich das Gleichgewicht in (**1**) von rechts nach links. Am Ende liegt das Aminosäure-Molekül als *Kation* vor, dessen positive Ladung durch das Cl$^\ominus$-Ion ausgeglichen wird. Entstanden ist ein Salz der Aminosäure, in unserem Fall das **Hydrochlorid**.

$$Cl^\ominus \quad R—CH—C(=O)OH \quad \overset{\oplus}{NH_3}$$ Hydrochlorid

Gibt man umgekehrt zur wäßrigen Aminosäurelösung eine Base (z. B. NaOH), so geben die NH$_3^\oplus$-Gruppen des Zwitter-Ions in Gleichung (**2**) Protonen an die OH$^\ominus$-Ionen ab. Aus dem Zwitter-Ion wird ein Anion, dessen negative Ladung ein Na$^\oplus$-Ion ausgleicht. Entstanden ist das **Natriumsalz** der Aminosäure.

$$R—CH—C(=O)O^\ominus \ \overset{\oplus}{NH_3} \ +\ Na^\oplus\ +\ OH^\ominus\ \longrightarrow\ R—CH—C(=O)O^\ominus Na^\oplus \ NH_2 \ +\ H_2O$$

Natriumsalz

15.3.3 Chelat-Komplexe

Die Anionen einer α-Aminosäure bilden mit Cu$^{2\oplus}$-Ionen blaue, gut kristallisierende *Chelat-Komplexe* (s. Kap. 10.3). Als Liganden treten das N-Atom der NH$_2$-Gruppe und ein Sauerstoffatom der Carboxylatgruppe auf. Unter Einbeziehung des Metall-Ions entsteht ein Fünfring. Da Cu$^{2\oplus}$ die Koordinationszahl 4 hat, treten zwei Aminosäure-Moleküle an das *Zentral-Ion*. Sofern der Rest R keine weiteren geladenen Gruppen enthält, ist der gesamte Chelat-Komplex neutral und löst sich deshalb nur noch *schwer* in Wasser. Ein überraschender Effekt, wenn man bedenkt, daß die Bestandteile des Chelat-Komplexes ($Cu^{2\oplus}$ und das Aminosäure-Anion) gut in Wasser löslich sind. Verständlich wird dies, weil die *hydrophilen* Gruppen der Liganden-Moleküle in das Innere des Chelat-Komplexes weisen und dort das $Cu^{2\oplus}$-Ion einhüllen. An der Außenseite des Moleküls befinden sich weniger hydrophile Gruppen, die mit dem Lösungsmittel Wasser nicht in Wechselwirkung treten.

Chelat-Komplex einer α-Aminosäure

In einem *Chelat-Komplex* werden Aminosäuren in bestimmter Weise *räumlich* fixiert, entsprechend auch die Reste, die an den Ligandenmolekülen hängen. Auf diese Weise können Metall-Ionen die Struktur komplizierter Moleküle beeinflussen, an deren Aufbau Aminosäuren beteiligt sind. Neben $Cu^{2\oplus}$ kommen in der Zelle z. B. $Zn^{2\oplus}$, $Mn^{2\oplus}$ oder $Fe^{2\oplus}$ vor, deren Bedeutung für biochemische Vorgänge verständlich wird (s. Kap. 2.5 und 10.6). Die katalytische Wirkung der *Enzyme* ist von der Bildung des Reaktionszentrums (– *aktives Zentrum*) abhängig, dessen Raumstruktur dem Substrat angepaßt sein muß. Metall-Ionen, die Chelat-Komplexe bilden, stabilisieren solche Raumstrukturen und sind zuweilen auch selbst an den ablaufenden Reaktionen beteiligt.

15.3.4 Titrationskurve und Puffereigenschaften

Wir haben gesehen, daß es vom pH-Wert einer Lösung abhängt, welche Molekülform einer Aminosäure überwiegt. Kation, Zwitter-Ion oder Anion stehen zur Wahl, und – da es sich um Dissoziationsgleichgewichte handelt – existieren die Formen in unterschiedlicher Konzentration, auch nebeneinander. Der *ungeladenen* Form kommt die *geringste* Bedeutung zu, obwohl Aminosäuren häufig so geschrieben werden. Solange es nur um die Struktur geht (Konstitution und Konfiguration), spielt es keine Rolle. Will man jedoch die Eigenschaften der Aminosäuren verstehen, darf man bei dieser Formel nicht stehenbleiben, sie ist dann sogar *falsch*.

Wir wollen jetzt 10 ml einer 0,1 *M* Lösung von Glycin-hydrochlorid mit 0,1 *M* NaOH titrieren. Die Änderung des pH-Wertes bei Zugabe der Base wird mit einem pH-Meter gemessen und als *Titrationskurve* (Abb. 15/1) aufgezeichnet.

Die zweistufige Kurve ist für *zweiprotonige* Säuren typisch. Den Äquivalenzpunkt für die 1. Stufe (Kation $\longrightarrow$ Zwitter-Ion) erreicht man nach Zugabe von 10 ml der Lauge, den für die 2. Stufe (Zwitter-Ion $\longrightarrow$ Anion) nach 20 ml. Der pH-Wert am Wendepunkt (**A**) des ersten Kurvenastes (nach Zugabe von 5 ml) entspricht $pK_{s1} = 2{,}4$, der Wendepunkt (**B**) im zweiten Kurvenast führt zu $pK_{s2} - 9{,}8$. Außer den pK_s-Werten und dem pH-Wert am Äquivalenzpunkt der beiden Stufen läßt sich aus der Titrationskurve ablesen, daß es für Glycin und seine Salze zwei Pufferbereiche gibt, die ihr *pH-Optimum* entsprechend den pK_s-Werten bei 2,4 und 9,8 haben. **Glycin-Puffer** im alkalischen Bereich werden häufig verwendet; man geht von einer Glycinlösung mit vorgegebener Konzentration (z. B. 0,2 *M*) aus und stellt mit NaOH den gewünschten pH-Wert ein. Aus der *Puffergleichung* ergibt sich, daß beim pH-Optimum folgende Puffersubstanzen in gleicher Konzentration nebeneinander vorliegen.

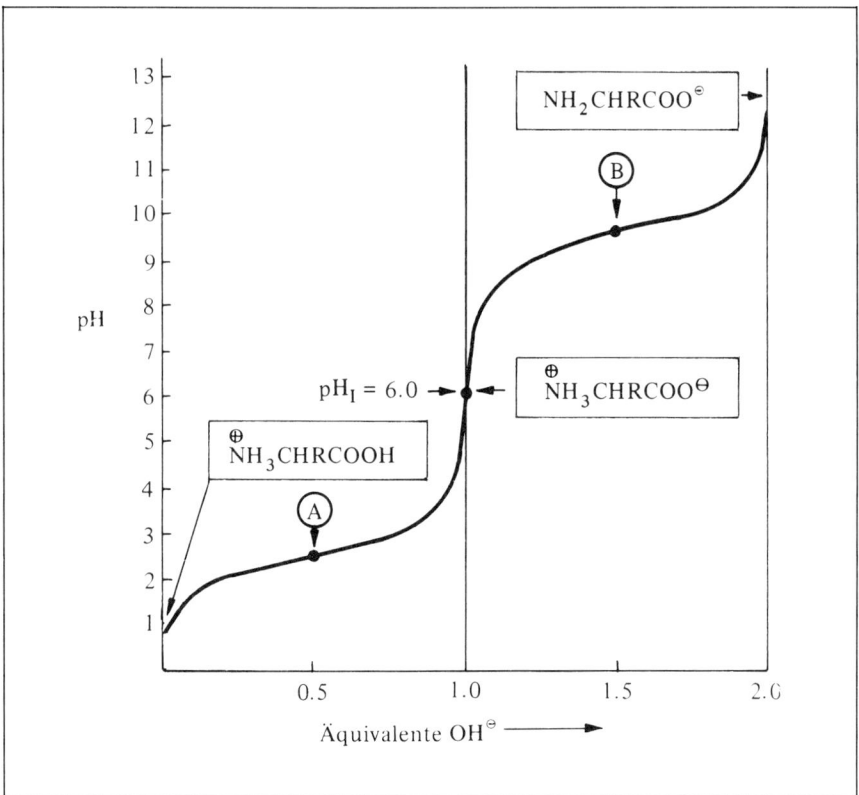

pH = 9,8	$[^{\oplus}NH_3-CH_2-COO^{\ominus}]$	=	$[NH_2-CH_2-COO^{\ominus}]$
pH-Optimum	Zwitter-Ion		Anion

Abb. 15/1. Titrationskurve von Glycin-Hydrochlorid mit NaOH. (Nach A. Lehninger, Biochemie, 2. Auflage 1977, S. 64 VCH, Weinheim).

15.3.5 Isoelektrischer Punkt

Welchen Anteil die verschieden geladenen Molekülformen einer Aminosäure in einer wäßrigen Lösung haben, hängt vom pH-Wert ab. Wir führen folgendes Experiment aus: Ein Filterpapierstreifen wird mit einer Pufferlösung angefeuchtet, die einen bestimmten pH-Wert hat. In der Mitte des Papiers markiert man einen Startpunkt, trägt dort einen Tropfen Aminosäurelösung (z. B. Glycin) auf und legt an die Enden des Streifens über geeignete Kontakte eine Gleichspannung. Diese Versuchanordnung nennt man „**Papierelektrophorese**". Nach einiger Zeit entfernt man die Elektroden, trocknet den Papierstreifen und besprüht ihn dann mit einer *Ninhydrinlösung* (Reagens auf Aminosäuren). Kurzes Erwärmen macht die Aminosäure als *violetten* Fleck sichtbar.

Folgendes läßt sich bei der Elektrophorese beobachten (Abb. 15/2): Bei pH = 2 wandert die Aminosäure zur Kathode, bei pH = 11 zur Anode, denn es überwiegen einmal die Kationen und einmal die Anionen der Aminosäure in der Pufferlösung. Bei einem bestimmten pH-Wert entfernt sich die Aminosäure nicht vom Startfleck. In dem Fall herrscht ein *isoelektrischer* Zustand, d. h. die Zahl der negativen Ladungen kompensiert gerade die der positiven. Die Aminosäure liegt überwiegend als Zwitter-Ion vor, das nach außen elektrisch neutral ist. Es kommt keine Bewegung zu einer der Elektroden zustande.

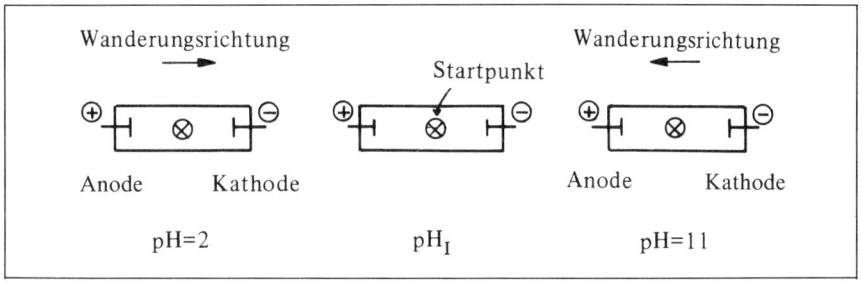

Abb. 15/2. Prinzip der Papierelektrophorese für Glycin.

> Der pH-Wert, bei dem der isoelektrische Zustand erreicht wird, heißt **isoelektrischer Punkt** (pH_I). Er ist eine für jede Aminosäure charakteristische Konstante, die von den pK_s-Werten der funktionellen Gruppen abhängt.

Für das *Glycin* läßt sich der dem isoelektrischen Punkt entsprechende pH-Wert aus dem *arithmetischen Mittel* der beiden pK_s-Werte berechnen.

$$\text{Glycin} \quad \begin{matrix} CH_2-COOH \\ | \\ NH_2 \end{matrix} \quad \begin{matrix} pK_{s1} = 2,4 \\ \\ pK_{s2} = 9,8 \end{matrix} \quad pH_I = \frac{pK_{s1} + pK_{s2}}{2} = 6,1$$

Enthält eine Aminosäure noch weitere saure oder basische Gruppen im Rest R, so werden zur Berechnung des isoelektrischen Punktes aus den pK_s-Werten im ersten Fall nur die pK_s-Werte der am stärksten sauren und im zweiten Fall der am stärksten basischen Gruppen berücksichtigt.

Bei der *Glutaminsäure* verschiebt sich der isoelektrische Punkt in den sauren Bereich ($pH_I = 3,2$), man zählt diese Verbindung – ebenso wie die Asparaginsäure – zu den „**sauren**" Aminosäuren. Beim *Lysin* erfolgt die Verschiebung in den alkalischen Bereich ($pH_I = 9,7$), man spricht von einer „**basischen**" Aminosäure. Demgegenüber werden Aminosäuren mit einem isoelektrischen Punkt zwischen $pH_I = 5-6,5$ als „**neutral**" bezeichnet (z. B. Glycin, Alanin, Phenylalanin und Glutamin).

> Zwitter-Ion am isoelektrischen Punkt
>
> $$HOOC-CH_2-CH_2-\underset{\underset{NH_3^{\oplus}}{|}}{CH}-COO^{\ominus} \qquad CH_2-CH_2-CH_2-CH_2-\underset{\underset{NH_2}{}}{CH} \; COO^{\ominus}$$
> $$\underset{NH_3^{\oplus}}{}$$
>
> Glutaminsäure   Lysin

Formaldehyd reagiert in schwach alkalischer Lösung (pH = 8) mit der freien Aminogruppe von Aminosäuren durch zweifache *Addition*.

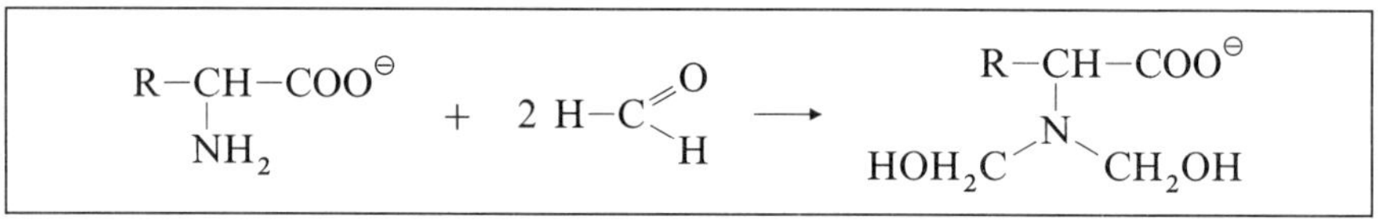

$$R-\underset{\underset{NH_2}{|}}{CH}-COO^{\ominus} \quad + \quad 2\ H-C\underset{H}{\overset{O}{\diagup}} \longrightarrow R-\underset{\underset{HOH_2C}{\underset{N}{|}}\diagdown CH_2OH}{CH}-COO^{\ominus}$$

Das Additionsprodukt ist wie das Glycin selber weitgehend protoniert, die Basizität des N-Atoms wird durch die Hydroxymethylengruppen jedoch *erniedrigt*, der pK_s-Wert wird kleiner, was bedeutet, daß das Proton *leichter* abgegeben wird als aus dem Ammonium-Ion des Glycins. Damit verschiebt sich auch der isoelektrische Punkt im Vergleich zum Glycin um 2–3 pH-Einheiten in den *sauren* Bereich. Bei der Titration mit NaOH (Ablösung des Protons vom Stickstoff) liegt der Äquivalenzpunkt des Additionsproduktes so günstig, daß der Endpunkt der Titration durch Phenolphthalein (Umschlagbereich: pH = 8–10) angezeigt wird. Durch das Hilfsreagens *Formaldehyd* wird die quantitative Bestimmung von Aminosäuren möglich (Bestimmung nach *Sörensen*).

15.3.6 Decarboxylierung von Aminosäuren

Von den Aminosäuren leiten sich einige wichtige Amine ab, die man als **biogene Amine** bezeichnet. Formal ist bei ihnen die Carboxylgruppe (COOH) durch ein H-Atom ersetzt. Biogene Amine entstehen enzymkatalysiert. Als entscheidende Schlüsselverbindung tritt ein Azomethin durch Bindung an Pyridoxalphosphat auf, das wir bereits in Kap. 13.1.6 kennengelernt hatten.

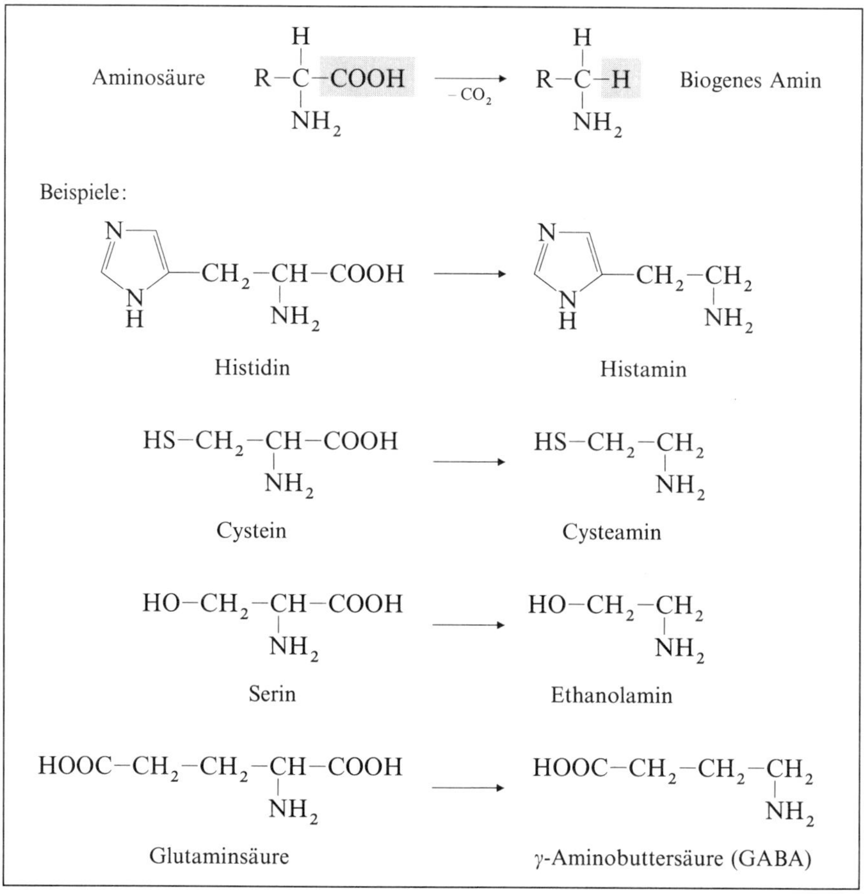

> Die Abspaltung von CO_2, die zum Verlust einer Carboxylgruppe führt, bezeichnet man als **Decarboxylierung**.

15.3.7 *Aufgaben*

1) Formulieren Sie das *L-Cystein* in der Fischer-Projektion.
2) Gibt es vom Glycin *Enantiomere*? Begründen Sie die Antwort.
3) Formulieren Sie das *Zwitter-Ion* des β-Alanins.
4) Wie liegt *Lysin* in 1 *M* Salzsäure vor?
5) Welche der Carboxylgruppen der *Glutaminsäure* ist acider? Warum?
6) Gehört *Glutamin* zu den sauren, neutralen oder basischen Aminosäuren?
7) Bei welchem pH-Wert würden Sie Alanin und Glutaminsäure in der *Papier-elektrophorese* trennen?
8) Ist es denkbar, daß eine Aminosäure *zwei* isoelektrische Punkte besitzt?
9) Zeigen Sie schematisch, wie sich die *Titrationskurve* des Glycins (2. Stufe) nach Zugabe von Formaldehyd ändert!
10) Nennen Sie vier *Übergangsmetalle*, deren Ionen biochemisch wichtige *Chelat-Komplexe* bilden!
11) Die abgebildete Aminosäure trägt den Trivialnamen *Penicillamin*, weil sie bei der sauren Hydrolyse des Penicillins (s. Kap. 17.6) entsteht. Wieviele *Chirali-tätszentren* enthält das Molekül? Ist die *D*- oder *L*-Form abgebildet?

$$
\begin{array}{c}
COOH \\
| \\
H-C-NH_2 \\
| \\
H_3C-C-SH \\
| \\
CH_3
\end{array}
$$

12) *Penicillamin* wird zur Behandlung von Kupfer-Speicherkrankheiten und bei Schwermetallvergiftungen eingesetzt. Mit $Cu^{2\oplus}$ bildet sich ein stabiler Chelat-Komplex, wie sieht er aus? (Ligandenatome: N und S)
13) In der Therapie wird nur *D-Penicillamin* eingesetzt. Die Nebenwirkungen sind bei der L-Form um ein vielfaches höher. Welchen Grund könnte dies haben?

15.4 Einfache Derivate von Aminosäuren

Bei chemischen Reaktionen einfacher Aminosäuren ist zu beachten, daß zwei *verschiedenartige* funktionelle Gruppen vorhanden sind. Im *Glycin* z. B. läßt sich die *Carboxylgruppe* mit Methanol in Gegenwart von HCl verestern. Wir wollen die einzelnen Schritte dieser Reaktion ansehen: Glycin liegt als Zwitterion (**a**) vor. In Methanol/HCl bildet sich zunächst das Kation des Glycins (**b**), dessen freie Carboxylgruppe ganz normal verestert wird (s. Kap. 13.4.4). Der gebildete Glycin-methylester kann aus der Lösung als Hydrochlorid (**c**) isoliert werden. Durch Zugabe einer äquivalenten Menge Base (z. B. NaOH) läßt sich der Ester statt als Hydrochlorid auch als freie Base (**d**) gewinnen. **Glycinmethylester** verhält sich wie ein aliphatisches Amin.

$$
\underset{(\mathbf{a})}{\overset{\oplus}{\underset{NH_3}{CH_2}}-C\overset{O}{\underset{O^{\ominus}}{\diagup}}} \quad \xrightarrow{+H^{\oplus}} \quad \underset{(\mathbf{b})}{\overset{\oplus}{\underset{NH_3}{CH_2}}-C\overset{O}{\underset{OH}{\diagup}}} \quad \xrightarrow{CH_3OH/H^{\oplus}} \quad \underset{(\mathbf{c})}{\overset{\oplus}{\underset{NH_3}{CH_2}}-C\overset{O}{\underset{OCH_3}{\diagup}}} \quad \xrightarrow[-H_2O]{+OH^{\ominus}} \quad \underset{(\mathbf{d})}{\underset{NH_2}{CH_2}-C\overset{O}{\underset{OCH_3}{\diagup}}}
$$

$(Cl^{\ominus})$

Glycin-methylester

Soll die *Aminogruppe* des Glycins zur Reaktion gebracht werden, muß sie als freie NH$_2$-Gruppe vorliegen, was durch Zugabe der äquivalenten Menge Base zum Zwitterion (**a**) erreicht wird. Das Anion (**e**) reagiert nun z. B. mit einem Säurechlorid zum Säureamid, das je nach pH-Wert als Salz (**f**) oder als freie Säure (**g**) isoliert wird. **N-Acylglycin** verhält sich wie eine aliphatische Carbonsäure.

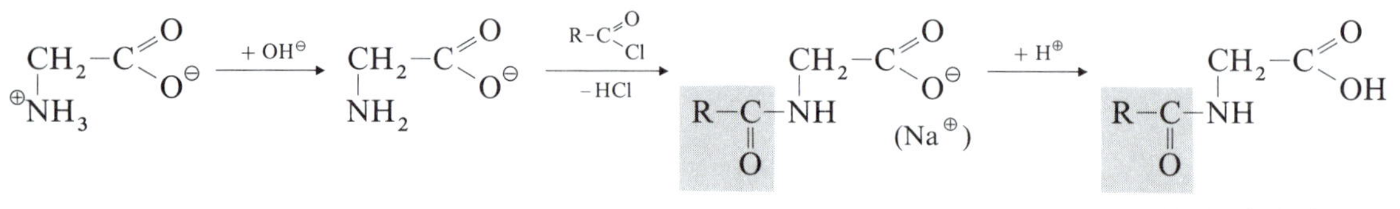

(a)   (e)   (f)   (g)

N-Acyl-glycin

Der Umgang mit Aminosäuren wird häufig deshalb als schwierig empfunden, weil nicht nur die Reagentien, sondern auch der pH-Wert der Lösung eine Rolle spielen. Er entscheidet auch, in welcher Form das Reaktionsprodukt (Salz oder neutrales Molekül) isoliert wird. Sobald Ihnen diese *„doppelte"* Betrachtungsweise an einfachen Molekülen einleuchtet, brauchen Sie vor größeren Molekülen nicht mehr zurückzuschrecken.

15.5 Peptide

15.5.1 Peptidbindung und Primärstruktur (Sequenz)

Biochemisch bedeutsam ist, daß sich zwei und mehr Aminosäuren zu langen Ketten verknüpfen lassen. Betrachten wir zunächst wieder das *Glycin*. Reagiert die Carboxylgruppe des ersten Moleküls mit der Aminogruppe eines zweiten, so wird formal Wasser abgespalten und es entsteht ein *Säureamid*. Die Säureamidbindung, die die Moleküle verknüpft, heißt in diesem Fall **Peptidbindung**. Der charakteristische Molekülteil ist markiert.

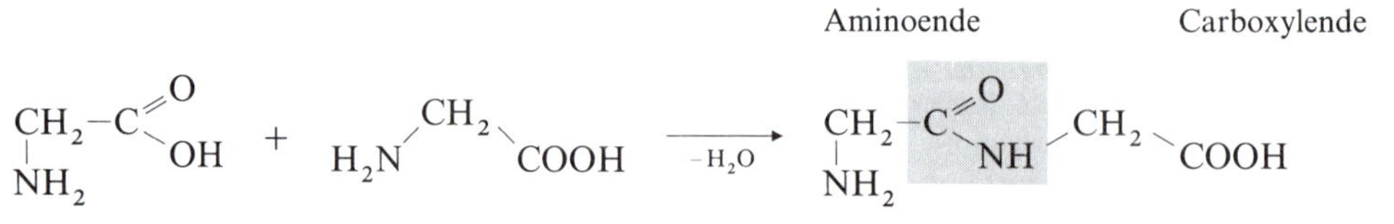

Glycin   Glycin   Glycyl-glycin
H · Gly · Gly · OH

Aminoende   Carboxylende

Aus zwei Aminosäuren entsteht ein **Dipeptid**, in unserem Beispiel *Glycyl-glycin*. Bei den Peptiden verzichtet man aus Übersichtsgründen häufig auf die Strukturformel und verwendet statt dessen die üblichen Abkürzungen der Aminosäuren (s. Tab. 15/1). Jede Peptidkette hat ein **Aminoende** und ein **Carboxylende**, die in der abgekürzten Schreibweise durch H bzw. OH gekennzeichnet sind. Man schreibt die Kette so, daß links das Aminoende und rechts das Carboxylende steht.

Das **Tripeptid** aus Glycin-Bausteinen enthält *zwei* Peptidbindungen. Kleine Peptide (bis zu 20 Aminosäuren) bezeichnet man als **Oligopeptide**, größere als **Polypeptide**. Polypeptide gehören zu den *Biopolymeren*.

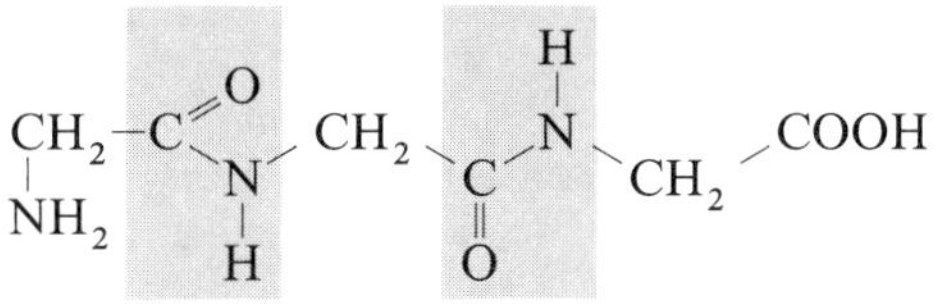

Tripeptid
H · Gly · Gly · Gly · OH

Aus zwei verschiedenen Aminosäuren (z. B. Glycin und Alanin) kann man neben Gly · Gly und Ala · Ala *zwei* weitere Dipeptide erhalten; einmal bildet Alanin, einmal Glycin das Carboxylende.

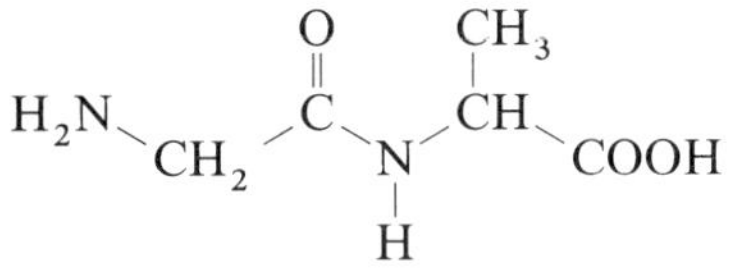

H · Gly · Ala · OH

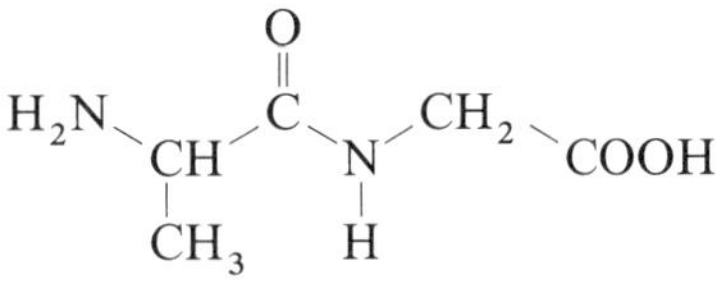

H · Ala · Gly · OH

Gehen wir von drei verschiedenen Aminosäuren aus (z. B. Glycin, Alanin und Phenylalanin), so sind *sechs* Tripeptide möglich, sofern jede Aminosäure im Molekül vertreten ist.

Isomere Tripeptide: H · Gly · Ala · Phe · OH   H · Phe · Ala · Gly · OH
                         H · Gly · Phe · Ala · OH   H · Ala · Phe · Gly · OH
                         H · Phe · Gly · Ala · OH   H · Ala · Gly · Phe · OH

Diese *Tripeptide* besitzen dieselbe Summenformel, unterscheiden sich jedoch, trotz der gleichen Bausteine, in ihrem Bindungsmuster. Es handelt sich um *Konstitutionsisomere*. Wenn man vom Aminoende zum Carboxylende der Tripeptide fortschreitet, erkennt man die unterschiedliche Reihenfolge der Aminosäuren. Man sagt, daß sich die Tripeptide in ihrer **Sequenz** unterscheiden.

Die *Sequenz* einer Polypeptidkette wird als *Primärstruktur* bezeichnet.

Enthält ein Peptid Glutaminsäure oder Lysin als Bausteine, so sind in der Regel nur die α-ständig benachbarten funktionellen Gruppen an den Peptidbindungen zu anderen Aminosäuren beteiligt. Die freien Carboxyl- bzw. Aminogruppen der Seitenketten beeinflussen die *Säure/Basen*-Eigenschaften des Peptids. Jedes Peptid mit freien Carboxyl- und Aminogruppen besitzt – wie eine einzelne Aminosäure – einen **isoelektrischen Punkt**. Dies gilt sowohl für die bisher abgebildeten Di- und Tripeptide, ganz analog auch für alle in der Natur vorkommenden Polypeptide.

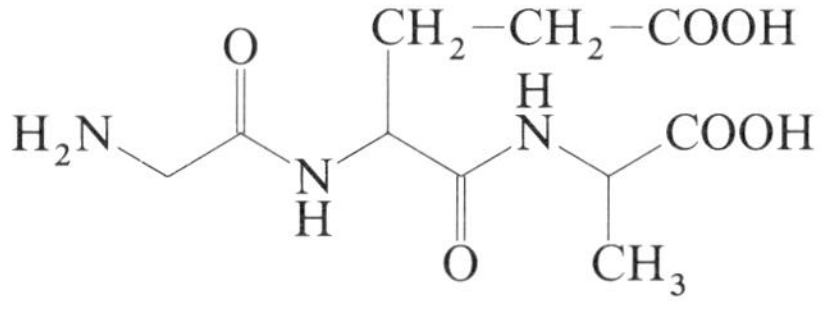

= H · Gly · Glu · Ala · OH

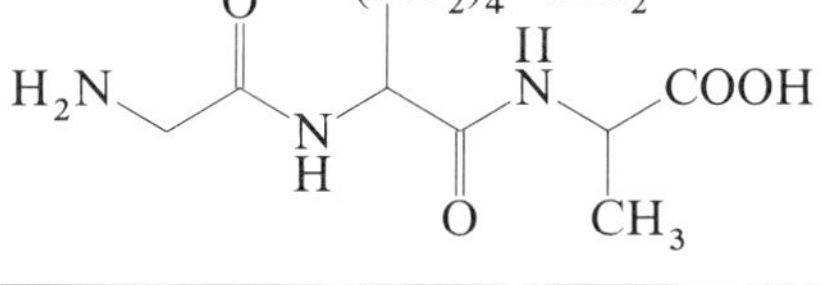

= H · Gly · Lys · Ala · OH

15.5.2 Aufbau von Peptidketten

In der Natur haben Peptide ganz *spezifische Funktionen*, die sie nur erfüllen können, wenn die Kette eine ganz *bestimmte Sequenz* besitzt. Der Aufbau von Peptiden in der Zelle (*in vivo*) wie im Reagensglas (*in vitro*) darf also nicht dem Zufall überlassen bleiben. Es ist erforderlich, jede einzelne Aminosäure für eine gezielte Umsetzung vorzubereiten und die Umsetzung nach einem festen Bauplan vorzunehmen.

Im einfachsten Fall, bei der Bildung eines *Dipeptids*, derivatisiert (schützt) man die erste Aminosäure an der Aminogruppe (**a**), die zweite an der Carboxylgruppe (**b**), damit sich diese Gruppen nicht an der Reaktion beteiligen. Zwischen den freien Gruppen wird die Peptidbindung geknüpft (**a** + **b** ⟶ **c**).

Spaltet man vom Dipeptid nur die Schutzgruppe S_2 ab (**c** ⟶ **d**), so kann **d** an der Carboxylgruppe verlängert werden, indem die im Bauplan nächstfolgende Aminosäure mit freier Aminogruppe und geschützter Carboxylgruppe (**e**) zur Reaktion gebracht wird (**d** + **e** ⟶ **f**). Der Schritt der Kettenverlängerung kann beliebig oft wiederholt werden. Auf die Chemie der Schutzgruppen S_1 und S_2 gehen wir nicht näher ein. Es sind in der Regel Acyl- (S_1) und Estergruppen (S_2).

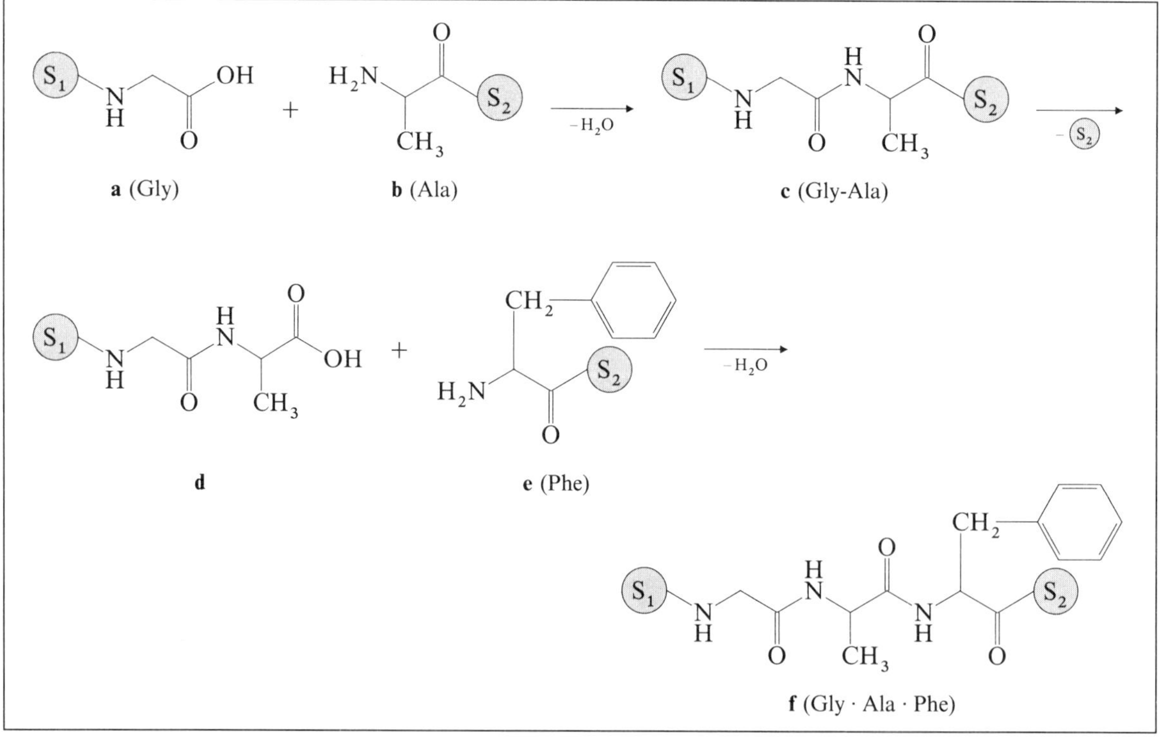

f (Gly · Ala · Phe)

Durch chemische Synthese, die sich heute an festen Trägern durchführen und automatisieren läßt, können nur kleinere und mittlere Peptide aufgebaut werden. Immerhin ist man bis zum *Insulin* (zwei Ketten mit 21 bzw. 30 Aminosäuren) und zur *Ribonuclease* (124 Aminosäuren) vorgestoßen.

Hervorzuheben ist noch, daß eine Peptidbindung niemals direkt durch Wasserabspaltung entsteht, sondern daß geeignete **Kondensationsmittel** zugesetzt werden müssen, die zwischenzeitlich die Carboxylgruppe für den nucleophilen Angriff der Aminogruppe aktivieren und im Endeffekt das Wasser binden. *Dicyclohexylcarbodiimid* ist ein derartiges Reagens.

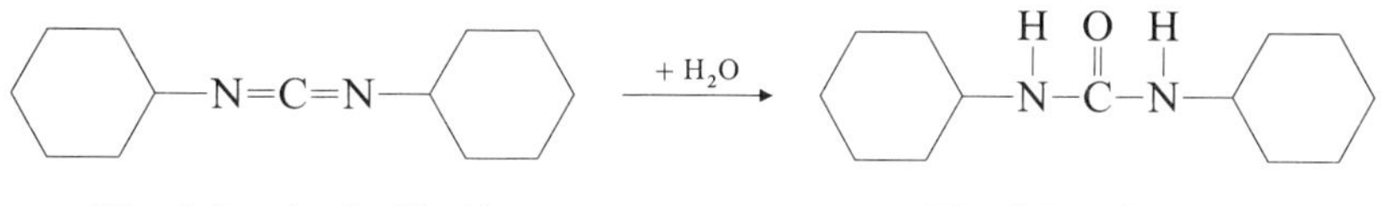

Die **Biosynthese** der Oligo- und Polypeptide folgt ganz konsequent dem geschilderten schrittweisen Aufbau. Die wachsende Peptidkette wird immer am *Carboxylende* mit der nächsten Aminosäure verbunden. In der Zelle findet diese Reaktion an den *Ribosomen* statt. Die Aktivierung der Carboxylgruppe erfolgt durch eine Esterbindung. Die beteiligten Trägermoleküle und Enzyme bringen die entscheidenden Gruppen räumlich so nahe, daß eine *Aminolyse* (Angriff einer Aminogruppe auf einen Ester unter Bildung eines Säureamids) möglich wird (Abb. 15/3).

Während der chemisch-mechanistische Teil des Problems hier erläutert wurde, erhalten Sie in der Biochemie eine Antwort auf die Frage, wie die Natur die *Sequenz* eines Peptids festgelegt und zu einem fehlerfreien, reproduzierbaren Aufbau der *Biopolymeren* kommt.

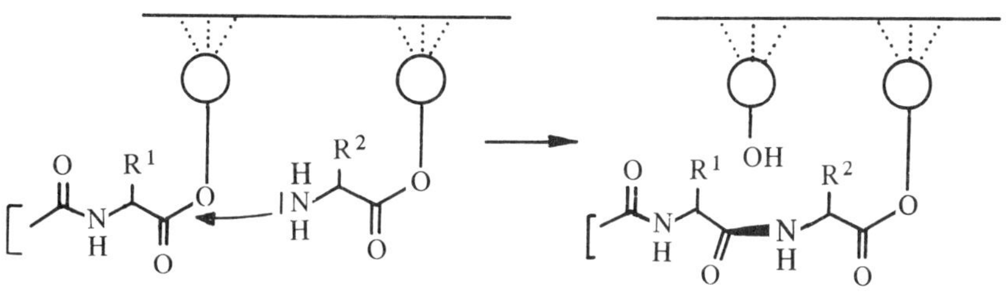

Abb. 15/3. Prinzip der Biosynthese einer Peptidbindung.

15.5.3 Abbau von Peptidketten

Der Abbau von Polypeptiden zu den einzelnen Aminosäuren geschieht durch *Hydrolyse* und gelingt unter Mitwirkung von Enzymen (Proteasen, Peptidasen) oder chemisch in Gegenwart starker Säuren oder Basen (s. Kap. 13.4.6). Pro Peptidbindung wird *ein* Molekül Wasser verbraucht. Die **Totalhydrolyse** eines Peptids führt man in 6 M Salzsäure aus und erwärmt 24 Stunden auf 105 °C im geschlossenen Rohr. Im Hydrolysat bestimmt man, welche Aminosäuren in welcher Menge enthalten sind. Diese analytische Untersuchung wird mit Hilfe eines *Aminosäure-Analysators* weitgehend automatisch durchgeführt. Die Aminosäuren lassen sich durch *Ionenaustausch-Chromatographie* trennen. Die Aminosäuren sind durch die Geschwindigkeit, mit der sie unter festliegenden Bedingungen eluiert werden, charakterisiert. Sie werden im Eluat mit *Ninhydrin* angefärbt und durch Vergleich der Intensität der Färbung quantitativ erfaßt. Solche Analysen erfordern nicht mehr als 25 nmol ($25 \cdot 10^{-9}$ mol) des Peptids.

Die *alkalische* Hydrolyse eines Peptids bringt erhebliche Nachteile. Einige natürliche Aminosäuren verändern sich dabei, außerdem tritt Racemisierung am α-C-Atom ein.

Der nächste Schritt bei der Strukturaufklärung ist die **Sequenz-Analyse**. In Umkehr der Synthese wird ein stufenweiser Abbau von einem Ende der Kette (meistens dem Aminoende) her durchgeführt. Dafür sind spezielle Reagentien und

Verfahren entwickelt worden, die alle jedoch nicht mit beliebig langen Peptid-Ketten durchgeführt werden können. Man muß sogenannte *Partialhydrolysen* vorschalten und später wie bei einem Puzzle die Daten der Bruchstücke zur Gesamtkette zusammenfügen. Für die Sequenzanalyse stehen heute auch genetische Methoden zur Verfügung.

15.5.4 *Aufgaben*

1) Welche *Dipeptide* können entstehen, wenn zwei verschiedene Aminosäuren in einer Reaktionslösung einem Kondensationsmittel ausgesetzt sind? Geben Sie die vollständige Strukturformel an (Reste am α-C-Atom mit R^1 und R^2 unterscheiden).

2) Schreiben Sie das nachfolgende *Tripeptid* in der abgekürzten Schreibweise. Geben Sie das *Carboxyl* und das *Aminoende* der Peptidkette an.

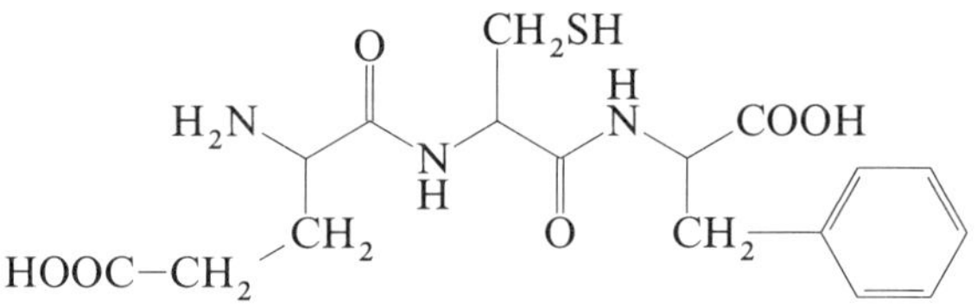

3) Hat vorstehende Verbindung einen *isoelektrischen Punkt*?
4) Wie viele Konstitutionsisomere gibt es von vorstehendem *Tripeptid*? Formulieren Sie eines davon.
5) Warum benötigt man bei der chemischen Synthese von Peptidketten *Schutzgruppen*?
6) Warum reagieren Carboxylgruppe und Aminogruppe nicht direkt zum Säureamid?
7) Wie viele Moleküle Wasser verbraucht ein *Hexapeptid* bei der Totalhydrolyse?
8) Wie werden die Aminosäuren eines Totalhydrolysates im *Aminosäure-Analysator* getrennt?
9) Was versteht man unter *Sequenzanalyse*?

15.6 Sekundärstruktur von Polypeptiden

Große Moleküle mit vielen Einfachbindungen sind in ihrer Raumstruktur flexibel, da sie verschiedene Konformationen einnehmen können. Auf den ersten Blick könnte dies auch für Peptide gelten. Ihre genaue Untersuchung mit Hilfe der *Röntgenstrukturanalyse* hat jedoch ergeben, daß Peptidketten sich ordnen und stabile Molekülformen ausbilden, die man als **Sekundärstruktur** bezeichnet. Die Stabilisierung der Sekundärstruktur erfolgt durch **Wasserstoffbrückenbindungen**, die zwischen dem Carbonyl-O-Atom einer und der NH-Gruppe einer anderen Amidgruppe ausgebildet werden. Die NH-Gruppe ist der *Donator*, die CO-Gruppe der *Akzeptor*.

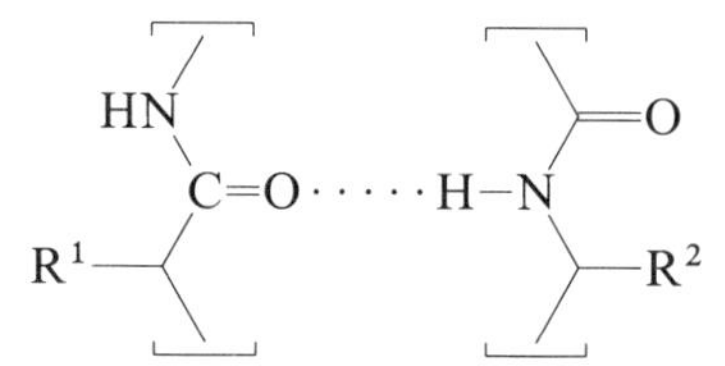

Um die Sekundärstruktur besser verstehen zu können, werfen wir zunächst einen Blick auf die Eigenschaften und die räumliche Anordnung der Atome einer **Peptidgruppe**. Säureamide sind unter Einbeziehung des freien Elektronenpaars vom Stickstoff mesomeriestabilisiert (s. Kap. 13.4.6). Die mesomeren Grenzformeln zeigen, daß die C−N-Bindung partiellen Doppelbindungscharakter besitzt.

Die Mesomerie hat drei Konsequenzen:
1. Das Amid-N-Atom zeigt nur geringe Tendenz, ein Proton anzulagern, im Vergleich zu Aminen ist seine Basizität herabgesetzt. Amide sind in wäßriger Lösung *neutral*.
2. Durch den partiellen Doppelbindungscharakter der C−N-Bindung ist die Rotation um diese Bindung eingeschränkt (ähnlich einer C=C-Doppelbindung, s. Kap. 11.4.2). Für das Peptid läßt sich eine *cis*- oder *trans*-Konfiguration formulieren, von denen letztere üblicherweise vorkommt (s. Abb. 15/4).

Konfiguration der Peptidbindung

3. Alle Atome, die an das Amid-C-Atom und an das Amid-N-Atom gebunden sind, liegen in einer Ebene. Dies bedeutet, daß in einer Peptidkette jeweils immer vier benachbarte Atome der Kette (α-C, CO, N, α-C) *koplanar* sind. Die Ebenen verschiedener Peptidgruppen bilden an ihrer Nahtstelle, am tetraedrischen α-Atom, einen Winkel zueinander aus.

Abb. 15/4. Ausschnitt einer Peptidkette. – Hervorgehoben sind die Ebenen der Peptidgruppen, die am α-C-Atom einen Winkel bilden (aus D. Matthies, Biochemische Formelsammlung, Akademische Verlagsgesellschaft 1979).

Aufgrund der vorgenannten Daten ließe sich die Peptidkette in einer *Zick-Zack*-Konformation (s. Kap. 11.1.4) aufschreiben. Benachbarte Ketten werden über Wasserstoffbrückenbindungen verknüpft. Die Natur realisiert diese Art Molekülverband mit *intermolekularen* H-Brücken im *ß-Keratin* und *Seiden-Fibroin*. Die gestreckten Peptidketten sind aus sterischen Gründen jedoch nicht koplanar, sondern bilden eine **Faltblattstruktur** aus, d.h. die Ebenen der Peptidgruppen sind

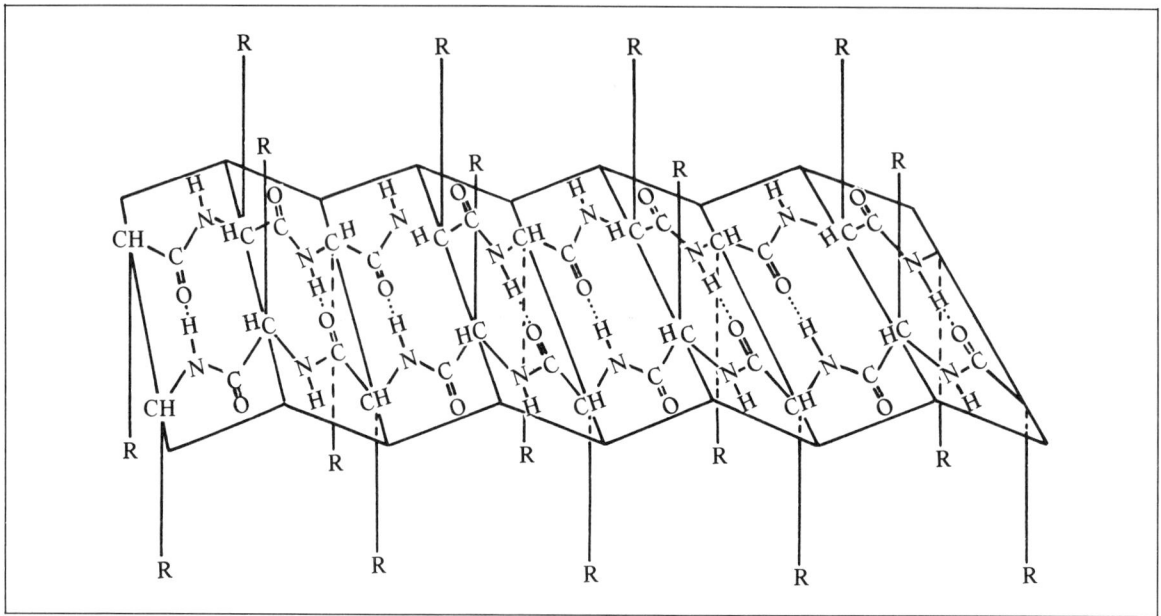

Abb. 15/5. Schematisierte Darstellung der Faltblattstruktur zweier Polypeptidketten [Aus H. R. Christen, Organische Chemie, 3. Aufl., Verlag Sauerländer, Aarau 1975].

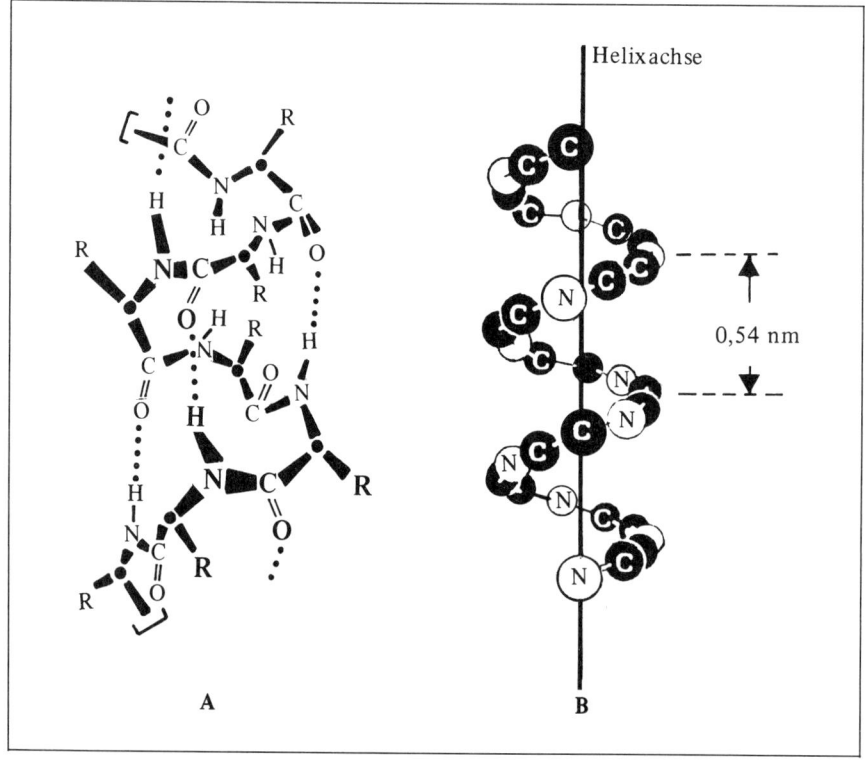

Abb.15/6. Ausschnitt einer Peptid-α-Helix.
A: Vereinfachte Darstellung, Wasserstoffbrücken-Bindungen als .... markiert. [nach D. Matthies, Biochemische Formelsammlung, Akademische Verlagsgesellschaft 1979].
B: Schema einer rechtsgängigen α-Helix mit den Atomen, die das Rückgrat der Peptidkette bilden (Ganghöhe: 0,54 nm) [nach A. Lehninger, Biochemie, VCH 1977].

gegeneinander gewinkelt (Abb. 15/5). Die Reste R am α-C-Atom stehen senkrecht zur Laufrichtung der Ketten.

Größere Bedeutung besitzt die Sekundärstruktur, die als **α-Helix** bezeichnet wird. Die Peptidkette windet sich zu einer rechtsgängigen Spirale auf, die durch *intramolekulare* Wasserstoffbrücken stabilisiert wird. Dabei stehen sich die CO-Gruppe in einer Windung und die NH-Gruppe der *vierten* darauffolgenden Aminosäure in der nächsten Windung gegenüber. Das Gerüst der α-Helix bilden die C- und die N-Atome der fortlaufenden Kette (Abb. 15/6).

Die räumlichen Abmessungen der α-Helix werden durch die gegeneinander gewinkelten Ebenen der Peptidgruppen bestimmt und sind unabhängig von der Sequenz weitgehend konstant (3,6 Aminosäuren pro Windung). Die häufig sperrigen Reste R am α-C-Atom der Peptidkette zeigen nach außen und stehen wie Stacheln senkrecht zur Helixachse (Abb. 15/6).

15.7 Kräfte, die die Raumstruktur von Polypeptiden stabilisieren

Enzyme, auch Biokatalysatoren genannt, sind hochmolekulare Proteine, die sich aus einer oder aus mehreren Polypeptidketten aufbauen. Die *Art* der Aminosäuren und ihre *Sequenz* bestimmen die räumliche Struktur eines Enzyms. Ein Fehler beim Aufbau der Peptidkette kann somit weitreichende Folgen haben, weil die Aktivität eines Enzyms von einer bestimmten räumlichen Anordnung der funktionellen Gruppen abhängt. Diese Anordnung (*Tertiärstruktur*) wird dadurch stabil, daß Peptidketten, die z. T. auch als α-Helix vorliegen, durch verschiedene *Bindekräfte* untereinander und mit der Umgebung Kontakt haben. Dazu gehören nicht nur die *Wasserstoffbrückenbindungen* zwischen CO- und NH-Gruppen, sondern auch solche zwischen *polaren* Gruppen (COO$^\ominus$, NH$_3^\oplus$, COOH, OH, N im Histidin-Heterocyclus) der Seitenketten. Wir gehen an dieser Stelle der Frage nach, welche außer den genannten Bindungskräften beim *Aufbau von Enzymen* eine Rolle spielen (s. Abb. 15/7) und bereiten damit Strukturfragen der Biochemie vor.

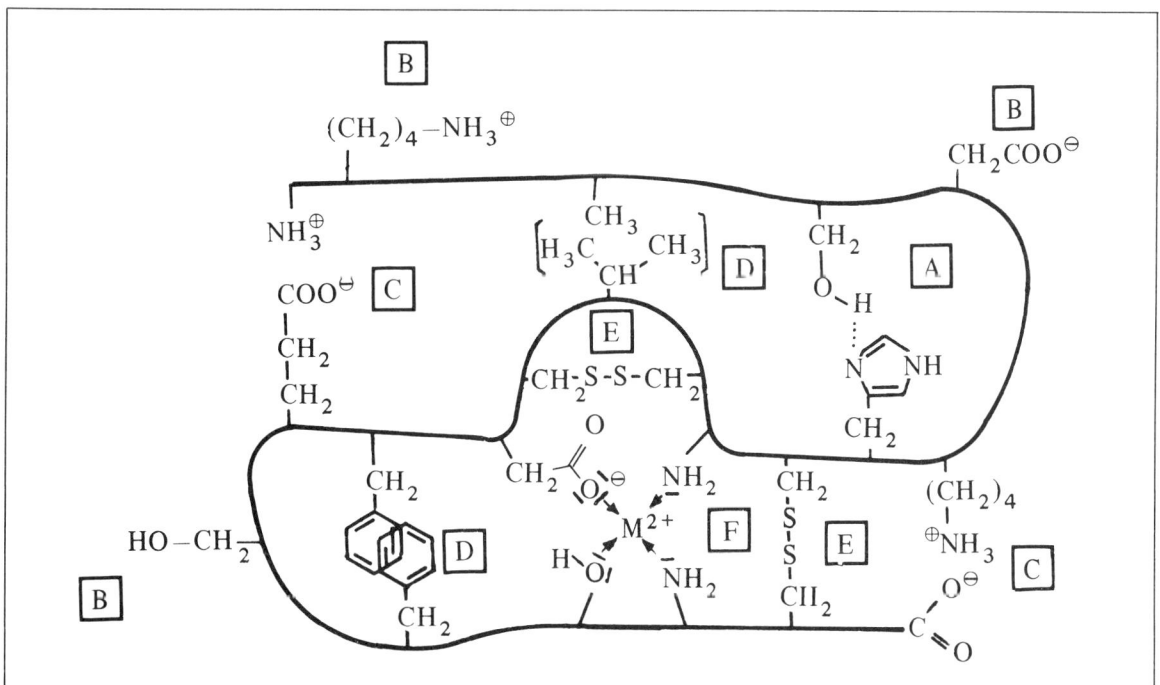

*Abb. 15/7. Bindekräfte, die die Struktur einer Polypeptidkette stabilisieren. – **A**: H-Brücken; **B**: polare Gruppen, die hydratisiert werden; **C**: elektrostatische Anziehung; **D**: hydrophobe Wechselwirkung; **E**: Disulfidbrücken; **F**: Chelatkomplex.*

Hydratisierung

Enzyme lösen sich in Wasser. Solche Lösungen haben wegen der Größe der gelösten Moleküle (Molmasse bis 10^6) andere Eigenschaften als z.B. eine Kochsalzlösung. Wasser *hydratisiert* eine Peptid-α-Helix dort, wo *hydrophile* Gruppen in den Seitenketten, die von den α-C-Atomen ausgehen, vorkommen. Dies gilt auch für die CO- und NH-Gruppen der Peptidkette, die nicht durch Wasserstoffbrückenbindungen untereinander belegt sind.

Denaturierung

Wie wichtig die *Hydrathülle* zur Aufrechterhaltung einer *Enzymstruktur* ist, erkennt man daran, daß Wasserentzug rasch zum Verlust der biologischen Aktivität führt. Beim Erhitzen, durch Gefriertrocknung oder durch Zugabe von organischen Lösungsmitteln, die Wasser aufnehmen (z.B. Ethanol oder Aceton), flockt ein Protein aus (*Denaturierung*). Ein ähnlicher Effekt kann oft durch Zugabe größerer Mengen eines Salzes (z.B. wasserfreies Ammoniumsulfat) erreicht werden. Hier konkurrieren die Ionen des Salzes mit dem Protein um die Wassermoleküle. Das „*ausgesalzte*" Protein geht jedoch beim Verdünnen mit Wasser häufig wieder in Lösung, d.h. der Vorgang ist *reversibel* und deshalb zur schonenden Abtrennung von Proteinen geeignet (s. Kap. 7.3).

Das Anion-Detergens *Natriumlaurylsulfat* (engl.: Sodium dodecyl sulfate, **SDS**) lagert sich an Proteine an. Im Überschuß zugesetzt, bringen SDS-Moleküle viele negativ geladene Gruppen ein, die mit polaren Gruppen des Proteins in Kontakt treten. Außerdem hüllt SDS mit seinen Kohlenwasserstoffketten durch hydrophobe Wechselwirkungen entsprechende Molekülteile des Proteins ein. Durch beide Effekte werden nahezu alle nicht kovalenten Wechselwirkungen aufgehoben, was zur Denaturierung des Proteins führt.

$$H_3C-(CH_2)_{10}-CH_2-O-\overset{\displaystyle O}{\underset{\displaystyle O}{\overset{\|}{\underset{\|}{S}}}}-O^{\ominus}Na^{\oplus} \qquad \text{Natriumlauryl-sulfat (SDS)}$$

Elektrostatische Anziehung

Die *sauren* und *basischen* Gruppen der Aminosäure-Seitenketten (z.B. $-COOH$ der Glutaminsäure, $-NH_2$ des Lysins) unterliegen bezüglich der Säure/Base-Eigenschaften in wäßriger Lösung den gleichen Gesetzmäßigkeiten wie einfache Aminosäuren. Dies bedeutet, daß diese Gruppen überwiegend als Anion ($-COO^{\ominus}$) und Kation ($-NH_3^{\oplus}$) vorliegen und das Protein – je nach pH-Wert – eine mehr negative oder mehr positive Ladung besitzt und einen *isoelektrischen Punkt* hat. Die *Elektrophorese* findet somit auch bei der Charakterisierung und Trennung von Proteinen Verwendung.

Zwischen gegensinnig geladenen Gruppen kommt es zu einem Zusammenhalt durch *elektrostatische Anziehung*, während Reste mit gleichem Vorzeichen der Ladung sich abstoßen. Diese Kräfte hängen vom pH-Wert des Milieus ab, d.h. starke pH-Änderungen beeinflussen die Enzymstruktur. Für jedes Enzym gibt es einen pH-Wert, bei dem ein Optimum an biologischer Aktivität erreicht wird.

Hydrophobe Wechselwirkung

Die Seitenketten am α-C-Atom einer Peptidkette tragen nicht nur hydrophile Gruppen, sondern auch kürzere Kohlenwasserstoffreste mit *hydrophobem* Charakter (s. Tab. 15/1). Solche Reste meiden den Kontakt mit dem Wasser, treten lieber mit ihresgleichen in Wechselwirkung (s. Kap. 13.3.3 und 13.5.2). Als Folge faltet sich eine Peptidkette so, daß sich die *hydrophoben Reste* untereinander nahe kommen. Dabei wird zwischen diesen Resten außer schwachen *van der Waals-Kräften* keine eigentliche Bindung wirksam. Im Grunde ist es das Wasser, das die Gruppen zusammendrängt und eine Klammer um sie legt. Die Hydratationssphäre des Moleküls weist dadurch eine *geringere* Ordnung auf, was thermodynamisch günstig ist.

Disulfidbrücken

Thioalkohole lassen sich zu *Disulfiden* oxidieren (s. Kap. 12.3.2). Dies gelingt auch beim *Cystein*, das zum Disulfid *Cystin* wird.

$$2 \; HOOC-\underset{\underset{NH_2}{|}}{CH}-CH_2-SH \quad \xrightarrow{-2\,H} \quad HOOC-\underset{\underset{NH_2}{|}}{CH}-CH_2-S-S-CH_2-\underset{\underset{NH_2}{|}}{CH}-COOH$$

Cystein   Cystin

Cysteinreste in Peptidketten können bei geeigneter Anordnung ebenso reagieren und durch eine kovalente S—S-Bindung Molekülteile verbrücken (Abb. 15/7). Verglichen mit der elektrostatischen bzw. hydrophoben Wechselwirkung ist die *Disulfidbrücke* sehr stabil. Meist sind in einem größeren Protein mehrere Disulfidbrücken vorhanden, zuweilen auch zwischen zwei verschiedenen Peptidketten, wie z. B. im *Insulin*. Durch milde Reduktionsmittel wie *Mercaptoethanol* oder *Dithiothreitol* (DTT) kann man Disulfidbrücken in Proteinen spalten.

$$HS-CH_2-CH_2-OH \qquad\qquad HS-CH_2-\overset{\overset{\textstyle H}{|}}{\underset{\underset{\textstyle OH}{|}}{C}}-\overset{\overset{\textstyle OH}{|}}{\underset{\underset{\textstyle H}{|}}{C}}-CH_2-SH$$

Mercaptoethanol   Dithiothreitol

Chelat-Komplexe

Mit ihren polaren Gruppen in den Seitenketten (z. B. von Serin, Asparaginsäure, Lysin) bilden viele Proteine *Chelat-Komplexe* mit Metall-Ionen aus, in denen diese Gruppen, und damit das ganze Molekül, in einer bestimmten räumlichen Struktur fixiert sind (s. Kap. 10.6 und 15.3.3). Nicht immer sind alle Ligandenplätze des Zentralions mit Gruppen der Aminosäure-Seitenketten besetzt, sondern auch mit kleineren *Hilfsmolekülen* oder Wasser. In Enzymen ist oft ein Metallion für die katalytische Funktion unentbehrlich, um indirekt die „*aktive*" Konformation zu stabilisieren oder um im *aktiven Zentrum* die gewünschte Reaktion zu katalysieren.

15.8 Insulin

Zum Schluß des Kapitels soll das schon mehrfach erwähnte Peptidhormon **Insulin** vorgestellt werden. Es setzt sich aus zwei Peptidketten zusammen, der *A-Kette* mit 21 Aminosäuren und der *B-Kette* mit 30 Aminosäuren. Die Sequenz der beiden Ketten ergibt sich aus der Formel (Abb. 15/8). *Aminoende* (Position 1) und *Carboxylende* (Position 21 bzw. 30) werden nicht mehr durch H bzw. OH markiert. Die Peptidketten sind miteinander über zwei **Disulfidbrücken** verknüpft. Eine dritte Disulfidbrücke bildet eine Schleife innerhalb der A-Kette. Insulin hat eine komplizierte Tertiärstruktur, die sich der abgebildeten Formel nicht entnehmen läßt. In Gegenwart von $Zn^{2\oplus}$-Ionen bildet es leicht Dimere, die sich zu Hexameren zusammenlagern (Depotform).

Durch Insulin wird u. a. der Zuckerstoffwechsel reguliert. Kommt die Insulinproduktion in der Bauchspeicheldrüse zum Erliegen, muß Insulin täglich durch

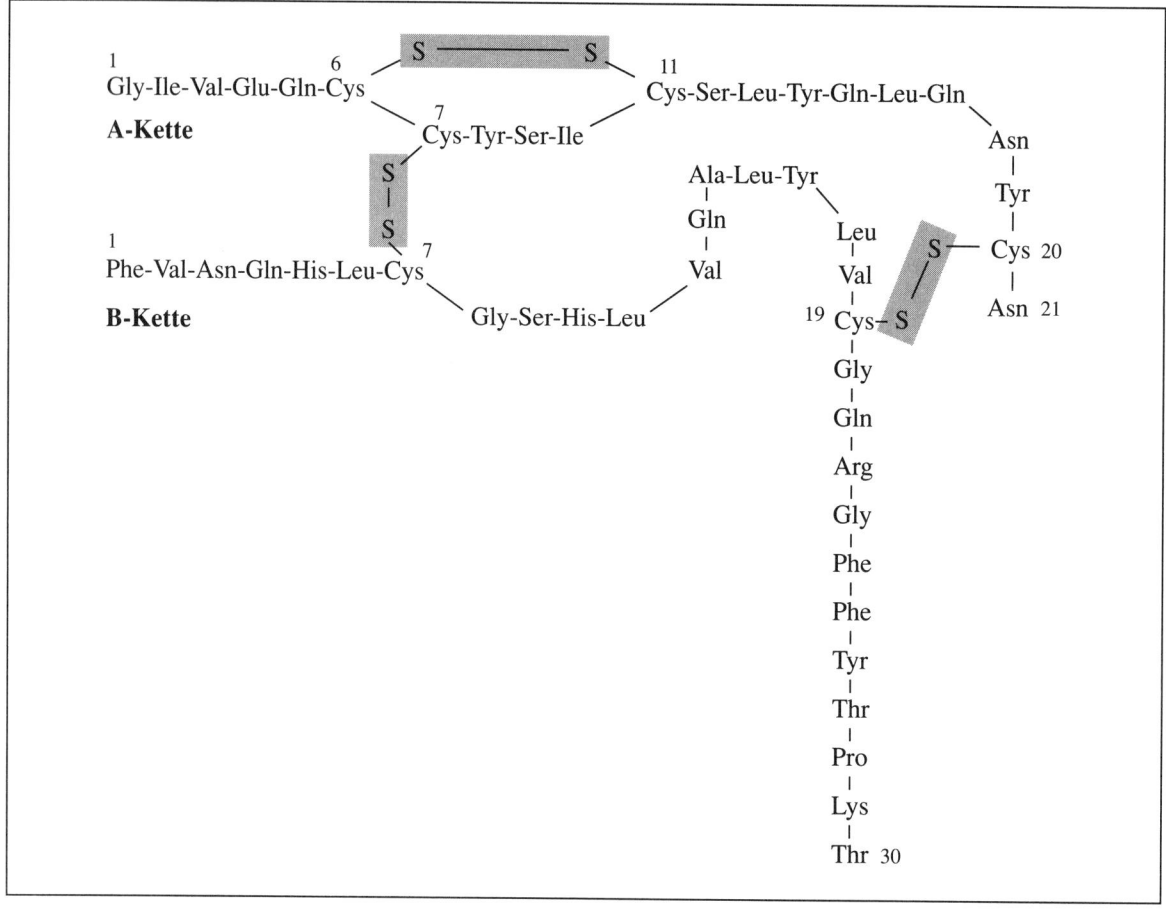

Abb. 15/8. Aminosäurensequenz und schematische Struktur des Humaninsulins.

Injektion zugeführt werden, um die Zuckerkrankheit (*Diabetes mellitus*) wirkungs-voll zu therapieren (Tagesbedarf ca. 1,8 mg).

Insulin läßt sich nur mit schlechten Ausbeuten synthetisch aufbauen. Für medi-zinische Zwecke greift man auf Rinder- bzw. Schweine-Insulin zurück, die sich geringfügig in ihrer Sequenz vom Human-Insulin unterscheiden. *Schweine-Insu-lin* trägt am Carboxylende der B-Kette (Position 30) Alanin statt Threonin. Im *Rinder-Insulin* ist außerdem das Tripeptid in der Schleife der A-Kette verändert (Ala-Ser-Val). Heute ist man in der Lage, das *Human-Insulin* mit gentechnologi-schen Methoden herzustellen. Die Gene für die Biosynthese des Human-Insulins werden in Mikroorganismen (Bakterienstamm *Escherichia coli*) überführt, die in ihrem fehlgeleiteten Stoffwechsel die Peptid-Vorstufen produzieren, aus denen nach Isolierung das Human-Insulin hergestellt werden kann.

16 Kohlenhydrate

16.1 Allgemeines

Kohlenhydrate spielen für das Leben auf der Erde eine zentrale Rolle. Sie werden von den grünen Pflanzen aus Kohlendioxid und Wasser mit Hilfe von Sonnenlicht als Energiequelle jährlich in unvorstellbaren Mengen gebildet (*Photosynthese*). So wird Sonnenenergie als chemische Energie in den Kohlenhydraten gespeichert und ist in dieser Form für alle Lebewesen nutzbar.

$$x\, CO_2 + x\, H_2O + \text{Sonnenlicht} \xrightarrow{\text{Chlorophyll}} C_x(H_2O)_x + x\, O_2$$

Insbesondere *Cellulose*, eine Biopolymer, macht den weitaus größten Teil organischen Materials auf der Erdoberfläche aus und wird jährlich in unvorstellbar großen Mengen von den grünen Pflanzen aufgebaut. Cellulose ist das Kohlenhydrat, das Pflanzen Festigkeit und Form gibt und das es ihnen ermöglicht, in die Höhe zu wachsen. Nach dem Absterben der Pflanzen wird Cellulose im Erdboden abgelagert und umgewandelt z. B in Humus, der für das Wachstum neuer Pflanzen, d.h. die Fruchtbarkeit unserer Erde unentbehrlich ist.

Dem Menschen dienen Kohlenhydrate als *Rohstoff* (Holz, Baumwolle) und als *Nahrungsbestandteil* (Stärke, Zucker). Im Stoffwechsel setzen sie beim oxidativen Abbau zu Kohlendioxid und Wasser die gespeicherte Sonnenenergie – inzwischen mehrfach gewandelt – wieder frei und treiben damit die Lebensvorgänge an.

$$C_x(H_2O)_x + x\, O_2 \longrightarrow x\, CO_2 + x\, H_2O + \text{Energie}$$

Aus Kohlenhydraten bilden sich viele andere Zellbausteine. Ihr Aufbau, Abbau und ihre Umwandlung sind ein Kernstück der *Biochemie*, und man bemüht sich in den letzten Jahren intensiv um neue Erkenntnisse auf diesem Gebiet. Z. B. möchte man das natürliche Energiereservoir, das in den Kohlenhydraten steckt, nutzen, ohne gleich zum Gröbsten, zur direkten Verbrennung zu greifen. Unverdauliches *Stroh* in Treibstoff (z. B. Ethanol) oder verwertbare Nahrungsmittel umzuwandeln, hieße, aus Stroh *Gold* zu machen. Dies ist heute mehr als nur ein Märchenbild, man stößt in das Aufgabenfeld der Chemie und der Biotechnologie *nachwachsender Rohstoffe* vor.

Aufbau und Reaktionen der Kohlenhydrate liegen einfache Prinzipien zugrunde, und dennoch erfüllen diese Verbindungen eine dreifache Funktion in der Zelle: als *Gerüstbaustein*, als *Energiequelle* und als *Ausgangsstoff für die Biosynthese* anderer wichtiger Zellbausteine. Z. B. spielen Kohlenhydrate bei der Ausbildung der immunologischen Identität einer Zelle eine wichtige Rolle und sind Bausteine wichtiger Glykoproteine des Immunsystems.

Tab. 16/1. Allgemeine Klassifizierung

Substanzklasse	Zahl der Bausteine	Beispiele
Monosaccharid	1	D-Glucose, D-Fructose
Dissaccharid	2	Saccharose, Maltose
Trisaccharid	3	
Oligosaccharid	2–10	
Polysaccharid	> 10	Cellulose, Stärke, Glykogen

Der Name „**Kohlenhydrat**" ist schon früh entstanden und drückt aus, daß eine Reihe verwandter Naturstoffe die allgemeine Summenformel $C_n(H_2O)_n$ haben. Heute faßt man den Begriff weiter und geht davon aus, daß es in der Natur Bausteine mit 3–7 C-Atomen in gerader Kette gibt, die durch ihre funktionellen Gruppen als Polyhydroxy-aldehyde (**Aldosen**) oder Polyhydroxy-ketone (**Ketosen**) einzuordnen sind. Diese Verbindungen und andere, die diese Bausteine enthalten oder durch einfache Umwandlung aus ihnen hervorgehen, rechnen zu den Kohlenhydraten. Im Namen geben sich viele Kohlenhydrate durch die Endsilbe „**ose**" zu erkennen.

16.2   Monosaccharide

16.2.1   Nomenklatur und Stereochemie

Triosen

Die einfachsten Monosaccharide enthalten nur drei C-Atome (*Triosen*), es sind **Glycerinaldehyd** und **1,3-Dihydroxyaceton.** Sie stehen als 3-Phosphate (Phosphatester in Position 3, s. S. 238) unter Beteiligung eines Enzyms (Isomerase) miteinander im Gleichgewicht. In alkalischer Lösung stellt sich dieses Gleichgewicht auch zwischen den Triosen selbst ein. Zwischenprodukt ist das tautomere *Endiol.* Die CO-Gruppe kann also zwischen C-1 und C-2 ihren Platz wechseln.

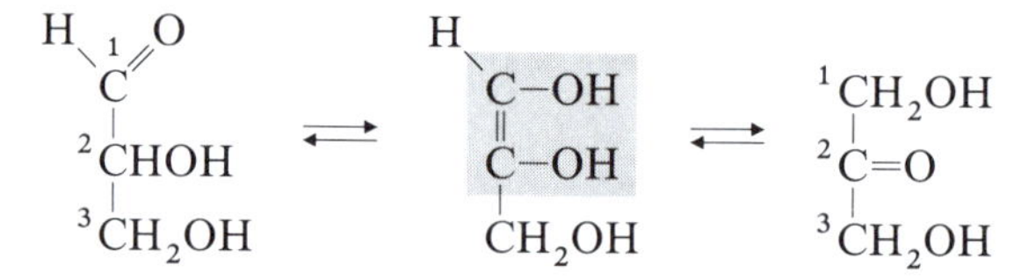

Glycerinaldehyd (Aldo-triose)   Endiol   1,3-Dihydroxyaceton (Keto-triose)

Mit längerer C-Atomkette kommt man über die *Tetrosen* und *Pentosen* zu den *Hexosen.* Die Kette wird ausgehend von der Aldehydgruppe (C-1) numeriert, bei Ketosen erhält das C-Atom der CO-Gruppe die Ziffer 2.

Klassifizierung	Beispiel
3 C-Atome = Triose	Glycerinaldehyd
4 C-Atome = Tetrose	D-Threose
5 C-Atome = Pentose	D-Ribose
6 C-Atome = Hexose	D-Glucose
7 C-Atome = Heptose	Sedoheptulose

Die meisten Monosaccharide besitzen einen Trivialnamen. Die Klassifizierung der Verbindung ergibt sich aus der mit dem Namen verbundenen Struktur, die man im Gedächtnis haben muß. Der systematische Name einer Aldohexose z. B. ist *2,3,4,5,6-Pentahydroxyhexanal.* Er hat in der Praxis jedoch keine Bedeutung.

Aldosen und Ketosen enthalten, mit Ausnahme des Dihydroxyacetons, mindestens ein *Chiralitätszentrum.* Beim Glycerinaldehyd haben wir die Enantiomeren (D und L) schon kennengelernt. Für die Darstellung der Konfiguration wurde die Fischer-Projektion (s. Kap. 14.1.3) eingeführt, in der D-Form weist die OH-Gruppe an C-2 nach rechts.

$$
\begin{array}{ccc}
& ^1CHO & & CHO \\
H-&^2C-OH & HO-&^2C-H \\
& ^3CH_2OH & & CH_2OH \\
\end{array}
$$

(+)-D-Glycerinaldehyd   (−)-L-Glycerinaldehyd

Tetrosen

Aldo-Tetrosen wie die **Threose** und **Erythrose** besitzen zwei Chiralitätszentren, es gibt $2^2 = 4$ Stereoisomere.

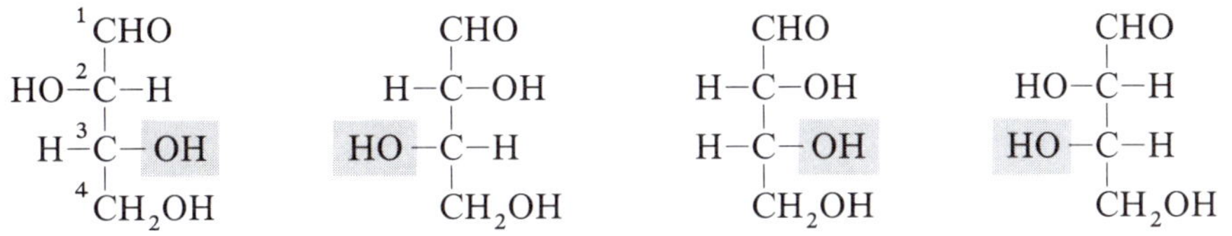

$$
\begin{array}{cccc}
^1CHO & CHO & CHO & CHO \\
HO-^2C-H & H-C-OH & H-C-OH & HO-C-H \\
H-^3C-OH & HO-C-H & H-C-OH & HO-C-H \\
^4CH_2OH & CH_2OH & CH_2OH & CH_2OH \\
\end{array}
$$

D-Threose   L-Threose   D-Erythrose   L-Erythrose

Sie erkennen zwei Enantiomerenpaare, die anderen Verbindungen sind zueinander diastereomer. Das „D" vor dem Trivialnamen gibt an, daß das Chiralitätszentrum, das von der CO-Gruppe am *weitesten* entfernt ist, in seiner Konfiguration mit C-2 des D-Glycerinaldehyds übereinstimmt. Entsprechend gleichen Verbindungen der L-Reihe dem L-Glycerinaldehyd. Die Stereochemie an C-2 der Tetrosen ist in ihrem Trivialnamen enthalten und muß beim Aufschreiben erinnert werden. Man muß sich also einprägen, daß in der *Erythrose* die Hydroxygruppen in der Fischer-Projektion auf derselben Seite, in der *Threose* entgegengesetzt stehen. D- und L-Erythrose sind *Enantiomere*, dies bedeutet, daß nicht nur C-3, das die Einordnung in die D- oder L-Reihe bestimmt, sondern *alle* Chiralitätszentren entgegengesetzt konfiguriert sein müssen, damit das Spiegelbild zum ersten Molekül entsteht. Die Begriffe „*threo*" und „*erythro*" kennzeichnen die Stereochemie zweier benachbarter C-Atome und leiten sich von den Tetrosen ab. Die Verhältnisse der vier Aldotetrosen zueinander sind also so wie für Threonin in Kap. 14.2.1 beschrieben. Dort allerdings bezieht sich die Angabe „D" und „L" auf C-2 (α-C-Atom).

Pentosen

Von den Aldo-pentosen existieren schon $2^3 = 8$ Stereoisomere. Die **D-Ribose**, ein Baustein, der Ribonukleinsäuren (RNA), ist ein wichtiges Beispiel. Fehlt die OH-Gruppe an C-2, erhält man die **2-Desoxy-D-ribose**, den Baustein der Desoxyribonukleinsäuren (DNA). Die zur D-Ribose gehörige Ketose ist die **D-Ribulose**, die wie alle Ketosen ein Chiralitätszentrum weniger aufweist als Aldosen gleicher C-Atomzahl.

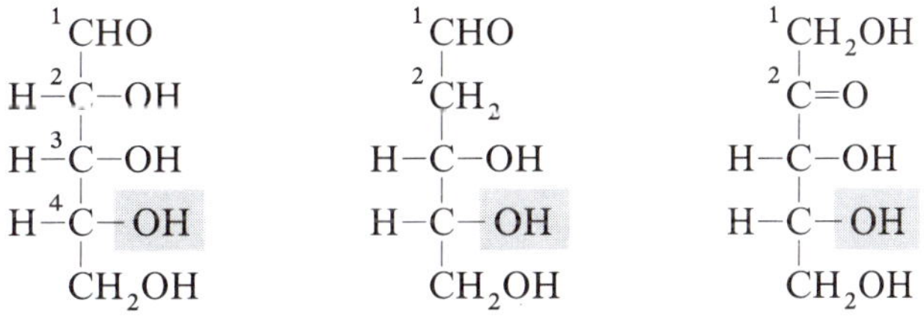

$$
\begin{array}{ccc}
^1CHO & ^1CHO & ^1CH_2OH \\
H-^2C-OH & ^2CH_2 & ^2C=O \\
H-^3C-OH & H-C-OH & H-C-OH \\
H-^4C-OH & H-C-OH & H-C-OH \\
CH_2OH & CH_2OH & CH_2OH \\
\end{array}
$$

D-Ribose   2-Desoxy-D-ribose   D-Ribulose

An C-2 von *Ribulose-1,5-bisphosphat* lagert sich bei der Photosynthese in Gegenwart des Enzyms Ribulose-1,5-bisphosphat Carboxylase (*Rubisco*) das Kohlendioxid aus der Luft an. Das instabile Primärprodukt zerfällt in zwei Moleküle *3-Phospho-glycerinsäure*, von der aus der Aufbau der Monosaccharide unter Rückbildung der Ribulose beginnt.

$$
\begin{array}{ccc}
\overset{1}{\text{C}}\text{H}_2\text{O}-\textcircled{P} & \text{CH}_2\text{O}-\textcircled{P} & \text{CH}_2\text{O}-\textcircled{P} \\
\overset{2}{\text{C}}=\text{O} & \text{HO}-\text{C}-\text{COOH} & \text{HO}-\text{CH} \\
\text{CH}-\text{OH} & \text{C}=\text{O} & \text{COOH} \\
\text{CH}-\text{OH} & \text{CH}-\text{OH} & \text{COOH} \\
\overset{5}{\text{C}}\text{H}_2\text{O}-\textcircled{P} & \text{CH}_2\text{O}-\textcircled{P} & \text{CH}-\text{OH} \\
& & \text{CH}_2\text{O}-\textcircled{P}
\end{array}
$$

$\xrightarrow{+ \text{CO}_2}$ $\xrightarrow{+ \text{H}_2\text{O}}$ 3-Phospho-glycerinsäure

Ribulose-1,5-bisphosphat

Hexosen

Die wichtigsten Monosaccharide, die *Hexosen*, haben die Summenformel $C_6H_{12}O_6$. Von den Aldo-hexosen gibt es $2^4 = 16$ Stereoisomere, eines von diesen ist die weitverbreitete **D-Glucose**. Die Konfiguration an C-5 bestimmt ihre Zugehörigkeit zur D-Reihe. Der Stamm „Gluco" im Namen Glucose legt die Konfiguration der anderen Chiralitätszentren fest. Hier darf beim Aufschreiben nichts verwechselt werden, sonst erhält man einen anderen Zucker. Um sich die Anordnung der OH-Gruppen von C-1 kommend (rechts, links, rechts, rechts) zu merken, kann Ihnen evtl. die Feuerwehr mit „ta, tü, ta, ta" helfen.

$$
\begin{array}{cccc}
\overset{1}{\text{C}}\text{HO} & \text{CHO} & \text{CHO} & \text{CH}_2\text{OH} \\
\text{H}-\overset{2}{\text{C}}-\text{OH} & \text{HO}-\overset{2}{\text{C}}-\text{H} & \text{H}-\text{C}-\text{OH} & \overset{2}{\text{C}}=\text{O} \\
\text{HO}-\overset{3}{\text{C}}-\text{H} & \text{HO}-\text{C}-\text{H} & \text{HO}-\text{C}-\text{H} & \text{HO}-\text{C}-\text{H} \\
\text{H}-\overset{4}{\text{C}}-\text{OH} & \text{H}-\text{C}-\text{OH} & \text{HO}-\overset{4}{\text{C}}-\text{H} & \text{H}-\text{C}-\text{OH} \\
\text{H}-\overset{5}{\text{C}}-\text{OH} & \text{H}-\text{C}-\text{OH} & \text{H}-\text{C}-\text{OH} & \text{H}-\text{C}-\text{OH} \\
\overset{6}{\text{C}}\text{H}_2\text{OH} & \text{CH}_2\text{OH} & \text{CH}_2\text{OH} & \text{CH}_2\text{OH} \\
\text{D-Glucose} & \text{D-Mannose} & \text{D-Galaktose} & \text{D-Fructose}
\end{array}
$$

Zwei andere Aldohexosen, die **D-Mannose** und **D-Galaktose**, haben außerdem im Stoffwechsel Bedeutung. Sie unterscheiden sich von der *D-Glucose* jeweils nur in der Konfiguration an einem C-Atom, Mannose an *C-2*, Galaktose an *C-4*. Alle drei Verbindungen sind *diastereomer* zueinander.

> Monosaccharide, die sich nur an einem Chiralitätszentrum unterscheiden, bezeichnet man als **Epimere**.

D-Glucose und D-Galaktose sind an C-4, D-Glucose und D-Mannose an C-2 epimer.

D-Fructose ist eine Ketohexose und enthält ein Chiralitätszentrum weniger als D-Glucose. In der Konfiguration der anderen drei Zentren stimmen beide jedoch überein. Der biologische Abbau der D-Glucose (= Traubenzucker), die der universelle *Energielieferant* für alle Lebewesen ist, geht vom *Glucose-6-phosphat* aus und beginnt mit einer Isomerisierung zu *Fructose-6-phosphat*.

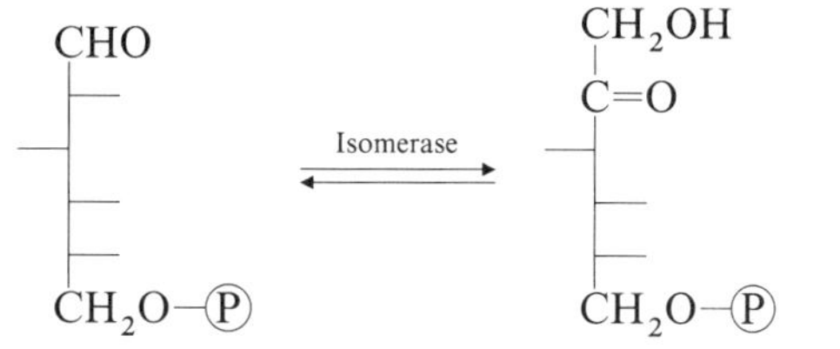

$$\text{CHO} \quad \xrightarrow{\text{Isomerase}} \quad \text{CH}_2\text{OH}$$

Glucose-6-phosphat   Fructose-6-phosphat

[Darstellung in der vereinfachten Fischer-Projektion. Jeder waagrechte Strich markiert eine OH-Gruppe. C-Atome stehen im Schnittpunkt von waagrechter und senkrechter Linie.]

16.2.2 Eigenschaften und Reaktionen

Monosaccharide sind durch die vielen Hydroxygruppen im Molekül gut *wasserlöslich* und in lipophilen organischen Solventien unlöslich. Beim Erhitzen werden die Verbindungen ohne zu schmelzen braun (karamel), ihre wäßrigen Lösungen schmecken mehr oder weniger *süß*.

Aldosen sind an der Aldehydgruppe oxidierbar (s. Kap. 13.1.3), aus D-Glucose entsteht dabei **D-Gluconsäure**. Diese Reaktion läßt sich mit *Tollens-Reagens* ($[\text{Ag}(\text{NH}_3)_2]^{\oplus}$) oder *Fehlingscher Lösung* (tiefblauer Tartrat-Komplex von $\text{Cu}^{2\oplus}$) als Oxidationsmittel ausführen. Positiv ist die Probe, wenn sich Silber (Ag) bzw. rotes Kupfer (I)-oxid (Cu_2O) abscheidet. Man weist so *reduzierende* Kohlenhydrate nach.

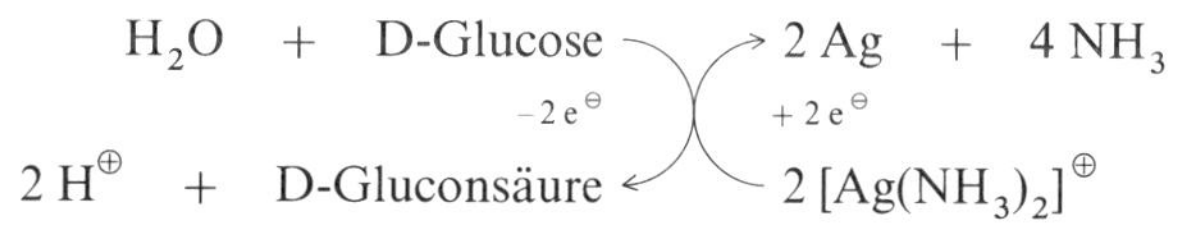

$$\text{H}_2\text{O} \quad + \quad \text{D-Glucose} \quad \xrightarrow{-2\,e^{\ominus}} \quad 2\,\text{Ag} \quad + \quad 4\,\text{NH}_3$$
$$2\,\text{H}^{\oplus} \quad + \quad \text{D-Gluconsäure} \quad \xleftarrow{+2\,e^{\ominus}} \quad 2\,[\text{Ag}(\text{NH}_3)_2]^{\oplus}$$

Auch D-Fructose reagiert mit Fehlingscher Lösung. Dies erklärt sich daraus, daß die Reagenslösungen alkalisch sind und unter diesen Bedingungen Ketosen und Aldosen über ein Endiol miteinander im Gleichgewicht stehen (s. o.).

Mit schärferen Oxidationsmitteln (z. B. Salpetersäure) wird neben der Aldehyd-auch die primäre Alkoholgruppe oxidiert, es entstehen Polyhydroxy-dicarbonsäuren (Zuckersäuren), aus D-Glucose wird **Glucarsäure**.

Im Zellstoffwechsel gibt es auch die Variante, daß die primäre Alkoholgruppe unter Erhalt der Aldehydgruppe oxidiert wird. Es entstehen die *Uronsäuren*, aus D-Glucose die **D-Glucuronsäure**. Man behält hier für die Fischer-Projektion die Ausgangsformel bei, obwohl das am höchsten oxidierte C-Atom jetzt unten steht. Die Reduktion der Aldehydgruppe liefert Zuckeralkohole, aus Glucose $\longrightarrow$ *Glucit* (= Glucitol, Sorbitol) aus Mannose $\longrightarrow$ *Mannit* (= Mannitol).

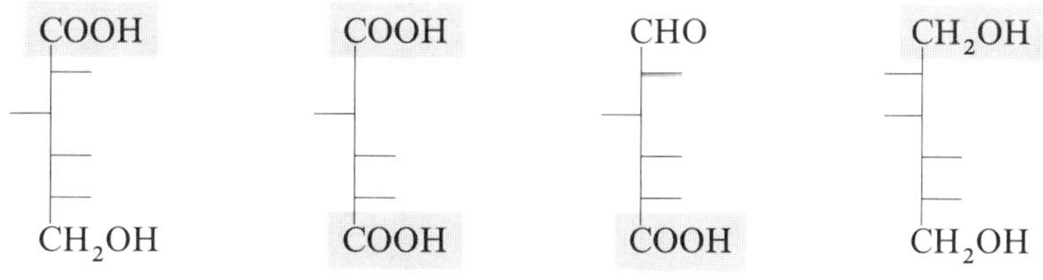

COOH	COOH	CHO	CH₂OH
CH₂OH	COOH	COOH	CH₂OH
D-Gluconsäure	D-Glucarsäure	D-Glucuronsäure	Mannit

Zur Charakterisierung der Monosaccharide dient die Reaktion mit *Phenylhydrazin*. Dabei entsteht aus der CO-Gruppe erwartungsgemäß das Hydrazon. Dies wird am benachbarten C-Atom jedoch durch das Reagens oxidiert. Die neue CO-Gruppe reagiert ebenfalls zum Hydrazon. Das „Doppelhydrazon" heißt **Osazon**, kristallisiert in der Regel gut und hat einen scharfen Schmelzpunkt. Aus Glucose, Fructose und Mannose entsteht das gleiche Osazon. Dies bedeutet, daß diese drei Verbindungen an C-3, C-4 und C-5 die gleiche Konfiguration haben.

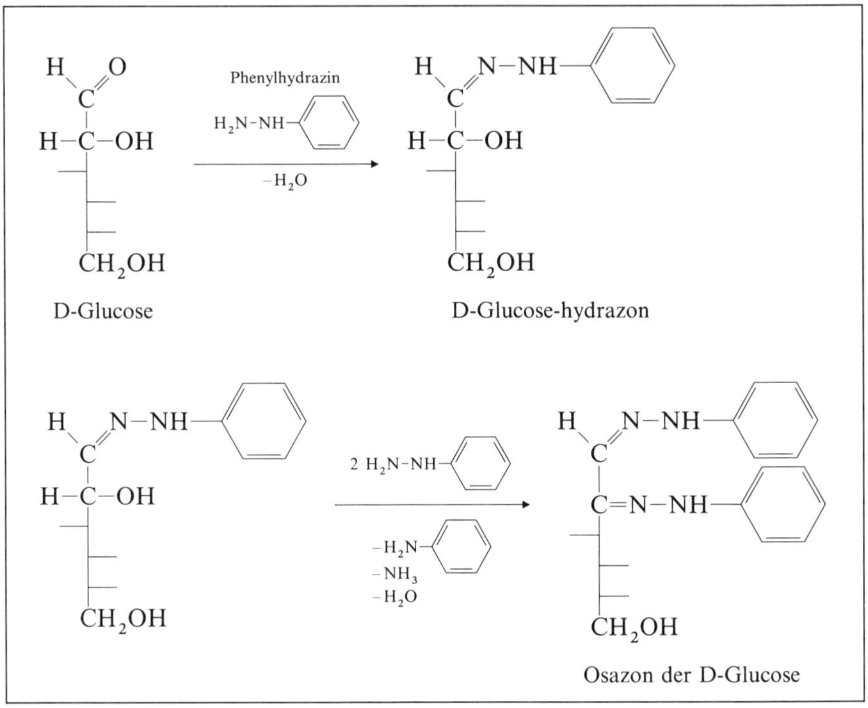

16.2.3 Bildung cyclischer Halbacetale, Haworth-Formel

Aldehyde und Ketone bilden mit Alkoholen *Halbacetale* bzw. *Halbketale* (s. Kap. 13.1.5). Aus günstiger Position heraus kann sich auch eine Hydroxygruppe desselben Moleküls an die CO-Gruppe addieren. Dies beobachtet man bei den Pentosen und Hexosen, die in wäßriger Lösung ganz überwiegend als *cyclische Halbacetale* (Aldosen) bzw. *Halbketale* (Ketosen) vorliegen. Die offenkettige Schreibweise entspricht also *nicht* der Realität.

Um beim Aufschreiben der Ringe die Stereochemie der Monosaccharide richtig zu erfassen, gehen wir am Beispiel der D-Glucose von der offenkettigen Formel in der Fischer-Projektion aus und falten die Kette ringförmig. Schaut man jeweils von außen auf die Kette, so entsprechen sich die durch Striche markierten OH-Gruppen in gerader und gefalteter Kette. Durch Drehung um die C-4/C-5-Bindung bringen wir die OH-Gruppe an C-5 in die Position, aus der heraus sie sich an die Aldehyd-CO-Gruppe addiert. Die Halbacetalbildung führt zu einem *Sechsring*, der ein Sauerstoffatom enthält und sich damit vom Heterocyclus „*Pyran*" ableitet (s. Kap. 12.2.1). In dieser Form gehört Glucose zu den **Pyranosen**.

Die cyclischen Halbacetale haben wir durch **Haworth-Formeln** dargestellt. Die Ringatome legt man in eine Ebene, auf die man perspektivisch von schräg oben blickt. In der Regel zeichnet man das Sauerstoffatom bei den *Pyranosen* nach rechts hinten. Die Substituenten stehen oberhalb und unterhalb der Ringebene und legen damit die Konfiguration der Chiralitätszentren im Ring fest.

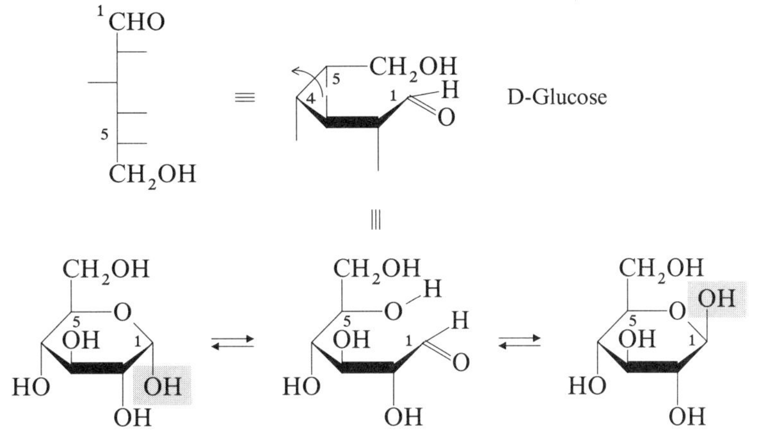

Beim Ringschluß zum cyclischen Halbacetal entsteht ein neues Chiralitätszentrum, denn das C-Atom der Aldehydgruppe wird vierbindig (tetraedrisch) und trägt vier verschiedene Substituenten. In der Haworth-Formel kann die neue OH-Gruppe oberhalb der Ringebene liegen und in die gleiche Richtung weisen wie die CH_2OH-Gruppe an C-5. Man spricht von der *β-Form*. Weist diese Gruppe nach unten, liegt die *α-Form* vor. Aus der offenkettigen D-Glucose bilden sich *β-D-Glucopyranose* und *α-D-Glucopyranose* (s. Formeln). Beide stehen in wäßriger Lösung über die offenkettige Form ($< 1\%$) miteinander im Gleichgewicht ($α/β = 36\%/64\%$).

> Stereoisomere Kohlenhydrate, die sich in der Konfiguration am ehemaligen Carbonyl-C-Atom unterscheiden, heißen **Anomere**.

Die Anomeren der D-Glucopyranose sind zueinander Diastereomere und haben verschiedene physikalische Eigenschaften. Löst man das *α-Anomere* ($[α]_D = +112°$) in Wasser auf, dann nimmt der Drehwert langsam ab und erreicht nach einiger Zeit einen konstanten Wert ($[α]_D = +53°$). Bis zu diesem Betrag steigt der Drehwert, wenn man vom reinen *β-Anomeren* ausgeht ($[α]_D = +19°$). Den Vorgang bezeichnet man als **Mutarotation**. Sie tritt auf, weil sich das Gleichgewicht zwischen den Anomeren einstellt. Man kann die Änderung der Konzentration der Partner beobachten, weil die Geschwindigkeit der Gleichgewichtseinstellung in Wasser nicht sehr groß ist. Zugabe von Säuren beschleunigt den Vorgang erheblich. Der Drehwert am Ende ist ein Mittelwert aus den Beiträgen der einzelnen Anomeren entsprechend ihrem Anteil in der Lösung. Der geringe Anteil der offenkettigen Form reicht aus, um die typischen Carbonylreaktionen der Aldosen (s. Kap. 16.2.2) einzuleiten; während der Reaktion wird die offenkettige Form nachgebildet, bis der Umsatz vollständig ist.

Die *Haworth-Formel* für jeden Zucker anzugeben, erfordert ein gutes Gedächtnis. Bei der D-Glucose geht man entweder von der Fischer-Projektion aus oder man baut sich folgende Gedächtnisbrücke:

1. Pyranose-Ring zeichnen (O-Atom rechts hinten).
2. CH_2OH-Gruppe an C-5 (links hinten) zeigt nach oben.
   Dies gilt für alle Zucker der D-Reihe.
3. Von C-5 ausgehend sind die OH-Gruppen am Ring alternierend nach unten (C-4), oben (C-3), unten (C-2) angeordnet.
4. Im *β*-Anomeren weist die OH-Gruppe an C-1 nach oben, beim *α*-Anomeren nach unten.

Bei der **D-Ribose** bildet sich ebenfalls der Sechsring (Addition von 5-OH an die CO-Gruppe); in merklicher Menge (20%) addiert sich jedoch auch 4-OH und schließt ein Fünfring-Halbacetal. Der gebildete Heterocyclus leitet sich vom *Furan* ab (s. Kap. 17.2). Monosaccharide dieser Form heißen **Furanosen**. Pyranosen, Furanosen und offenkettige Form der *D-Ribose* stehen miteinander im Gleichgewicht.

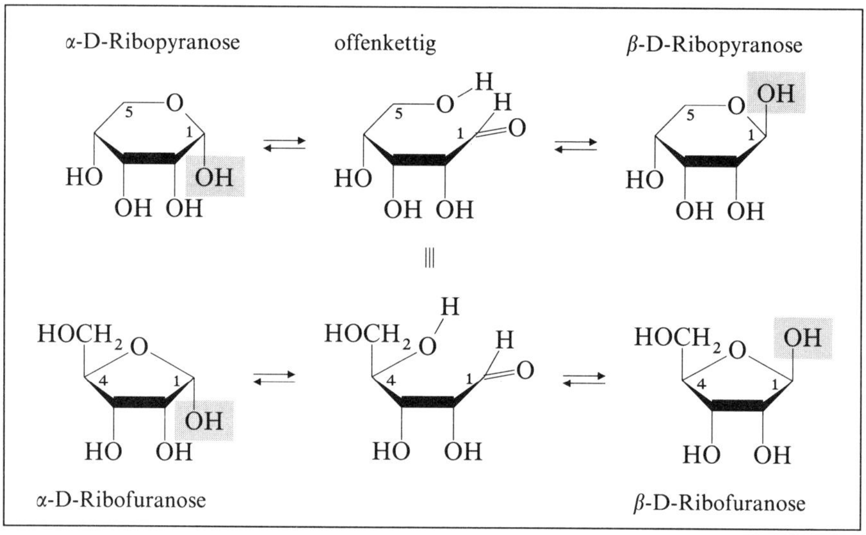

Von der Mannose und Galaktose wissen wir, daß sie Epimere der Glucose sind. Wir schreiben die Verbindungen in der Haworth-Formel nebeneinander und lassen an C-1 durch die gewellte Bindung offen, welches der Anomeren vorliegt. Am Gleichgewicht sind beide beteiligt.

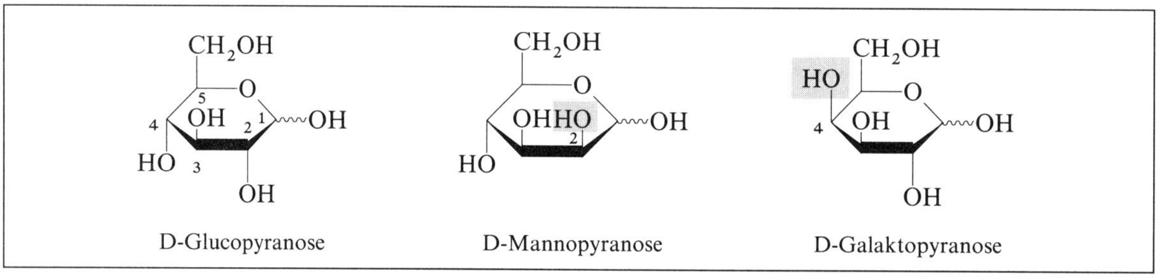

D-Fructose (= Fruchtzucker), ist die wichtigste Ketose. Sie bildet cyclische *Halbketale*, durch Addition von 6-OH an die Ketogruppe (*Pyranosen*) und durch Addition von 5-OH (*Furanosen*). Von beiden Formen entstehen die Anomeren. Bei den Furanosen hängen zwei CH_2OH-Gruppen am Ring, man muß genau hinschauen, um die C-Atome richtig zu beziffern.

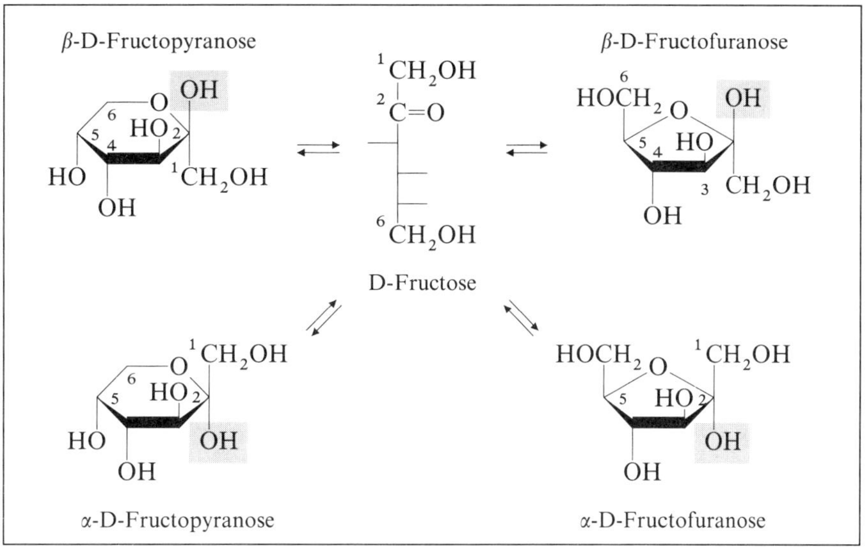

β-D-Fructopyranose

β-D-Fructofuranose

D-Fructose

α-D-Fructopyranose

α-D-Fructofuranose

16.2.4 Sesselform-Schreibweise der Pyranosen

Haworth-Formeln beschreiben Pyranosen nicht vollständig. *Konstitution* und *Konfiguration* lassen sich erkennen, nicht jedoch die *Konformation* des Sechsringes. Es fehlt somit die Information über die räumliche Anordnung der Substituenten. Diese wird zugänglich, wenn man die Pyranosen in der *Sesselform* aufschreibt.

Aus Röntgenstrukturdaten geht hervor, daß der Sechsring mit dem Sauerstoffatom sich wie ein Cyclohexanring verhält und in der Regel die energetisch günstigere Sesselform einnimmt (s. Kap. 11.2.3).

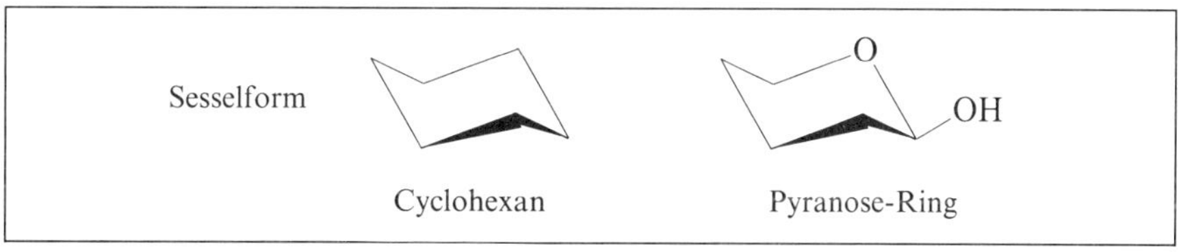

Sesselform

Cyclohexan

Pyranose-Ring

Der Sessel ist so geklappt, daß möglichst viele Substituenten äquatorial (*e*) stehen, insbesondere die sperrige CH$_2$OH-Gruppe an C-5. β-D-Glucopyranose weist nur äquatoriale Substituenten auf. Im α-Anomeren steht die anomere OH-Gruppe an C-1 axial (*a*).

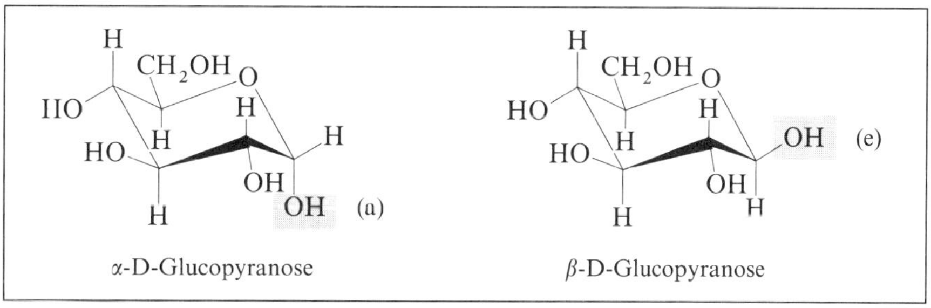

α-D-Glucopyranose

β-D-Glucopyranose

In der Sesselform-Schreibweise der β-D-Glucopyranose erkennt man, daß die benachbarten Substituenten am Ring jeweils „*trans*" zueinander stehen (*e, e*-Anordnung = *trans*). Die Glucose ist damit das energieärmste Molekül aus der Reihe

285

der Aldohexosen, was sicher der Grund für ihre bedeutende Rolle in der Natur ist. Für das anomere C-Atom beobachtet man häufig, daß ein axiales OH (α-Form) die Konformation besser stabilisiert als ein äquatoriales (β-Form).

Bei den wichtigen Monosacchariden der D-Reihe ist der Pyranose-Sessel so geklappt, daß C-4 oben und C-1 unten steht, wenn man den Ring wieder so aufzeichnet, daß das Ring-O-Atom rechts hinten steht. Diese Konformation wird durch die Abkürzung $^4C_1$ gekennzeichnet. Klappt der Sessel um, liegt die $^1C_4$-Konformation vor. Sie gilt für die Monosaccharide der L-Reihe.

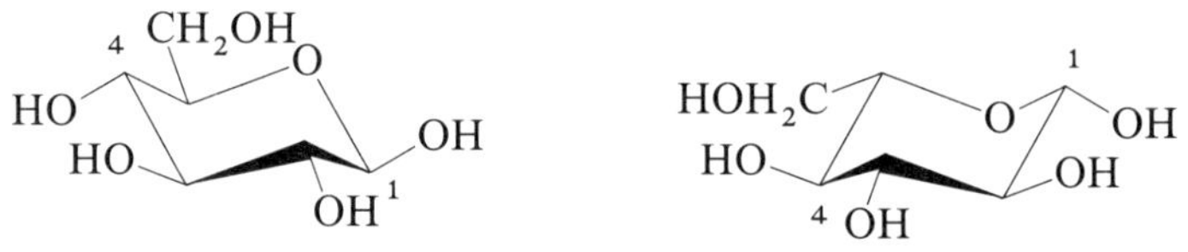

$^4C_1$-Konformation
(D-Reihe)

$^1C_4$-Konformation
(L-Reihe)

In den Biochemie-Lehrbüchern finden – abhängig vom Geschmack der Autoren – entweder Haworth-Formeln oder die Sesselform-Schreibweise, manchmal auch beide, für Pyranosen und ihre Derivate Anwendung. Es bleibt also nichts übrig, als sich mit beiden vertraut zu machen. Man muß sich jedoch klar sein, daß die Sesselform-Schreibweise über ein Molekül *besser* Auskunft gibt und insbesondere die Bindungswinkel den wirklichen Gegebenheiten besser entsprechen. Deshalb wird sich diese Schreibweise für die Pyranosen in Zukunft sicher auch in der Biochemie durchsetzen. Bei den Furanosen dagegen gibt es keine sinnvolle Alternative zu den Haworth-Formeln, weil die Konformationen des Fünfrings sich energetisch nur wenig unterscheiden und die Konformeren sich sehr schnell ineinander umwandeln.

Für die β-D-Galaktopyranose sind nochmals beide Schreibweisen nebeneinander angegeben.

Haworth

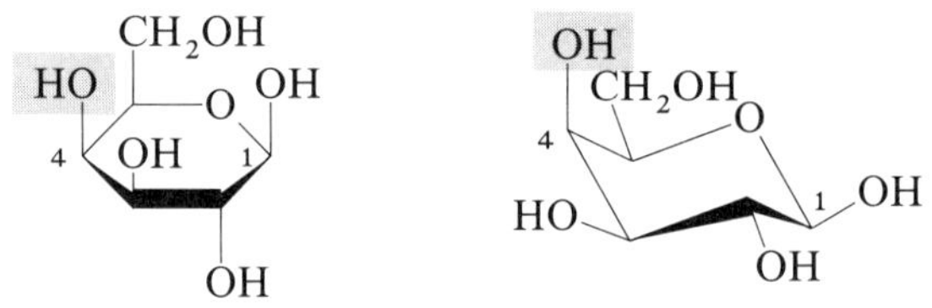

Sesselform

16.2.5 Abgewandelte Monosaccharide

Aus der Vielzahl der Monosaccharide, die in der Natur – häufig in Verbindung mit anderen Bausteinen – vorkommen, sollen die 6-Desoxy-aldohexosen *D-Rhamnose* und *L-Fucose*, der Aminozucker **D-Glucosamin** sowie sein N-Acetylderivat genannt werden.

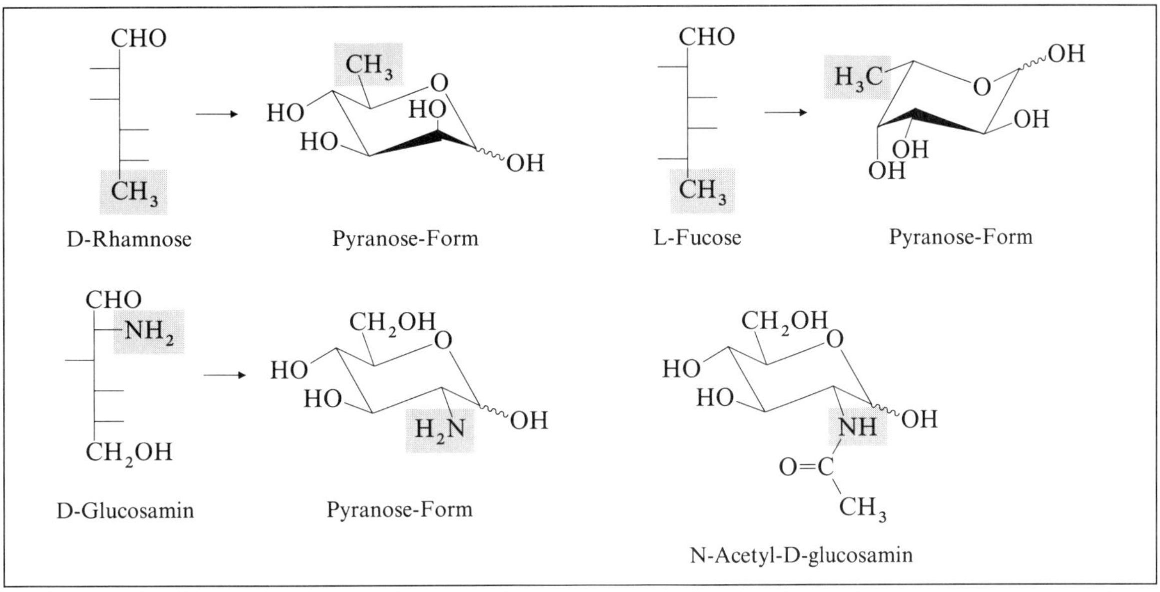

D-Rhamnose — Pyranose-Form

L-Fucose — Pyranose-Form

D-Glucosamin — Pyranose-Form

N-Acetyl-D-glucosamin

Vitamin-C ist ein Beispiel dafür, wie das Grundgerüst einer Hexose weitgehend variiert werden kann, um Bausteine mit bestimmter Funktion zu erhalten. Ausgehend von der L-Gulonsäure entsteht das γ-Lacton, dessen 3-OH-Gruppe zur Ketogruppe oxidiert wird. Tautomerisierung liefert das Endiol, das eigentliche Vitamin C (= *L-Ascorbinsäure*). Die Acidität der Verbindung ($pK_s = 4{,}2$) basiert auf der *Endiol*-Gruppe, die ebenso für die reduzierenden Eigenschaften verantwortlich ist. Ascorbinsäure und Dehydroascorbinsäure bilden ein *Redoxsystem*.

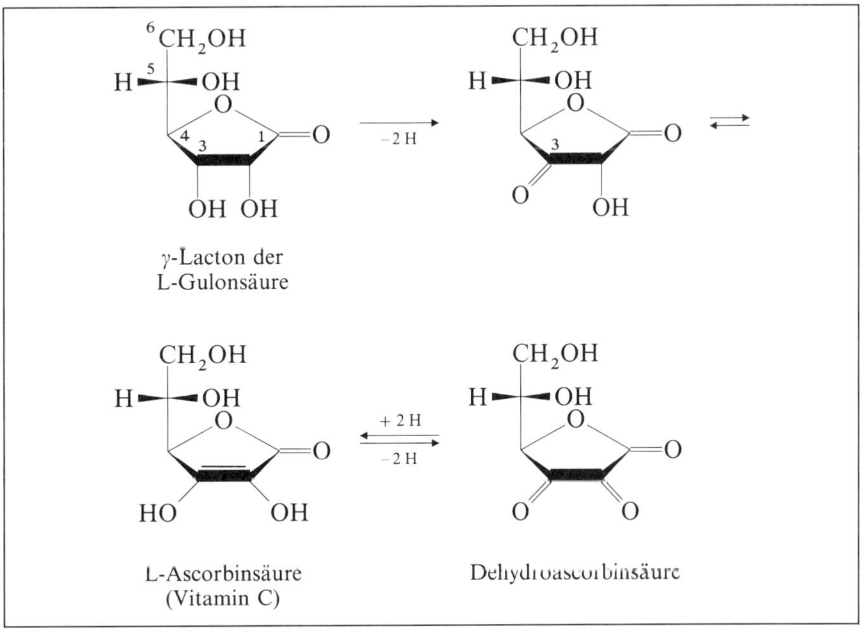

γ-Lacton der
L-Gulonsäure

L-Ascorbinsäure
(Vitamin C)

Dehydroascorbinsäure

Als Baustein von Glykoproteinen (s. Kap. 16.5) ist die *N-Acetyl-D-neuraminsäure* (= Sialinsäure) erwähnenswert. Sie enthält neun C-Atome, die durch Zusammenfügen von D-Mannose (C-4 bis C-9) und Pyruvat (C-1 bis C-3) entstehen.

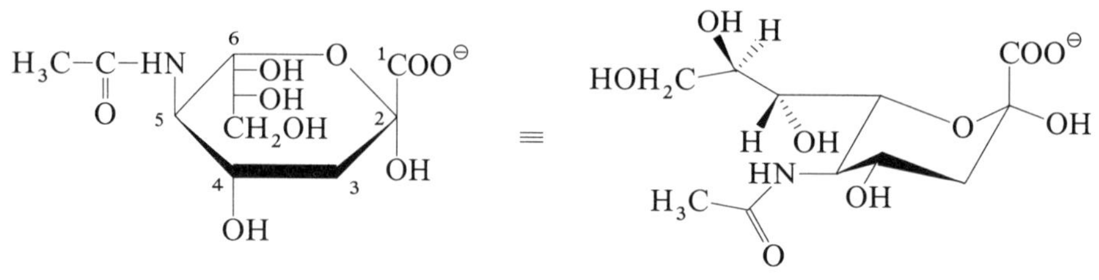

N-Acetyl-D-neuraminsäure (als Anion)

Die Strukturvarianz der Monosaccharide, und damit der Kohlenhydrate, ist im niedermolekularen Bereich viel weitgehender als bei den Aminosäuren (Peptiden) und Fettsäuren (Lipiden). Variiert werden Stereochemie und funktionelle Gruppen.

16.2.6 Glykoside

Wie die Halbacetale (Halbketale) von Aldehyden und Ketonen (s. Kap. 13.1.5) können auch die cyclischen Halbacetale (Halbketale) der Monosaccharide (Pyranosen oder Furanosen) mit Alkoholen zu den Acetalen (Ketalen) weiterreagieren. Man nennt die Acetale und Ketale der Monosaccharide **Glykoside** (genauer: O-Glykoside). Bei der Bildung der Glykoside wird Wasser frei, man arbeitet daher bei ihrer Darstellung unter wasserfreien Bedingungen und benötigt eine starke Säure als Katalysator. Mit Methanol und einer Spur konzentrierter Schwefelsäure erhält man *Methylglykoside*. Diese Reaktion ist reversibel, d. h. Glykoside lassen sich mit wäßriger Säure zum freien Monosaccharid und zur Alkoholkomponente hydrolysieren.

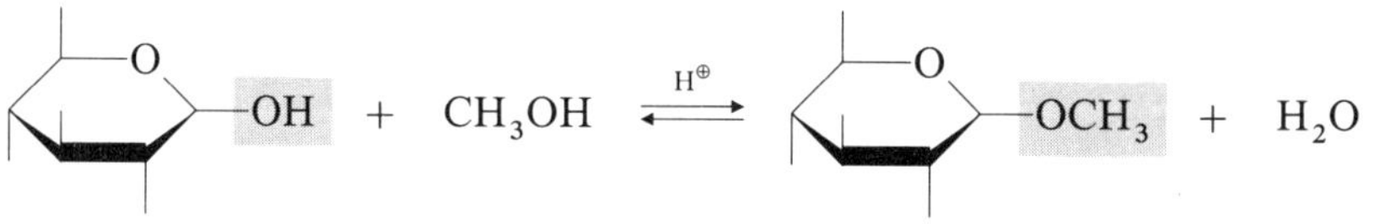

| Monosaccharid (Halbacetal) | Methanol | Methylglykosid (Acetal) | Wasser |

Von der D-Glucose ausgehend entstehen die beiden *Methyl-D-glucopyranoside*. Der Anteil der Anomeren im Reaktionsgemisch entspricht nicht dem Anteil der Anomeren bei der D-Glucose selbst. Das α-Methylglucosid bildet sich bevorzugt.

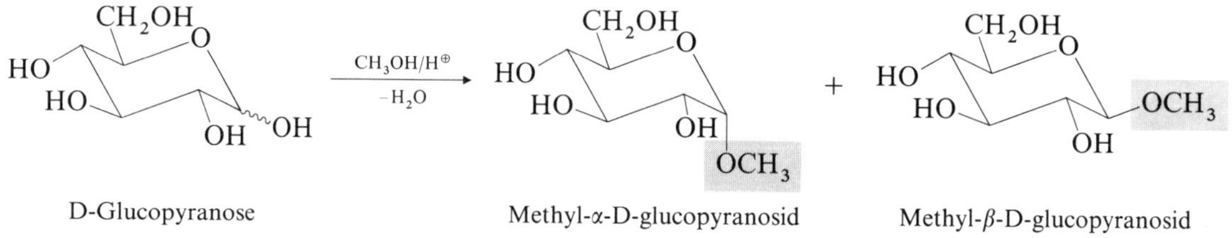

D-Glucopyranose   Methyl-α-D-glucopyranosid   Methyl-β-D-glucopyranosid

Die Bindung vom Sauerstoffatom des Alkohols zum anomeren C-Atom eines Monosaccharids heißt **glykosidische Bindung**.

Die glykosidische Bindung darf nicht mit einer normalen Etherbindung verwechselt werden. Läßt man z. B. das Methyl-α-D-glucopyranosid mit Methyliodid in Gegenwart von Silber(I)-oxid in Dimethylformamid als Lösungsmittel reagieren, dann werden die alkoholischen OH-Gruppen methyliert. Es entsteht das Penta-O-methyl-α-D-glucopyranosid. Vier der Methoxygruppen sind Teile von Ethern, die Methoxygruppe am anomeren C-Atom ist glykosidisch gebunden. Den Unterschied erkennt man bei der sauren Hydrolyse: Die Glykosidbindung wird leicht gespalten, die Etherbindungen sind stabil.

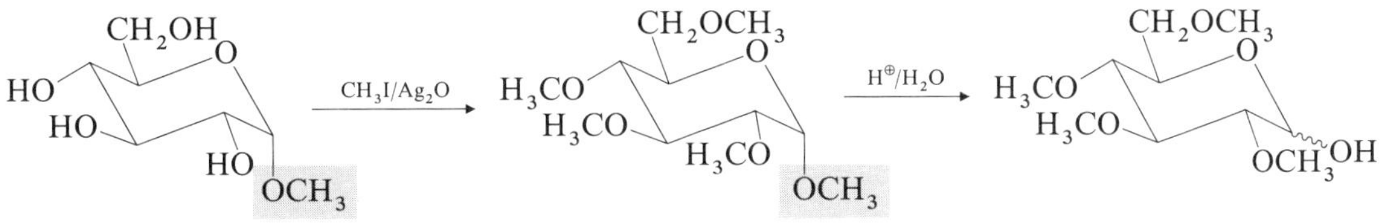

Penta-O-methyl-α-D-glucopyranosid

Methylglykoside unterscheiden sich sehr deutlich von den freien Monosacchariden. 1) Es stellt sich in Lösung *kein* Anomeren-Gleichgewicht mehr ein, da eine Ringöffnung des Acetals sehr viel mehr Energie erfordert als bei einem Halbacetal. 2) Die typischen Eigenschaften der Aldehyd- bzw. Ketogruppe *fehlen* (Reduzierbarkeit, Osazon-Bildung).

Glykoside der Monosaccharide sind in der Natur weit verbreitet und werden häufig gebildet, um einen Alkohol oder ein Phenol wasserlöslich zu machen. Insbesondere bei den sekundären Metaboliten aus Pflanzen und Mikroorganismen kann man dies beobachten. Ist die Alkohol-Komponente ein größeres Molekül, bezeichnet man diese als **Aglykon**. Ein Glykosid der genannten Art ist z. B. das Antibiotikum *Adriamycin*, das in der Krebstherapie Anwendung findet. Es enthält den Zucker L-Daunosamin in α-glykosidischer Bindung.

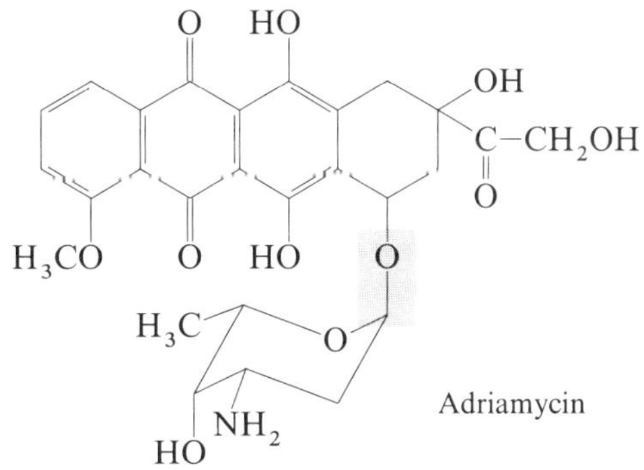

Adriamycin

Es soll noch darauf hingewiesen werden, daß Monosaccharide auch über Stickstoffatome glykosidisch gebunden sein können. In Analogie zu den O-Glykosiden spricht man von **N-Glykosiden**, für die Kennzeichnung der Anomeren gelten die oben besprochenen Regeln. Im ersten Beispiel ist die Aminosäure *Serin* als Bestandteil einer Peptidkette β-O-glykosidisch mit *N-Acetyl-glucosamin* verbunden, im zweiten Beispiel hängt der gleiche Zucker β-N-glykosidisch am amidischen Stickstoffatom der Aminosäure *Asparagin*.

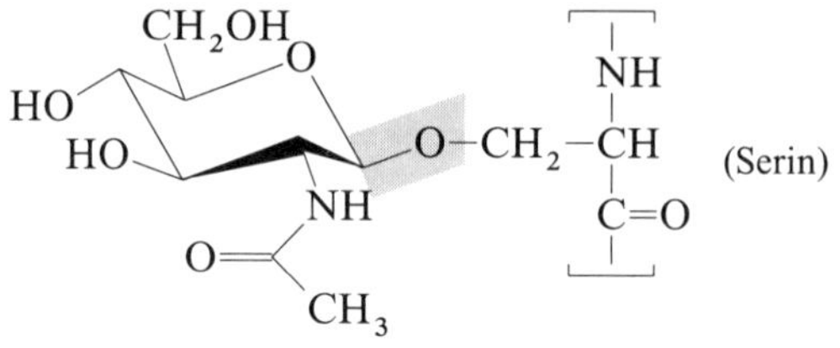

O-Glykosid

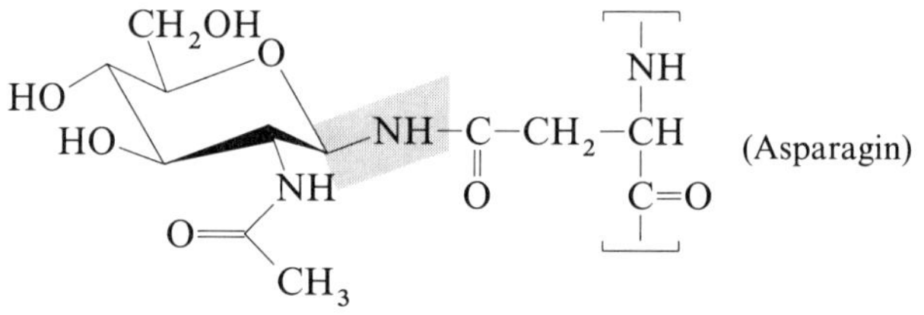

N-Glykosid

Sehr häufig findet man, daß die Pentosen D-Ribose und 2-Desoxy-D-ribose als Furanoside mit den Basen der Nukleinsäuren β-N-glykosidisch verbunden sind (s. Kap. 17).

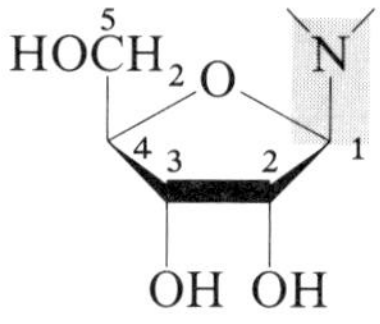

β-N-Ribofuranosid 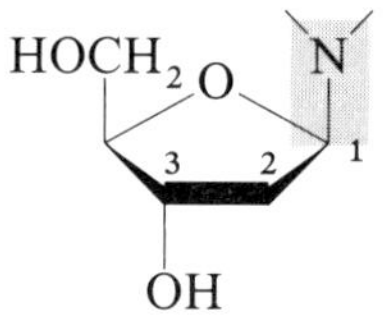   β-N-2-Desoxyribofuranosid

16.2.7 *Aufgaben*

1) Schreiben Sie die *D-Glucose* in der offenkettigen Form (Fischer-Projektion), als α- und β-Pyranose mit Haworth-Formeln und in der Sesselform aus dem Kopf auf. Üben Sie es solange, bis Sie es wirklich können!

2) Welche Formel (offenkettig) hat *L-Glucose*?

3) Sind *D-Mannose* und *D-Galaktose* Epimere?

4) Sind *α-D-Ribopyranose* und *β-D-Ribopyranose* Anomere?

5) Welche Formel hat α-D-Mannopyranose (Sesselform-Schreibweise)? Reduziert sie Fehling'sche Lösung?

6) Was bedeutet die Angabe ,,$^4C_1$-Konformation'' für Monosaccharide?

7) Schreiben Sie das Anion der *L-Ascorbinsäure* auf! Ist die negative Ladung mesomeriestabilisiert?

8) Wie kann man eine *glykosidische Bindung* von einer Etherbindung unterscheiden?

9) Welche Formel hat das *Methyl-β-D-fructofuranosid*? Reagiert es mit Tollens-Reagens?

10) Kennzeichnen Sie in folgenden Verbindungen die *glykosidische Bindung*; geben Sie an, welches Monosaccharid gebunden wurde und ob das α- oder β-Glykosid vorliegt!

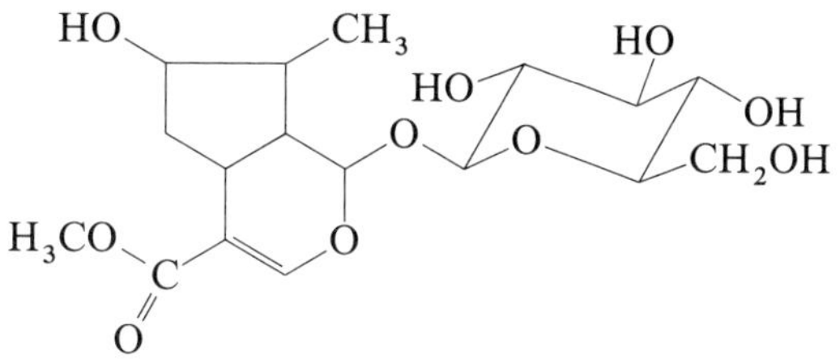

Loganin

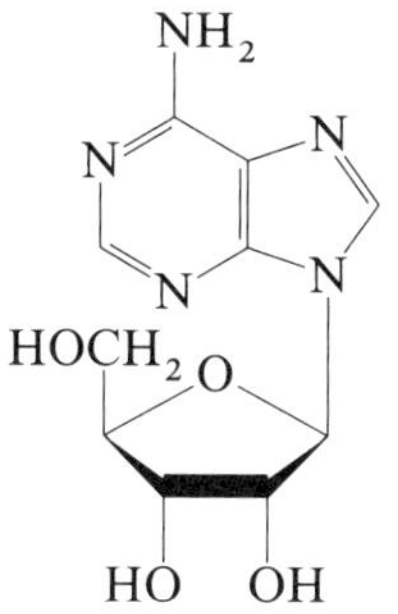

Adenosin

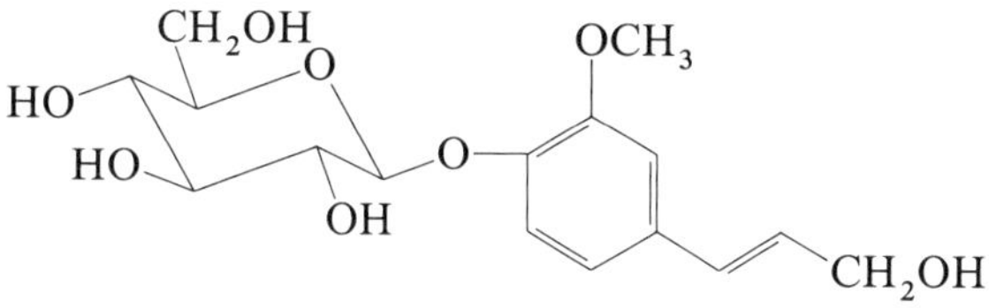

D-Coniferin

16.3 Disaccharide

Monosaccharide bilden mit Alkoholen Glykoside, mit einem zweiten Monosaccharid als Alkohol bilden sich **Disaccharide**. Da ein Monosaccharid in der Halbacetalform zwei Arten von OH-Gruppen hat, mehrere alkoholische und eine anomere, sind zwei Typen von Disacchariden möglich.

Typ I : Die Aldose **A** reagiert als Pyranose am anomeren C-Atom (C-1) mit einer der alkoholischen Gruppen des Moleküls **B**, z. B. der sekundären OH-Gruppe an C-4. Das Disaccharid vom **Typ I** ist 1,4-verknüpft und enthält den Baustein **A** als Acetal, während **B** ein Halbacetal bleibt. Somit hat dieses Disaccharid reduzierende Eigenschaften und bildet ein Osazon.

Typ II: Die Aldosen reagieren aus der Pyranose-Form heraus an den anomeren OH-Gruppen miteinander (1,1-Verknüpfung). Im Disaccharid vom **Typ II** sind die anomeren C-Atome beider Bausteine über eine Glykosidbindung verbunden. Die ehemaligen Monosaccharide **A** und **B** werden zu Acetalen. Dieses Disaccharid gleicht damit in seinen Eigenschaften den Methylglykosiden und zeigt die charakteristischen Reaktionen der Aldehydgruppe *nicht* mehr. Säurekatalysierte Hydrolyse setzt jedoch die Monosaccharide wieder frei, und in der Reaktionslösung lassen sich dann reduzierende Komponenten nachweisen.

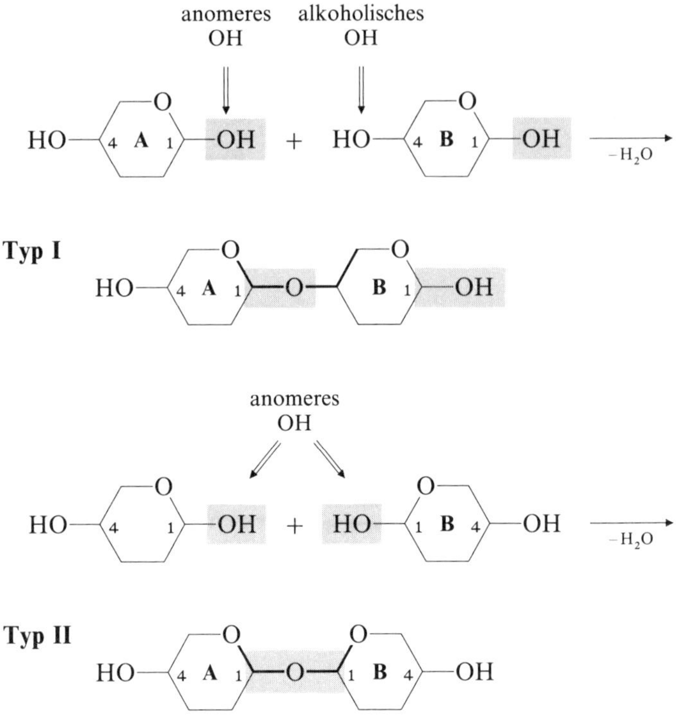

Beide Arten der Disaccharide kommen in der Natur vor.

Disaccharide vom Typ **I**:
Maltose, Cellobiose, Lactose (reduzierend)

Disaccharide vom Typ **II**:
Saccharose, Trehalose (nicht reduzierend)

Für die Molekülform und Eigenschaften der Disaccharide spielt es eine große Rolle, ob α- oder β-glykosidische Bindungen vorliegen. Bei der Darstellung der Struktur führen die Haworth-Formeln zu sehr skurrilen Formen der Glykosidbindung. Die Sesselform-Schreibweise spiegelt die Realität in jedem Fall besser wieder. Für beide Arten der Darstellung ist es jedoch erforderlich, einzelne Ringe aus der gewohnten Anordnung herauszudrehen, damit die C-Atome, die über die Glykosid-Bindung verknüpft werden, auch räumlich richtig liegen.

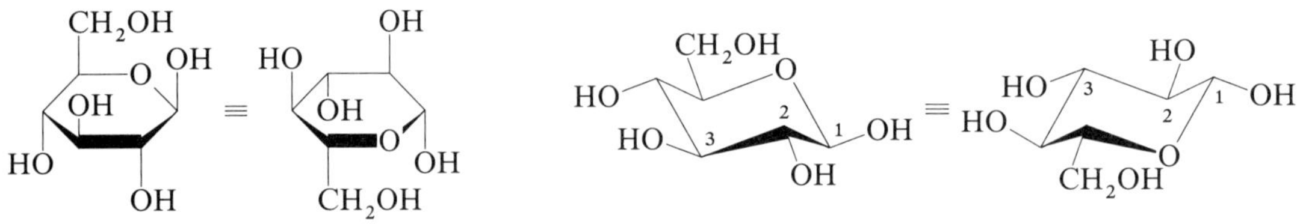

β-D-Glucopyranose in verschiedener Schreibweise

Bei den nachfolgenden Disacchariden sind verschiedene Formelbilder nebeneinander angegeben, damit Sie sich in den verschiedenen Biochemiebüchern besser zurechtfinden. Ferner werden die bei der säurekatalysierten Hydrolyse entstehenden Monosaccharide genannt und sie finden Synonyma der jeweiligen Verbindung, Angaben zu ihrer Herkunft und ob das jeweilige Disaccharid reduzierende Eigenschaften besitzt.

Maltose $\xrightarrow{H_2O/H^\oplus}$ 2 Moleküle D-Glucose

Malzzucker
Baustein in Stärke und Glykogen, **reduzierend**

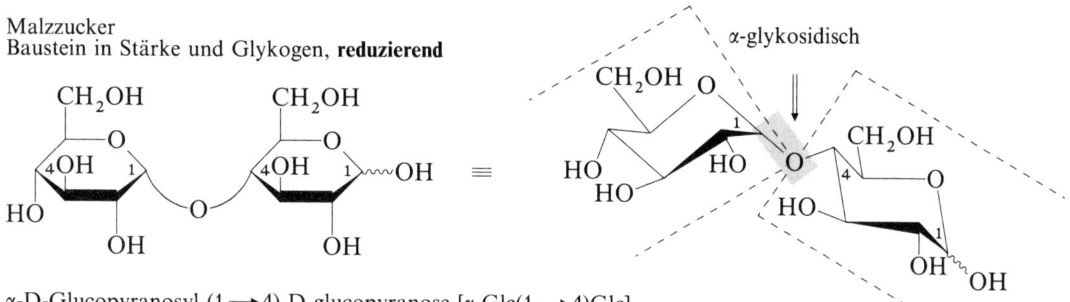

α-glykosidisch

α-D-Glucopyranosyl-(1 → 4)-D-glucopyranose [α-Glc(1 → 4)Glc]
Die Pyranosesessel bilden einen Winkel, den die α-glykosidische Bindung verursacht.

Cellobiose $\xrightarrow{H_2O/H^\oplus}$ 2 Moleküle D-Glucose

aus Cellulose, **reduzierend**

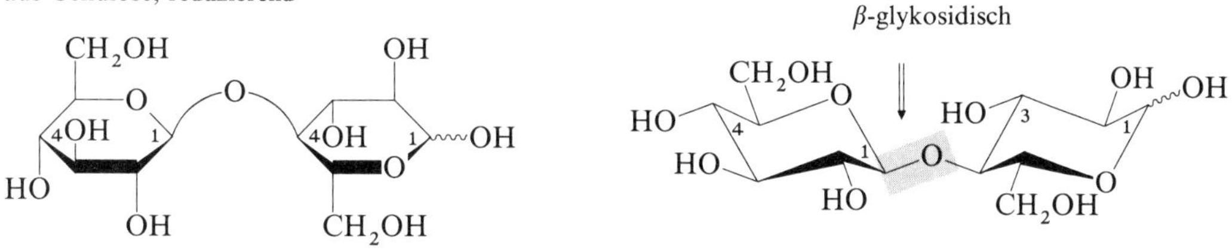

β-glykosidisch

β-D-Glucopyranosyl-(1 → 4)-D-glucopyranose [β-Glc(1 → 4)Glc]
Die Pyranosesessel liegen in einer Ebene. Das Molekül ist gestreckt gebaut.

Lactose $\xrightarrow{H_2O/H^\oplus}$ D-Galaktose + D-Glucose

Milchzucker, **reduzierend**

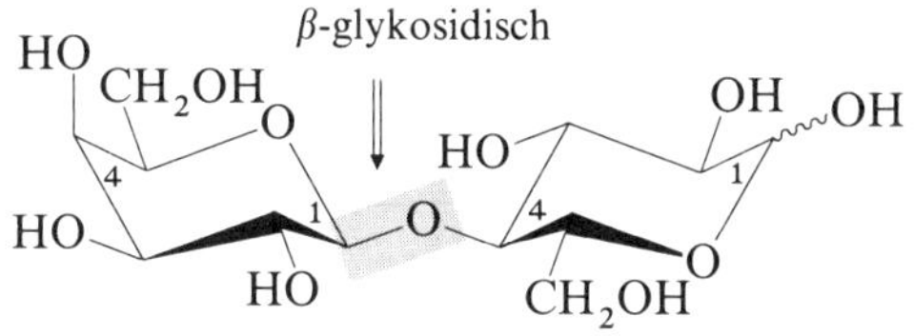

β-glykosidisch

β-D-Galaktopyranosyl-(1 → 4)-D-glucopyranose
[β-Gal(1 → 4)Glc]

Saccharose $\xrightarrow{H_2O/H^\oplus}$ D-Glucose + D-Fructose
                                    (Traubenzucker) (Fruchtzucker)

Rohrzucker
Rübenzucker
Sucrose, **nicht reduzierend**

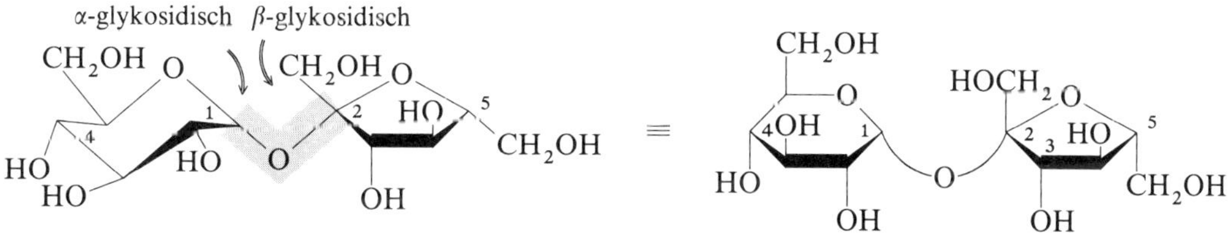

α-glykosidisch β-glykosidisch

α-D-Glucopyranosyl-(1 → 2)β-D-fructofuranosid [α-Glc(1 → 2)β-Fru]

Trehalose $\xrightarrow{H_2O/H^{\oplus}}$ 2 Moleküle D-Glucose

Insektenzucker, auch aus Mikroorganismen, **nicht reduzierend**

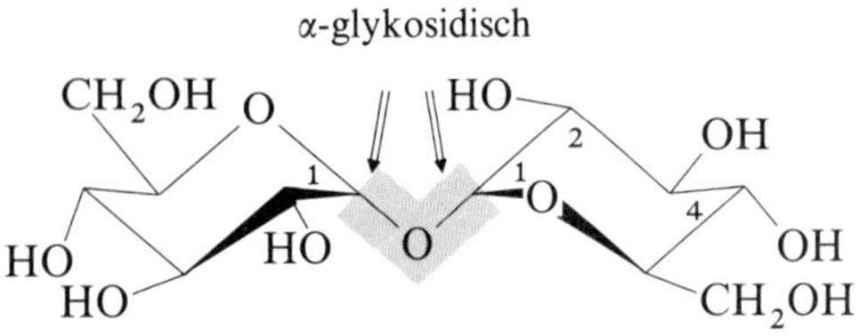

α-glykosidisch

α-D-Glucopyranosyl-(1 → 1)-α-D-glucopyranosid [α-Glc(1 → 1)α-Glc]

16.3.1 *Aufgaben*

1) Sie erhalten zwei Substanzen, die *Lactose* oder *Saccharose* sein können. Wie treffen Sie die Entscheidung, welche der Substanzen welches Disaccharid ist?
2) Existieren von der Lactose *Anomere*?
3) Sind Maltose und Cellobiose Enantiomere oder Diastereomere?
4) Nachfolgend ist das *Amygdalin* abgebildet, das Bestandteil der bitteren Mandeln ist und bei der Hydrolyse u. a. giftige Blausäure freisetzt.

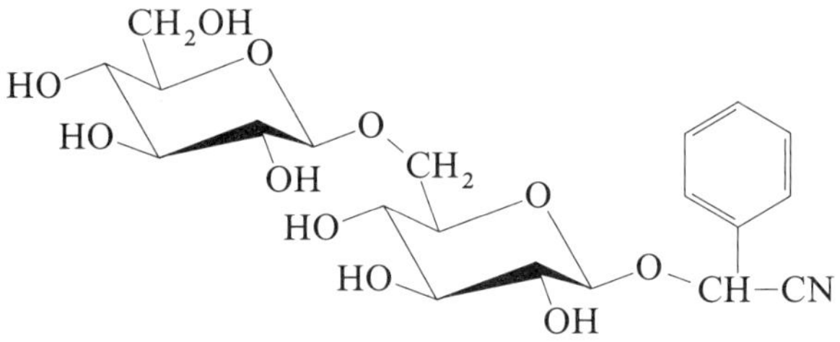

Welche Monosaccharide sind enthalten? Welcher Art sind die Glykosid-Bindungen? Formulieren Sie das Aglykon und das Disaccharid, die bei der Hydrolyse entstehen!

16.4 Polysaccharide

Die Monosaccharide sind Bausteine, die durch die glykosidische Bindung auch über die Disaccharide hinaus miteinander verknüpft werden können. Die Polysaccharide gehören wie die Polypeptide und die Nukleinsäuren zu den **Biopolymeren**, die durch *Polykondensation* (Polymerisation unter Wasserabspaltung) entstehen. Die wichtigsten Polysaccharide sind *Cellulose, Stärke* und *Glykogen*. Es gehören aber auch Chitin, Xylan, Dextran, Heparin und Hyaluronsäuren dazu. Wir beschränken uns auf die Besprechung der drei Erstgenannten.

Cellulose

Cellulose ist das Strukturmaterial der Pflanzen. Es enthält D-Glucose-Einheiten, die als Pyranoside *β*-(1 → 4)-glykosidisch verknüpft werden. Das Disaccharid Cellobiose spiegelt den ersten Schritt des Aufbaus wieder, das Molekül wird nach beiden Seiten verlängert. Die langgestreckte Polysaccharidkette enthält mehrere tausend Glucose-Moleküle.

$$\text{Cellulose (Ausschnitt der Polysaccharidkette)}$$

Benachbarte Ketten lagern sich über Wasserstoffbrückenbindungen der seitlichen OH-Gruppen aneinander und bilden z. T. mikrokristalline Bereiche. Dadurch entsteht ein unlösliches, festes und faseriges Material. *Baumwolle* ist nahezu reine Cellulose, *Holz* enthält etwa zur Hälfte Cellulose. Durch Kochen mit wäßriger Säure kann man D-Glucose freisetzen. Der Mensch kann Cellulose nicht verdauen, weil die Enzyme zur Spaltung der β-Glucosidbindungen (β-Glucosidasen) fehlen.

Stärke

Stärke kommt in allen Pflanzen als Speicherstoff vor. Sie enthält ebenfalls nur D-Glucose-Einheiten, die als Pyranoside jedoch alle α-glykosidisch verknüpft sind.

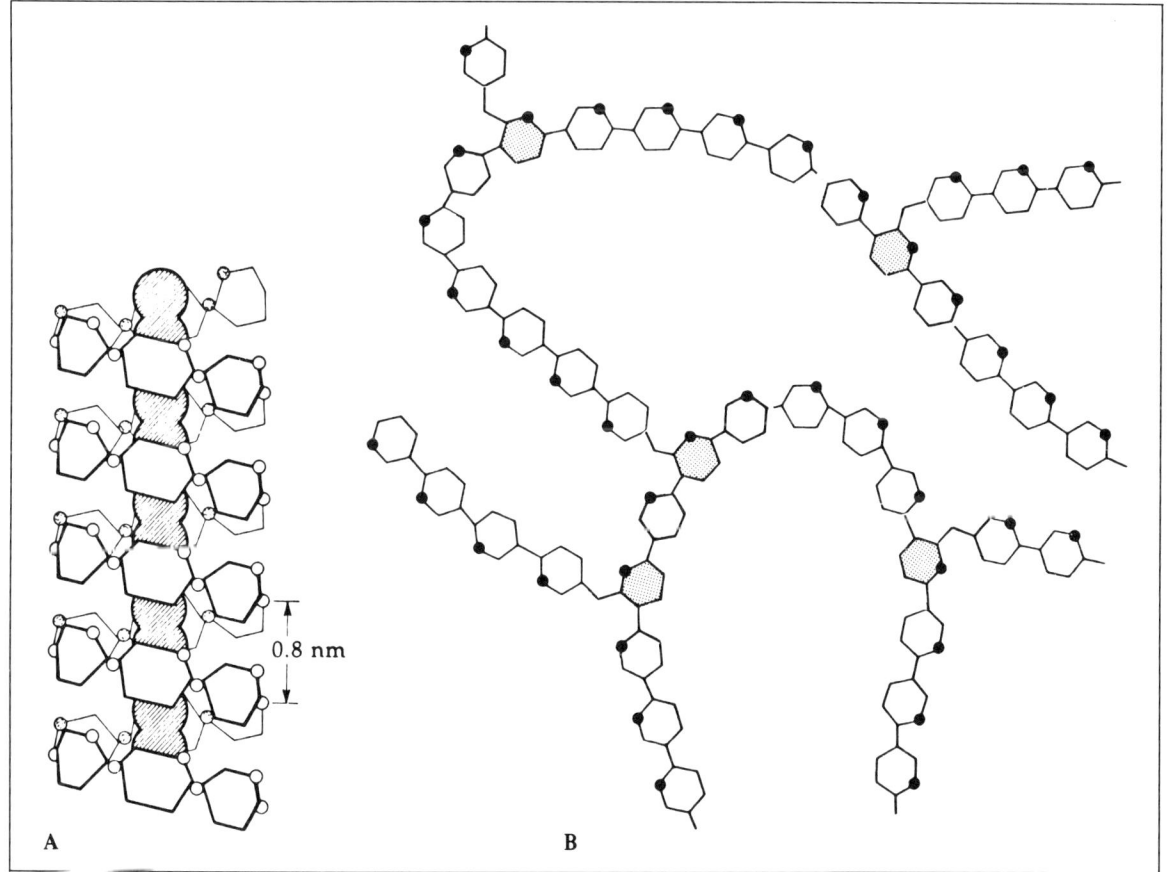

Abb. 16/1. (A) Helix der Amylose mit Iod (I_2) im Hohlraum [aus D. E. Metzler, Biochemistry, Academic Press, New York 1977]. (B) Ausschnitt eines Glykogen-Moleküls. Jeder Sechsring markiert eine D-Glucose-Einheit. An jeder markierten Einheit erfolgt α-(1 → 4)- und α-(1 → 6)-Verknüpfung [aus M. H. O'Leary, Contemporary Organic Chemistry, McGraw-Hill, New York 1976].

Stärke ist kein einheitlicher Stoff. Mit heißem Wasser löst sich ein Teil (ca. 25 %) heraus und wird als **Amylose** bezeichnet. Der unlösliche Rückstand ist das **Amylopektin**.

In der Amylose sind die D-Glucose-Moleküle wie in der Cellulose 1,4-verknüpft. Durch die α-Glykosidbindungen bilden sich jedoch keine gestreckten Ketten, weil die Pyranosid-Ringe einen Winkel bilden, wie man es schon beim Disaccharid Maltose sehen kann. Eine Kette mit 200–5000 Glucose-Molekülen windet sich zu einer Schraube (Helix) mit einem *Hohlraum* (Abb. 16/1A). In diesen kann sich *Iod* einlagern, dessen physikalische Eigenschaften sich in der Einschlußverbindung verändern. Die Farbe schlägt von braun (in wäßriger Lösung) nach *tiefblau* um, und man kann diese Farbreaktion als Nachweis für Iod, aber auch für Amylose verwenden. Hydrolysiert man Amylose mit wäßriger Säure, läßt sich in Abhängigkeit von der Hydrolysedauer beobachten, wie die Fähigkeit zur Iodfärbung verloren geht. Die Kette wird letztlich zu D-Glucose abgebaut.

Amylopektin enthält ebenfalls 1,4-verknüpfte Ketten, die sich in bestimmten Abständen jedoch verzweigen und dadurch z. T. untereinander vernetzt werden. Dies geschieht so, daß sich 1,4-verknüpfte Ketten α-glykosidisch an OH-Gruppen in Position 6 anhängen (1 ⟶ 6). Eine Verzweigungsstelle der Ketten, wo 1,4- und 1,6-Verknüpfung vorkommen, zeigt die Formel. Durch die Verzweigungen kann sich keine regelmäßige Helix mehr ausbilden, die Iodfärbung ist nicht mehr typisch.

Amylopektin
(Verzweigungsstelle der Ketten)

Glykogen

Glykogen ist dem Amylopektin sehr ähnlich, die Ketten [α-(1 ⟶ 4)] sind jedoch stärker verzweigt [α-(1 ⟶ 6)] (Abb. 16/1B). Uns begegnet hier das *Reserve*-Polysaccharid der Säugetiere und des Menschen, das in der Leber und im Muskel gespeichert wird. Dort kann aus Glykogen bei Bedarf D-Glucose als D-Glucose-1-phosphat durch enzymatische Spaltung der α-(1 ⟶ 4)-Glykosidbindungen vom Ende der Ketten her freigesetzt und bei einem Glucose-Überschuß wieder gebunden werden. Glykogen hat eine sehr hohe Molmasse. Die starke Verzweigung der Ketten im Vergleich zum Amylopektin hat ihren Sinn darin, daß D-Glucose häufig rasch und in großer Menge für den Energiestoffwechsel benötigt wird. Dieser Stoßbedarf besteht bei den Pflanzen nicht, also wird keine so starke Verzweigung des D-Glucose-liefernden Moleküls benötigt. Hier wird einmal mehr deutlich, daß sich der Bauplan der Biopolymeren nach der Funktion für den Organismus richtet.

16.4.1 *Aufgaben*

1) Es gibt Enzyme, die Stärke bis zum Disaccharid abbauen. Welche beiden Disaccharide entstehen? Formeln angeben!
2) Nachfolgend ist ein Ausschnitt der Polysaccharid-Kette des **Chitins** angegeben.

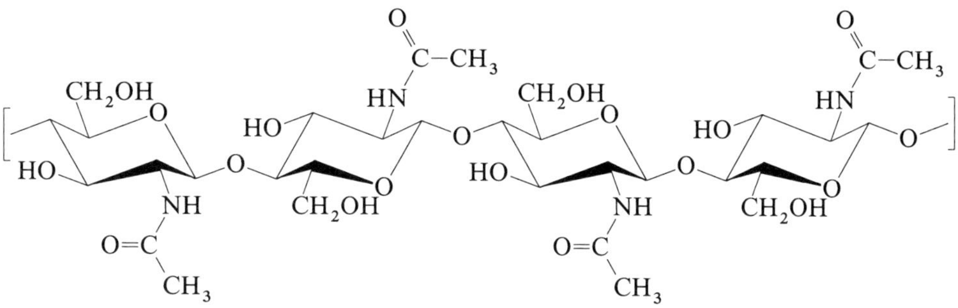

Wie viele verschiedene Bausteine können Sie erkennen und wie heißen sie? Welche Verknüpfung liegt vor?

16.5 Glykolipide und Glykoproteine

Glykolipide sind zuckerhaltige Lipide, die z. B. im Gehirn und im Nervengewebe vorkommen. Alkoholbaustein ist das **Sphingosin**, das an der primären Aminogruppe mit einer höheren Fettsäure (C_{24}) zum **Ceramid** acyliert werden kann. Nachfolgende Glykosylierung mit D-Galaktose an der primären Alkoholgruppe liefert *Cerebrosid*. Bei den **Gangliosiden** hängt D-Glucose am Ceramid, die mit weiteren Zuckerbausteinen zu einem Oligosaccharid ergänzt wird. Glykolipide beeinflussen Menbraneigenschaften und Membranfunktionen mit Hilfe der Zuckerbausteine.

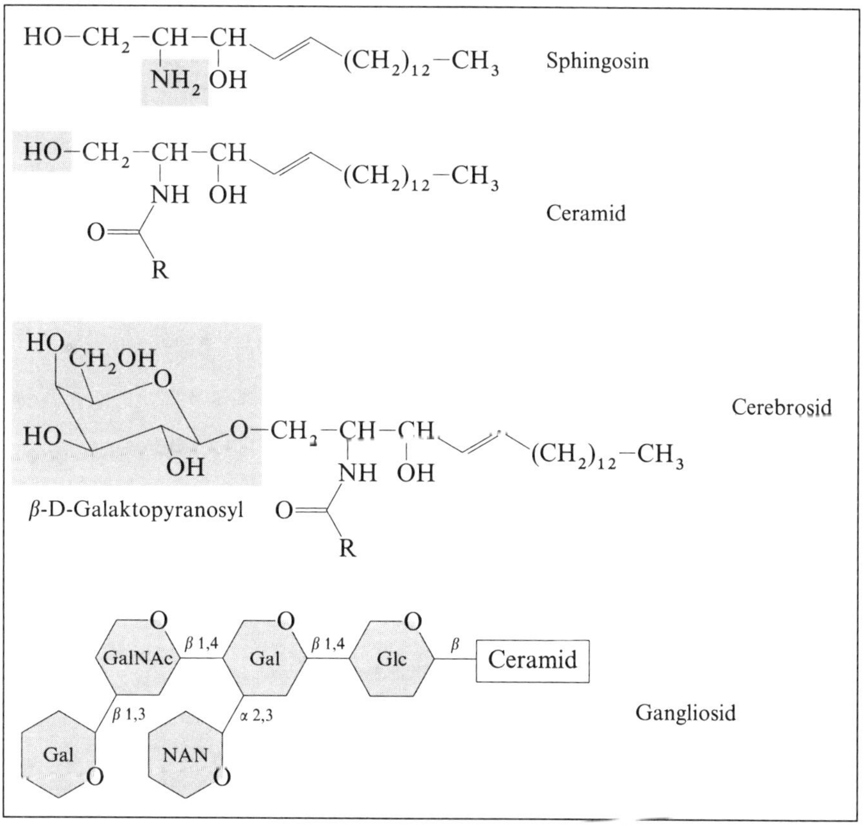

Um Oligosaccharid-Strukturen zu beschreiben, bedient man sich wie bei den Aminosäuren geläufiger Abkürzungen (Tab. 16/2). Zwischen den Zuckern markiert man die Art der glykosidischen Bindung (α oder β) sowie die Verknüpfungsstellen.

Tab. 16/2. Namen und Abkürzung von Zuckern, die in Glykolipiden und Glykoproteinen eine Rolle spielen.

Monosaccharid	Abkürzung
D-Glucose	Glc
N-Acetyl-D-glucosamin	GlcNAc
D-Galaktose	Gal
N-Acetyl-D-galaktosamin	GalNAc
D-Mannose	Man
L-Fucose	Fuc
N-Acetyl-neuraminsäure (als Anion) (= Sialinsäure, Sia)	NAN

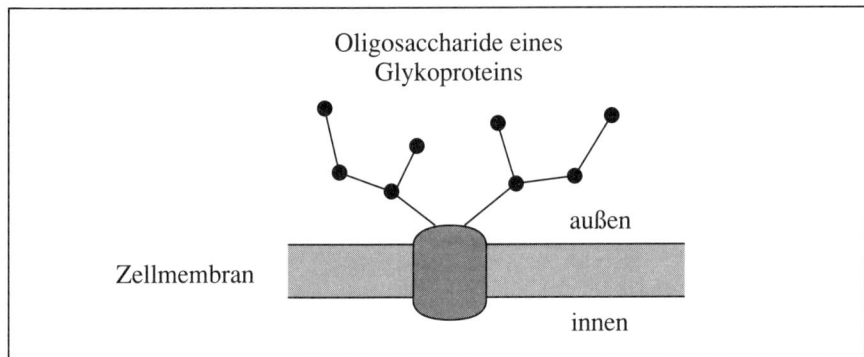

Abb. 16/2. Oligosaccharide als Baustein eines Glykoproteins auf der Außenseite einer Membran.

So bedeutet z. B. die Angabe **β1,3**, daß eine β-glykosidische Bindung von C-1 des links stehenden Zuckers nach C-3 des rechts stehenden Zuckers führt.

Glykoproteine sind als Bestandteil von Zellmembranen weit verbreitet. Die Zuckerbausteine, z. B. O-glykosidisch an Serin oder N-glykosidisch an Asparagin eines Proteins gebunden, ragen aus der Oberfläche der Membran nach außen (Abb. 16/2). Das Oligosaccharid stabilisiert ein Protein in seiner Position in der Membran und hat für die interzelluläre Zell-Zell-Erkennung große Bedeutung. Jeder Mensch hat seine eigenen Zellerkennungsmerkmale, die an der Oberfläche der Zellen sitzen und die ihn von allen anderen Menschen unterscheiden. Die erforderliche Variabilität kann durch vergleichsweise wenige Zuckerbausteine erreicht werden:
- weil es für die Verknüpfung der Monosaccharide untereinander mehrere Positionen gibt (z. B. 1,2, 1,3, 1,4, 1,6)
- weil es α- oder β-glykosidische Bindungen gibt
- weil unterschiedliche funktionelle Gruppen (z. B. OH, N-Acetyl) vorkommen,
- weil Verzweigungen der Oligosaccharidkette möglich sind.

Gezeigt wird die Struktur der determinanten Gruppe des Antigens der **Blutgruppe B**. *Antigene* sind spezifische chemische Oberflächenstrukturen, die die Bildung von Antikörpern auslösen, wenn die Antigene körperfremd sind. Die Antikörper binden an die „fremde" Oberflächenstruktur, das *Immunsystem* ist bestrebt solche Fremdkörper zu beseitigen. Fremdes Blut z. B., das nicht der eigenen Blutgruppe entspricht, führt zur Verklumpung der Erythrocyten.

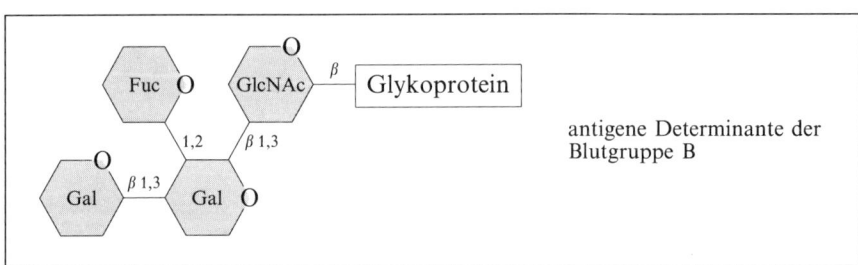

antigene Determinante der Blutgruppe B

17 Heterocyclen

17.1 Allgemeines

Heterocyclen entsprechen in ihrem ringförmigen Bau den Cycloalkanen oder den aromatischen Kohlenwasserstoffen, wie z. B. Cyclopentan oder Benzol. Merkmal für einen Heterocyclus ist, daß sich neben Kohlenstoffatomen noch andere Atome, wie N-, O- oder S-Atome, am Aufbau der Ringe beteiligen. Man unterscheidet zwischen *aliphatischen* und *aromatischen* Heterocyclen. Die aliphatischen entsprechen in ihren Eigenschaften in etwa den offenkettigen Verbindungen mit Heteroatomen, also den Aminen, Ethern oder Thioethern. Diese wurden bereits in Kap. 12 besprochen und stehen nicht im Mittelpunkt dieses Kapitels. Hingegen sind die aromatischen Heterocyclen vielfältige und interessante Bausteine organischer Verbindungen und spielen auch in der Natur eine wichtige Rolle.

17.2 Fünfgliedrige Heterocyclen

Mit **Pyrrol, Furan** und **Thiophen** lernen wir die drei kleinsten aromatischen Heterocyclen mit einem Heteroatom im Ring kennen.

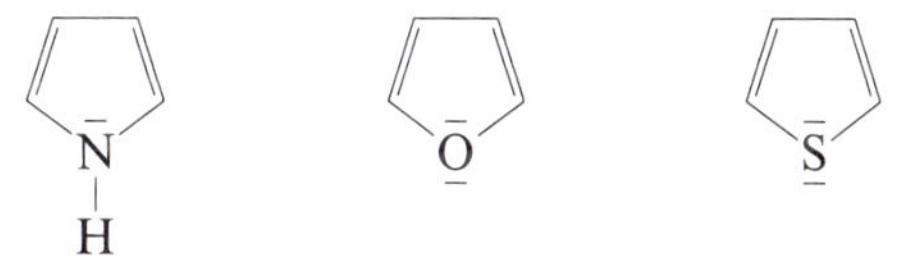

Hier ist jeweils ein freies Elektronenpaar am Heteroatom mit zwei Doppelbindungen konjugiert. Da ein 6π-Elektronensystem entsteht, sind die Verbindungen aromatisch. Die π-Elektronen sind wie im Benzol über alle Ringatome *delokalisiert*.

Pyrrol

Gegenüber den Resonanzstrukturen beim Benzol treten beim *Pyrrol* dipolare Formen auf.

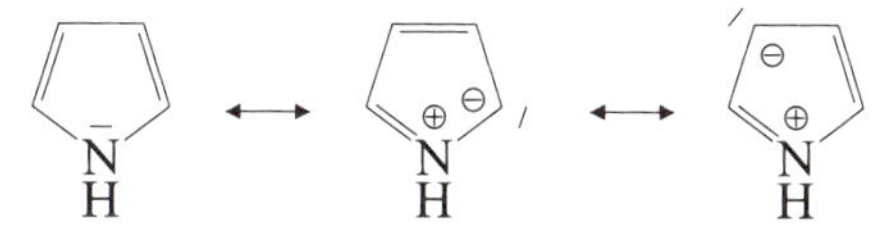

Mesomerie des Pyrrols

Das freie Elektronenpaar des N-Atoms gehört zum π-System, das die Aromatizität ausmacht, und lagert nur schwer ein Proton an. Pyrrol ist deshalb eine sehr schwache Base. Eher gibt es das Proton vom N-Atom ab und wird zum Anion.

Die C-Atome des Fünfrings sind, verglichen mit dem Benzol, *elektronenreicher* und reagieren leichter mit Elektrophilen. Als Beispiel sei die Reaktion mit Ameisensäureestern genannt, die in einer doppelten elektrophilen aromatischen Substitution ein Produkt liefert, das zwei Pyrrolringe enthält, die über ein Methin-C-Atom verbunden sind. Die positive Ladung ist auf beide Ringe verteilt (Mesomerie), die einander gleichwertig sind. Abgebildet ist eine der möglichen Resonanzstrukturen.

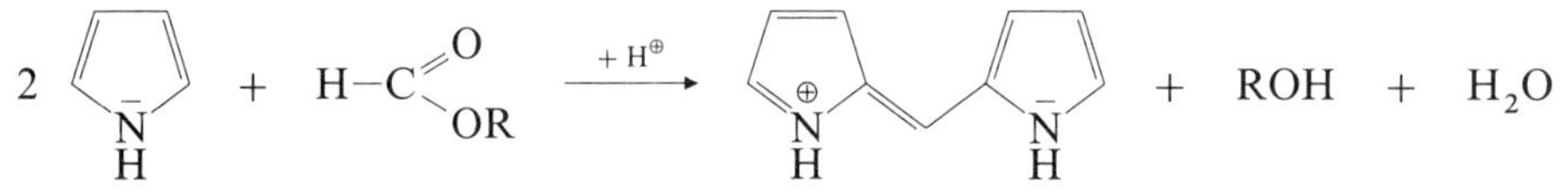

Fügt man durch derartige Reaktionen *vier* Pyrrolringe zu einem Ring zusammen, entsteht das Grundgerüst wichtiger natürlicher Pyrrolderivate. Dazu gehören **Chlorophyll**, die **Cytochrome** (eisenhaltige Enzyme der Atmungskette) und das **Häm**, das als Teil des *Hämoglobins* am Sauerstofftransport im Blut mitwirkt.

Biosynthese-Vorläufer dieser lebenswichtigen Pigmente ist das **Uroporphyrinogen-III**, das noch kein Metallion enthält. Die vier Pyrrolringe tragen abwechselnd Essigsäure- und Propionsäure-Seitenketten. Die alternierende Reihenfolge ändert sich beim Pyrrolring D, dadurch verliert das Ringsystem seine Symmetrie.

Häm ist aus vier Pyrrolringen aufgebaut, die durch vier Methingruppen zu einem Ring verknüpft sind. Im Vergleich zum Uroporphyrinogen-III ist das Ringsystem stärker dehydriert. Die Ringe A bis D tragen Methylgruppen als Substituenten, die durch Decarboxylierung der Essigsäure-Seitenketten entstanden sind. Die Vinylgruppen ($-CH=CH_2$) an Ring A und B gehen durch oxidative Decarboxylierung aus Propionsäure-Seitenketten hervor. Das Ringsystem ist ein guter *Chelator* für $Fe^{2\oplus}$-Ionen. Die Stickstoffatome der Pyrrolringe (zwei als Anionen) besetzen mit ihren freien Elektronenpaaren die Ligandenplätze am $Fe^{2\oplus}$-Ion, es bildet sich ein **Chelat-Komplex** (s. Kap. 10.3). Da ein System konjugierter Doppelbindungen vorliegt, sind die vier N-Atome – und damit auch die vier koordinativen Bindungen – gleichwertig. Das $Fe^{2\oplus}$-Ion hat bei einer Koordinationszahl von 6 noch zwei Ligandenplätze frei, die im Hämoglobin (Häm + Protein) von einem N-Atom des Proteins und – je nach Partialdruck – von Sauerstoff (O_2) besetzt werden (s. Abb. 10/3 in Kap. 10.6).

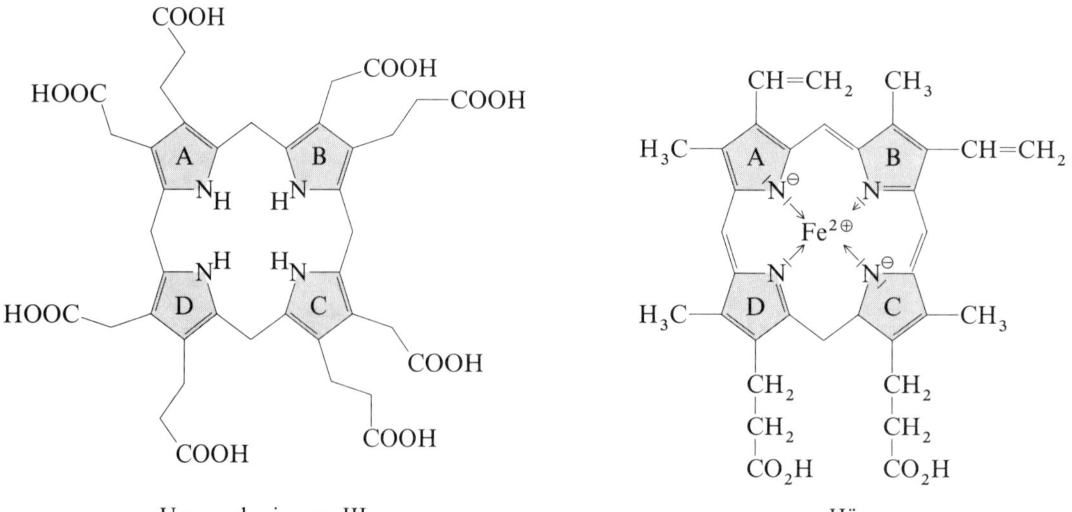

Uroporphyrinogen-III   Häm

Vom Uroporphyrinogen-III leitet sich auch das **Vitamin B$_{12}$**(Abb. 17/1) ab, das als Schutzfaktor gegen *perniziöse Anämie* erkannt wurde. Die Säuregruppen der Seitenketten an den Ringen A bis D liegen als Amide vor. Einige der Pyrrol-Doppelbindungen sind durch die Anlagerung von Methylgruppen und H-Atomen aufgehoben worden. Es verbleiben lediglich sechs konjugierte Doppelbindungen zwischen den Ringen A bis D. Zwischen Ring A und D fehlt ein Brücken-C-Atom, dadurch verengt sich der makrocyclische Ring etwas und wird ein geeigneter Chelator für Co$^{3\oplus}$-Ionen. Die beiden freien Ligandenplätze am Co$^{3\oplus}$ besetzen Cyanid (CN$^{\ominus}$) und ein N-Atom eines Benzimidazols, das Teil einer zuckerhaltigen Seitenkette ist.

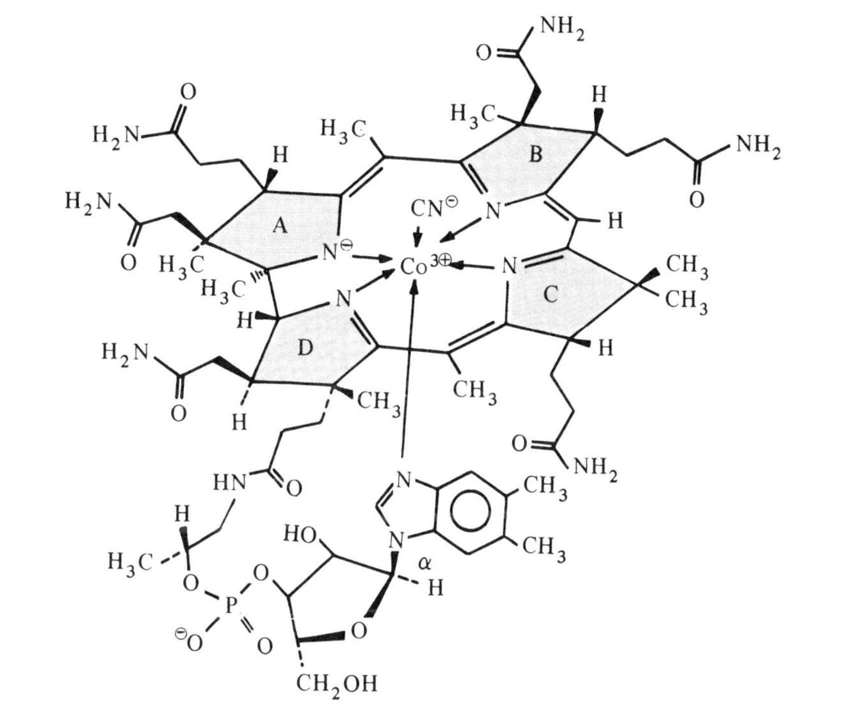

Abb. 17/1. Vitamin B$_{12}$ (Cyanocobalamin).

Die Struktur dieses komplexen Moleküls wurde 1954 mit Hilfe der *Röntgenstrukturanalyse* aufgeklärt. Hierfür benötigte man Kristalle bestimmter Größe (ca. 0,5 mm Kantenlänge). Heute werden mit der Röntgenstrukturanalyse auch Makromoleküle (Proteine, RNA, DNA) untersucht, auch die Struktur kristallisierter Viren ließ sich inzwischen aufklären. Bei dieser wichtigen Methode muß man zunächst Geduld und Zeit für die Züchtung geeigneter Kristalle der jeweiligen Verbindung aufbringen. Die Strukturanalyse basiert auf folgendem Verfahren: Ein *Einkristall* wirkt gegenüber monochromatischer Röntgenstrahlung (Wellenlänge im Bereich 0,1 – 1 nm) wie ein Beugungsgitter. Man findet im Raum hinter dem Kristall Interferenzmaxima unterschiedlicher Intensität, die auf Fotoplatten dokumentiert werden. Aus der Lage und der Intensität der Maxima, deren Anzahl einige tausend betragen kann, läßt sich mit Hilfe aufwendiger Rechenprogramme die Lage einzelner Atome und damit die Struktur der Moleküle bestimmen. Die Struktur der Moleküle spiegelt die Situation im Kristall wider. Allerdings nur im festen Zustand: Viele biologisch wichtige Verbindungen entfalten ihre Wirkung jedoch in Lösung, so daß man darauf gefaßt sein muß, daß die in Lösung vorherrschende Raumstruktur anders aussieht als die im Kristall, dies gilt insbesondere für Moleküle, die konformativ beweglich sind.

Pyrrolidin

Die Hydrierung der beiden C–C-Doppelbindungen im Pyrrol führt zum gesättigten Fünfring mit einem N-Atom, zum *Pyrrolidin*. Es ist ein cyclisches sekundäres Amin und in seinen Eigenschaften dem Diethylamin vergleichbar. Die Aminosäure **Prolin** ist eine Pyrrolidin-2-carbonsäure. Es ist die einzige der zwanzig häufigen Aminosäuren mit einer sekundären Aminogruppe. In Peptiden steht am Stickstoff des Prolins kein H-Atom mehr, so daß von diesen Stickstoffatomen keine H-Brükken ausgehen können. Dies wirkt sich z. B. auf die Stabilität einer α-Helix ungünstig aus.

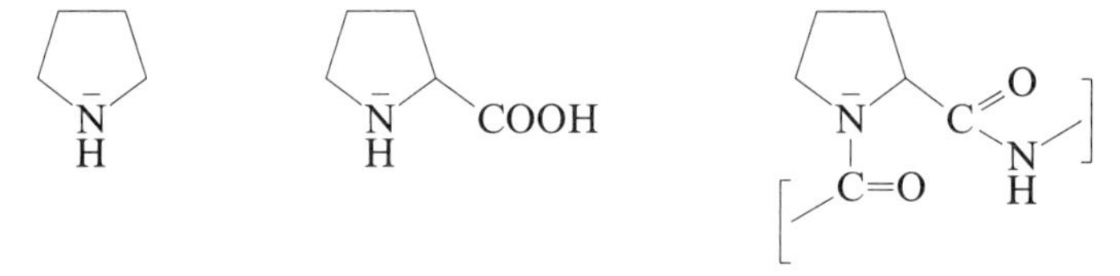

Pyrrolidin   Prolin   Prolin in der Peptidkette

Imidazol

Ein Fünfring kann auch mehrere Heteroatome enthalten, ein Beispiel ist das *Imidazol* mit zwei N-Atomen im Ring. Imidazol ist eine mittelstarke Base, da sich das freie Elektronenpaar des einen Stickstoffatoms nicht am 6π-Elektronensystem (Aromat) beteiligt. Imidazol ist Baustein der Aminosäure **Histidin** (= 5-Imidazolylalanin).

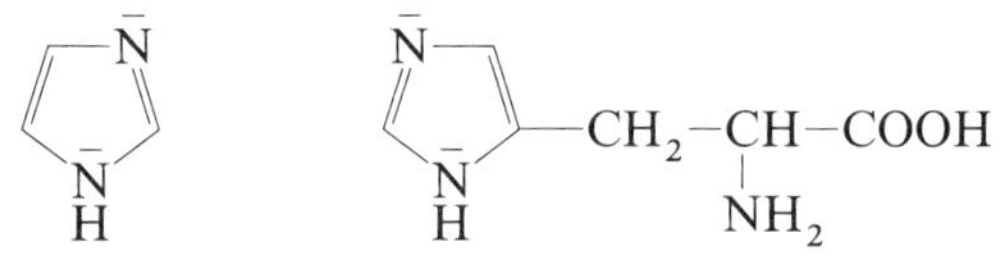

Imidazol   Histidin

Thiazol

Thiazol ist zusammen mit dem noch zu besprechenden Pyrimidinring im **Vitamin B$_1$** (*Thiamin*) enthalten. Das C-Atom 2 (durch Pfeil markiert) wird von Elektrophilen (z. B. dem C-Atom einer Aldehyd-CO-Gruppe) bevorzugt angegriffen.

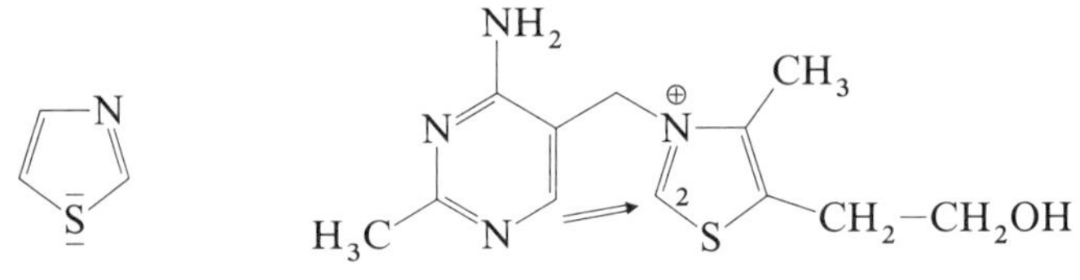

Thiazol   Thiamin

17.3 Sechsgliedrige Heterocyclen

Pyridin (Azabenzol) ist das Stickstoffanaloge des Benzols. Da Pyridin am Stickstoff noch über ein freies Elektronenpaar verfügt, reagiert es basisch. Verglichen mit Benzol wird das π-Elektronensystem des Pyridins weniger leicht von Elektrophilen angegriffen: der Aromat ist aufgrund der elektronenziehenden Eigenschaften des N-Atoms *elektronenärmer* als Benzol.

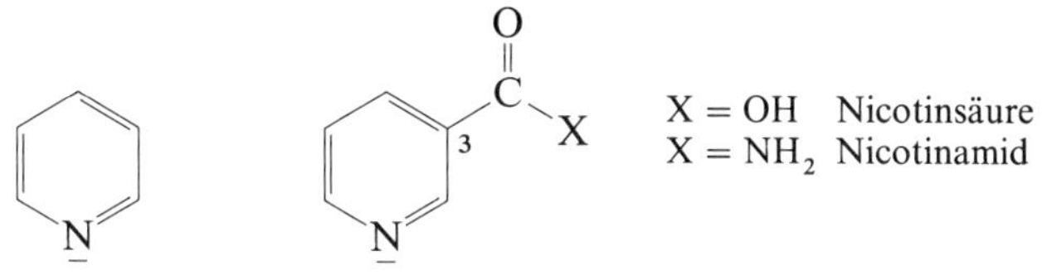

Nicotinsäure

Das in der belebten Natur wichtigste Pyridinderivat ist die Pyridin-3-carbonsäure (*Nicotinsäure*) bzw. deren Amid, das als Vitamin Bestandteil wichtiger Coenzyme ist, die sich an Wasserstoff-Übertragungen beteiligen. Im $NAD^\oplus$ (s. Kap. 17.7) ist der Pyridin-Stickstoff quarternisiert. Der Aromat ist damit noch elektronenärmer als das Pyridin selbst und reagiert nun sogar mit Nucleophilen. Biologisch wichtig ist, daß ein *Hydrid-Ion* ($H^\ominus$) von dem System übernommen werden kann.

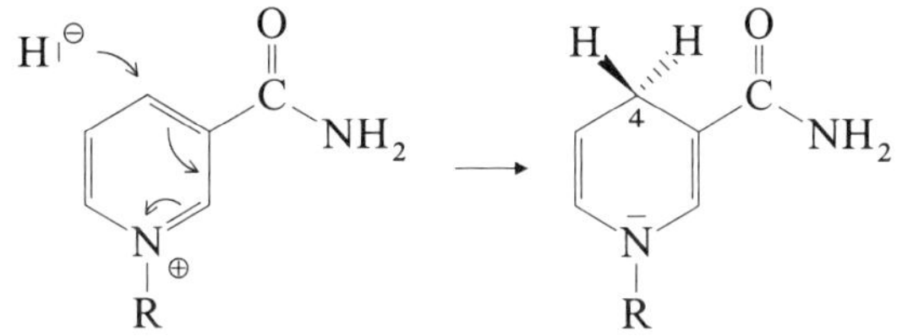

Hydrid-Ionen kommen in wäßrigen Lösungen nicht frei vor. Vielmehr finden diese Reaktionen enzymkatalysiert bei Redox-Vorgängen statt. Zusammen mit dem $H^\ominus$ wird immer ein $H^\oplus$ freigesetzt bzw. verbraucht ($2\,H = H^\ominus + H^\oplus$). Die $H^\ominus$-Übertragung auf Carbonylgruppen ist bereits in Kap. 13.1.7 besprochen worden, die Stereoselektivität der Reaktion in Kap. 14.1.2.

Pyrimidin

Das basische *Pyrimidin* (1,3-Diazin) enthält zwei Stickstoffatome im aromatischen Sechsring. Vom Pyrimidin leitet sich eine Gruppe wirksamer Schlafmittel ab, die **Barbiturate** (s. Kap. 13.5.1). Das Grundgerüst ist ein cyclisches Säureamid, wobei die N-Atome auf beiden Seiten von CO-Gruppen flankiert sind (*Imid-Struktur*). Die N−H-Bindung wird dadurch gelockert. Ebenso ist die CH_2-Gruppe *acide*. Abgebildet ist die Lactamform und eine der denkbaren tautomeren Lactimformen. Barbitursäure selbst ist kein Arzneimittel. Die wirksamen Barbiturate tragen am sp^3-C-Atom Substituenten, im Schlafmittel **Veronal** z. B. stehen dort zwei Ethylgruppen.

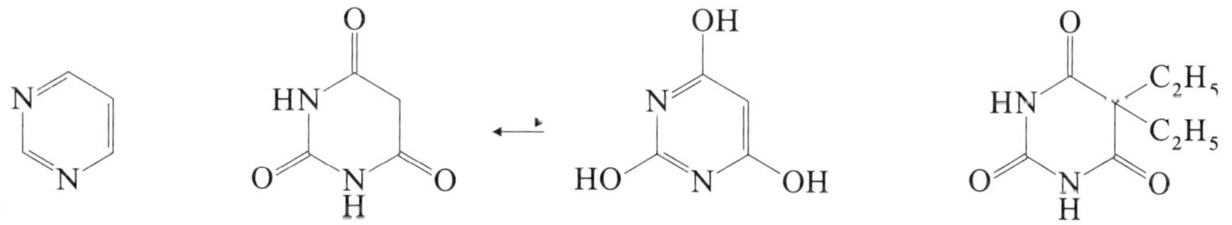

Pyrimidin

Barbitursäure
(Lactamform)

(Lactimform)

Veronal

Die wichtigsten Pyrimidinbasen sind **Cytosin, Thymin** und **Uracil**, die in den Nukleinsäuren (s. u.) vorkommen.

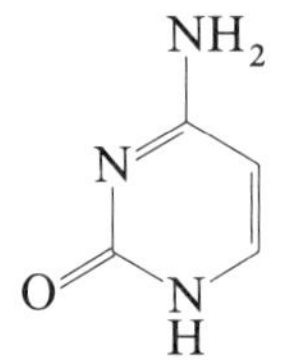

Cytosin 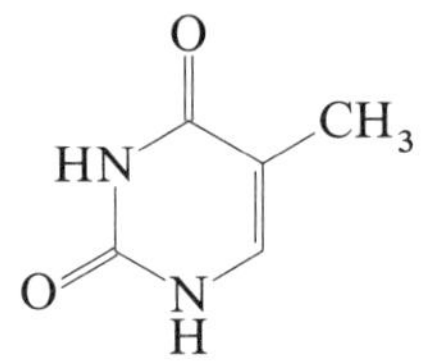   Thymin 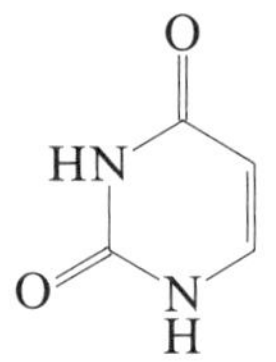   Uracil

17.4 Mehrkernige Heterocyclen

Indol

Viele Heterocyclen enthalten mehrere Ringe, die z. T. auch rein carbocyclisch sein können. Man spricht von mehrkernigen Verbindungen. **Indol** verhält sich zu Pyrrol wie Naphthalin zu Benzol. Indolderivate sind als basische Pflanzeninhaltsstoffe – *Alkaloide* – weit verbreitet. Beispiele sind das *Strychnin* und die *Mutterkorn-Alkaloide*. Auch die Aminosäure **Tryptophan** ist ein Indolderivat. Der Indol-Stickstoff ist im übrigen aus den gleichen Gründen wie der Pyrrol-Stickstoff nicht basisch.

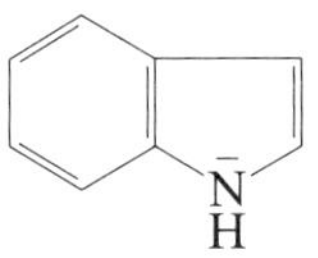

Indol 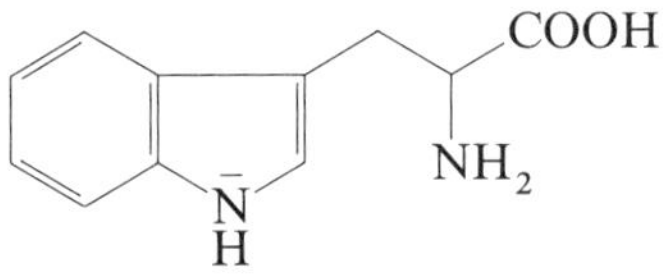   Tryptophan

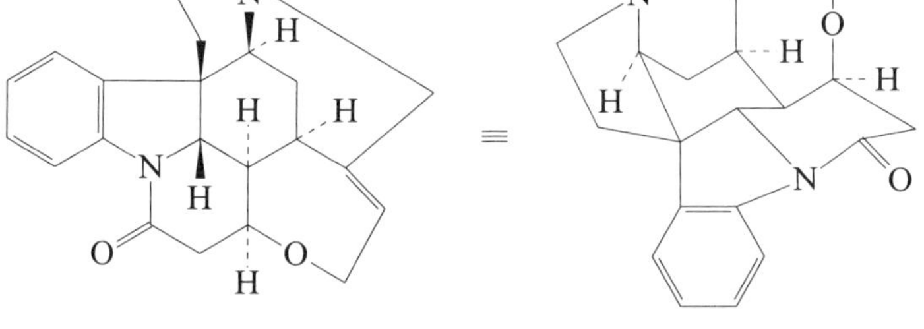

Strychnin

Purin

Mit dem *Purin* lernen wir ein komplizierteres Ringsystem kennen, das zwei anellierte aromatische Heterocyclen (Pyrimidin und Imidazol) enthält. **Adenin** und **Guanin** sind Purinbasen und wichtige Bausteine der Nukleinsäuren. Ein anderes Purinderivat ist das **Coffein**, ein Alkaloid, bei dem drei der Stickstoffatome methyliert und im Pyrimidinring zwei CO-Gruppen enthalten sind. Die *Harnsäure* wurde in Kap. 13.5.1 schon erwähnt.

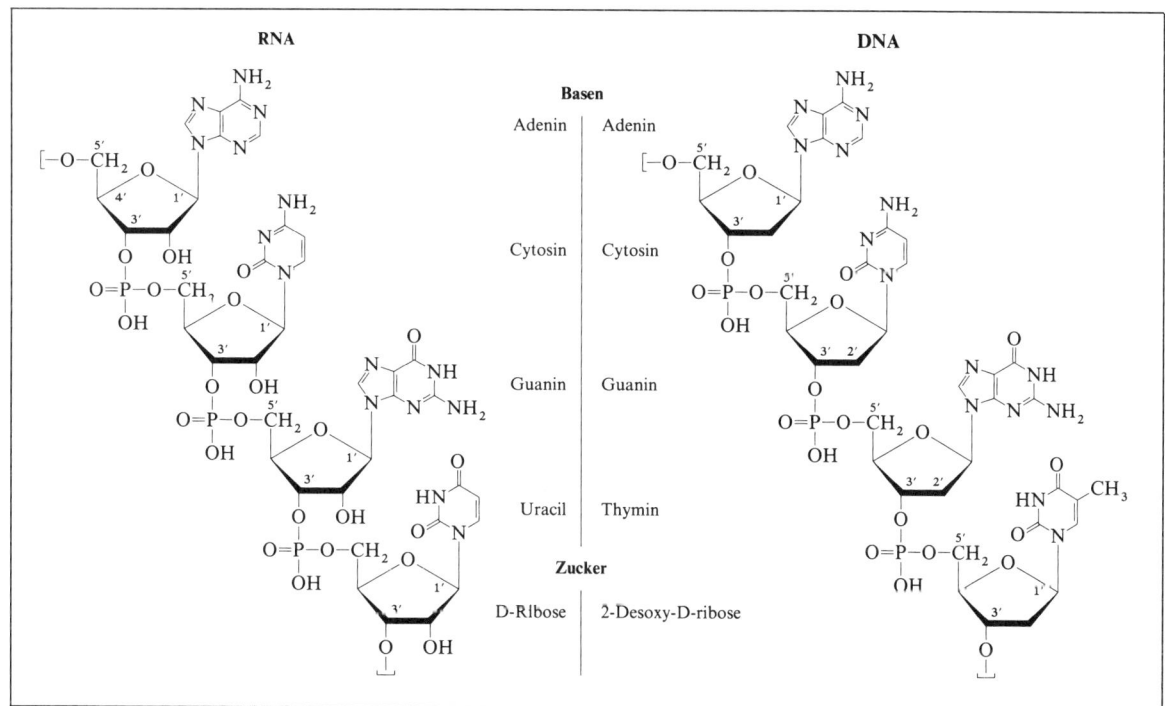

Purin	Adenin	Guanin	Coffein

17.5 Nukleinsäuren

Wir haben inzwischen alle Bausteine kennengelernt, die in den Nukleinsäuren vorkommen: Phosphorsäure, Zucker, Purin- und Pyrimidinbasen. Man unterscheidet zwei Typen von Nukleinsäuren: *Ribonukleinsäure* (RNA) mit D-Ribose und *Desoxyribonukleinsäure* (DNA) mit 2-Desoxy-D-ribose als Zuckeranteil (s. Kap. 16.2.1). Das Bauprinzip dieser Biopolymeren (**Polynukleotide**) verdeutlicht Abb. 17/2.

In der RNA (engl.: *R*ibo*n*ucleic *a*cid) sind Ribose-Moleküle als Furanoside in 3'- und 5'-Stellung über Phosphorsäurediester-Gruppen zu langen Ketten verknüpft. Am anomeren C-1' der Zucker sind die Nukleinbasen β-N-glykosidisch

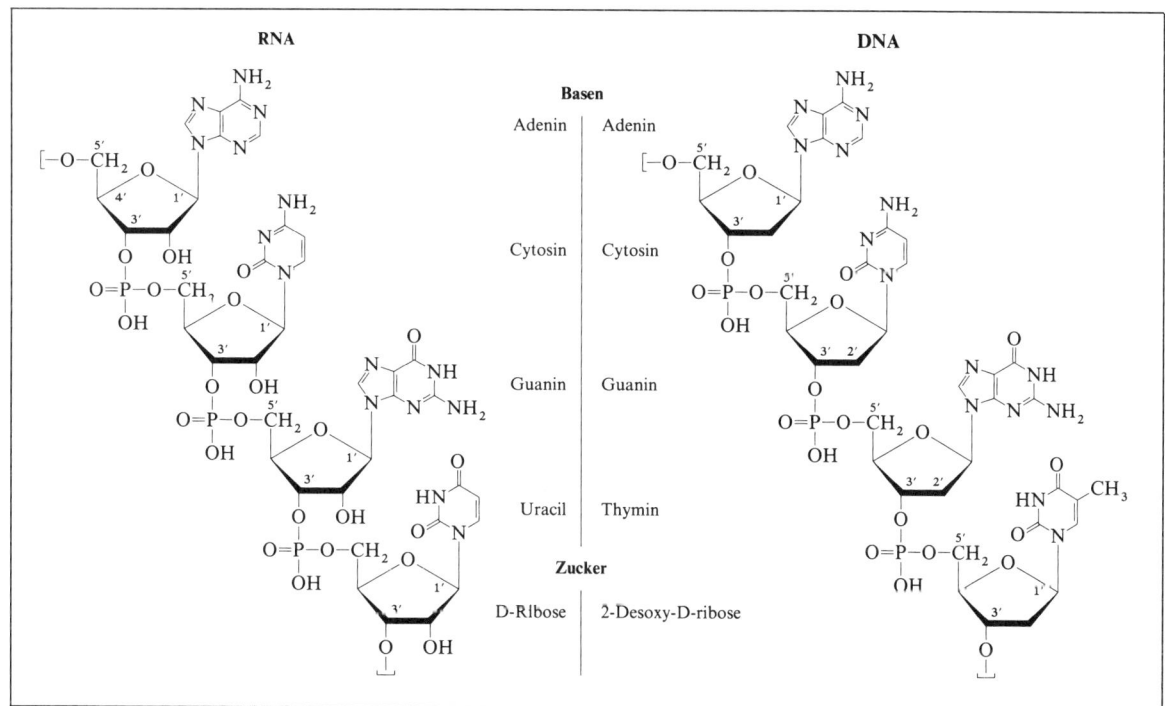

Abb. 17/2. Ausschnitt aus der Kette einer Ribonukleinsäure (RNA) und Desoxyribonukleinsäure (DNA).

gebunden. Adenin, Cytosin, Guanin und Uracil stellen „Sonden" dar, die in die Umgebung wirken und der Zuckerphosphat-Kette durch ihre Aufeinanderfolge ein individuelles Gesicht geben. Die DNA ist analog gebaut, es fehlt jedoch den Zuckern die 2′-OH-Gruppe und bei den Basen ist Uracil durch *Thymin* ersetzt.

Die Basen der DNA-Ketten bilden untereinander Wasserstoffbrückenbindungen aus und zwar treten *Adenin* mit *Thymin* und *Guanin* mit *Cytosin* in Wechselwirkung. Die Basen erkennen sich gegenseitig. Eine optimale Zahl von H-Brücken gibt es, wenn die zweite Kette zur ersten *komplementär* ist, daß also jeder Base in Kette 1 der passende Partner in Kette 2 gegenübersteht.

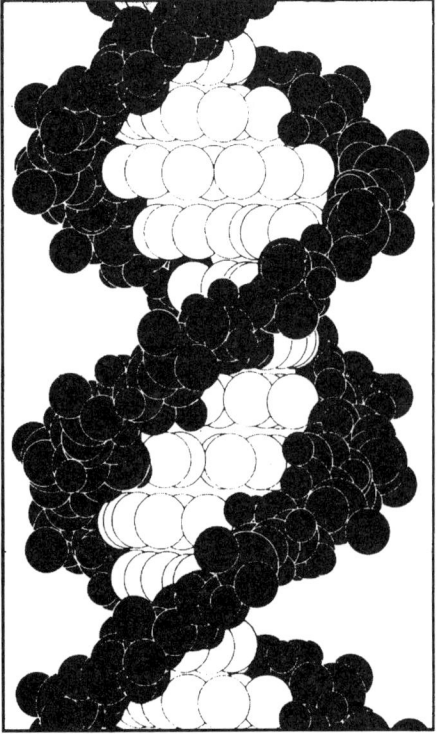

| Thymin | Adenin | Cytosin | Guanin | Kette 1 | Kette 2 |

Solchermaßen „gepaarte" DNA-Ketten sind ineinander verdreht und bilden die sogenannte **Doppelhelix** (Abb. 17/3), in deren Innern die Basen stehen und durch die hydrophilen Phosphorsäurediester-Gruppen gegen das Lösungsmittel Wasser

Abb. 17/3. Ausschnitt der DNA-Doppelhelix in einer Computer-Darstellung [nach H. H. Klump, Mitteilungen der DFG 1/89, S. 19]. Die weißen Kugeln markieren die Basen, die schwarzen die Desoxyribose-Phosphorsäurediester-Stränge.

abgeschirmt werden. Die Molmasse der DNA, die im Zellkern vorkommt, beträgt 10^6 bis 10^9 Dalton. RNA-Ketten sind demgegenüber *einsträngig*, können aber auch mit Basen derselben Kette oder anderen Ketten in Wechselwirkung treten.

Die Nukleinbasen sind die Buchstaben einer Sprache, die die Natur zur Informationsübertragung bei der Vererbung entwickelt hat. Die Entschlüsselung des sogenannten „**genetischen Code**" gehört zu den großen Leistungen der Molekularbiologie der letzten Jahrzehnte. Jeweils drei aufeinanderfolgende Basen (**Triplett**) stehen für eine bestimmte Aminosäure (z. B. GCA = Alanin) oder bedeuten einen Ablesestop. Der Triplettcode hat zur Konsequenz, daß je nachdem wo die Ablesung begonnen wird, eine Nukleinsäuresequenz in drei verschiedene Proteinsequenzen übersetzt werden kann. Man spricht von drei offenen *Ableserahmen*. Welcher Ableserahmen genutzt wird, hängt von bestimmten Start-Tripletts (= Startcodon), wie z. B. AUG ab. Überlappende Ableserahmen sind eine Besonderheit bei manchen Viren, die ihr Genom besonders ökonomisch nutzen. Normalerweise bestimmt eine Nukleinsäuresequenz nur ein Protein.

17.6 Bausteine komplexer organischer Moleküle

Viele organische Moleküle, insbesondere Naturstoffe, sind aus ganz verschiedenen chemischen Bausteinen zusammengesetzt. Im folgenden geht es darum, unterschiedliche Bausteine zu erkennen, funktionelle Gruppen zu benennen oder Bindungsarten zwischen einzelnen Atomen oder bei Ringen zu bezeichnen. Wir wollen dies exemplarisch an einigen Verbindungen erläutern.

Adenosintriphosphat (ATP) spielt in lebenden Zellen eine besondere Rolle als Energielieferant (s. Kap. 13.5.4).

Adenosintriphosphat (ATP)

Es enthält das *Adenin*, an dessen N-9 der Zucker *D-Ribose* N-glykosidisch gebunden ist. Es liegt eine β-glykosidische Bindung vor, denn der Substituent an C-1' und die CH_2O-Seitenkette an C-4' des Zuckers stehen auf der gleichen Seite des Ringes. Die Verbindung aus Adenin und Ribose heißt **Adenosin** (s. Kap. 16.2.7). Um die Bezifferung der Atome von Heterocyclus und Zuckerteil zu unterscheiden, werden die Ziffern im Zuckerteil mit einem Strich versehen. Die OH-Gruppe an C-5' der Ribose gehört zu einem primären Alkohol, der mit *Triphosphorsäure* verestert ist. Das Molekül besitzt unter physiologischen Bedingungen 4 negative Ladungen. Im Triphosphatrest sind zwei Phosphorsäureanhydridbindungen wirksam, die sich enzymatisch unter Beteiligung von $Mg^{2\oplus}$-Ionen hydrolytisch spalten lassen (s. Kap. 13.5.4). Die freiwerdende Energie reicht aus, um viele *endergon* verlaufende Reaktionen des Stoffwechsels zu ermöglichen (*gekoppelte Reaktionen*).

Das **Coenzym A** spielt als Überträger von Acylgruppen im Stoffwechsel der Carbonsäuren eine wichtige Rolle. Die einzelnen Bausteine des Moleküls lassen sich durch Hydrolyse freisetzen:

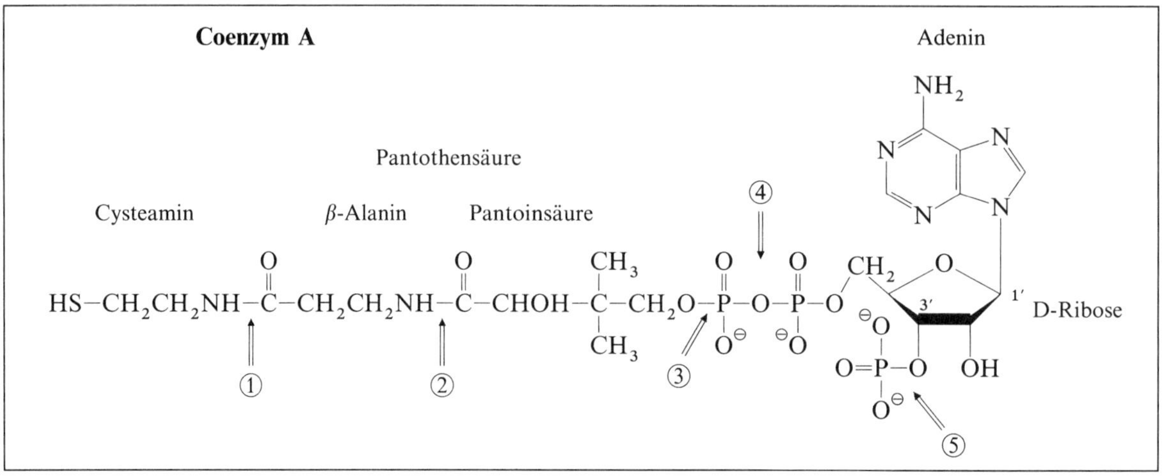

Coenzym A

Adenin

Pantothensäure

Cysteamin   β-Alanin   Pantoinsäure   D-Ribose

Spaltung der Säureamidbindung (**1**) setzt **Cysteamin** (= β-Mercaptoethylamin) frei, das im Stoffwechsel durch Decarboxylierung von Cystein entsteht (s. Kap. 15.3.6). Durch Hydrolyse der folgenden Amidbindung (**2**) entsteht β-**Alanin**. Die nächste hydrolysierbare Bindung (**3**) ist eine Phosphorsäureester-Bindung. Es wird 2,4-Dihydroxy-3,3-dimethylbuttersäure (**Pantoinsäure**) frei. Werden nur die Bindungen (**1**) und (**3**) gespalten, entsteht **Pantothensäure**. Nach Hydrolyse der Phosphorsäureanhydrid-Bindung (**4**) und einer Phosphorsäureester-Bindung (**5**) an C-3′ des Zuckers entsteht Adenosinmonophosphat (AMP), aus dem **Phosphorsäure, Ribose** und **Adenin** freigesetzt werden können.

Die Bausteine des Coenzyms A werden also durch zwei Säureamid-Bindungen, drei Phosphorsäurediester-Bindungen, eine Phosphorsäureanhydrid-Bindung und eine Glykosidbindung zusammengehalten. Hinzuweisen ist auf die endständige Thiolgruppe, die Carbonsäuren als *Thioester* bindet (s. Kap. 13.4.5).

Die **Folsäure** ist Vorstufe eines Coenzyms, das an der Übertragung von C_1-Resten im Stoffwechsel beteiligt ist. Sie gehört zu den Vitaminen und ist in Pflanzen weit verbreitet. Unter den in der Formel angegebenen Bausteinen ist die **p-Aminobenzoesäure** (PAB) von besonderem Interesse, sie wird von vielen Bakterien als Wuchsstoff benötigt.

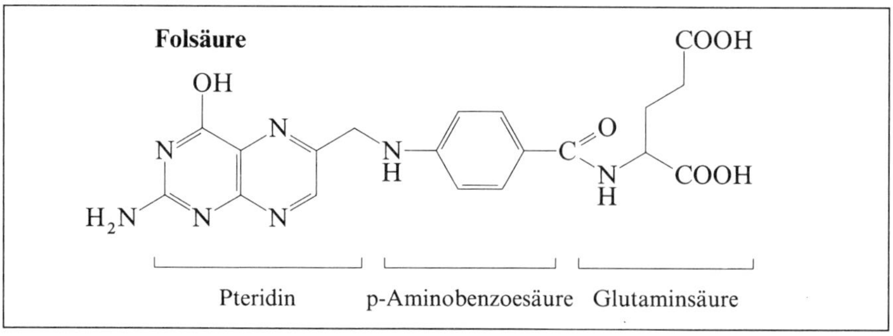

Folsäure

Pteridin   p-Aminobenzoesäure   Glutaminsäure

In Gegenwart von **Sulfonamiden** wird der Einbau der p-Aminobenzoesäure in die Folsäure der Bakterien gehemmt, die Bakterien wachsen nicht weiter. Falls es sich um Krankheitserreger handelt, wird deren Ausbreitung gestoppt. Der Patient gewinnt Zeit, körpereigene Abwehrstoffe zu bilden.

Sulfonamide leiten sich von den Sulfonsäuren ab (s. Kap. 11.5.2). Die acide OH-Gruppe am Schwefel wird durch NH_2 oder einen Aminrest ersetzt, wobei die Synthese wie bei den Carbonsäuren nicht direkt, sondern über aktivierte Derivate geführt werden muß (s. Kap. 13.4.6).

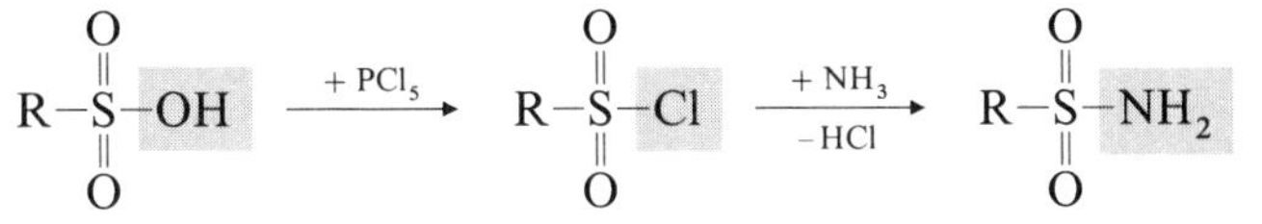

| Sulfonsäure | Sulfonsäure-chlorid | Sulfonsäureamid (= Sulfonamid) |

Als *Arzneistoffe* wirksam sind nicht alle Sulfonamide, sondern nur solche, die in ihrer Struktur mit der p-Aminobenzoesäure verwandt sind. Dies ist z. B. beim p-Aminobenzolsulfonsäureamid der Fall. Die Verwandtschaft erstreckt sich nicht nur allgemein auf die Struktur, sondern auch auf die Ladungsverteilung. Durch den starken elektronenziehenden Effekt der Sauerstoffatome am Schwefel, werden die H-Atome am Stickstoff so weit acidifiziert, daß der pK_s-Wert der Sulfonamide dem einer Carboxylgruppe entspricht. Bei pH = 7 liegen beide betrachteten Verbindungen als *Zwitter-Ion* vor. Ladungsverteilung und Entfernung der Ladungen im Molekül sind sich sehr ähnlich. Dies führt dazu, daß das bakterielle Enzym, das normalerweise p-Aminobenzoesäure verarbeitet, diese mit dem Sulfonamid verwechselt und dadurch blockiert wird. Sulfonamide übernehmen die Rolle eines **Antimetaboliten**.

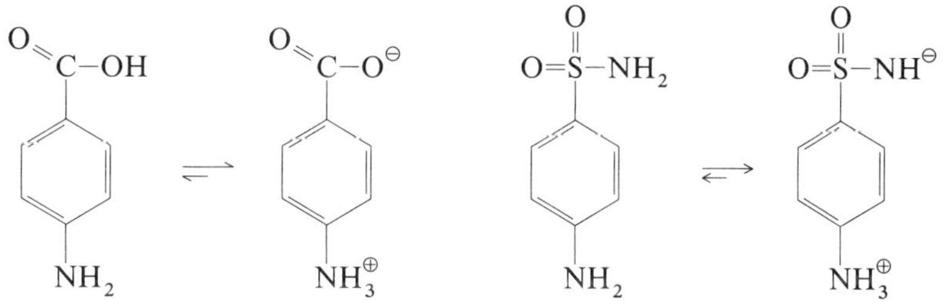

| p-Aminobenzoesäure | p-Amino-benzolsulfonamid |

Die Ladungsverteilung in den Sulfonamiden läßt sich durch Substituenten am Amid-Stickstoff beeinflussen. Alle in der *Chemotherapie* eingesetzten Sulfonamide unterscheiden sich nur durch Substituenten an diesem N-Atom. Zwei Beispiele sollen dies verdeutlichen. Man rechnet die Sulfonamide zu den Chemotherapeutika.

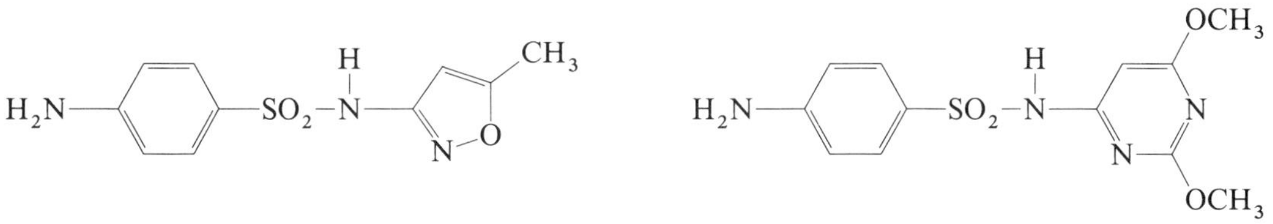

| Sulfamethoxazol | Sulfadimethoxin |

Arzneistoffe, die man als **Antibiotika** bezeichnet, haben eine andere Herkunft (aus Mikroorganismen) und eine andere Wirkungsweise. Als Beispiel sei das **Penicillin G** genannt, das während des 2. Weltkrieges für die klinische Anwendung gegen Infektionskrankheiten entwickelt wurde. Penicillin G enthält ein bicyclisches System, die linke Seite ist ein β-Lactamring, die rechte Seite leitet sich vom Thiazol ab und trägt eine Carboxylgruppe. Der β-Lactamring ist mit Stickstoff substituiert, der amidisch mit Phenylessigsäure verknüpft ist.

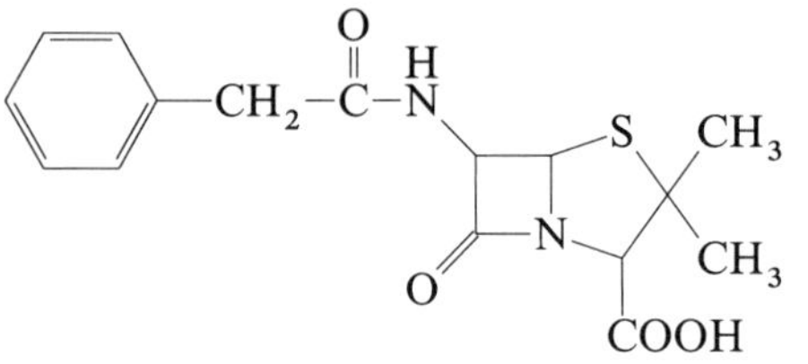

Penicillin G
(Naturstoff)

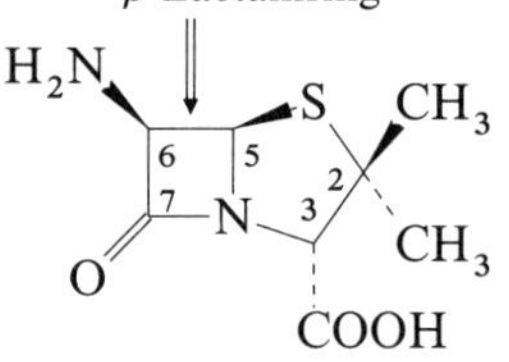

6-Aminopenicillansäure
(Grundgerüst der Penicilline)

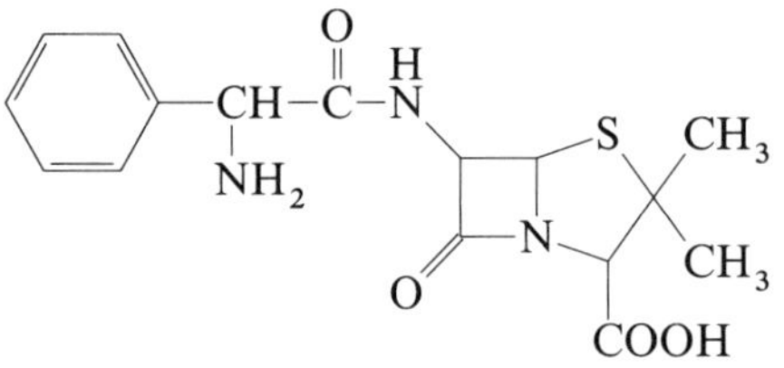

Ampicillin
(halbsynthetisch)

Der Naturstoff, der wie alle β-Lactam-Antibiotika die Zellwandbiosynthese von Bakterien hemmt, wirkt nur gegen manche Krankheitserreger und diese werden nach einiger Zeit gegen Penicillin G *resistent*. Außerdem ist die Substanz säurelabil (Desaktivierung im Magen), kann also nur parenteral gegeben werden. Als es gelang, aus Penicillin G die *6-Aminopenicillansäure* (APS) freizusetzen, wurde die Möglichkeit eröffnet, das natürliche Grundgerüst an der 6-Aminogruppe mit anderen Säuren zu acylieren. Auf diese Weise sind einige tausend *semisynthetische* Penicilline hergestellt worden, die z. T. säurestabil sind. Sie wirken gegen resistente Krankeitserreger und gegen solche, auf die Penicillin G nicht anspricht. Eine Reihe dieser verbesserten semisynthetischen Penicilline sind bedeutsame Arzneistoffe in der Hand des Arztes, als Beispiel ist das **Ampicillin** angegeben.

17.7 *Aufgaben*

1) Welche Struktur haben a) Tetrahydrofuran, b) Imidazol, c) Pyridin-3-carbonsäure? Welche der Heterocyclen sind aromatisch?

2) Welche Konstitutionsisomeren des *Pyrimidins* sind denkbar? (Anordnung der N-Atome im Ring ändern!)

3) Werden sich *Prolin* und *Pyrrol-2-carbonsäure* in wesentlichen Punkten unterscheiden? Warum?

4) In welcher Form liegt *Veronal* im Magen (pH = 2) und im Blut (pH = 7,4) vor?

5) Erklären Sie, warum *Prolin* als Bestandteil einer Peptidkette die Ausbildung einer α-Helix stört!

6) Wie viele Chiralitätszentren hat *Strychnin* (s. S. 304)? Markieren Sie alle sp^3-hybridisierten C-Atome!

7) Geben Sie beim Adenin alle freien Elektronenpaare an!

8) Formulieren Sie das *Sulfonamid*, das sich formal aus p-Aminobenzolsulfonsäure und Anilin zusammensetzt!

9) Nachfolgende Verbindung ist das NAD^+ (Nicotinamid-adenin-dinucleotid), das an der durch Pfeil markierten Stelle ein Hydrid-Ion übernehmen kann und als Coenzym bei Redox-Reaktionen eine Rolle spielt (s. Kap. 13.1.7 und 17.3). Geben Sie die *Strukturelemente* des Moleküls vollständig an!

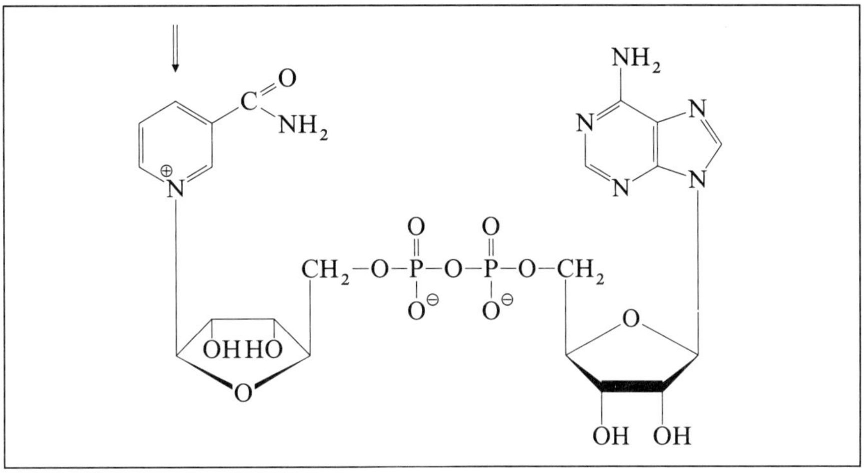

O
C
NH2
N
NH2
N
N
N
N
O
O
CH2–O–P–O–P–O–CH2
O⊖
O⊖
OH HO
O
O
OH OH

18 Spektroskopie organischer Verbindungen

18.1 Allgemeines

Jede einheitliche organische Verbindung besitzt charakteristische physikalische Eigenschaften. Diese zu kennen, kann beim chemischen Arbeiten hilfreich sein:
1) Bei einer bekannten Verbindung läßt sich durch den Vergleich von Daten die Reinheit der untersuchten Probe überprüfen.
2) Bei einem beliebigen Reaktionsprodukt oder Isolat läßt sich durch den Vergleich mit Daten bekannter Verbindungen feststellen, ob Übereinstimmung vorliegt (Identitätsbeweis).
3) Bei einer unbekannten Verbindung lassen sich durch eine Interpretation der Daten Hinweise auf die Struktur gewinnen.

Zu den physikalischen Eigenschaften gehören z.B. der *Schmelz-* und *Siedepunkt* (s. Kap. 4.5) oder die *chromatographischen Daten* (s. Kap. 5.7). Solche Angaben dienen der Charakterisierung einer Verbindung und können (wie bei Punkt 1 und 2 beschrieben) zum Vergleich bzw. zur Identifizierung herangezogen werden. Es gibt eine Reihe anderer Untersuchungsmethoden, bei denen die Moleküle durch das Zuführen von Energie in verschiedener Weise angeregt und unterschiedliche Beträge bei der Energieaufnahme oder Veränderungen der Moleküle meßtechnisch erfaßt und aufgezeichnet werden.

Unter dem Sammelbegriff „**spektroskopische Methoden**" lassen sich unter Einsatz aufwendig gebauter Meßgeräte (= *Spektrometer*) spezielle Eigenschaften eines Moleküls ermitteln. Man erhält einzelne Meßwerte oder, wenn viele Meßwerte aneinandergereiht werden, ein *Spektrum*. Die Spektren organischer Verbindungen haben sich für alle drei der genannten Untersuchungsbereiche als hilfreich erwiesen, besonders jedoch für die Strukturaufklärung, die ohne Anwendung chemischer Methoden möglich wird. Viele der Methoden, heute routinemäßig eingesetzt, sind aus der naturwissenschaftlichen Forschung und der medizinischen Diagnostik nicht mehr wegzudenken.

18.2 UV-Spektren

Sichtbares Licht ist die bekannteste Form elektromagnetischer Strahlung. Bekanntlich kann mittels eines Prismas weißes Licht in ein Farbspektrum zerlegt werden, wobei jede Farbe Licht einer anderen Wellenlänge entpricht. Sichtbares Licht ist ein sehr kleiner Ausschnitt aus dem *elektromagnetischen Spektrum*, das von energiereicher kosmischer γ-Strahlung über die Röntgen-Strahlen bis zu energiearmen Radio- oder Radarwellen reicht (Abb. 18/1).

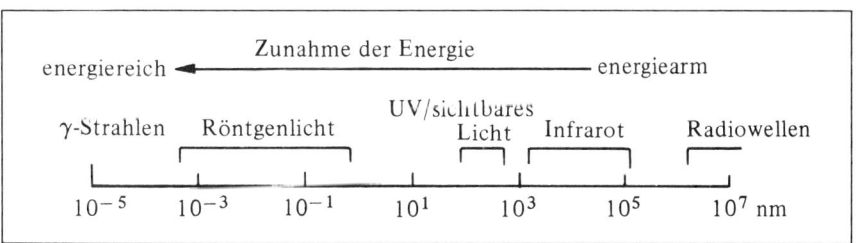

Abb. 18/1. Elektromagnetisches Spektrum.

Eine Verbindung *absorbiert* ultraviolettes oder sichtbares Licht, indem *Elektronen* angeregt werden, d. h. vom höchsten besetzten Molekülorbital in ein energetisch höher liegendes unbesetztes Molekülorbital übergehen. Umgekehrt wird Licht ausgestrahlt, wenn Elektronen aus dem *angeregten Zustand* in den *Grundzustand* zurückkehren (*Emission*). Die zur Anregung von Elektronen benötigte Energie drückt sich in der Wellenlänge des absorbierten Lichtes aus und ist eine substanzspezifische Eigenschaft, die von den Bindungsverhältnissen im Molekül abhängt. Liegt ein Teil der Absorption im sichtbaren Bereich (400–800 nm), erscheint die Verbindung farbig und zwar in der Komplementärfarbe.

Fällt ein Lichtstrahl der Intensität I_0 auf eine Meßlösung (z. B. in einer Quarzküvette), dann kann er – abgesehen von Reflexions- oder Streuverlusten – in seiner Intensität durch Absorption geschwächt werden. Im Spektralphotometer wird Licht einer bestimmten Wellenlänge durch die Lösung einer Verbindung (= Meßlösung) geschickt. Zum Vergleich läuft Licht gleicher Qualität durch das reine Lösungsmittel. Die Lichtintensität I nach Durchtritt durch die Meßlösung (Transmission) wird mit der Lichtintensität I_0 verglichen, die nach Passieren des reinen Lösungsmittels zu beobachten ist. Es ergibt sich folgende Beziehung:

$$E = {}^{10}\log \frac{I_0}{I} = \varepsilon \cdot c \cdot d$$ Lambert-Beersches Gesetz

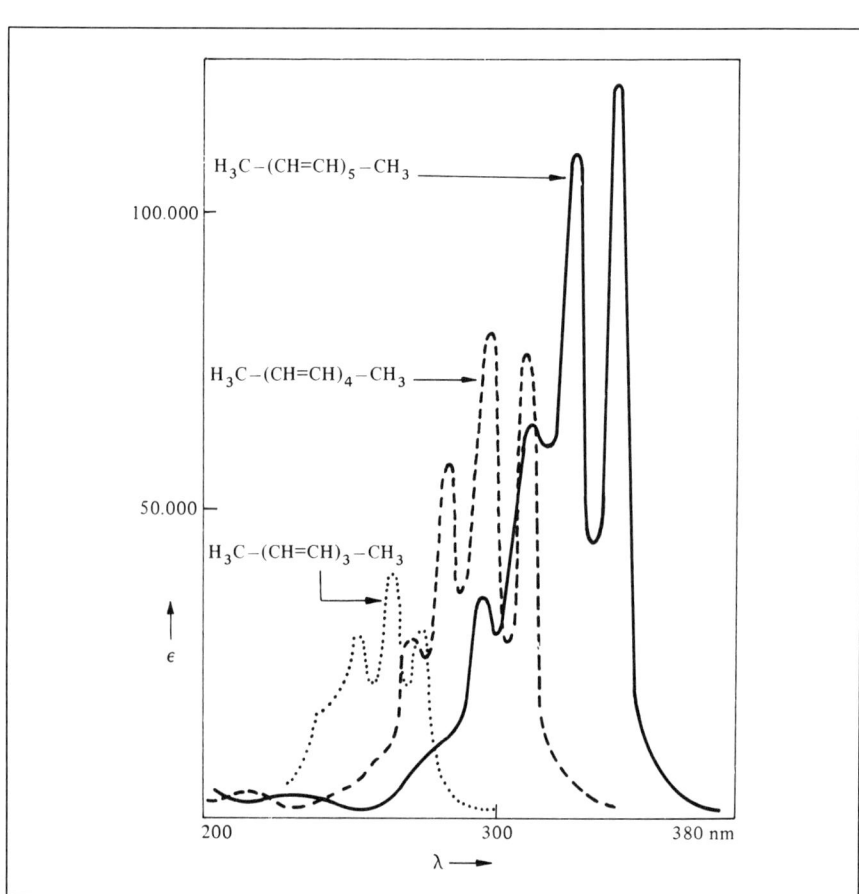

Abb. 18/2. UV-Spektrum eines konjugierten Tri-, Tetra- und Pentaens in Hexan [Aus Naylar u. Whiting: J. Chem. Soc. 1955, 3042].

Der logarithmische Ausdruck ist die Extinktion E (= optische Dichte). Sie hängt ab von der Konzentration c (in mol/l) der zu messenden Substanz in der Meßlösung und von der Schichtdicke d (in cm) der Meßlösung im Strahlengang. Extinktionen sind dimensionslos. Der **molare Extinktionskoeffizienten** ε ist eine Stoffkonstante. Von der gemessenen Verbindung trägt man ε-Werte bei verschiedenen Wellenlängen auf, es entsteht eine Kurve, die bei bestimmten Wellenlängen (λ_{max}) Maxima aufweist. Solche Kurven charakterisieren eine Verbindung. Am Beispiel einfacher Polyene (Abb. 18/2) können Sie erkennen, daß sich – vom *Trien* ausgehend – die Absorptionsmaxima zu größerer Wellenlänge verschieben, wenn weitere konjugierte Doppelbindungen hinzukommen (*Tetraen, Pentaen*). Außerdem nimmt die molare Extinktion der Maxima zu. Es gilt die wichtige Regel, daß eine Verbindung tiefer farbig wird, wenn sich das vorhandene System konjugierter Doppelbindungen vergrößert: Das Trien ist farblos, das Pentaen ist gelb gefärbt.

Das Lambert-Beersche Gesetz kann in verschiedener Weise genutzt werden, weil sich bei Vorgabe von drei der Größen die vierte ausrechnen läßt. Bei einer unbekannten Verbindung wird man zuerst ein normales UV-Spektrum aufnehmen, um die Lage der Absorptionsmaxima (sofern vorhanden) und die ε-Werte zu bestimmen. Dazu wird eine verdünnte Lösung der Verbindung in einem geeigneten Lösungsmittel (z. B. 1 mg in 50 ml Methanol) im Bereich 200–800 nm vermessen. Das *Absorptionsspektrum* (auch Elektronenspektrum genannt) wird vom Gerät automatisch registriert. Die gemessenen E-Werte lassen sich bei Kenntnis der Molmasse der Verbindung in ε-Werte umrechnen.

Bei bekannten Verbindungen (λ_{max} und ε-Werte vorgegeben) kann man die gemessene Extinktion E zur Konzentrationsbestimmung verwenden. Man bezeichnet das Verfahren als **Photometrie** und mißt in der Regel bei einer festen Wellenlänge. So gelingt es z. B. bei einem Enzymtest mit dem Redoxsystem $NAD^{\oplus}/NADH$ (s. Kap. 13.1.7 und 17.7), die Konzentrationsbestimmungen von NADH während des Versuchs (durch Extinktionsbestimmungen bei 340 nm) zu verfolgen. Aus den Absorptionsspektren der beiden Verbindungen (Abb. 18.3) geht hervor, daß das entstehende $NAD^{\oplus}$ bei der gewählten Wellenlänge keine nennenswerte Absorption besitzt, die Konzentrationsbestimmung also nicht stört. Bei Kenntnis von E, ε und d läßt sich die jeweilige Konzentration von NADH in der Meßlösung ausrechnen.

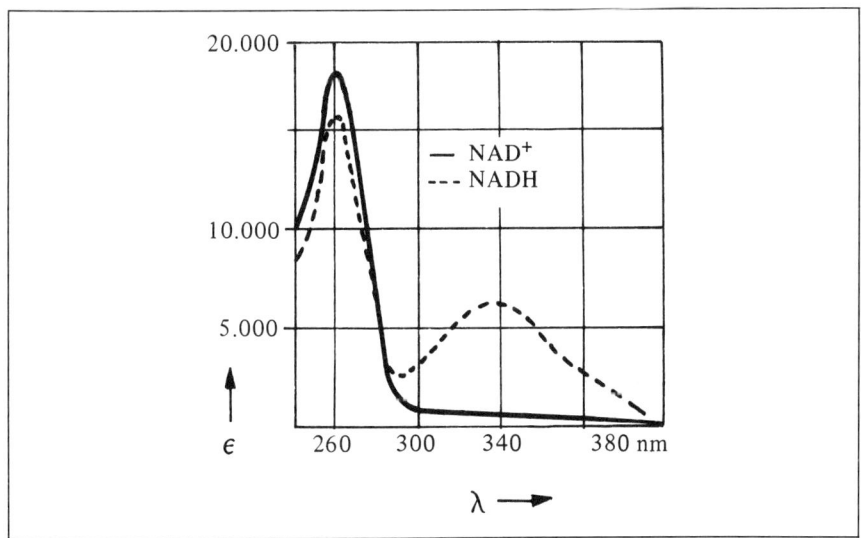

Abb. 18/3. UV-Spektren von NAD⁺ und NADH in Wasser bei pH = 7.

18.3 IR-Spektren

Geht man aus dem Bereich des sichtbaren Lichts heraus und bestrahlt die Moleküle mit energieärmerem Licht aus dem *Infrarot*-Bereich (2–15 μm), so kann ebenfalls Energie in definierter Menge absorbiert werden. Diese bewirkt, daß die Atome mehr oder weniger stark gegeneinander *schwingen*. Die aufgenommene Energie ist von der relativen Masse der beteiligten Atome und der Bindungsstärke abhängig.

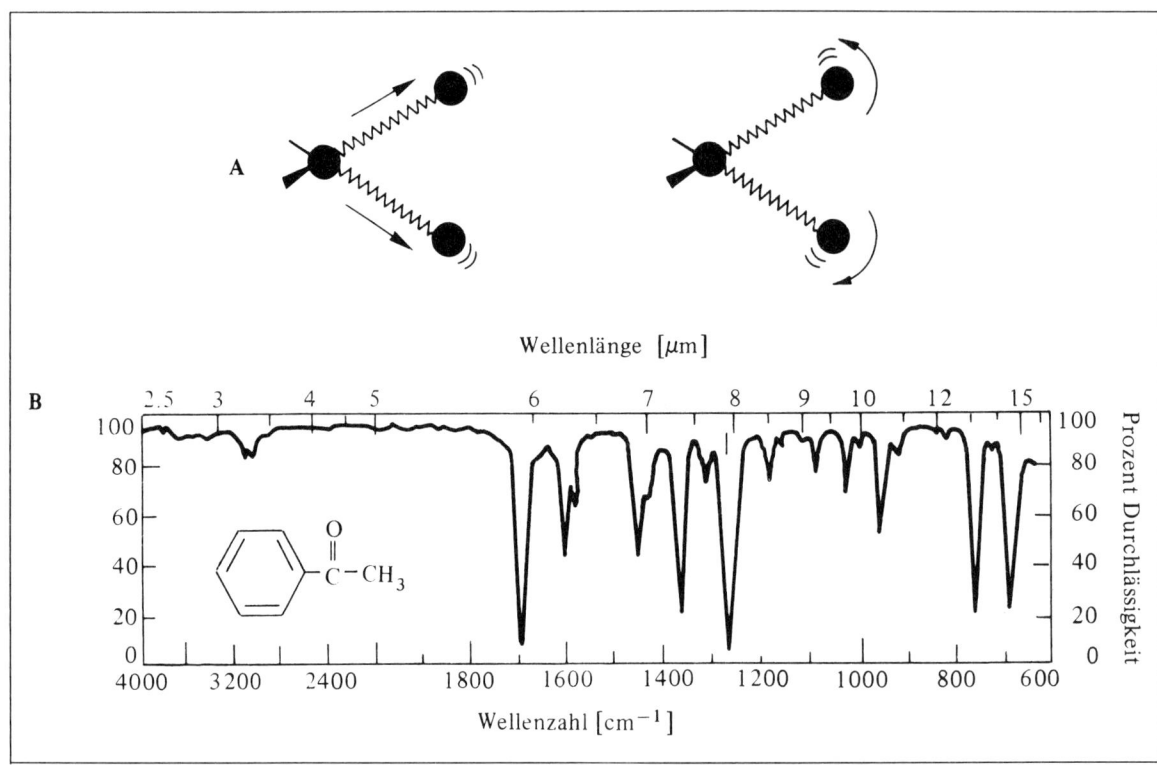

*Abb. 18/4. **A**: Veranschaulichung einer Valenzschwingung (links) und einer Deformationsschwingung (rechts). **B**: IR-Spektrum von Acetophenon.*

In den Absorptionsbanden eines *Infrarot-Spektrums* (s. Abb. 18/4) spiegeln sich u.a. zwei Schwingungsarten wider: die *Valenz-* und die *Deformationsschwingung*. Bei einer Valenzschwingung verändert sich der Abstand zwischen den betroffenen Atomen, bei einer Deformationsschwingung ändert sich z.B. der Bindungswinkel.

In der Praxis schickt man durch die Meßlösung Licht der Wellenlänge 2–15 μm und registriert die Absorption automatisch. Aus der Lage der Absorptionsmaxima (Banden) kann man Informationen über einzelne *funktionelle Gruppen* des Moleküls gewinnen. Die Valenzschwingungen z.B. von $C-H$, $O-H$, $C=O$, $C=C$ und $C-O$ Bindungen werden bei verschiedener Wellenlänge angeregt. Dabei wird in der Regel nicht die Wellenlänge sondern ihr Kehrwert, die *Wellenzahl*, in cm^{-1} angegeben. Einige Beispiele zeigt Tab. 18/1.

Im Bereich größerer Wellenlängen (kleinerer Wellenzahlen) rühren die Banden vorwiegend von Deformationsschwingungen her, die weniger charakteristisch für einzelne funktionelle Gruppen sind als für das Molekül als Ganzes. Entsprechend einem „*Fingerabdruck*" charakterisieren sie das Molekül. Die IR-Spektren verschiedener Moleküle unterscheiden sich in aller Regel sehr deutlich, so daß die genaue Übereinstimmung der IR-Spektren zweier Verbindungen die Identität der Verbindungen beweist.

Tab. 18/1. Valenzschwingungsbanden ausgewählter funktioneller Gruppen

Bindung	funktionelle Gruppe	Wellenzahl
C−H	aliphatische CH_3-Gruppe	$2850-2960 \text{ cm}^{-1}$
O−H	Alkohol (nicht assoziiert)	$3590-3600 \text{ cm}^{-1}$
C=O	aliphatischer Ester	$1735-1750 \text{ cm}^{-1}$
C=O	Keton	$1705-1725 \text{ cm}^{-1}$
C=O	Arylketon	$1680-1700 \text{ cm}^{-1}$
C=C	Alken (nicht konjugiert)	$1620-1680 \text{ cm}^{-1}$
C−O	Alkohol	$1040-1150 \text{ cm}^{-1}$

18.4 NMR-Spektren

Einige Atomkerne haben die Eigenschaft, sich in einem homogenen Magnetfeld wie kleine Stabmagnete zu verhalten, sie besitzen ein *magnetisches Moment*. Man findet dies u. a. bei den für organische Verbindungen wichtigen Nukliden ^1H, ^2H (= Deuterium), ^{13}C und ^{15}N. Während beim Wasserstoff das häufig vorkommende ^1H-Isotop durch „magnetische Sonden" erfaßt werden kann, sind es beim Kohlenstoff und Stickstoff nur Isotope, die in geringer Menge neben ^{12}C und ^{14}N vorkommen.

Bringt man einen Atomkern mit einem magnetischen Moment in ein *homogenes* Magnetfeld, so orientiert er sich in Feldrichtung. Eine entgegengesetzte Orientierung ist auch möglich, sofern man dem Kern von außen Energie zuführt. Diese Energie wird absorbiert. Man nennt diese Erscheinung *kernmagnetische Resonanz*, abgekürzt NMR (aus dem Englischen: *Nuclear Magnetic Resonance*). Bei den heute üblichen Meßgeräten liegt die Resonanzfrequenz, die von der Feldstärke des homogenen Magnetfeldes abhängt, zwischen 20 und 600 MHz.

Bei konstantem Magnetfeld ist die benötigte *Resonanzenergie* für die genannten Nuklide sehr unterschiedlich. Bei gleichem Nuklid (z. B. ^1H oder ^{13}C) ergeben sich Unterschiede, die ihre Ursache in der unterschiedlichen chemischen Umgebung jedes einzelnen Atomkerns im Molekül haben. Die Unterschiede mißt man in ppm (part per million = millionstel Teil der eingestrahlten Frequenz) und nennt den Wert „**Chemische Verschiebung**", abgekürzt mit δ. Dabei wird mit einer Eichsubstanz (Tetramethylsilan = TMS, $(CH_3)_4Si$) willkürlich ein Nullpunkt festgelegt. Der Bereich für Protonen ist dann etwa $\delta = 0-20$ ppm, für ^{13}C etwa $\delta = 0-250$ ppm.

Man beobachtet im NMR-Spektrum Eigenschaften einfacher Atomkerne. Da diese Eigenschaften von der jeweiligen chemischen Umgebung abhängen, sind weitreichende Schlüsse auf die Struktur einer Verbindung möglich. Das *^1H-NMR-Spektrum* von Diacetonalkohol (Abb. 18/5) z. B. zeigt vier Signale entsprechend den Protonen der beiden CH_3-Gruppen (**1**), der CH_3CO-Gruppe (**2**), der CH_2-Gruppe (**3**) und der OH-Gruppe (**4**). Die horizontale Achse gibt die δ-Werte in ppm an. Die vier Resonanzsignale (auch Linien genannt) dokumentieren vier verschiedene Protonensorten im Molekül. Die Flächen der Signale entsprechen der Zahl der signalauslösenden Protonen. Durch Integration, die das Meßgerät ausführt, erhält man aus der *Integrationskurve* die relative Intensität der Signale. In unserem Beispiel ergibt sich 6:3:2:1, was direkt der Zahl der zugehörigen Protonen entspricht.

Aus der chemischen Verschiebung (δ-Werte) eines Protonensignals sind weitreichende Rückschlüsse auf die elektronische Umgebung des zugehörigen C-Atoms, an das die angezeigten Protonen gebunden sind, möglich. Dazu gibt es eine Fülle von *Referenzdaten*, die durch die Messung bekannter Verbindungen zusammengetragen wurden. Bei unbekannten Verbindungen kann man entweder die Identität mit einer bekannten feststellen oder Informationen über die Struktur gewinnen. Dies wird noch dadurch unterstützt, daß die H-Atome an benachbarten C-Atomen miteinander koppeln und die Signale nach bestimmten Regeln aufspalten; überlagern sich solche Signale, ergeben sich komplexe **Kopplungsmuster**. Für die Auswer-

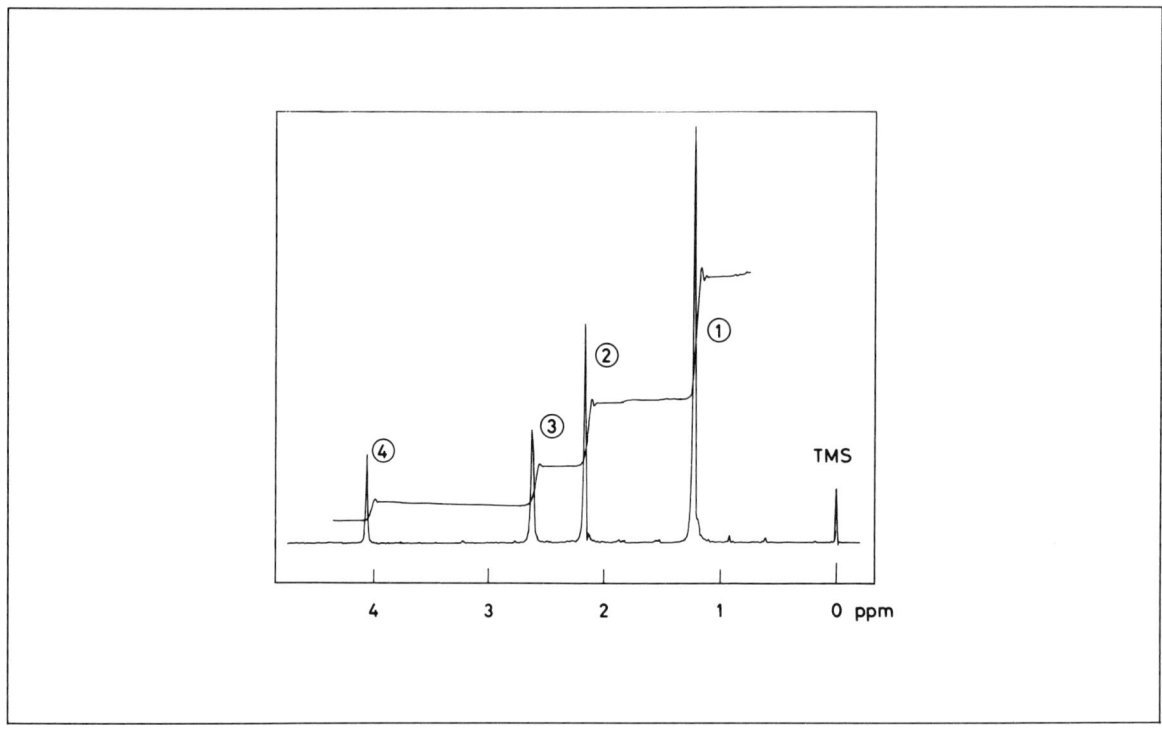

Abb. 18/5. ^{1}*H-NMR-Spektrum von Diacetonalkohol (die in Stufen ansteigende Linie ist die Integrationskurve).*

tung der Spektren großer Moleküle bedarf es besonderer Erfahrungen und spezieller Methoden. Das Spektrum des *Ethylbromids* zeigt ein einfaches Kopplungsmuster (Abb. 18.6).

In ähnlicher Weise wie bei den Protonen (^{1}H) kann man auch die Signale beobachten und zuordnen, die vom Kohlenstoffisotop ^{13}C ausgelöst werden. Da dieses Isotop in natürlicher Häufigkeit dem normalen ^{12}C nur zu 1,1 % beigemengt ist, bedarf es dafür besonders empfindlicher Meßgeräte und es müssen viele Spektren unter Einsatz der elektronischen Datenverarbeitung aufaddiert werden. Dieser Aufwand ist für die Aufklärung vielfältiger Sturkturfragen durchaus berechtigt, durch die Verbesserung der Meßtechnik lassen sich mehr und schwierigere Probleme in kürzerer Zeit lösen. Die **^{13}C-NMR-Spektren** liefern Daten zum C-Atomgerüst einer organischen Verbindung, man „schaut" direkt in das Molekül hinein.

Als Beispiel sehen wir uns das ^{13}C-NMR-Spektrum von Penicillin G (s. Kap. 17.6) an (Abb. 18/7). Bei der Messung wurde die Kopplung zwischen einzelnen C-Atomen und benachbarten H-Atomen durch simultane Bestrahlung der Protonen unterdrückt (*Protonen-Breitband-Entkopplung*). Die C-Atome erscheinen als einzelne scharfe Signale, deren δ-Werte über die Struktur des Moleküls Auskunft geben. Die sieben Signale rechts im Spektrum stammen von den aliphatischen (sp^3) C-Atomen. Um $\delta = 130$ ppm geben sich die aromatischen (sp^2) C-Atome zu erkennen und ganz links die beiden CO-Amid-Gruppen.

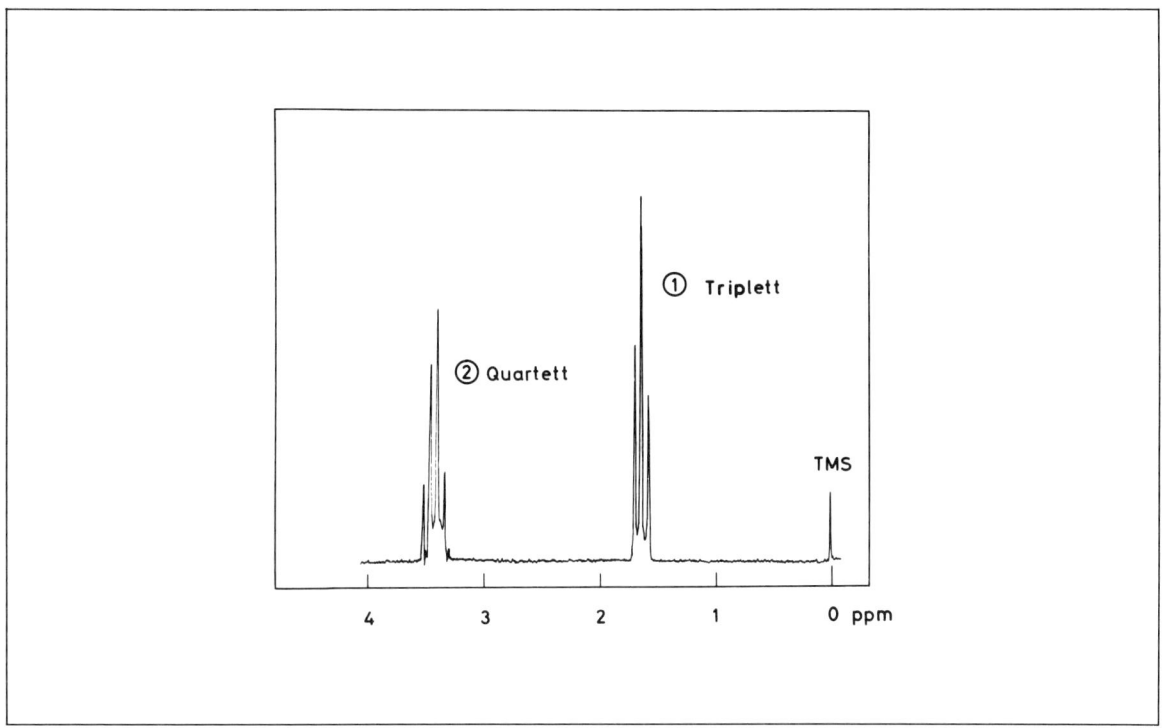

Abb. 18/6. Aufspaltung der Signale im ¹H-NMR-Spektrum von Ethylbromid.
$H_3C - CH_2 - Br$
① ②

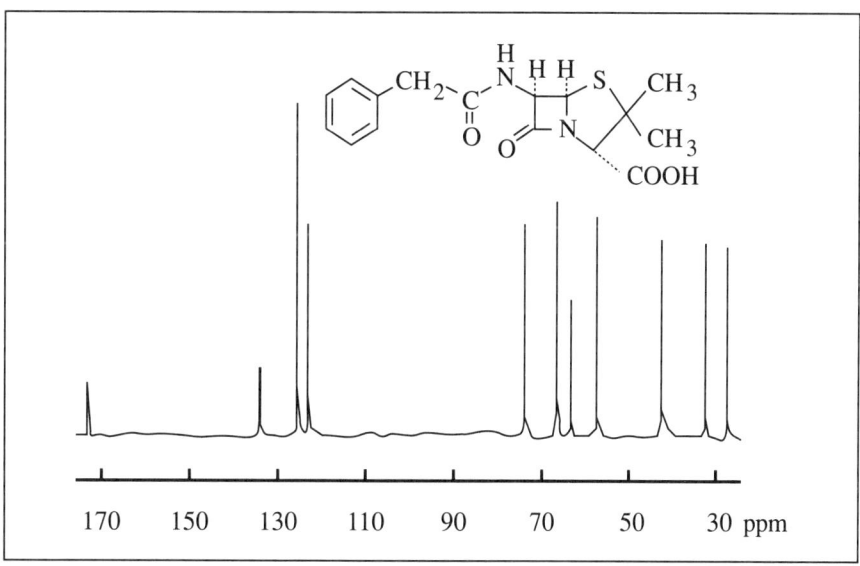

Abb. 18/7. ¹³C-NMR-Spektrum von Penicillin G in schwerem Wasser (D₂O).

NMR-Messungen werden in jüngster Zeit auch am Menschen durchgeführt, um z. B. im Kopfbereich oder bei inneren Organen über Umfang und Ausdehnung von Tumoren, Diagnosen stellen zu können. Der Patient wird so gelagert, daß er mit den zu untersuchenden Körperteilen in das homogene Magnetfeld des Gerätes kommt. Die Messung richtet sich auf die Protonen der Wasser- und Fettbestandteile im Organismus. Verschiedene Gewebearten können hervorragend abgebildet werden, ohne daß der Organismus des Patienten, wie z. B. bei Röntgenaufnahmen durch energiereiche Strahlung belastet wird. Das Verfahren bezeichnet man als **NMR-Tomographie** (= *Kernspin-Tomographie*).

18.5 Massenspektren

Massenspektren geben Auskunft über die Molekülmasse und die Summenformel einer Verbindung. Häufig entstehen im Massenspektrometer durch Spaltreaktionen der Moleküle (Fragmentierung) auch Teilstücke, die sich separat nachweisen lassen.

Im Massenspektrometer befindet sich eine Vakuum-Kammer, in die eine kleine Menge ($< 10^{-6}$ µg) einer Verbindung in Dampfform eingeleitet wird. Hier werden die Moleküle mit energiereichen Elektronen (70 eV) beschossen, die die Abgabe eines Elektrons aus dem ungeladenen Molekül bewirken. Es entsteht ein positiv geladenes Ion, das **Molekül-Ion** (M^+), das durch elektrische Felder beschleunigt und in einem variablen Magnetfeld (*magnetischer Analysator*) abgelenkt wird. Gleiches geschieht mit Fragmentionen. Da die Ablenkung eines Ions bei gegebenem Magnetfeld von seiner Masse und Ladung abhängt, kann man durch Variieren des Magnetfeldes Ionen verschiedener Masse in einem Kollektor nacheinander einfangen und registrieren. Die Masse eines Ions wird mit m/z angegeben, wobei z die Ladung ist, die normalerweise + 1 beträgt.

Die Häufigkeit, mit der ein Ion mit bestimmter Massenzahl auftritt, drückt sich in der Intensität des Detektionssignals aus. In der Praxis setzt man das stärkste Signal (= Peak) gleich 100 und bezieht alle anderen Peaks darauf. Dies führt zur **relativen Häufigkeit** der Peaks.

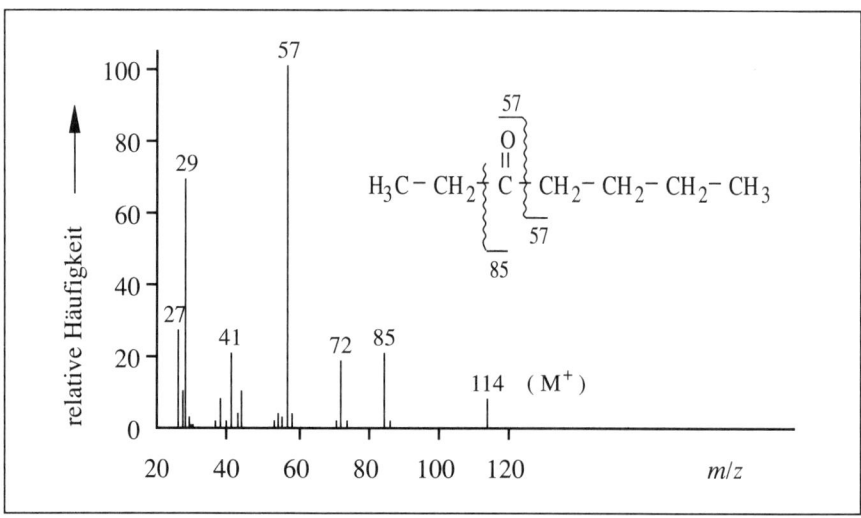

Abb. 18/8. EI-Massenspektrum von Heptan-3-on bei 70 eV.

Abb. 18/8 zeigt das Massenspektrum von *Heptan-3-on*. Neben dem Molekülion (m/z = 114), das der Summenformel $C_7H_{14}O$ entspricht, sieht man auffällige Fragmente bei den Massenzahlen m/z = 85 und 57, die durch Spaltung der Bindungen benachbart der CO-Gruppe entstehen. Bei Kenntnis der Gesetzmäßigkeiten, die zur Fragmentierung führen, kann man aus den Fragmenten auf die Struktur einer Verbindung schließen.

Mit Hilfe verbesserter Methoden zur Beschleunigung und Ablenkung von Ionenstrahlen gelingt eine sehr genaue Massenbestimmung der Ionen. In Gegenwart von Referenzsubstanzen mit bekannter Masse und bekannter Summenformel läßt sich neben der Masse auch die Summenformel eines bestimmten Ions ermitteln. Man spricht von **hochauflösender Massenspektroskopie** (*HRMS*).

Neben der beschriebenen Elektronenstoß-Ionisations-Methode (**EI-MS**), gibt es heute andere Verfahren zur Herstellung von Ionen, z. B. die chemische Ionisation (**CI-MS**), bei der man die in der Gasphase befindlichen Moleküle mit Molekülen einer anderen, kleinen Verbindung beschießt.

Andere Verdampfungs- und Ionisationsverfahren sind die Felddesorption (**FD-MS**) oder der Beschuß einer Substanz in einer Glycerinmatrix mit schnellen Atomen (z. B. Argon). Letzteres Verfahren, das zu Kationen oder Anionen der Substanz führt, wird als **FAB-MS** bezeichnet (Fast atom bombardment), es ist besonders geeignet, um auch schwerflüchtige organische Verbindungen wie z. B. Kohlenhydrate und Peptide massenspektrometrisch zu untersuchen.

Anhang

Stoffgrundlagen für die schriftlichen ärztlichen Prüfungen von 1988

Die Stoffgrundlagen für die schriftlichen ärztlichen Prüfungen sind 1988 vom Institut für medizinische und pharmazeutische Prüfungsfragen (IMPP, Mainz) neu herausgegeben worden. Damit wurde der früher verbindliche Gegenstandskatalog (GK 1) abgelöst.

Die neue Sammlung von Gegenständen verdeutlicht den Prüfungsstoffkatalog, der in der Approbationsordnung für Ärzte in sehr knapper Form enthalten ist. Die Sammlung von Gegenständen verfolgt einen doppelten Zweck:

1) Sie zeigt den Studierenden, welches Wissen am Ende eines Ausbildungsabschnitts in der schriftlichen Prüfung von ihnen erwartet wird.
2) Sie ist für die Autoren von Prüfungsfragen eine verbindliche Richtschnur bei der Auswahl der Fragenthemen.

Für das vorliegende Lehrbuch ist der Abschnitt *„Chemie für Mediziner und Biochemie"* bedeutsam. Die Zusammenfassung von zwei Teilfächern der vorklinischen Ausbildung deutet auf die beabsichtigte Fächerintegration hin. In diesem Buch wird die „Chemie für Mediziner" abgehandelt, die in den Kapiteln 1 bis 14 der „Stoffgrundlagen" enthalten ist. Der Übergang zur Biochemie wird an vielen Stellen vorbereitet, ohne jedoch entsprechenden Lehrbüchern vorgreifen zu wollen. Diese Beschränkung, die aus Platz- und Übersichtsgründen vorgenommen werden mußte, führt dazu, daß es in den nachfolgend aufgelisteten offiziellen Stoffgrundlagen von 1988 bei einigen Themen keinen Seitenhinweis gibt, weil der zugehörige Stoff üblicherweise in der Biochemie gelehrt wird.

Zum Auffinden einzelner Themen kann zusätzlich auch das Sachregister verwendet werden.

Chemie für Mediziner und Biochemie
(nur Kapitel 1 bis 14)

1 Ausgewählte anorganische Verbindungen

(Hier wird auf Seitenangaben verzichtet, die Verbindungen können über das Sachregister gefunden werden.)
Kenntnis von Formel und Namen der folgenden Verbindungen; bei Salzen, Säuren und Basen Dissoziationsverhalten in wäßriger Lösung, Reaktionen soweit unter den Gegenständen der nachfolgenden Kapitel aufgeführt (Gleichungen – außer Henderson-Hasselbalch- und Michaelis-Menten-Gleichung werden vorgegeben).

1.1 Sauerstoff, Wasserstoff

1.2 Alkaliverbindungen

1.3 Erdalkaliverbindungen

1.4 Kohlenstoffverbindungen

1.5 Stickstoffverbindungen

1.6 Phosphorverbindungen

1.7 Schwefelverbindungen

1.8 Halogene, Halogenverbindungen

1.9 Schwermetallverbindungen

2 Ausgewählte organische Verbindungen

(Hier wird auf Seitenangaben verzichtet, die Verbindungen können über das Sachregister gefunden werden.)

Auswahl des Namens einer der folgenden Verbindungen bei vorgegebener Strukturformel, Auswahl der Strukturformel bei Vorgabe des Namens einer Verbindung, Eigenschaften der Verbindungen anhand der Strukturformel oder des Namens (Gleichungen – außer Henderson-Hasselbalch- und Michaelis-Menten-Gleichung – werden vorgegeben).

2.1 Alkane

2.2 Alkene

2.3   Aromaten

2.4   Halogenide

2.5   Alkohole, Phenole

2.6   Thiole

2.7   Ether

2.8   Amine

2.9   Sulfonsäuren

2.10 Aldehyde, Ketone

2.11 Chinone

2.12 Carbonsäuren und ihre Anionen

2.13 Carbonsäureester

2.14 Säureanhydride

2.15 Säurechloride

2.16 Säureamide

2.17 Dicarbonsäuren und ihre Anionen

2.18 Hydroxy- und Ketocarbonsäuren und ihre
      Anionen

2.19 Aminosäuren

2.20 Kohlenhydrate

2.21 Heterocyclen

Allgemeine Chemie

3   Aufbau der Materie

3.1   Atome, Elemente
(s. a. Physik für Mediziner 3.1)

3.1.1 Aufbau des Atoms 3

3.1.2 Ordnungszahl, Kernladungszahl, Massenzahl
      4

3.1.3 Isotope 4

3.1.4 Avogadro-Konstante 6

3.1.5 Relative Atommasse 6

3.1.6 Elemente 5

3.1.7 Orbital 10

3.2   Periodensystem

3.2.1 Ordnungsprinzip 13

3.2.2 Elektronenkonfiguration 8, 15

3.2.3 Hauptgruppenelemente 15

3.2.4 Gesetzmäßigkeiten in Perioden und
      Hauptgruppen 15

3.2.5 Nebengruppenelemente 15

3.2.6 Andere medizinisch bedeutsame Elemente 16

3.3   Chemische Bindung

3.3.1 Moleküle, Molekülmasse 30

3.3.2 Biochemisch wichtige Bindungen 31

3.3.3 Bindigkeit 29

3.3.4 Oxidationszahl 118

3.3.5 Ionen 25

3.3.6 Ionenbindung 25

3.3.7 Atombindung 29

3.3.8 Gewinkelte Moleküle 38

3.3.9 Freie Elektronenpaare 30

3.3.10 Dipolmoleküle 38

3.3.11 Wasserstoffbrückenbindungen 45

3.3.12 Hydratation 84

3.3.13 Metallkomplexe 133

3.3.14 Koordinative Bindung 133

3.3.15 Chelat-Komplexe und Chelatoren 135

4   Reaktionen der Stoffe

4.1   Massenwirkungsgesetz 73

4.1.1 Konzentrationsmaße 72

4.1.2 Chemisches Gleichgewicht 73

4.1.3 Gekoppelte Reaktionen 79

4.1.4 Gleichgewichtslage 78

4.2 Salze

4.2.1 Elektrolyte 83

4.2.2 Löslichkeit 53

4.3 Säuren und Basen

4.3.1 Elektrolytnatur 91

4.3.2 Dissoziation 91

4.3.3 Brönsted-Säure, Brönsted-Base 91

4.3.4 pH, pK 95

4.3.5 pH-Berechnung bei starken Säuren und Basen 99

4.3.6 pH-Berechnung bei schwachen Säuren und Basen 100

4.3.7 Titrationskurven 104

4.3.8 Puffer 107

4.3.9 pH-Wert von Puffern 109

4.3.10 Methoden zur Messung von pH-Werten 101

4.3.11 Farbindikatoren 101

4.4 Oxidation und Reduktion

4.4.1 Begriffe 115

4.4.2 Einfache Reaktionsgleichungen 119

4.4.3 Nernstsche Gleichung 126

4.4.4 Wasserstoffelektrode 123

4.4.5 Normalpotential 125

4.4.6 Redoxelektroden 120

4.5 Reaktionen von Metallkomplexen

4.5.1 Stabilität 137

4.5.2 Gleichungen 135

4.5.3 Austausch von Liganden 137

5 Heterogene Gleichgewichte

5.1 Grundbegriffe

5.1.1 Homogen, heterogen 50

5.1.2 Homogene und heterogene Gleichgewichte 54

5.1.3 Nernstscher Verteilungssatz 54

5.1.4 Adsorption 56

5.1.5 Konzentration eines Gases in einer Flüssigkeit 56

5.1.6 Osmose, Donnan-Gleichgewicht, Dialyse 58, 60

5.2 Anwendungen auf Trennverfahren

5.2.1 „Klassische" Trennverfahren 61

5.2.2 Chromatographische Trennverfahren 63

5.2.3 Dialyse 62

5.2.4 Reinheitskriterien von Substanzen 65

6 Energetik und Kinetik

6.1 Grundbegriffe der Energetik

6.1.1 Endergon/exergon, endotherm/exotherm 75, 76

6.1.2 Gibbs' freie Energie (= freie Reaktionsenthalpie) 76

6.1.3 Reaktionsenthalpie 75

6.1.4 Reaktionsentropie 76

6.1.5 Gibbs-Helmholtz-Gleichung 77

6.1.6 Änderung von Gibbs' freier Energie bei Konzentrationsänderungen 78

6.1.7 Gibbs' freie Energie und EMK 122

6.2 Grundbegriffe der Kinetik

6.2.1 Reaktionsgeschwindigkeit 178

6.2.2 Reaktionsordnung 178

6.2.3 Geschwindigkeitsbestimmender Teilschritt 178

6.2.4 Energieprofil 177

6.2.5 Parallelreaktionen 80

6.2.6 Katalyse 179

6.3 Biochemische Anwendung

6.3.1 Reversible Reaktionen 80

6.3.2   Fließgleichgewicht 80

6.3.3. Gekoppelte Reaktionen 79, 241

6.3.4   „Energiereiche" Verbindungen, Gruppenüber-
        tragungspotential (s. Biochemie) 240

6.3.5   Biokatalyse (s. Biochemie) 180

6.3.6   Enzymkinetik (s. Biochemie) 344

6.3.7   Hemmung von Enzymen (s. Biochemie)

6.3.8   Enzymaktivität (s. Biochemie) 245

6.3.9   Photometrische Methoden (s. Biochemie) 315

6.3.10 Energiegewinnung in der Atmungskette
        (s. Biochemie) 130

Organische Chemie

7   Struktur und Reaktion einfacher Verbindungen

7.1   Grundkörper (Aliphaten, Aromaten,
        Heterocyclen)

7.1.1   Einfach- und Doppelbindungen 34

7.1.2 σ-Bindung 35

7.1.3 π-Bindung 36

7.1.4   Aliphatische Reste 150

7.1.5   C-Atome 33

7.1.6   n- und iso-Alkane 150

7.1.7   Cycloalkane 155

7.1.8   Homologe Reihe 149

7.1.9   Steran 191

7.1.10 Alkene 163

7.1.11 Homologe Reihe der Alkene 163

7.1.12 Konjugierte π-Systeme 164

7.1.13 Aromaten 171

7.1.14 Disubstituierte Benzolderivate 174

7.1.15 Bindungsverhältnisse beim Benzol 172

7.1.16 Klassifizierung von Heterocyclen 299–307

7.1.17 Erkennen von Heterocyclen 299–307

7.1.18 Reaktive Teilchen 173

7.1.19 Additionsreaktionen 164

7.1.20 Eliminierungsreaktionen 168

7.1.21 Substitutionsreaktionen 173

7.2   Verbindungen mit einfach gebundenen
        Heteroatomen

7.2.1   Alkohole 183

7.2.2   Unterschiede Alkane/Alkohole 183

7.2.3   Redoxreaktionen bei Alkoholen
        und Thiolen 189, 196, 207

7.2.4   Unterschiede Alkohole/Thiole 196

7.2.5   Ether 193

7.2.6   Thioether 196

7.2.7   Phenole 189

7.2.8   Amine 198

7.2.9   Basizität von Aminen und Amiden 199, 271

7.3   Carbonylverbindungen

7.3.1   C=O-Doppelbindung 205

7.3.2   Reaktivität der CO-Gruppe 205

7.3.3   Aldehyde und Ketone 206

7.3.4   Unterschiede Aldehyde/Ketone 207

7.3.5 α-ständige H-Atome in Carbonylverbindungen
        208

7.3.6   Aldol-Addition bzw. -Kondensation 213

7.3.7   Chinone 215

7.3.8   Hydrochinon/Chinon-System 216

7.4   Carbonsäuren und Carbonsäurederivate

7.4.1   Azidität 218

7.4.2   Klassifizierung 218

7.4.3   Oberflächenaktive Stoffe 222

7.4.4   Lipophile/hydrophile Gruppen 54, 221

7.4.5   Carbonsäurederivate 226

7.4.6   Umsetzung mit Nucleophilen 226

7.4.7   Säurekatalysierte Veresterung 229

7.4.8   Alkalische Esterhydrolyse und
        Carbonsäureamidhydrolyse 230, 235

7.4.9   Lactone 232

7.5   Hydroxy- und Ketocarbonsäuren 222

7.5.1   Klassifizierung 223

7.5.2   Redox-Reaktionen 223

7.5.3   Keto-Enol-Tautomerie 224

7.5.4   Decarboxylierung 224

7.6   Organische Derivate der Phosphor-, Schwefel-
        und Kohlensäure

7.6.1   Phosphorsäure 237

7.6.2   Schwefelsäure 240

7.6.3   Kohlensäure 236

8   Isomerie organischer Verbindungen

8.1   Konstitution, Konformation, Konfiguration 253

8.2   Konstitutionsisomere 252

8.3   Stereoisomere 252

8.4   Konformere 252

8.5   Konfigurationsisomere 249

8.5.1   Cis-trans-Isomere 157

8.5.2   Cis-trans-Isomere am Cyclohexan 157

8.5.3   Verbindungen mit chiralen Zentren 243

8.5.4   Enantiomere 243

8.5.5   Eigenschaften von Enantiomeren 245

8.5.6   D/L-Nomenklatur 247

8.5.7   Diastereomere 250

8.5.8   Unterscheidung von Enantiomeren und
        Diastereomeren 249

9   Funktionelle Gruppen und Stereochemie von
        Natur- und Arzneistoffen

Chemie ausgewählter Naturstoffe

10   Kohlenhydrate

10.1   Monosaccharide 278

10.1.1 Klassifizierung 278

10.1.2 Schreibweisen 278

10.1.3 Stereochemie 279

10.1.4 Struktur 278

10.1.5 Reaktionen 281

10.1.6 Funktion 281

10.2   Disaccharide 291

10.2.1 Klassifizierung, Aufbau 292

10.2.2 Struktur 292

10.2.3 Reaktionen 292

10.2.4 Funktion 291

10.3   Oligo- und Polysaccharide 294

10.3.1 Klassifizierung, Aufbau 295

10.3.2 Struktur 294

10.3.3 Reaktionen 294

10.3.4 Funktion 294

11   Aminosäuren, Peptide, Proteine

11.1   Aminosäuren 257

11.1.1 Klassifizierung 258

11.1.2 Eigenschaften 259

11.1.3 Struktur 257

11.1.4 Reaktionen 259

11.1.5 Funktion 259

11.2   Peptide 266

11.2.1   Klassifizierung, Aufbau 268

11.2.2   Peptidbindung 266

11.2.3   Strukturprinzip 267

11.2.4   Reaktionen 268

11.2.5   Funktion 268

11.3   Proteine 271

11.3.1   Klassifizierung, Aufbau 271

11.3.2   Eigenschaften 272

11.3.3   Reaktionen 273

11.3.4   Funktion 274

11.3.5   Serumproteine (s. Biochemie)

12   Fettsäuren, Lipide

12.1   Fettsäuren 217

12.1.1   Klassifizierung 218

12.1.2   Strukturprinzip 221

12.1.3   Eigenschaften 221

12.1.4   Reaktionen 221

12.1.5   Funktion 221

12.2   Lipide

12.2.1   Klassifizierung 231, 238

12.2.2   Eigenschaften 238

12.2.3   Struktur 231, 238

12.2.4   Reaktionen 231

12.2.5   Funktion 238

13   Nukleotide, Nukleinsäuren, Chromatin

13.1   Nukleotide 305

13.1.1   Struktur 305

13.1.2   Reaktionen 305

13.1.3   Funktion 305

13.1.4   Allgemeine Beteiligung am Stoffwechsel
         (s. Biochemie)

13.2   Nukleinsäuren 305

13.2.1   Klassifizierung 305

13.2.2   Struktur 305

13.2.3   Reaktionen 305

13.2.4   Funktion 305

13.3   Chromatin (s. Biochemie)

13.3.1   Struktur

13.3.2   Funktion

14   Vitamine und Coenzyme (s. Biochemie)

14.1   Allgemeines

14.1.1   Definition und Klassifikation

14.1.2   Herkunft, Stabilität

14.2   Struktur 212, 287, 301, 308, 311

14.3   Biochemische Wirkung

14.4   Wichtige biologische Wirkungen;
         Mangelerscheinungen

Lösungen der Aufgaben (Allgemeine Chemie)

Kapitel 1.7

1) etwa 2000

2) 10^{10} Atome

3) a) Es handelt sich um das Element Phosphor mit der Ordnungszahl 15.

   b) Die Kernladungszahl beträgt 15, denn jedes Phosphoratom enthält 15 Protonen im Atomkern. Das angegebene Isotop (= Nuklid) hat die Massenzahl 31, d.h. im Atomkern sind neben den Protonen noch 16 Neutronen, insgesamt also 31 Nukleonen enthalten. Jedes Phosphoratom besitzt 15 Elektronen in der Elektronenhülle.

4) Ein Stoff, der nur aus Atomen mit ein und derselben Kernladungszahl besteht.

5) Isotope (= Nuklide) eines Elementes besitzen dieselbe Kernladungszahl, aber unterschiedliche Massenzahlen. Der Anteil der Isotope bei einem Element (= Isotopenhäufigkeit) ist konstant, sofern die Isotope stabil sind.

6) Ein Atomkern wird instabil, wenn das Verhältnis Neutronen zu Protonen im Atomkern deutlich größer als 1 wird.

7) $^{1}_{1}H$ (Wasserstoff), $^{2}_{1}H$ (D = Deuterium), $^{3}_{1}H$ (T = Tritium). Tritium ist radioaktiv.

8) Die Protonen und Neutronen besitzen nicht genau die Masse 1 und die meisten Elemente sind Isotopen-Gemische.

9) $6,02 \times 10^{23}$ (Avogadro-Konstante).

10) Durch den Aufbau der Elektronenhülle.

11) K-Schale: 2 Elektronen, L-Schale: 8 Elektronen, M-Schale: 18 Elektronen.

12) Hauptquantenzahl (n), Nebenquantenzahl (l), Magnetquantenzahl (m), Spinquantenzahl (s). Nein.

13) C-Atom: $1s^2\, 2s^2\, 2p^2$; Na-Atom: $1s^2\, 2s^2\, 2p^6\, 3s^1$. Beim Na-Atom ist das Valenzelektron ($3s^1$) am energiereichsten.

14) Ein Raum in der Elektronenhülle, in dem sich ein bestimmtes Elektron eines Atoms mit großer Wahrscheinlichkeit aufhält.

15) Die Besetzung des 1s- und des 2s-Niveau ist bei beiden vollständig und damit gleich ($1s^2, 2s^2$). Das 2p-Niveau ist bei Sauerstoff mit 4 Elektronen besetzt ($2p^4$), bei Stickstoff nur mit 3 ($2p^3$). Damit verfügt ein Sauerstoffatom über 6 Valenzelektronen, ein Stickstoffatom nur über 5.

Kapitel 2.7

1) Man kennt 109 Elemente, davon kommen 92 in der Natur vor.

2) Die Elemente sind nach steigender Kernladungszahl in Perioden und Gruppen in einem zweidimensionalen Schema geordnet.

3) Die Atomorbitale der einzelnen Schalen werden nach steigendem Energieinhalt besetzt.

4) Mg (Magnesium): 2, S (Schwefel): 6, P (Phosphor): 5 und I (Iod): 7 Valenzelektronen.

5) Von Nebengruppenelementen spricht man, wenn von einem Element zum nächsten die Elektronenbesetzung auf einer inneren Schale erfolgt und die

Besetzung der äußeren Schale mit in der Regel 2 Valenzelektronen konstant bleibt. Biochemisch wichtig sind: Fe, Zn, Cu, Mn, Co (s. Tab. 2/3).

6) Es enthält etwa 20 Elemente, die ganz überwiegend eine Ordnungszahl < 30 haben (s. Abb. 2/2).

7) Sauerstoff mit 65%, Kohlenstoff mit 18%, Wasserstoff mit 10% und Stickstoff mit 3%.

8) Natrium, Magnesium, Kalium, Calcium.

9) Eisen mit 4–5 g. Eisen(II)-Ionen spielen z. B. im Hämoglobin für den Sauerstofftransport im Blut eine Rolle.

10) Spurenelemente sind lebensnotwendige Elemente, bei denen die pro Tag benötigte Menge vergleichsweise gering ist (< 1 mg), z. B. Cobalt und Chrom als Metalle bzw. Fluor und Iod als Nichtmetalle.
Merke: Spurenelemente werden nicht als Elemente, sondern in Form von Ionen oder als Bestandteil von Verbindungen vom Körper aufgenommen.

11) Z. B. Quecksilber, Cadmium, Blei.

12) Elemente, die durch natürlichen oder künstlich angeregten Zerfall Strahlen aussenden. Über Verwendung (Kap. 2.6) und Beispiele (Tab. 2/5) siehe Text.

13) Radionuklide können α-Strahlen, β-Strahlen und γ-Strahlen aussenden. Die Reichweite und Durchdringungsfähigkeit nimmt in der genannten Reihenfolge zu.

14) Nein.

15) Der Mensch hat kein Organ, mit dem er radioaktive Strahlung wahrnehmen könnte. Kernchemische Reaktionen sind „ansteckend", die Strahlung ist für den Menschen ungesund.

Kapitel 3.5

1) Elemente, die folgende Eigenschaften besitzen: Glanz, hohe Dichte, gute Wärmeleitfähigkeit, gute elektrische Leitfähigkeit. Die Atome solcher Elemente werden durch Anziehungskräfte zusammengehalten, die durch delokalisierte Valenzelektronen zustandekommen.

2) Es gibt im Periodensystem mehr Metalle. Metalle sind z. B. die Elemente der Hauptgruppen Ia (= 1), IIa (= 2) und IIIa (= 13) und alle Nebengruppenelemente. Nichtmetalle sind die Elemente der Hauptgruppen VIIa (17, Halogene) und VIIIa (= 18, Edelgase), aber auch die Elemente der 2. und 3. Periode, die weiter rechts im Periodensystem stehen (s. Abb. 3/1).

3) Intermetallische Phasen, die durch Mischung verschiedener Metalle entstehen (z. B. Messing).

4) Beim Übergang von einem Atom in sein Ion ändert sich z. B. die Ladung, der Teilchenradius, die Elektronkonfiguration. Gleich bleiben z. B. die Kernladungszahl und die Teilchenmasse.

5) Die Elektronegativität der Elemente nimmt in der 2. sowie in allen anderen Perioden von links nach rechts zu. In den Hauptgruppen nimmt die Elektronegativität von oben nach unten ab.

6) Für die Teilchenradien gilt: $Na^{\oplus} < Na$, $Cl^{\ominus} > Cl$, $Mg^{2\oplus} < Mg$, $I^{\ominus} > I$.

7) Darunter versteht man die elektrostatischen Anziehungskräfte, die gegensinnig geladene Ionen zusammenhalten.

8) Salze sind Verbindungen, die auch in festem Zustand aus Ionen aufgebaut sind. Sie kristallisieren leicht, haben hohe Schmelzpunkte und ihre Schmelzen leiten den elektrischen Strom.

9) NH_4Cl, CaF_2, $FeSO_4$, Na_2CO_3.

10) Eine Bindung zwischen zwei Atomen, die durch die Ausbildung eines gemeinsamen Elektronenpaares zustandekommt.

11) Kohlenstoff: vierbindig, Wasserstoff: einbindig, Stickstoff: dreibindig, Sauerstoff: zweibindig.

12) H_2O,

13) 60.

14)

15) Das H_2-Molekül besitzt zwei Molekülorbitale. Das energieärmere σ-MO ist mit zwei Elektronen vollständig besetzt, es ist für die Bindung verantwortlich. Das σ*-MO bleibt frei, es ist antibindend. Die Bindungslänge ist der mittlere Abstand zwischen den Atomkernen. Die Energie, die bei der Bildung einer Atombindung frei wird, ist die Bindungsenergie (Dimension: kJ/mol).

16) Die Gleichwertigkeit der vier C–H-Bindungen und der tetraedrische Bau des Moleküls.

17) Die C–C-Einfachbindung ist länger und energieärmer als eine C=C-Doppelbindung. Außerdem ist bei letzterer die Rotation um die C–C-Bindungsachse stark eingeschränkt.

18) Ionisch: NaI, $FeCl_3$; kovalent: Schwefelwasserstoff, Methylamin und Tetrachlorkohlenstoff.

19) Ein Dipolmoment haben HCl, Methanol, Methylamin und Wasser.

20) Das Sauerstoffatom ist sp^3-hybridisiert. Zwei der Molekülorbitale bilden Bindungen zu H-Atomen aus (Winkelbildung), die anderen sind lediglich mit je zwei Elektronen besetzt (freie Elektronenpaare).

21) Lachgas: $\overset{\ominus}{N}=\overset{\oplus}{N}=O \leftrightarrow N\equiv\overset{\oplus}{N}-\overset{\ominus}{O}$
Stickstoffmonoxid: $\cdot\underline{N}=O$

Kapitel 4.7

1) Die kinetische Energie der Teilchen wird von fest über flüssig zu gasförmig größer, die Ordnung kleiner.

2) Quecksilber ist in einem großen Temperaturbereich flüssig und hat einen in weiten Temperaturbereichen linearen Ausdehnungskoeffizienten.

3) Es ist das Volumen, das 1 mol jedes idealen Gases bei Normalbedingungen einnimmt. Es hat den Wert 22,4 l.

4) Die Tröpfchenbildung von Flüssigkeiten dient der Oberflächenverkleinerung. Sie hängt mit der Oberflächenspannung zusammen.

5) Die intermolekularen Anziehungskräfte durch Wasserstoff-Brückenbindungen sind beim H_2O stärker als beim H_2S. Es bilden sich beim Wasser höhermolekulare Assoziate, die den Übertritt von Wassermolekülen in die Dampfphase erschweren.

6) In Feststoffen können die Teilchen sich wiederholende, dreidimensionale Muster bilden, es entstehen Kristalle. Dieser regelmäßige Aufbau wird auch Kristallgitter genannt.

7) Elemente können im festen Zustand unterschiedliche Anordnungen im Gitterverband eines Kristallgitters ausbilden. Bekanntestes Beispiel ist der Kohlenstoff, der als Graphit oder Diamant vorkommt.

8) Reine Stoffe haben eine definierte chemische Zusammensetzung und konstante physikalische Eigenschaften. Reinheitskriterien sind z.B. Schmelz- und Siedepunkt sowie spektroskopische und chromatographische Daten.

9) Die Flüssigkeit entzieht die zur Verdampfung notwendige Energie der Umgebung, die daraufhin abkühlt.

10) Trockeneis ist festes Kohlendioxid. Man kann es zum Abkühlen von Flüssigkeiten verwenden.

11) Bei vermindertem Druck sinkt der Siedepunkt einer Flüssigkeit.

12) Von fest nach gasförmig.

13) Die Atmosphäre enthält 78 % Stickstoff, 21 % Sauerstoff und 0,036 % Kohlendioxid. Der CO_2-Anteil nimmt langsam zu.

14) Man spricht von einer echten Lösung, wenn die Teilchen der darin gelösten Stoffe kleiner als 3 nm sind. Bei einer kolloidalen Lösung haben die gelösten Teilchen eine Größe von 3–200 nm.

15) Homogen: Luft, Quellwasser, Zahngold; heterogen: Staub, Schaum, Milch, Blut, schmelzendes Eis.

Kapitel 5.8

1) Ein heterogenes Gleichgewicht liegt vor, wenn sich ein Stoff zwischen zwei oder mehr Phasen verteilt und sich an der Verteilung unter gegebenen äußeren Bedingungen nichts mehr ändert.
a) Gesättigte Kochsalzlösung, mit NaCl-Bodenkörper; b) Verteilung eines Stoffes zwischen zwei flüssigen Phasen (z. B. Ether/Wasser);
c) Flüssigchromatographie: Trennung eines Stoffgemisches an Kieselgel mit einem Laufmittel.

2) Eine gesättigte Lösung liegt vor, wenn sich in einer vorgegebenen Menge Lösungsmittel von einem zugegebenen Stoff bei gegebener Temperatur nichts mehr löst. Kühlt man eine gesättigte Lösung ab, ohne daß der gelöste Stoff sich abscheidet, liegt eine übersättigte Lösung vor.

3) Hydrophil/hydrophob bedeuten wasserliebend/wasserabstoßend, lipophil/lipophob bedeuten fettliebend/fettabstoßend. Die Begriffe charakterisieren das Löslichkeitsverhalten und damit die Polarität eines Stoffes.

4) Die Löslichkeit eines Stoffes ist von dessen Polarität, der Polarität des Lösungsmittels und der Temperatur abhängig.

5) 20 % des Stoffes befinden sich in der Oberphase (Nernstsches Verteilungsgesetz).

6) Der gelöste Stoff kann durch mehrfache Extraktion mit Ether aus dem Wasser in die etherische Phase überführt und damit abgetrennt werden. Beschreibung siehe Kap. 5.3.

7) Die Löslichkeit eines Gases in einer Flüssigkeit hängt von der Temperatur und vom Partialdruck des Gases über der Flüssigkeit ab.

8) Kohlendioxid wird unter Druck in die Flaschen gepreßt und ist im Sprudelwasser nur physikalisch gelöst. Durch Öffnen der Flaschen wird der Gegendruck erniedrigt und das Kohlendioxid entweicht unter Bläschenbildung (sprudeln) aus dem Wasser.

9) Die Adsorption an ein vorgegebenes Adsorbens ist von der Größe der Oberfläche, der Konzentration der zu adsorbierenden Substanz und der Temperatur abhängig.

10) Bei einer einfachen Diffusion findet ein Konzentrationsausgleich bestimmter Stoffe zwischen den Kompartimenten statt, durch aktiven Transport können unterschiedliche Konzentrationen zwischen Kompartimenten aufrecht erhalten werden.

11) Eine semipermeable Membran ist nur für einzelne Teilchen einer Lösung durchlässig. Eine solche Membran findet bei der Dialyse Verwendung.

12) Der osmotische Druck ist von der Konzentration des Stoffes in der Lösung und von der Temperatur abhängig.

13) Da Glucose nicht, Kochsalz in zwei Teilchen, Calcium(II)-chlorid sogar in drei Teilchen dissoziert, hat die Glucoselösung aufgrund der geringeren Teilchenzahl den niedrigsten osmotischen Druck, die Calciumchloridlösung den höchsten.

14) Um ein Donnan-Gleichgewicht zwischen zwei Kompartimenten einzustellen, benötigt man eine semipermeable Membran, die für Ionen von Makromolekü-

len undurchlässig ist, die Ionen einfacher Salze (z. B. KCl) jedoch ungehindert diffundieren läßt.

15) Es muß eine Permeabilität für die das Potential bildenden Ionen eintreten.

16) Die Destillation nutzt unterschiedliche Siedepunkte der zu trennenden Flüssigkeiten (= Dampfdruckunterschiede) aus, die Kristallisation unterschiedliche Löslichkeiten.

17) Die Entfernung des Wassers, das aus dem Eiszustand direkt verdampft.

18) Eine Stofftrennung durch Chromatographie kann z.B. auf Adsorption, Ionenaustausch oder Zurückhaltung in Hohlräumen (Gelfiltration) beruhen.

19) Ein Substanzgemisch wird auf eine dünne Schicht eines Trägermaterials aufgetragen. Durchlaufen eines Lösungsmittels durch das Trägermaterial führt zur Stofftrennung (Kap. 5.7 und Abb. 5/7).

20) Bei der Flüssigchromatographie wird das Stoffgemisch in einem Laufmittel gelöst und beim Durchlauf an einem Trägermaterial getrennt. Die mobile Phase ist flüssig. Bei der Gaschromatographie werden die Stoffe bei hohen Temperaturen verdampft und mittels eines Trägergases durch ein Trägermaterial geführt, an dem die Trennung erfolgt. Die mobile Phase ist gasförmig.

Kapitel 6.9

1) Massen- und Ladungsbilanz müssen ausgeglichen sein.

2) $x = 3$, $y = 3$, $z = 3$.

3) $x = 2$, $y = 2$.

4) Zunächst werden die Atommassen (gerundet) der an der Reaktion beteiligten Atome dem Periodensystem entnommen: H = 1, Br. = 80, Na = 23, O = 16; Berechnung: NaOH: NaBr = $40 : 103 = x : 20$; $x = \frac{40 \cdot 20}{103} = 7{,}77$ g NaOH

5) Die Anzahl mol eines Stoffes in einem Liter einer Lösung. Eine 0,5 molare Lösung Schwefelsäure enthält 49 g H_2SO_4.

6) Die Abkürzung w/v hinter der Promille-Angabe besagt, daß 1,3 g Alkohol (w ist die Abkürzung für engl. *weight*) in 1 l = 1000 ml Blut (v ist die Abkürzung für engl. *volume*) enthalten sind. 1,3 g Alkohol (spez. Dichte: 0,79 g/ml) entsprechen 1,65 ml. Bei einer Molmasse von 46 für Alkohol (= Ethanol) ergibt sich: 46 g = 1 mol; 1 g = $\frac{1}{46}$ mol; 1,3 g = $\frac{1,3}{46}$ = 0,0283 mol.

7) Eine reversible Reaktion ist umkehrbar.

8) Das Gleichgewicht liegt auf der Seite der Edukte, es wird nur wenig Produkt gebildet. ΔG^0 ist größer als 0.

9) Das geht nicht, allenfalls durch Temperaturänderung, weil K temperaturabhängig ist. Anders sieht es aus, wenn sie von zwei Produkten nur eines begünstigen wollen. Dies gelingt z.B., indem Sie eines der Produkte aus dem Gleichgewicht entfernen. Dann wird weiter Produkt gebildet, bis die Edukte verbraucht sind. Reagieren Gase miteinander, läßt sich ein Gleichgewicht über den Druck beeinflussen (z.B. $3\,H_2 + N_2 \rightleftharpoons 2\,NH_3$).

10) Wenn keine verdünnten Lösungen vorliegen, so daß man die Wechselwirkung der Teilchen untereinander nicht mehr vernachlässigen darf.

11) Wärmeenergie, elektrische Energie, Lichtenergie.

12) Die Reaktionswärme. Standardbedingungen für die Bestimmung von ΔH^0 sind 25 °C und 1,013 bar.

13) Sie ist ein Maß für die Unordnung eines Systems.

14) ΔG^0 beträgt $-48{,}3$ kJ/mol. Die Reaktion verläuft exergon.

15) Ja, wenn der Wert der Reaktionsentropie stark genug positiv ist, so daß ΔG negativ wird (s. Aufgabe 14).

16) $K = \dfrac{[AB]^2}{[A]^2 \cdot [B_2]}$; $\Delta G = 0$

17) $A + 2\,B \rightleftharpoons 2\,C + E$ $\qquad \dfrac{[C] \cdot [D]}{[A] \cdot [B]} = K_1;$ $\qquad \dfrac{[C] \cdot [E]}{[D] \cdot [B]} = K_2$

$$K_{ges} = K_1 \cdot K_2 = \frac{[C]^2 \cdot [E]}{[A] \cdot [B]^2}$$

18) ΔG^0 ist eine additive Größe.

19) Ein Fließgewicht liegt vor, wenn in einem offenen System ein Zwischenprodukt einer Reaktionskette eine konstante Konzentration aufweist, weil die Bildung und die weitere Umsetzung des Zwischenproduktes etwa gleich schnell erfolgen.

20) Bei Fließgleichgewichten laufen Reaktionen nur in eine Richtung ab, $\Delta G < 0$. Bei thermodynamischen Gleichgewichten sind Hin- und Rückreaktion gleich schnell, $\Delta G = 0$.

Kapitel 7.8

1) Ein Salz ist ein Stoff, der auch in festem Zustand aus gegensinnig geladenen Ionen besteht.

2) Die Salze heißen Kaliumbromid bzw. Calciumfluorid.

$$KBr \longrightarrow K^{\oplus}_{aq} + Br^{\ominus}_{aq} \qquad CaF_2 \longrightarrow Ca^{2\oplus}_{aq} + 2\,F^{\ominus}_{aq}$$

Calciumfluorid hat die größere Gitterenergie, da das Kation zweifach positiv geladen ist und das Anion einen kleinen Radius hat.

3) Ausfällen eines gelösten Stoffes (z. B. eines Proteins) aus seiner Lösung durch Hinzufügen eines Salzes, das die Hydrathülle des gelösten Stoffes bindet und dessen Löslichkeit damit erniedrigt.

4) Der Radius vergrößert sich, manchmal ändert sich auch die Farbe.

5) Ist die frei werdende Hydratationsenergie (ΔH_H) der Ionen größer als die aufzuwendende Gitterenergie (ΔH_U) wird Wärme (ΔH_L) frei, das Salz löst sich exotherm. Kehren sich die Verhältnisse um, löst sich das Salz endotherm.

6) $Lp = [Ca^{2\oplus}] \cdot [F^{\ominus}]^2$

7) Die benötigten Atommassen werden selbständig dem Periodensystem entnommen: $Ca = 40$, $C = 12$, $O = 16$.

Berechnung: $\sqrt{4,8 \cdot 10^{-9}} = 6,9 \cdot 10^{-5}$ mol $CaCO_3 = 6,9 \cdot 10^{-3}$ g $= 6,9$ mg $CaCO_3$.

8) Der Vorgang ist exergon ($\Delta G < 0$), obwohl die Lösungsenthalpie positiv ist ($\Delta H_L > 0$). Es kommt auf die Entropieänderung an, die deutlich positiv sein muß, d. h. es kommt zu einem Entropiegewinn.

9) Das Salz mit dem kleinsten Löslichkeitsprodukt (AgI) fällt als erstes aus:

$$NaI + AgNO_3 \longrightarrow AgI \downarrow + NaNO_3$$

10) Die Systeme b) und c).

11) Im Salz- oder Süßwasser sind erhebliche Salzanteile gelöst (z. B. NaCl, $Ca(HCO_3)_2$), die die Leitfähigkeit gegenüber reinem Wasser stark erhöhen.

Kapitel 8.12

1) Säuren sind Protonendonatoren (z. B. Salzsäure oder Kohlensäure), Basen sind Protonenakzeptoren (z. B. Natronlauge oder Ammoniak).

2) Unter Protolyse versteht man Reaktionen, die unter Protonenübertragung ablaufen. Dazu gehören alle Säure/Base-Reaktionen in wäßriger Lösung.

3) $\qquad\qquad\qquad\qquad\qquad\qquad\qquad\qquad$ *Säure/konj. Base*

$$H_3PO_4 + H_2O \rightleftharpoons H_2PO_4^\ominus + H_3O^\oplus \qquad H_3PO_4/H_2PO_4^\ominus$$

$$H_2PO_4^\ominus + H_2O \rightleftharpoons HPO_4^{2\ominus} + H_3O^\oplus \qquad H_2PO_4^\ominus/HPO_4^{2\ominus}$$

$$HPO_4^{2\ominus} + H_2O \rightleftharpoons PO_4^{3\ominus} + H_3O^\oplus \qquad HPO_4^{2\ominus}/PO_4^{3\ominus}$$

4) Wasser, Hydrogensulfat, Hydrogencarbonat

5) Das Ionenprodukt des Wassers ist das Produkt aus Hydroniumionenkonzentration und Hydroxylionenkonzentration entsprechend der Eigendissoziation des Wassers:

$$[H_3O^\oplus] \cdot [OH^\ominus] = K_w = 10^{-14}\ mol^2/l^2 \text{ (bei 22 °C)}$$

Bei Verwendung von pH und pOH lautet es: pH + pOH = 14.

6) pH = 5, pOH = 14 − pH = 9.

7) pH = 0 entspricht einer Wasserstoffionenkonzentration von 1 mol/l, das bedeutet: $[H_3O^\oplus] = 10^0 = 1$ mol/l

8) $K_{s1} = \dfrac{[H_2PO_4^\ominus] \cdot [H_3O^\oplus]}{[H_3PO_4]}$; $K_{s2} = \dfrac{[HPO_4^{2\ominus}] \cdot [H_3O^\oplus]}{[H_2PO_4^\ominus]}$;

$K_{s3} = \dfrac{[PO_4^{3\ominus}] \cdot [H_3O^\oplus]}{[HPO_4^{2\ominus}]}$

9) $NH_4^\oplus + H_2O \rightleftharpoons NH_3 + H_3O^\oplus \qquad NH_3 + H_2O \rightleftharpoons NH_4^\oplus + OH^\ominus$

$$K_s = \frac{[NH_3] \cdot [H_3O^\oplus]}{[NH_4^\oplus]} \qquad\qquad K_b = \frac{[NH_4^\oplus] \cdot [OH^\ominus]}{[NH_3]}$$

$$pK_s = -\log \frac{[NH_3] \cdot [H_3O^\oplus]}{[NH_4^\oplus]} \qquad pK_b = -\log \frac{[NH_4^\oplus] \cdot [OH]}{[NH_3]}$$

$pK_s + pK_b = 14$

10) $\qquad$ Edukte $\qquad\qquad$ Produkte

$$Na_2S + 2\,HCl \longrightarrow 2\,NaCl + H_2S$$

$$KCN + H_2SO_4 \longrightarrow KHSO_4 + HCN$$

Die Reaktionen laufen ab, da die stärkere Säure (Salzsäure bzw. Schwefelsäure) die schwächere (H_2S bzw. HCN) aus ihrem Salz verdrängt.

11) a) 0,01 M HCl: pH = 2; 0,05 M H_2SO_4:pH = 1
b) Salzsäure mit pH = 4 ist 10^{-4} molar; Natronlauge mit pH = 12 ist 10^{-2} molar.
c) 0,1 M Ameisensäure: pH = 2,4; 0,1 M Ammoniaklösung: pH = 11,1
d) Essigsäure mit pH = 3,4 ist 10^{-2} = 0,01 molar.

12) Indikatoren sind schwache organische Säuren oder Basen, die in protonierter Form eine andere Farbe besitzen als in deprotonierter Form. Der Umschlagbereich ist der pH-Bereich, in dem sich die Farbe eines Indikators ändert. Er ist definiert als: $pH = pK_{Ind} \pm 1$.

13) Etwa auf 0,3 pH-Einheit genau, je nach Indikatorpapier.

14) $H_3PO_4 + 3\,KOH \longrightarrow K_3PO_4 + 3\,H_2O$

15) Bei der Neutralisation treten $H_3O^\oplus$ und $OH^\ominus$ zu Wasser zusammen:

$$H_3O^\oplus + OH^\ominus \longrightarrow 2\,H_2O$$

Dabei wird Wärme frei: $\Delta H^0 = -57,3$ kJ/mol.

16) Kaliumcarbonat ist das Salz einer starken Base und einer schwachen Säure. Seine wäßrige Lösung reagiert basisch, da die Carbonat-Ionen mit Wasser im Gleichgewicht stehen und teilweise Hydrogencarbonat bilden. Überschüssige $OH^\ominus$-Ionen bleiben übrig.

$$2\,K^\oplus + CO_3^{2\ominus} + H_2O \longrightarrow 2\,K^\oplus + HCO_3^\ominus + OH^\ominus$$

17) Die Titrationskurve von 0,1 M Salzsäure beginnt bei pH 1, hat einen symmetrischen Verlauf und den Äquivalenzpunkt am Neutralpunkt (Abb. 8/1). Die Titrationskurve von 0,1 M Essigsäure beginnt bei pH = 2,9 und hat einen flacheren Verlauf. Der Äquivalenzpunkt liegt im basischen, die pH-Änderung um den Äquivalenzpunkt herum fällt nicht so drastisch aus (Abb. 8/2).

18) Da der Äquivalenzpunkt dieser Titration bei etwa pH 9 liegt, wird der Umschlagsbereich von Methylrot schon vorher durchlaufen. Der Farbumschlag tritt ein, bevor der Äquivalenzpunkt erreicht ist. Die Gehaltsbestimmung der Säure wird falsch.

19) 100 ml 0,1 M H_2SO_4 enthalten 0,98 g H_2SO_4. 1 l 0,1 N H_3PO_4 enthält 3,267 g H_3PO_4.

20) Eine Pufferlösung enthält Puffersubstanzen, z. B. das Salz einer schwachen Säure mit einer starken Base und daneben die schwache Säure; oder das Salz einer starken Säure mit einer schwachen Base und daneben die schwache Base in Wasser. Bei Zugabe von Säuren oder Basen zur Pufferlösung ändert sich der pH-Wert nur wenig.

21) Essigsäure: $CH_3COOH/CH_3COO^\ominus Na^\oplus$
Ammoniak/Ammoniumchlorid: NH_3/NH_4Cl
Natriumdihydrogenphosphat/Dinatriumhydrogenphosphat: NaH_2PO_4/Na_2HPO_4

22) pH = 4,1

23) pH = 8,2

24) Das pH-Optimum ist erreicht, wenn z. B. pH = pK_s ist. Das ist dann der Fall, wenn z. B. die Konzentrationen von Salz und Säure gleich sind. In der Henderson-Hasselbalch-Gleichung wird der logarithmische Ausdruck zu Null.

25) Der Kohlensäure-Puffer hilft mit, den pH-Wert des Blutes konstant zu halten. Außerdem liegt ein offenes Puffersystem vor, d. h. der Puffer kann über die Gasphase reguliert werden (Abgabe von CO_2 in der Atemluft).

Kapitel 9.14

1) $Fe + H_2SO_4 \longrightarrow FeSO_4 + H_2 \uparrow$

Reduktionsmittel: Fe; Oxidationsmittel: $H^\oplus$

2) $2\,Na + Cl_2 \longrightarrow 2\,NaCl$

Metallisches Natrium gibt Elektronen an Chlor ab. Natrium ist das Reduktionsmittel, Cl_2 das Oxidationsmittel, $Na^\oplus$ ist die oxidierte Form, $Cl^\ominus$ die reduzierte Form.

3)

4) $H_2 \rightleftharpoons 2\,H^\oplus + 2\,e^\ominus$

Die Protonen der Salzsäure werden durch elementares Zink zu Wasserstoff reduziert. Der Wasserstoff wird in der Knallgasreaktion durch Sauerstoff oxidiert.

5) $\overset{+1\,-2}{H_2S}, \quad \overset{+4\,-2}{CO_2}, \quad \overset{+1\,+3\,-2}{NaNO_2}, \quad \overset{-3\,+1\,-1}{NH_4Cl}$

6) Ein Metallblech taucht in eine Lösung der dazugehörigen Metallionen. Beispiele: Kupferblech in einer Kupfersulfatlösung, Zinkblech in einer Zinkchloridlösung.

7) Ein Elektronenfluß in einem äußeren Draht kann nur stattfinden, wenn gleichzeitig zwischen den Lösungen der Halbzellen Ionen wandern, dies ist durch eine semipermeable Membran oder über eine Salzbrücke (= Salzschlüssel) möglich. Eine Potentialdifferenz ist nur meßbar, wenn Ionenleitung erfolgt.

8) Die elektrochemische Zelle $Zn/Zn^{2\oplus}//Cu^{2\oplus}/Cu$ (s. Abb. 9/3).

9) $\Delta G = - z \cdot F \cdot \Delta E$

10) Man mißt das Potential einer 1 molaren $Cu/Cu^{2\oplus}$-Halbzelle unter normierten Bedingungen gegen die Normalwasserstoffelektrode. Das Vorzeichen ergibt sich aus der Richtung, in welcher die Elektronen fließen: Zur Wasserstoffelektrode hin (negativ) oder von ihr weg (positiv), wie in unserem Beispiel.

11) Metalle werden aufgrund ihrer Normalpotentiale als unedel (z. B. Zn), halbedel (z. B. Cu) oder edel (z. B. Ag) bezeichnet.

12) Die Aufreihung von Redoxteilsystemen, z. B. $Zn \rightleftharpoons Zn^{2\oplus} + 2\,e^{\ominus}$ nach ihrem Normalpotential. Oben steht das Teilsystem mit dem negativsten E^0-Wert, unten das mit dem am stärksten positiven.

13) Elektronen fließen freiwillig nur von der reduzierten Form des Teilsystems mit negativerem Potential zur oxidierten Form des Teilsystems mit positiverem Potential (von links oben nach rechts unten).

14) a) Natrium reagiert mit Wasser zu Natronlauge und Wasserstoff:
$2\,Na + 2\,H_2O \longrightarrow 2\,NaOH + H_2 \uparrow$
b) Eisen reagiert mit Kupfer(II)-sulfat zu Eisen(II)-sulfat und Kupfer:
$Fe + CuSO_4 \longrightarrow Cu + FeSO_4$
c) Silber und Iod reagieren nicht.

15) Um eine Aussage über die Potentiale von Halbzellen machen zu können, die nicht den Standardbedingungen entsprechen. Die Nernstsche Gleichung zeigt insbesondere, daß E von den Konzentrationen der Redoxpartner abhängt.

16) $E = + 0,81 + 0,06 \log 10^{-2} = + 0,81 - 0,12 = + 0,69$ Volt.

17) Ja, da durch den Konzentrationsunterschied eine Potentialdifferenz entsteht.

18) Wenn die Potentialdifferenz zwischen den Teilsystemen zu Null wird ($\Delta E = 0$).

19) $E = - 0,06 \cdot 4 = - 0,24$ Volt

20) Wenn das Potential des Redoxpaares pH-abhängig ist.

21) Wenn der pH-Wert elektrochemisch bestimmt werden soll, nimmt man dafür Elektroden, deren Potential vom pH-Wert abhängt. Mißt man das jeweilige Potential gegen eine Referenzelektrode, deren Potential konstant ist, kommt man zum pH-Wert.

22) Die Glaselektrode ist eine sogenannte Einstabmeßkette zum Messen von pH-Werten. An einer Glasmembran entsteht ein pH-abhängiges Potential, das im Vergleich zu einer Referenzelektrode gemessen wird.

23) $\Delta G = - z \cdot F \cdot \Delta E = 1 \cdot 96,5 \cdot 1 = 96,5$ kJ/mol.

Kapitel 10.7

1) Eine koordinative Bindung liegt vor, wenn beide Bindungselektronen nur von einem der Bindungspartner stammen.

2) Anionen: Halogenid-Ionen ($Cl^{\ominus}$, $I^{\ominus}$), Cyanid ($CN^{\ominus}$), Thiolate ($RS^{\ominus}$). Moleküle: Ammoniak, Kohlenmonoxid, Wasser.

3) Das Zentralion hat die Koordinationszahl 6 und die Ladung + 3.

4) Greift ein Ligand mit mehr als einem freien Elektronenpaar am Zentralion an und verfügt damit über mehrere Koordinationsstellen, so bezeichnet man den Liganden als Chelator.

5)

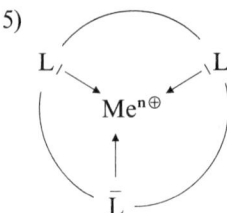

6) $Cu^{2\oplus}$ und $Zn^{2\oplus}$: 4; $Fe^{2\oplus}$ und $Co^{3\oplus}$: 6.

7) EDTA liegt bei pH 7 als Dianion vor und setzt bei sechsfacher Koordinierung des $Ca^{2\oplus}$ noch zwei Protonen frei. Durch die Protonen wird die Lösung sauer, wodurch der $Ca^{2\oplus}$-EDTA-Komplex z. T. wieder zerlegt wird. Um vollständige Komplexierung zu erreichen, arbeitet man mit schwach alkalischer Pufferlösung.

8) $AgCl + 2\,NH_3 \longrightarrow [Ag(NH_3)_2]^{\oplus} + Cl^{\ominus}$

9) Es entsteht bevorzugt der Cyanid-Komplex.
$[Zn(NH_3)_4]^{2\oplus} + 4\,CN^{\ominus} \longrightarrow [Zn(CN)_4]^{2\ominus} + 4\,NH_3$

10) Durch Komplexbildungs- bzw. Zerfallskonstante.

11) Weil die Austauschgeschwindigkeit der Liganden bei einigen Komplexen sehr langsam ist.

12) Chelatkomplexe sind im Vergleich zu Komplexen mit einzähnigen Liganden thermodynamisch stabiler. Die Komplexbildung mit einem Chelator bringt einen Entropiegewinn.

13) Farbe ($Cu^{2\oplus}$: farblos, $Cu^{2\oplus}$-Komplexe: blau). Löslichkeit (Komplexierung von $Cu^{2\oplus}$ mit Glycin), Redoxpotential ($Co^{2\oplus}$ hat im Aquokomplex ein positiveres Normalpotential als im Amminkomplex).

14) 0,347 %

15) Die akute, toxische Wirkung von Cyanid beruht auf der Komplexbildung mit $Fe^{2\oplus}/Fe^{3\oplus}$ in den Cytochromen. Der Elektronentransport in der Atmungskette wird dadurch unterbrochen.

Lösungen der Aufgaben (Organische Chemie)

Kapitel 11.1.6

1)

$$H_3C-CH_2-CH_2-CH_2-CH_3$$

n-Pentan

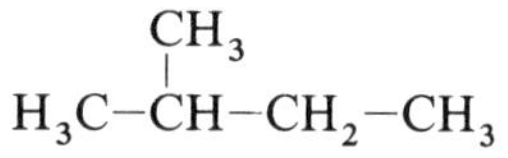

$$H_3C-\overset{\overset{\displaystyle CH_3}{|}}{C}H-CH_2-CH_3$$

iso-Pentan
(2-Methyl-butan)

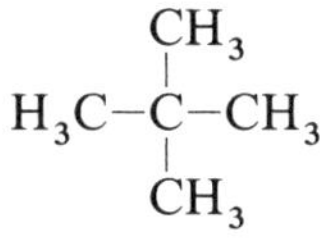

$$H_3C-\overset{\overset{\displaystyle CH_3}{|}}{\underset{\underset{\displaystyle CH_3}{|}}{C}}-CH_3$$

2,2-Dimethyl-propan

2)

$$H_3C-\overset{\overset{\displaystyle CH_3}{|}}{\underset{\underset{\displaystyle CH_3}{|}}{C}}-CH_2-\overset{\overset{\displaystyle CH_3}{|}}{C}H-CH_3$$

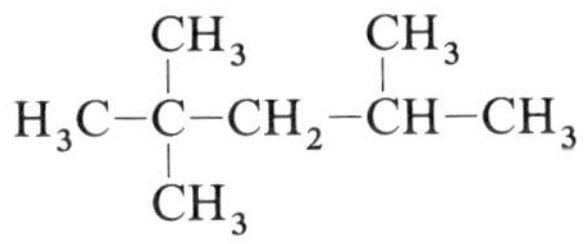

3) Isooctan siedet tiefer als n-Octan, weil das Molekül mehr kugelförmig gebaut ist und damit schwächere zwischenmolekulare (van der Waals) Kräfte wirken.

4)

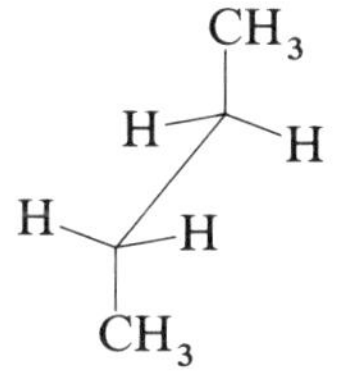

5)

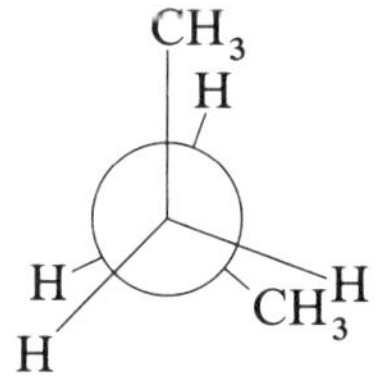

Ist energieärmer als die im Text abgebildete Form.

6) Weil dann jeweils die energieärmste anti-Konformation vorliegt.

7) Der äußere Druck lastet auf der Flüssigkeit. Er muß von jedem Molekül, das die Flüssigkeit verläßt (verdampft), überwunden werden. Dazu müssen die Moleküle eine ausreichende kinetische Energie besitzen. Die kinetische Energie der Flüssigkeitsmoleküle hängt von der Temperatur ab.

Kapitel 11.2.4

1) 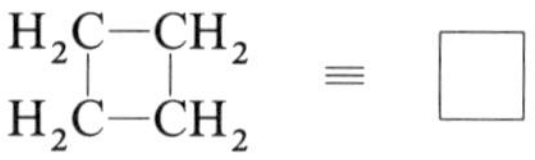 H_2C—CH_2
   H_2C—CH_2 $\equiv$ ☐

2) a) 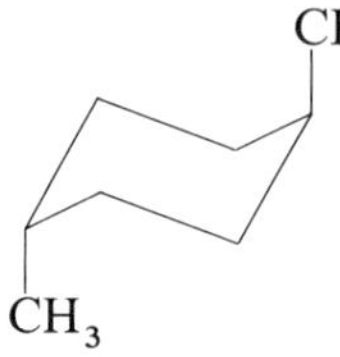 b)

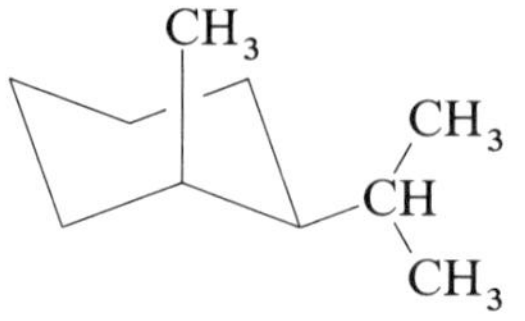

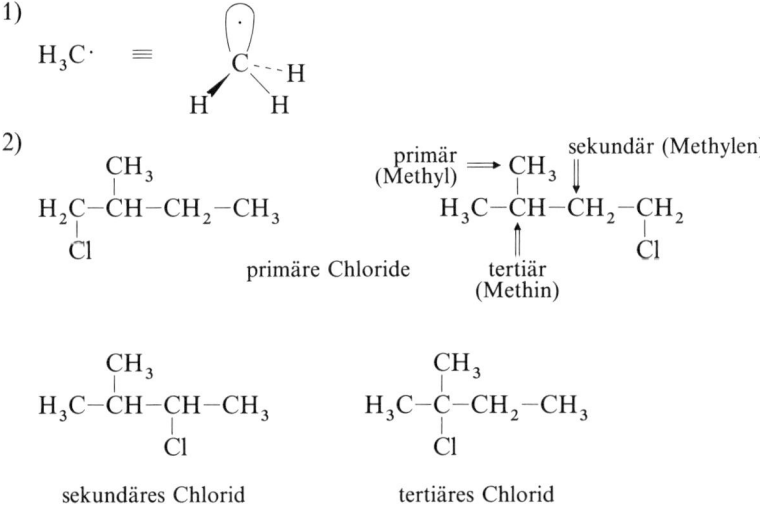

Bei a) ist das in der Aufgabe formulierte Konformere energieärmer, weil beide Methylsubstituenten äquatorial stehen. Bei b) ist das in der Antwort formulierte Konformere energieärmer, weil der größere der beiden Substituenten (Isopropyl) äquatorial steht.

3) Ja.

4) Der große Unterschied in der Polarität schränkt die Mischbarkeit stark ein. Das leichtere Cyclohexan bildet die Oberphase.

Kapitel 11.3.5

1)

$H_3C\cdot$ $\equiv$

2)

primäre Chloride

sekundäres Chlorid   tertiäres Chlorid

3) Eines. Es überwiegt das Konformere mit äquatorial stehendem Cl.

4) Ein Teilchen, das ein ungepaartes Elektron besitzt.

5) Iodatome sind vergleichsweise energiearm und können z. B. Kohlenwasserstoffe nicht radikalisch angreifen. Sie können aber leicht mit anderen Radikalen rekombinieren und diese so abfangen.

6) 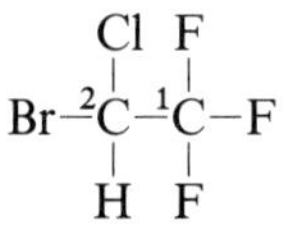
Br—^{2}C—^{1}C—F

Kapitel 11.4.6

1)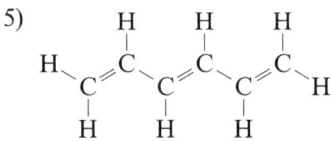

          cis   *trans*

2) Um eine C=C-Doppelbindung findet bei Raumtemperatur keine Rotation statt.

3) a) Ethanol, b) überwiegend Isopropanol.

4) Cyclohexan.

5)

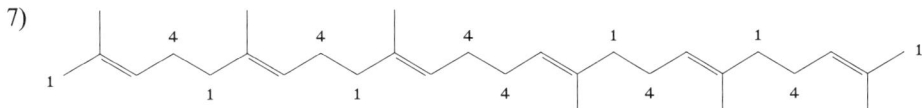

Die Doppelbindungen sind konjugiert.

6) Die Hydrierwärme ist die bei der Addition von H_2 an Doppelbindungen freiwerdende Reaktionsenthalpie ΔH.

7)

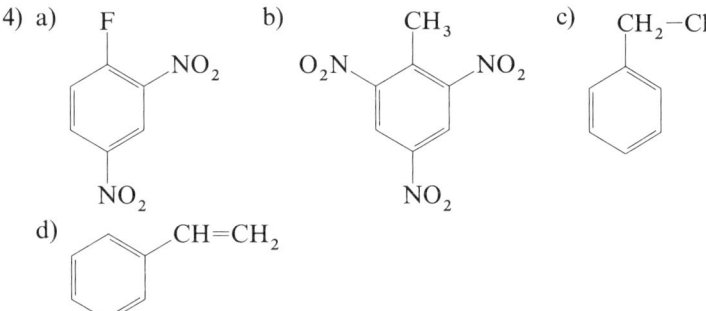

Kapitel 11.5.4

1) b, a, c. b ist am energiereichsten. Stichworte: Delokalisierung von Elektronen in konjugierten Systemen, Mesomerie, Gewinn an Mesomerieenergie (Resonanzenergie).

2) Nein. Es ist keine cyclische Konjugation der Doppelbindungen möglich. Zahl der π-Elektronen entspricht nicht der Hückel Regel ($4n + 2$).

3) Es müssen konjugierte Doppelbindungen vorliegen.

4) a)   F   b) CH_3 c) CH_2-Cl

                  NO_2 O_2N NO_2

            NO_2 NO_2

   d) $CH=CH_2$

5) Para.

6) Kationen oder Moleküle mit Elektronenlücke wie $Br^{\oplus}$, $NO_2^{\oplus}$, SO_3, $H^{\oplus}$.

7) Energiereicher, weil die Aromatizität des Ausgangsproduktes im σ-Komplex fehlt.

Kapitel 11.6.4

1) a) und b): Thermodynamik; c) und d): Kinetik.

2) Bei 40 °C erfolgt kinetische Kontrolle, bei 160 °C thermodynamische Kontrolle. Die Sulfonierung ist reversibel.

3) Bei einer Reaktion A $\longrightarrow$ B z.B. gibt der Ausdruck

$$RG = -\frac{d[A]}{dt} = k \cdot [A] \quad \text{die Reaktionsgeschwindigkeit an.}$$

Merke: Das negative Vorzeichen kennzeichnet die Abnahme einer Konzentration pro Zeiteinheit. Der Proportionalitätsfaktor k ist die Geschwindigkeitskonstante.

4) $-\dfrac{d\,[\textit{cis}\text{-2-Buten}]}{dt} = k \cdot [\textit{cis}\text{-2-Buten}]$

5) Nur wenn K = 1.

6) Temperatur.

7) Die Umwandlung B $\longrightarrow$ C ist geschwindigkeitsbestimmend.

8) *Bildung*: $RG = \dfrac{d\,[ES]}{dt} = k_1\,[E] \cdot [S]$

Zerfall: Dieser wird auf zwei Wegen erreicht, einmal durch die Rückreaktion

$-\dfrac{d\,[ES]}{dt} = k_2\,[ES] \quad$ und durch die Reaktion zu den Produkten

$-\dfrac{d\,[ES]}{dt} = k_3\,[ES].$

Die Teilgeschwindigkeiten sind additiv:

$$RG = -\frac{d\,[ES]}{dt} = (k_2 + k_3)\ [ES].$$

In einem *Fließgleichgewicht* bleibt die Konzentration an Zwischenprodukten gleich, während sich die Konzentrationen der Ausgangsstoffe und der Produkte ändern. Bildung und Zerfall von ES laufen gleich schnell ab.

$k_1\,[E] \cdot [S] = (k_2 + k_3)\ [ES]$

$[ES] = \dfrac{[E] \cdot [S]}{(k_2 + k_3)/k_1}$

$[ES] = \dfrac{[E] \cdot [S]}{K_M} \quad \text{sofern} \quad \dfrac{k_2 + k_3}{k_1} = K_M$

(Michaelis-Konstante)

9) Wenn die Reaktion rascher das Gleichgewicht erreicht und sich der Katalysator nicht verbraucht.

10) Er hat *keinen* Einfluß.

Kapitel 12.1.6

1)

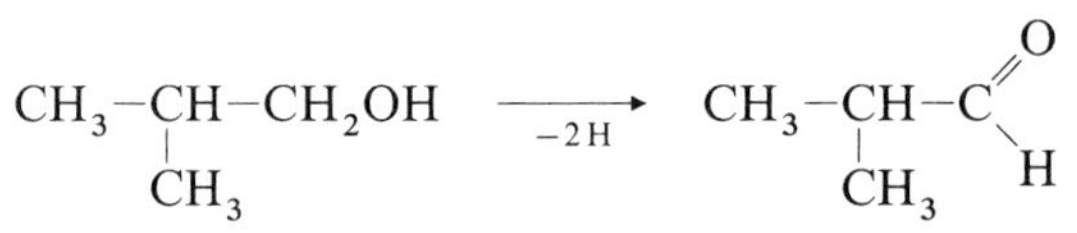

$$CH_3-CH-CH_2OH \xrightarrow[-2H]{} CH_3-CH-C\!\!\diagup\!\!\diagdown \stackrel{O}{H}$$
$$\quad\ \ |\qquad\qquad\qquad\qquad\ \ |$$
$$\quad\ \ CH_3\qquad\qquad\qquad\ \ CH_3$$

2-Methyl-1-propanol

2) $CH_3 - (CH_2)_6 - CH_2OH$ ist wegen des langen Kohlenwasserstoffrestes (Octyl) nur noch wenig in Wasser löslich.

3) $CH_3 - CH_2OH + Na \longrightarrow CH_3 - CH_2O^{\ominus}Na^{\oplus} + \frac{1}{2} H_2 \uparrow$

   Natrium-ethanolat

4)

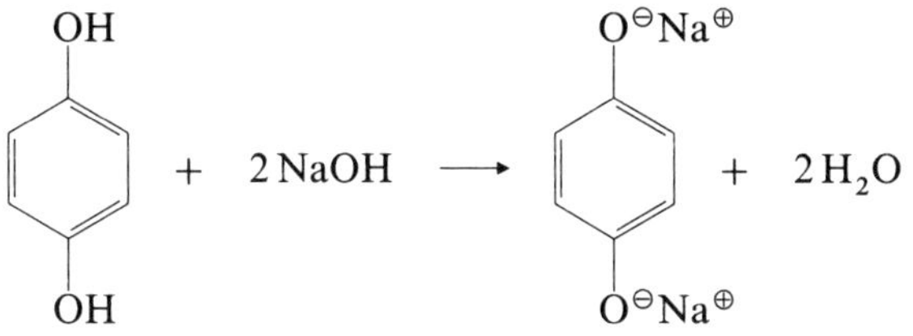

5)

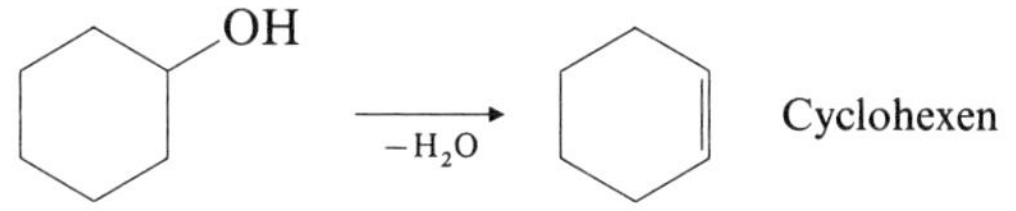

Cyclohexen

6)

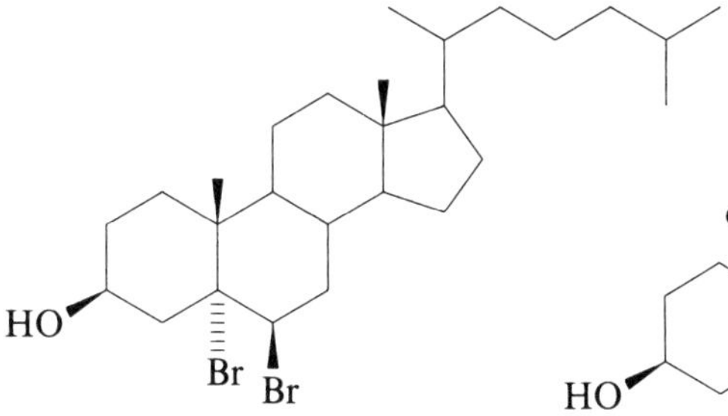

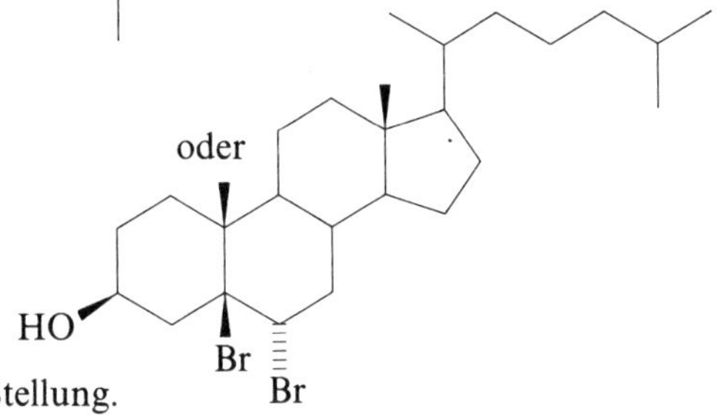

Die Bromatome jeweils in trans-Stellung.

Kapitel 12.2.4

1) Je zweimal Methanol und Ethylenglykol.

2) Ethanol und Dimethylether.

3) Symmetrische Ether $R - O - R$ oder $R' - O - R'$ sowie ein unsymmetrischer $R - O - R'$.

4)

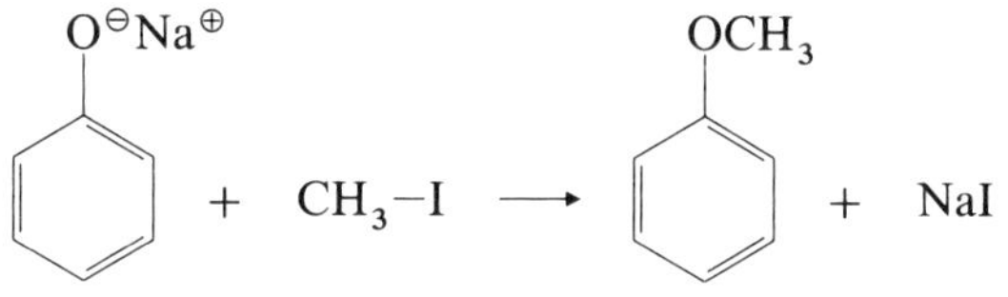

Anisol

Kapitel 12.3.3

1)

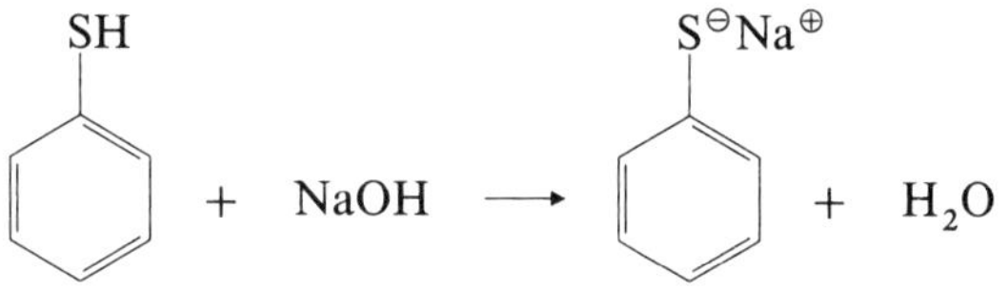

2)
$$CH_2—CH—CH_2OH$$

with S⁻ ... S⁻ coordinating to $Hg^{2\oplus}$

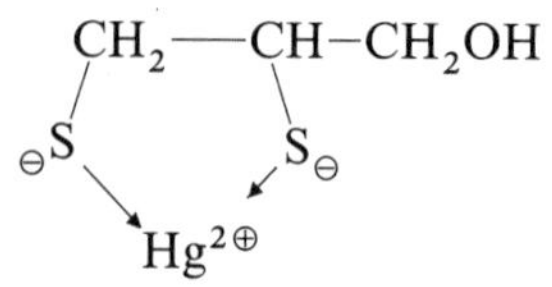

3) 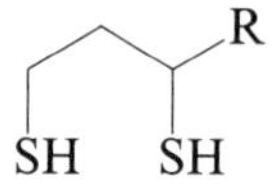
structure: CH_2—CH—R with SH and SH groups

Kapitel 12.4.5

1) Phenolische OH (ortho-ständig), sekundärer Alkohol, sekundäres Amin.

2) Morpholin (cyclischer Ether, sekundäres Amin); Triethanolamin (dreiwertiger primärer Alkohol, tertiäres Amin); N-Lost (Alkylchlorid, tertiäres Amin).

3) Anlagerung von $H^\oplus$ an den Stickstoff, $Cl^\ominus$ als Gegenion.

4) Tris ist schwächer basisch als NH_3 ($pK_b = 4,8$), weil der organische Rest das freie Elektronenpaar am Stickstoff stabilisiert ($-$ I-Effekt).

5) Das Pufferoptimum liegt beim pK_s-Wert der zu Tris konjugierten Säure bei $pK_s = 14 - pK_b = 8$). Bei $pH = 8$ ist die Konzentration von Tris und Tris $H^\oplus$ gleich groß.

6)

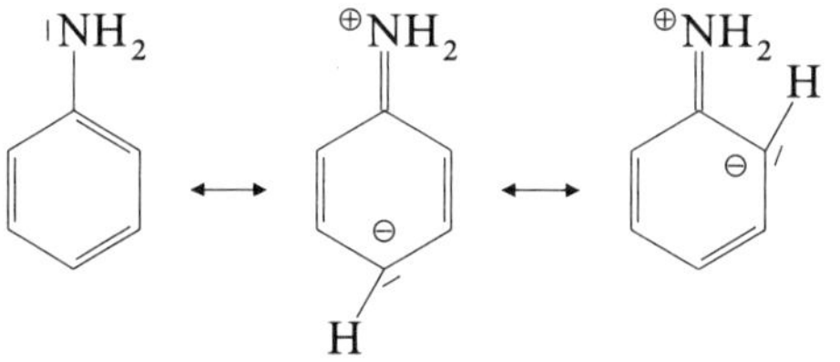

Das freie Elektronenpaar am Stickstoff wird in der angegebenen Weise über dem Sechsring delokalisiert. Die Elektronendichte am N ist geringer als im Ammoniak, Anilin ist schwächer basisch.

Kapitel 12.5.3

1) Indem man feststellt, ob die Reaktionsgeschwindigkeit nur von der Konzentration des Ausgangsproduktes abhängt oder von den Konzentrationen des Ausgangsproduktes und des Nucleophils gleichermaßen.

2)

(Trimethylamin)   und   (Tetramethylammonium-iodid)

3) Das tertiäre Bromid, es liefert tert.-Butanol.

4) $CH_3-CH_2OH + I-CH_2-CH_3 \longrightarrow CH_3-CH_2-O-CH_2-CH_3 + HI$

Diethylether

Kapitel 13.1.9

1)

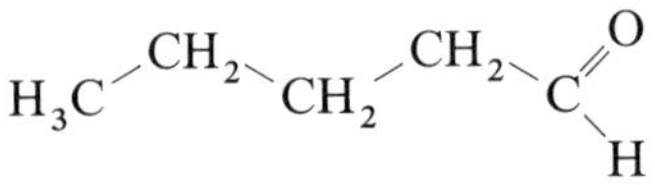

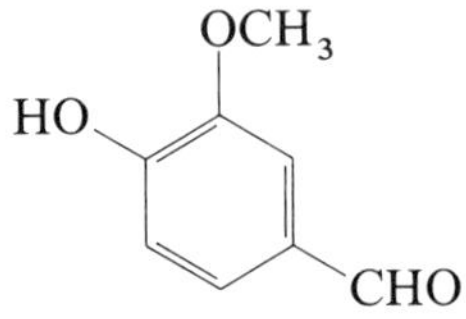

2) Durch Anlagerung eines Protons an den Sauerstoff der Carbonylgruppe erhält das C-Atom der Carbonylgruppe eine positive Ladung, dies steigert seine Elektrophilie.

3) 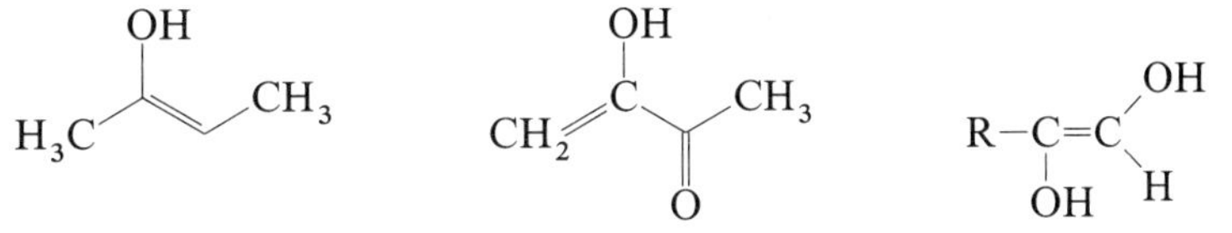

4) $CH_3-CH=CH-CHO$ $CH_3-CH_2-CH=CH-CHO$

$CH_3-CH=C(CH_3)-CHO$ $CH_3-CH_2-CH=C(CH_3)-CHO$

5) Ein C-Atom, das eine negative Ladung trägt und damit ein freies Elektronenpaar besitzt.

6) 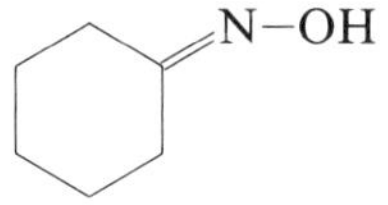

7) 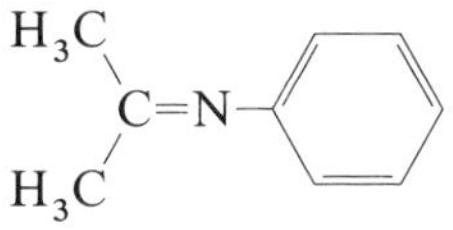

8) a und b: Prüfen auf reduzierende Eigenschaften; c: Zunächst mit Säure hydrolysieren (Acetal spaltet zum Aldehyd), dann Umsetzung mit Hydroxylamin zum Oxim.

Kapitel 13.2

1) Hydrochinon + 2 $Ag^{\oplus}$ ⟶ Benzochinon + 2 Ag + 2 $H^{\oplus}$
2) Benzochinon + Zn + 2 $H^{\oplus}$ ⟶ Hydrochinon + $Zn^{2\oplus}$
3) $E = E^0 - 0,06 \cdot pH = + 0,70 - 0,18 = + 0,52$ Volt.
4) Ja. In neutraler Lösung (pH = 7) beträgt das Potential von Hydrochinon/Benzochinon E = + 0,28 V. Es fließen Elektronen vom Hydrochinon zum Iod, bis die Potentiale der Redoxteilsysteme sich ausgeglichen haben ($\Delta E = 0$).
5) Zwei Methoxygruppen (Ether), eine längere Seitenkette aus Isopreneinheiten. $E^{0'} = E^0$ 0,42 – 0,10 Volt.

Kapitel 13.3.5

1) Siehe Tabelle 13/1 und Text dazu.
2) 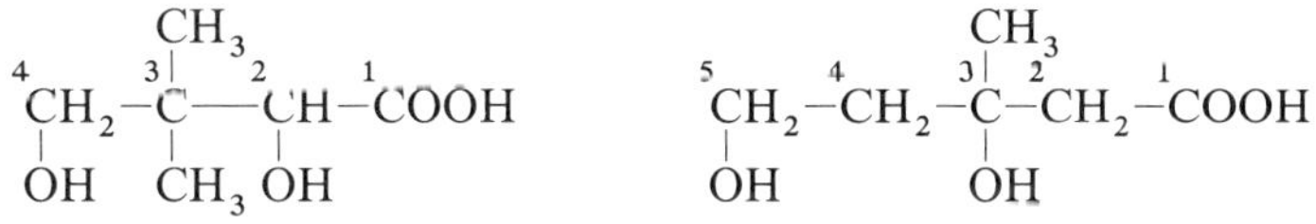
3) Ausbildung starker Wasserstoffbrücken bei der Essigsäure (Dimere).
4) Ja. Die zweite Carboxylgruppe gibt der Bernsteinsäure stärker hydrophile Eigenschaften.

5) Der negative induktive Effekt der Fluoratome in α-Stellung verstärkt die Acidität der Carboxylgruppe.

6) Natriumlactat, Ammoniumformiat.

7) Es bildet sich das Ammoniumbenzoat:

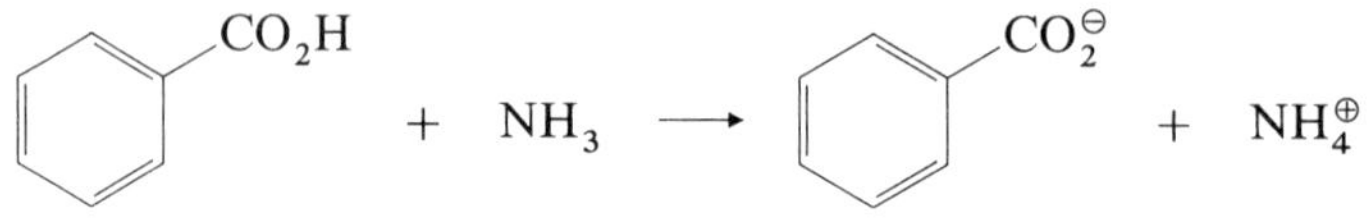

$$\text{C}_6\text{H}_5\text{-CO}_2\text{H} + \text{NH}_3 \longrightarrow \text{C}_6\text{H}_5\text{-CO}_2^{\ominus} + \text{NH}_4^{\oplus}$$

8) 1:10; 1:1; 10:1; größer 100:1.

9) 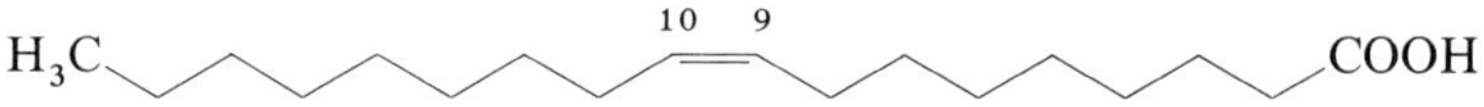 H_3C ∿∿∿∿ 10 9 ∿∿∿ COOH

10) Arachidonsäure enthält 20 C-Atome und 4 olefinische, nicht konjugierte Doppelbindungen ausgehend von C-5, C-8, C-11, C-14.

11) Aggregate aus Molekülen, die ein hydrophiles und ein lipophiles Ende aufweisen, also *amphophil* sind. In Wasser lagern sich die lipophilen Enden zusammen, die hydrophilen Enden weisen nach außen zu den Wassermolekülen.

12) 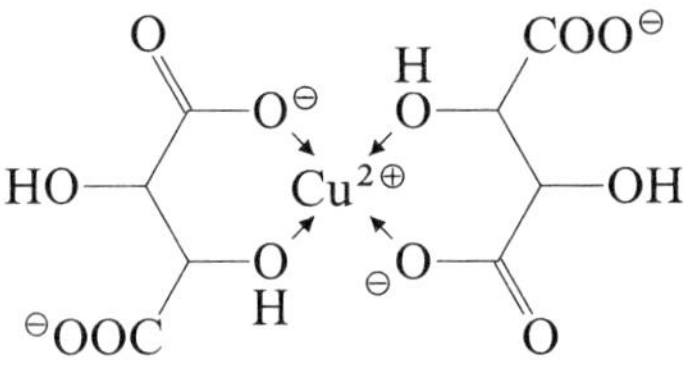 [Cu²⁺ Komplex Struktur]

Kapitel 13.4.7

1) Starke Säuren übertragen ein Proton auf das Sauerstoffatom der Carbonylgruppe und steigern dadurch die Elektrophilie des Carbonyl-C-Atoms.

2)
$$\text{CH}_3\text{-CO-Cl} + \text{C}_2\text{H}_5\text{OH} \longrightarrow \text{CH}_3\text{-CO-OC}_2\text{H}_5 + \text{HCl}$$
Essigsäure-ethylester

3) 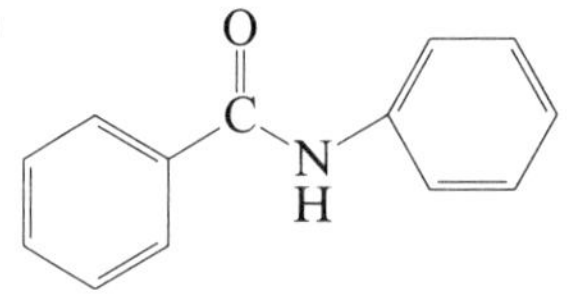 [Struktur] Benzoesäureanilid

4) Bernsteinsäure-dimethylester.

5) Aus der Carboxylgruppe.

6)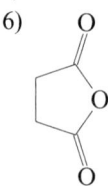

7) Essigsäure-methylester (Umesterung).

8) Stufe 1: Claisen-Kondensation zu Acetessigsäure-ethylester.
Stufe 2: Verseifung der Estergruppe
Stufe 3: Decarboxylierung

9)

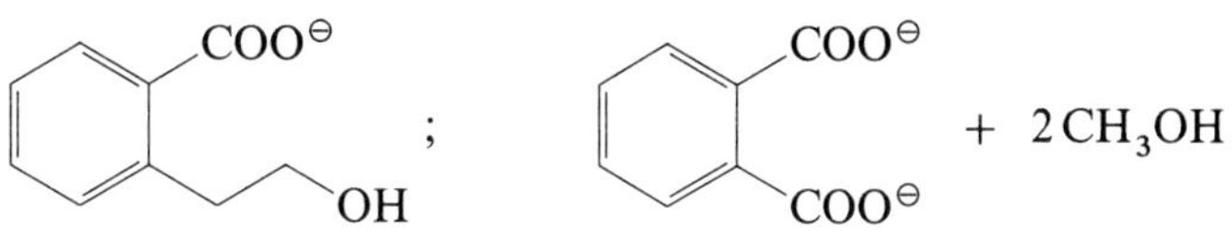

; $+ \; 2\,CH_3OH$

10)

$$CH_2-O-\overset{O}{\overset{\|}{C}}-(CH_2)_{16}-CH_3$$

$$CH-O-\overset{O}{\overset{\|}{C}}-(CH_2)_{16}-CH_3$$

$$CH_2-O-\overset{O}{\overset{\|}{C}}-(CH_2)_{16}-CH_3$$

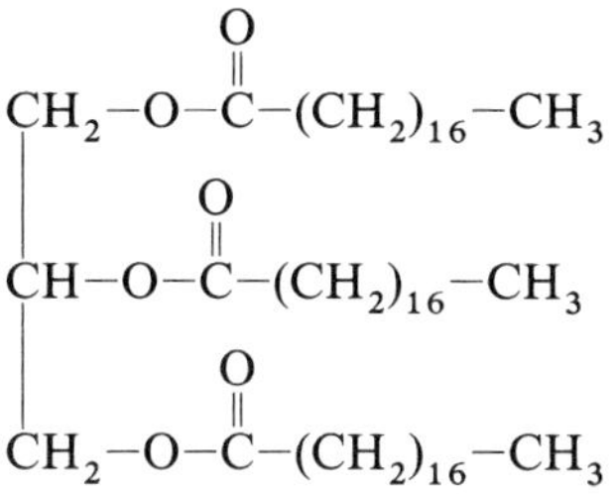

11)

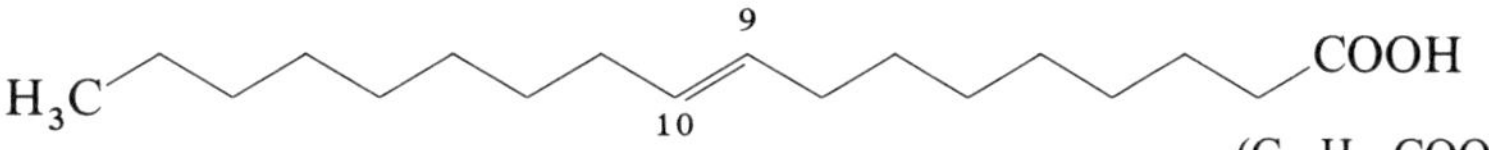

$(C_{17}H_{33}COOH)$

12) Thioester, primäres Amin. Bei Hydrolyse entstehen Essigsäure und Cysteamin $(HS-CH_2-CH_2-NH_2)$.

Kapitel 13.5.5

1)

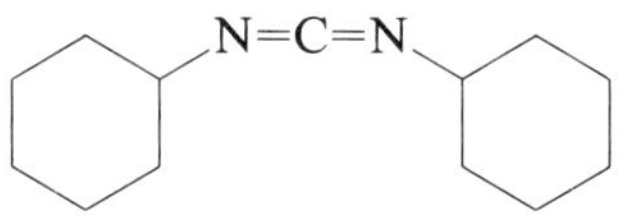

Dicyclohexylcarbodiimid

2)

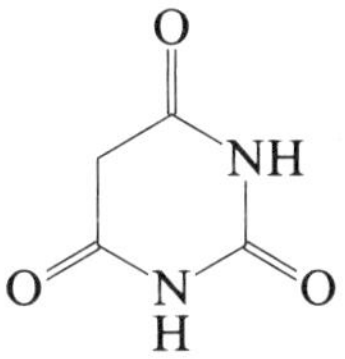

Barbitursäure

3) Phosphorsäurediester, Carbonsäureester, quartäre Ammoniumbase, enthält als Baustein u. a. Glycerin.

4)

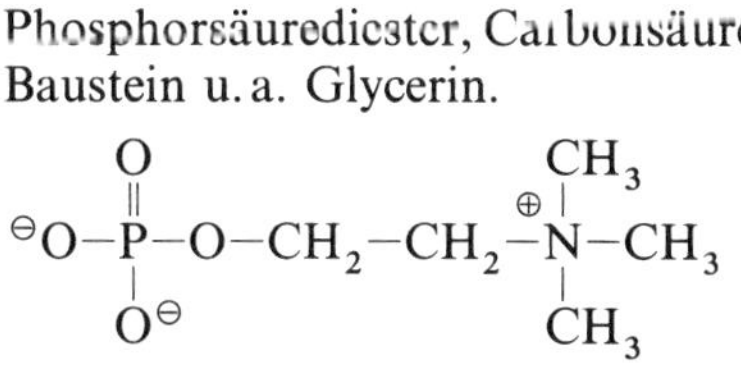

$$^\ominus O-\overset{O}{\overset{\|}{P}}-O-CH_2-CH_2-\overset{CH_3}{\overset{\oplus}{N}}-CH_3$$
$$\underset{O^\ominus}{\quad} \qquad \underset{CH_3}{\quad}$$

5)

$$^\ominus O-\overset{O}{\overset{\|}{P}}-O-\overset{O}{\overset{\|}{P}}-O-\overset{O}{\overset{\|}{P}}-O-\,]$$
$$\underset{O^\ominus}{\quad}\quad\underset{O^\ominus}{\quad}\quad\underset{O^\ominus}{\quad}$$

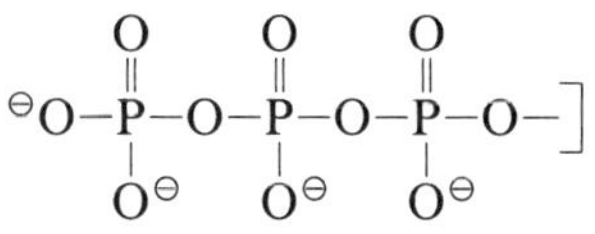

6)

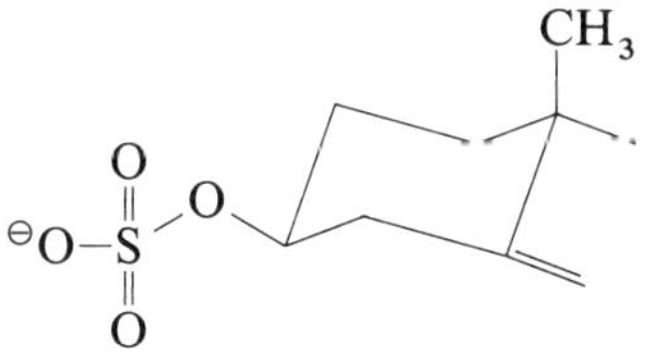

7) Aus S-Methyl-sulfoniumsalzen

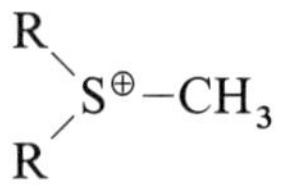

$$\begin{array}{c} R \\ \diagdown \\ \quad S^{\oplus}-CH_3 \\ \diagup \\ R \end{array}$$

8) Es liegt ein Phosphoenolester vor. Pyruvat geht bei der Hydrolyse von der Enolform sofort in die Ketoform über, dadurch wird bei der Hydrolyse ein zusätzlicher Energiegewinn erzielt.

Kapitel 14.4

1) a) *Chiralitätszentrum*: Ein C-Atom mit vier verschiedenen Substituenten.
   b) *Enantiomere* sind Moleküle, die sich zueinander wie Bild und Spiegelbild verhalten.
   c) Ein *Racemat* ist ein Substanz-Gemisch, das die Enantiomeren einer Substanz zu gleichen Teilen enthält.

2) Diastereomere unterscheiden sich in ihren physikalisch-chemischen Eigenschaften.

3) a) L bzw. S b) D bzw. S

4)

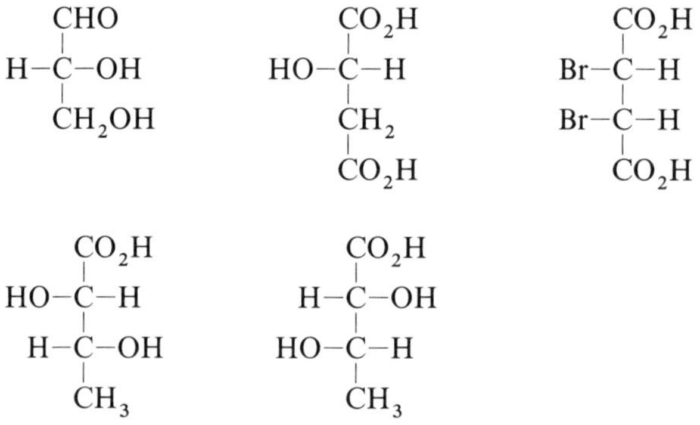

$$\begin{array}{c} CHO \\ | \\ H-C-OH \\ | \\ CH_2OH \end{array} \qquad \begin{array}{c} CO_2H \\ | \\ HO-C-H \\ | \\ CH_2 \\ | \\ CO_2H \end{array} \qquad \begin{array}{c} CO_2H \\ | \\ Br-C-H \\ | \\ Br-C-H \\ | \\ CO_2H \end{array}$$

$$\begin{array}{c} CO_2H \\ | \\ HO-C-H \\ | \\ H-C-OH \\ | \\ CH_3 \end{array} \qquad \begin{array}{c} CO_2H \\ | \\ H-C-OH \\ | \\ HO-C-H \\ | \\ CH_3 \end{array}$$

5) Stereoisomere des Ephedrins

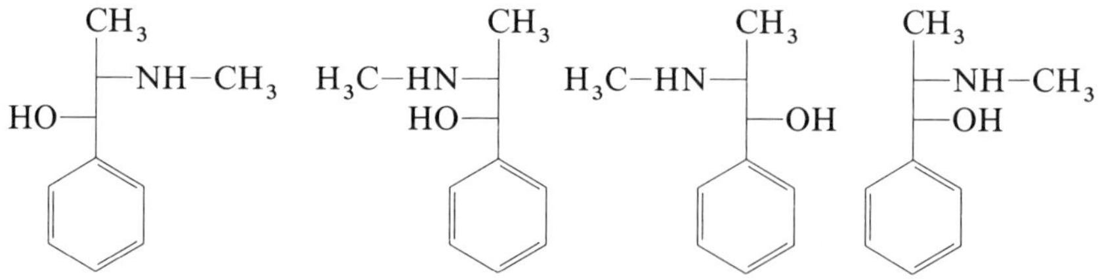

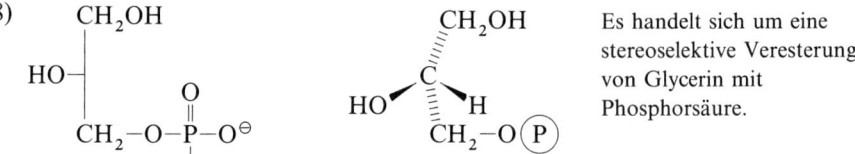

(natürlich vorkommend)

6) Ja, C-3 ist (R)-konfiguriert. Ja, C-2 und C-4 sind prochiral.

7) Alle, bis auf Dihydroxyaceton.

8)

$$\begin{array}{c} CH_2OH \\ | \\ HO- \\ \qquad \qquad O \\ \qquad \qquad \| \\ CH_2-O-P-O^{\ominus} \\ \qquad \qquad | \\ \qquad \qquad O^{\ominus} \end{array}$$

Es handelt sich um eine stereoselektive Veresterung von Glycerin mit Phosphorsäure.

9) Morphin enthält 5 Chiralitätszentren. Die Formel gibt die Konstitution, Konfiguration und Konformation an.

Kapitel 15.3.7

1)
$$\begin{array}{c} COOH \\ | \\ H_2N-C-H \\ | \\ CH_2-SH \end{array}$$

2) Nein, das α-C-Atom trägt zwei H-Atome und damit im Gegensatz zu allen anderen α-Aminosäuren nur drei verschiedene Substituenten.

3) $H_3N^{\oplus}-CH_2-CH_2-COO^{\ominus}$

4) $H_3N^{\oplus}-CH_2-CH_2-CH_2-CH_2-\underset{\underset{NH_3^{\oplus}}{|}}{CH}-COOH$

5) Die der Aminogruppe benachbarte Carboxylgruppe ist acider. Wenn die Aminogruppe in der protonierten Form vorliegt, wird ein negativer induktiver Effekt auf die Carboxylgruppe wirksam, der die Abspaltung eines Protons begünstigt.

6) Glutamin gehört zu den neutralen Aminosäuren.

7) Bei pH = 6 wandert Glutaminsäure zur Anode (pH$_I$ = 3,2), Alanin bleibt am Start (pH$_I$ = 6).

8) Nein.

9) Der pK$_{s2}$-Wert wird kleiner, der Äquivalenzpunkt wird bei niedrigeren pH-Werten erreicht.

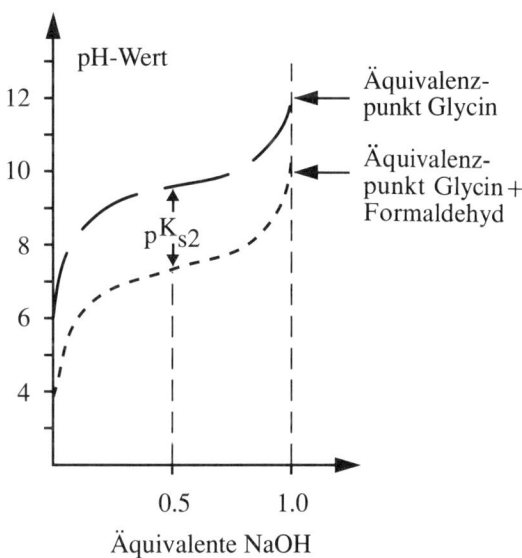

10) Z. B. Eisen, Kupfer, Zink, Cobalt.

11) Nur ein Chiralitätszentrum. Abgebildet ist das D-Isomere.

12)

13) Größere Ähnlichkeit der L-Form zu den physiologisch vorkommenden L-Aminosäuren, es kommt zu Störungen im Aminosäure-Stoffwechsel.
Merke: Enantiomere und Diastereomere einer Verbindung unterscheiden sich in der pharmakologischen Wirkung.

Kapitel 15.5.4

1)

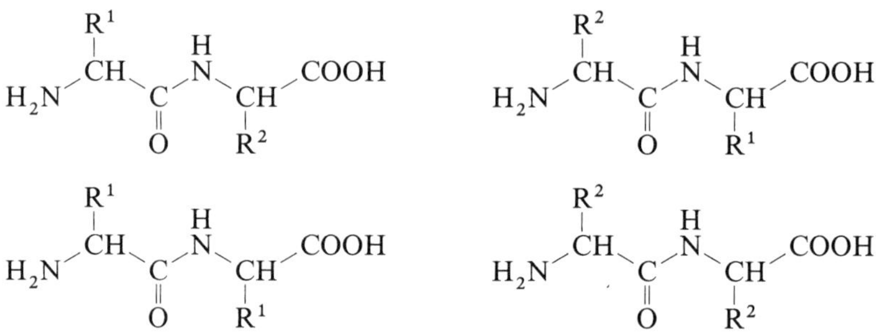

$$H_2N-\underset{\underset{O}{\overset{\overset{R^1}{|}}{\underset{\|}{C}}}{CH}\,-\,\underset{\overset{H}{N}}{}\,-\,\underset{\underset{R^2}{|}}{CH}-COOH \qquad H_2N-\underset{\underset{O}{\overset{\overset{R^2}{|}}{\underset{\|}{C}}}{CH}\,-\,\underset{\overset{H}{N}}{}\,-\,\underset{\underset{R^1}{|}}{CH}-COOH$$

$$H_2N-\underset{\underset{O}{\overset{\overset{R^1}{|}}{\underset{\|}{C}}}{CH}\,-\,\underset{\overset{H}{N}}{}\,-\,\underset{\underset{R^1}{|}}{CH}-COOH \qquad H_2N-\underset{\underset{O}{\overset{\overset{R^2}{|}}{\underset{\|}{C}}}{CH}\,-\,\underset{\overset{H}{N}}{}\,-\,\underset{\underset{R^2}{|}}{CH}-COOH$$

2) H · Glu · Cys · Phe · OH
Carboxylende am Phenylalanin, Aminoende an der Glutaminsäure.

3) Ja.

4) Sechs. H · Cys · Glu · Phe · OH

5) Damit jeweils nur eine der verfügbaren Carboxyl- mit einer der verfügbaren Aminogruppen reagiert und so Peptide mit definierter Sequenz entstehen.

6) Sie bilden ein Ammoniumsalz, aber keine Säureamidbindung.

7) Fünf.

8) Durch Ionenaustauscher-Chromatographie: Kationenaustauscher-Harz mit einem Laufmittel, dessen pH-Wert sich kontinuierlich ändert (pH-Gradient).

9) Bestimmung der Reihenfolge der Aminosäuren in einem Peptid.

Kapitel 16.2.7

1) Vergleichen Sie die Formeln weiter oben.

2)

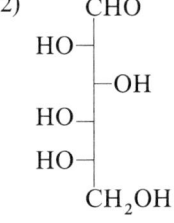

Merke: Bei Verbindungen mit mehreren Chiralitätszentren erhält man das Enantiomere nur, wenn *alle* Zentren gespiegelt werden.

3) Nein. D-Mannose und D-Galaktose sind Stereoisomere, die sich an zwei C-Atomen (C-2 und C-4) in ihrer Konfiguration unterscheiden. Epimere unterscheiden sich nur an einem von mehreren Zentren.

4) Ja.

5)

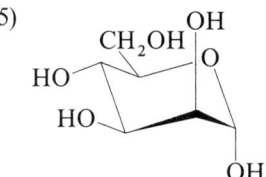

= α-D-Mannopyranose. Wie alle Halbacetale reduziert sie Fehlingsche Lösung.

6) Der Begriff „$^4C_1$-Konformation" wird für Monosaccharide verwendet, die in der Pyranoseform vorliegen. Man hat sich geeinigt, den Ring so aufzuzeichnen, daß das Ring-O-Atom rechts hinten steht. $^4C_1$ bedeutet, daß im Pyranose-Sessel C-4 oben und C-1 unten liegt. Dadurch ist neben der Konfiguration auch die Konformation des Moleküls festgelegt.

7)

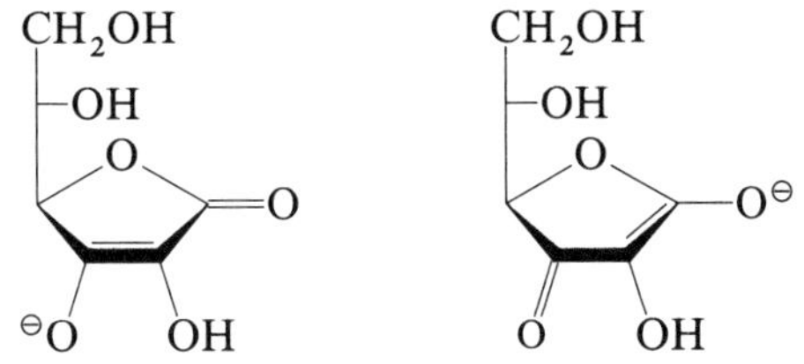

Mesomere Formen des Anions der L-Ascorbinsäure

8) Glykoside lassen sich bereits mit verdünnter wäßriger Säure spalten, Ether erfordern schärfere Bedingungen (konz. Mineralsäuren, Erhitzen).

9)

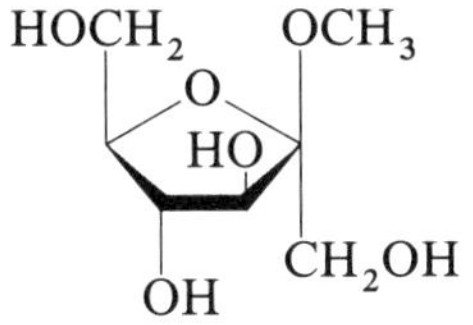

Methyl-β-D-fructofuranosid

Als Ketal reagiert es im Gegensatz zu Halbacetalen nicht mit Tollens Reagens.

10) Alle drei Verbindungen enthalten eine β-glykosidische Bindung.

Kapitel 16.3

1) Lactose reduziert Fehling'sche Lösung, Saccharose nicht.

2) Ja, die anomere OH-Gruppe an C-1 kann die α- oder die β-Stellung einnehmen.

3) Maltose und Cellobiose sind Diastereomere. Sie unterscheiden sich in der Konfiguration nur an einem von mehreren Asymmetriezentren.

4) Amygdalin enthält zwei Moleküle β-D-Glucose als Bausteine, deren Verknüpfung ist β-Glc ($1 \longrightarrow 6$)Glc.

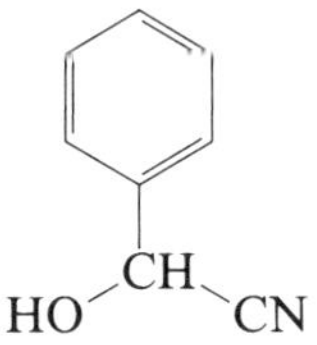

(Aglykon)

Kapitel 16.4

1) Bei der enzymatischen Hydrolyse von Stärke entstehen
Maltose α-Glc($1 \longrightarrow 4$)Glc und
Isomaltose α-Glc($1 \longrightarrow 6$)Glc.

2) Nur eine Sorte Bausteine. N-Acetyl-D-glucosamin in [β-($1 \longrightarrow 4$)] glykosidischer Bindung bildet Chitin.

Kapitel 17.7

1)

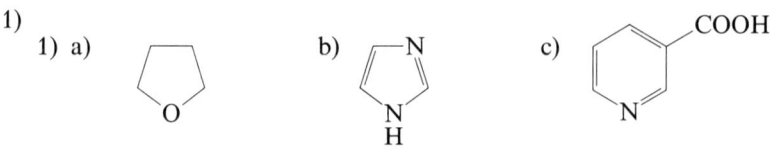

1) a)   b)   c)

      Tetrahydrofuran   Imidazol   Pyridin-3-carbonsäure

    b) und c) enthalten aromatische Heterocyclen.

2)

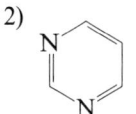 , 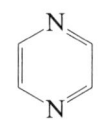 ,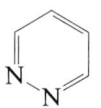

3) Ja. Prolin ist eine Aminosäure mit einem isoelektrischen Punkt (pH$_I$ = 6,3). Pyrrol-2-carbonsäure ist eine typische Säure, da der aromatische Heterocyclus Pyrrol nur noch sehr schwach basisch ist.

4) Im Magen liegt Veronal als neutrales Molekül vor, im Blut als Anion (ein Proton vom Stickstoff wird abgespalten).

5) Prolin trägt nur ein H-Atom am Stickstoff. In einem Peptid steht am Stickstoff kein H-Atom mehr. Zur Stabilisierung einer α-Helix werden jedoch NH-Gruppen für Wasserstoffbrückenbindungen benötigt.

6) Sechs. Sie finden elf sp^3-C-Atome.

7) Jedes N-Atom besitzt ein freies Elektronenpaar.

8)

$$H_2N\text{—}\bigcirc\text{—}SO_2\text{—}\overset{\text{H}}{N}\text{—}\bigcirc$$

       p-Aminobenzolsulfonanilid

9) Pyridin-3-carbonsäureamid, zwei β-D-Ribofuranosid-Bausteine (N-glykosidische Bindung), Phosphorsäureanhydrid, zwei Phosphorsäureester-Bindungen, Adenin.

Sachverzeichnis

A

Abgangsgruppe 201
Ableitelektrode 130
absolute Alkohole 190
absolute Temperatur 44
absoluter Nullpunkt 44
Absorption 314
Acetal 210
Acetaldehyd 206, 211
Acetaldehyd-oxim 211
Acetanhydrid 228
Acetanilid 228
Acetat-Puffer 107
Acetessigsäure 223
Acetessigsäureethylester 232
Aceton 207, 211
Aceton-hydrazon 211
Acetophenon 207
– IR-Spektrum 316
Acetyl-Coenzym A 233
S-Acetyl-cysteamin 235
N-Acetyl-D-neuraminsäure 288, 298
Acetylaceton 209
Acetylchlorid 227
Acetylcholin 229
Acetylphosphat 239, 241
Acetylsalicylsäure 229
achiral 244
Acidität 96
Actinoiden 13
N-Acylglycin 266
Addition 164
trans-Addition 167
Additions-Reaktionen 164
Adenin 304, 306
Adenosin 291, 307
Adenosintriphosphat (ATP) 131, 307, 342
Adrenalin 200
Adriamycin 289
Adsorbens 56
Adsorption 63
Adsorptions-Isotherme 57
Äpfelsäure 223, 255
äquatorial 156
Äquivalenzpunkt 104–105
Aerosol 50
Affinitätschromatographie 63
Aggregatzustand 41
Aglykon 289
aktiver Transport 58, 61
aktives Methyl 193, 197
aktives Zentrum 251, 261
Aktivierungsenergie 180
– freie 160
Aktivitäten 97
Aktivitätskoeffizient 74
Alanin 247
β-Alanin 258, 308

Aldehyde
– Addition 209
– Aminaddition 211
– Hydrat 209
– Reduktion 212
Aldol 213
Aldol-Addition 213
Aldol-Kondensation 213
Aldolase 214
Aldosen 278
Alkadiene 169
Alkane 149
– Konformation 152
– Nomenklatur 150
– Oxidation 162
– physikalische Eigenschaften 154
– Reaktionen 158
– Strukturformel 149
– Summenformel 149
– Verbrennung 162
Alkene 163
– Addition 164
– Bildung 168
– geometrische Isomerie 163
– Nomenklatur 163
Alkohol 39, 72
Alkoholat-Ion 187
Alkohole 183
– absolute 190
– Acidität 187
– mehrwertige 189
– Oxydation 189
– primäre 184
– sekundäre 184
– Siedepunkt 186
– tertiäre 184
– vergällen 191
– vergällte 191
– Wasserstoffbrücken 186
Alkylchlorid 159
Alkylhalogenide 161
Alkylierung 173
Alkylsubstituenten 151
allgemeine Gaskonstante 44
allgemeines Gasgesetz 43
all-trans 170
Amalgam 24
Ameisensäure 218
Amin 39
Amine
– Basizität 199
– biogene 264
– primäre 198
– Salzbildung 199
– sekundäre 198
– tertiäre 198
p-Aminobenzoesäure 308
p-Aminobenzolsulfonamid 145, 309
γ-Aminobuttersäure 264

α-Aminocarbonsäuren 257
Aminoende 266
Aminolyse 269
6-Aminopenicillansäure 310
Aminosäure-Analysator 269
Aminosäuren 95, 258
– Acidität 259
– basische 263
– Basizität 259
– Chelatkomplex 260
– Decarboxylierung 264
– Derivate 265
– Hydrochlorid 260
– isoelektrischer Punkt 263
– Natriumsalz 260
– neutrale 263
– pk$_s$-Werte 260
– Puffereigenschaften 261
– saure 263
– Stereochemie 259
– Titrationskurve 262
Ammoniumsulfat 29
Ammoniak 30, 39, 133
Ammoniumchlorid 104
Ammoniumcyanat 145
Ammoniumsalz, quartäres 200
Ampholyt 94
amphoter 94
Ampicillin 310
Amygdalin 294
Amylopektin 296
Amylose 296
Anilin 198
Anionen 25
Anisol 193
Anode 89
anodische Oxidation 89
Anomere 283
Antibiotika 309
Antigene 298
Antimetabolite 309
Anthrachinon 216
Aquokomplexe 137
Arachidonsäure 225
Arbeit, elektrische 122
Arginin 237
Aromaten 171
Arylreste 174
L-Ascorbinsäure 287
Asparaginsäure 258
Aspirin 229
Atmungskette 130
– Energiebilanz 131
α-C-Atom 208
C-Atom, asymmetrisches 243
Atombindung 29
– polarisierte 37
Atome 3
Atomkern 3

Atommasse 6
– relative 6
Atomradius 26
ATP (Adenosintriphosphat) 131, 242, 307
Aussalzen 85
Autoprotolyse 95
Autoxidation 162
Avogadro-Konstante 6
axial 156
Azomethin 211

B

Barbiturate 236, 303
Barbitursäure 303
Bariumsulfat 29, 86, 88
Basen 92
– konjugierte 92
– schwache 100
– starke 100
Basizität 96
Benzaldehyd 206, 211
Benzin 155
1,4-Benzochinon 215
Benzoesäure 219
Benzol 171
– Hydrierwärme 171
– Mesomerie 172
– Molekülbau 172
– Reaktionen 173
Benzolsulfonsäure 173
Benzoylchlorid 227
Benzpyren 195
Benzylalkohol 185
Benzylrest 174
Berliner Blau 135
Bernsteinsäure 218
Berzelius 180
Bezugselektrode 122, 130
Bildungskonstante 137
Bindigkeit 29
Bindung
– π-Bindung 36
– σ-Bindung 32
– chemische 23, 146
– Doppelbindung 36
– Einfachbindung 34
– glykosidische 288
– heteropolare 27
– homöo-polare 29
– koordinative 133
– kovalente 29
– metallische 23
– polarisierte 146
π-Bindung 36
σ-Bindung 32
Bindungsabstand 36
Bindungsbruch
– heterolytischer 159

Bindungsbruch
– homolytischer 159
Bindungsenergie 32, 36
Bindungslänge 31
Bindungswinkel 34
biogene Amine 264
Biokatalysatoren 180
Biopolymere, 266 294
Biuret 236
Blausäure 93, 141
Bleisulfid 88
Blut-Hirn-Schranke 55
Blutgruppe B 298
Bortrifluorid 133
Brenzkatechin 190
Brenztraubensäure 223, 245
Brom 45
Brombenzol 173
Bromierung 165, 173–174
– radikalische 161
Bromonium-Ion 167
Brom-toluol 174
Bromwasserstoff 175
1,3-Butadien 169
n-Butan 150, 153
Butanol 184
– tertiär 166
1-Buten 163
2-Buten 164, 168
– cis 168
– trans 168
Buttersäure 218
Butyl
– sekundäres 151
– tertiäres 151
Butylbromid, tertiäres 161

C

α-C-Atom 208
C-Atom, asymmetrisches 243
Calciumchlorid 85
Calciumfluorid 29
Calciumoxalat 87
Calciumphosphat 87
Carbamoylphosphat 239
Carbanion 208, 213
Carbenium-Ion 165, 203
Carbonsäure-amide 233
Carbonsäure-anhydride 228
Carbonsäure-chloride 227
Carbonsäurederivate 226
Carbonsäure-ester 229
Carbonsäuren
– Acidität 219
– Dimerisierung 219
– Salzbildung 220
Carbonylgruppe 205
Carboxylat-Ion 219, 221
Carboxylende 266
Carboxylgruppe 217
β-Carotin 170
Cellobiose 293
Cellulose 277, 294
Ceramid 297
Cerebrosid 297
Chelat-Effekt 138
Chelat-Komplexe 135, 260, 275, 300
– biochemische Bedeutung 140

Chelator 135
Chemie des Kohlenwasser-stoffs 145
chemische Bindung 23
chemische Gleichung 69
chemische Reaktionen 69
chemische Verschiebung 317
chemisches Element 5
chemisches Rechnen 70
Chinhydron 216
Chinhydron-Elektrode 129
o-Chinon 215
p-Chinon 215
Chinone 215
– Redoxpotential 216
chiral 243
chirale Reagentien 246
chirales Hilfsreagens 250
Chiralitätszentrum 243
Chlor 119
chlorierte Kohlenwasserstoffe (CKW) 55, 161
Chlorierung, radikalische 160
Chloroform 159, 161
Chlorophyll 141, 300
Chlorpropan 161
Chlor-Radikal 159
Chlorsäure 220
Chlorwasserstoff 30, 71, 93
Cholestanol 191
Cholesterin 191, 254
Cholesterol 191, 254
Cholin 200, 229
Chromatographie 63
Circulardichroismus 246
cis 164
cis-trans-Isomere 164
cis-trans-Isomerie der Cyclohexanderivate 157
Citronensäure 223
CKW (chlorierte Kohlenwas-serstoffe) 55, 161
Code, genetischer 307
Coenzym A 233, 308
Coenzym Q 216
Coffein 304
Computer modelling 255
D-Coniferin 291
Contergan 254
Crotonaldehyd 206, 213
Cuban 145
Cyanocobalamin 301
cyclische Halbacetale 282
Cycloalkane 155
Cyclobutan 158
1,4-Cyclohexadien 169
Cyclohexan 155
– Derivate 157
– Konformation 156
Cyclohexanderivate, cis-trans-Isomerie 157
Cyclohexanol 185
Cyclohexanon 207
Cyclohexen 163
Cyclopentan 155
Cyclopenten 163
Cyclopropan 155
Cysteamin 200, 264, 308
Cystein 258, 275
Cystin 275
Cytochrome 141, 300
Cytosin 304, 306

D

Dalton 31
Dampfdruckunterschiede 62
Daniell-Element 121, 126
DDT 162
Decalin 158
n-Decan 154
Decarboxylierung 224, 265
Deformationsschwingung 316
Dehydratisierung 168
Dehydrierung 168
Denaturierung 274
Depolarisation 61
2-Desoxy-D-ribose 279
Desoxyribonucleinsäure 305
Destillation 62
Destillationsapparatur 61
Detektion 66
Deuterium 5
D-Fruktose 280
D-Galaktose 280
D-Glucose 280
Dialysator 58
Dialyse 58, 62
Diamant 47
Diamminsilber(I)-Ion 135
Diamminsilber-Komplex 88
Diaphragma 122
Diastase 180
Diastereomere 250
Dibenzalaceton 214
Dibromid 167
Dicarbonsäuren 217
Dicyclohexylcarbodiimid 269
Diene 169
Diethylether 193, 195
Diffusion 57
Difluor-dichlormethan 162
Dihydroxyaceton 278
Dihydroxyaceton-phosphat 214
1,2-Dimethyl-cyclohexan 157, 168
2,3-Dimethyl-hexan 152
3,5-Dimethyl-2-hexen 163
Dimethylamin 198
Dimethylanilin 198
Dimethylether 193
Dimethylformamid 234
Dimethylsulfat 240
Dimethylsulfid 196–197
Dimethylsulfon 197
Dimethylsulfoxid 197
Dinitrobenzol 174
Dinitrophenylhydrazin 211
Dioxan 193
Dipeptid 266
Diphosphat 240
Dipol 38
Dipolmolekül 38, 45
Diradikal 36
Disaccharide 291
Dispersionsmittel 50
Dissoziation 83, 91
Dissoziationsgleichgewicht 92, 94
Dissoziationskonstante 101
Disulfid 197
Disulfidbrücken 275
Dithiothreitol 275

DNA (Desoxyribonuclein-säure) 305
DNA-Doppelhelix 306
Donnan-Gleichgewicht 60
Dopamin 200
Doppelbindungen 26
– isolierte 169
– konjugierte 169
Doppelhelix 306
Drehung, spezifische 245
Dreiding-Modell 152
dreiprotonig 93
Druck 42
– osmotischer 58
drug design 255
Dünnschichtchromatogramm 64
dynamisches Gleichgewicht 73, 81

E

Edelgaskonfiguration 23
EDTA 136
Edukt 69
Effekt, induktiver 220
Eigendissoziation (=Autopro-tolyse) 95
EI-MS 321
Einfachbindungen 34
einsame (-freie) Elektronen-paare 39
Einstabmeßketten 130
Einstoffsysteme 49
Eisen(II)-sulfat 137
Eisen(III)-bromid 174
Eisen(III)-chlorid 29, 120
Eisen(III)-oxid 116
Elektronenpaar, freies 30
elektrische Arbeit 121
elektrochemische Zelle 121
Elektrode 120
Elektrodenpotential 122
Elektrolyse 88
Elektrolyte 88, 91
– starke 83
elektromagnetisches Spektrum 313
elektromotorische Kraft (EMK) 123
Elektronegativität 25
Elektronen 3
π-Elektronen, delokalisierte 172
σ-Elektronen 15
Elektronenaffinität 25
Elektronengas 23
Elektronenhülle 7
Elektronenkonfiguration 8, 15
Elektronenpaar
– einsam freies 38
– gemeinsames bindendes 29
Elektronenpaarbindung 29

elektrophil 165
Elektrophile 165, 173, 205
elektrophile Substitution 188
elektrophiles Zentrum 205
elektrostatische Anziehung 274
Elemente 14, 16, 19, 46

Elemente
- chemische 5
- Hauptgruppen 13, **15**
- Nebengruppen 13, **16**, 18
- Periodensystem 13
- radioaktive 19
- Spurenelemente 18
Elementsymbol 5
Eluat 65–66
Elutionsmittel 65
Emission 314
EMK (elektromotorische Kraft) 123
Emulsion 50
Enantiomerie 243
endergon 77
endergone Reaktion 180
Endiol 278
endotherm 75
Energetik 176
Energiediagramm 78, 203
Energieniveauschema 8–9
Energieprofile 160, 177
Enolat-Ion 208
Enolbrenztraubensäure 224
Enolform 208
Enthalpie 75
Entropie 76
Entropieloch 76
Enzyme 180, 244, 251, 261
Enzymkatalyse 180
Ephedrin 253
Epimere 280
Epoxid 193, 195
Erdgas 155
Erdöl 155, 162
Erhaltung der Ladung 70
Erhaltung der Masse 70
erythro 279
erythro-Form 250
Erythrose 279
Essigsäure 93, 99, 218
Esterhydrolyse
- alkalische 230
- säurekatalysierte 230
Esterkondensation 233
Ethan 34, 149, 153
Ethanal 206
Ethanol 184, 190
Ethanolamin 200, 264
Ethanthiol 196
Ethen 35, 163
Ether 39
- Darstellung 194
Etherperoxid 193
Ethin 35
Ethyl 151
Ethylbromid 319
Ethylendiamin 135
Ethylendiamin-tetraessigsäure 136
Ethylenglykol 189
Ethylmercaptan 196
exergon 77, 160
exergone Reaktion 180
exotherm 75
Extinktion 315
Extinktionskoeffizient, molarer 315
extrazellulär 60

F

FAB-MS 321
Fällungs-Reaktionen 69, 87
Faltblattstruktur 271
FCKW 162
Fehlingsche Lösung 281
fest 41
Feststoff
- amorpher 47
- kristalliner 46
Fettsäuren 218
Fischer E. 246
Fischer-Projektion 246
Fließgewicht 80
Fließgleichgewicht 81, 181
flüssig 41
Flüssigchromatographie 63
Flüssig-Fest-Verteilung 62
Fluorapatit 87
Folsäure 308
meso-Form 251
Formaldehyd 206, 264
Formamid 234
Formel, perspektivische 246
Formelmasse 29, 31
freie Aktivierungsenergie 160
freie Elektronenpaare 30
freie Energie der Hydrolyse 240
freie Standardbildungsenergie 77
Friedel-Crafts-Acylierung 228
Frigen 162
α-D-Fructofuranose 285
β-D-Fructofuranose 285
Fructose-1,6-biphosphat 214
Fructose-6-phosphat 281
D-Fructose 280
L-Fructose 286
Fumarsäure 218
funktionelle Gruppen 183
Furan 299
Furanosen 284

G

GABA 264
D-Galaktose 280
Gallium 45
Gangliosid 297
Gas, ideales 43
Gaschromatogramm 64
Gaschromatographie 63
Gaselektrode 129
Gasembolie 56
gasförmig 41
Gasgesetze 43
Gaskonstante, allgemeine 44
Gasmaske 57
Gefriertrocknung 62
Gegenstromverteilung 55
Gehaltsbestimmung 106
gekoppelte Reaktionen 78
Gelchromatographie 63
Gelfiltration 64
gemeinsames (-bindendes) Elektronenpaar 29
Gemenge 50
genetischer Code 307
geometrische Isomere 252

geometrische Isomerie 163
gesättigte Lösung 53
Gesamtreaktion 80
geschlossene Systeme 77, 80
geschwindigkeitsbestimmender Schritt 178, 181
Geschwindigkeitskonstante 178
Gewichtsprozente 72
gewinkeltes Molekül 38
Gibbs-Helmholtz-Gleichung 77–78, 87
Gibbs' freie Aktivierungsenergie 77, 177
Gitterenergie 28, 83
Gleichgewicht
- chemisches 78
- dynamisches 73, 81
- heterogenes 53, 86
- homogenes 73
Gleichgewichtskonstante 73
Gleichgewichtsreaktionen 176
Gleichgewichtszustand 78
Gleichung, chemische 69
Glucarsäure 281
Glucit 281
D-Gluconsäure 281
α-D-Glucopyranose 283
β-D-Glucopyranose 283
D-Glucosamin 286
D-Glucose 280
Glucose-6-phosphat 281
D-Glucuronsäure 281
Glutamin 258
Glutaminsäure 258
Glutarsäure 218
Glycerin 189
Glycerinaldehyd 247, 278
Glycerinaldehyd-3-phosphat 214
Glycerin-3-phosphat 238
Glycerinsäure 223
Glycerinsäure-1,3-biphosphat 239
Glycerol 189
Glycin 135, 258
Glycinat 136
Glycinmethylester 265
Glycin-Puffer 261
Glykogen 296
Glykol 189
Glykolipide 297
Glykoproteine 297–298
N-Glykosid 289–290
O-Glykosid 290
Glykoside 288
α-glykosidisch 293
β-glykosidisch 293
glykosidische Bindung 288
Graphit 47
grob-dispers 50
Größe
- isotherme 75
- thermodynamische 75
Gruppen, funktionelle 183
Guanidin 237
Guanin 304, 306
ΔG°-Werte 241

H

Häm 140, 300
Hämoglobin 140
Halbacetale 210
- cyclische 282
Halbketal 210
Halbmetalle 23
Halbwertszeit 19, 178
Halbzelle 120–121
Halogenierung, radikalische 159
Halogenwasserstoffe 37
Halothan 162, 163
Harnsäure 237
Harnstoff 145, 236
Hauptgruppen 13–14
Hauptquantenzahlen 7
Haworth-Formel 282
Helium 56
α-Helix 272
Henderson-Hasselbalch-Gleichung 108
Henry-Daltonsches Gesetz 56
Heteroatom 146
Heterocyclen
- aliphatische 299
- aromatische 299
heterogen 50
heterogenes Gleichgewicht 86
heteropolare Bindung 27
Hexacyanoferrat(II)-Ion 135, 138
2,4-Hexadien 169
Hexammincobalt(III)-Ion 138
1,3,5-Hexatrien 171
2-Hexen 163
3-Hexen 171
Hexosen 280
Hilfsreagens, chirales 250
Hinreaktion 73
Histamin 264
Histidin 258, 302
hochauflösende Massenspektroskopie 321
hochmolekular 31
homöopolare Bindung 29
homogen 50
homologe Reihe 149
Hückel-Regel 172
Human-Insulin 276
Hybridisierung 33
sp²-Hybridisierung 35
sp³-Hybridisierung 33
sp³-Hybrid-Orbitale 33
Hydrat 209
Hydratation 84
Hydratationsenergie 85
Hydrathülle 84
Hydratisierung 165–166, 274
Hydrazin 211
Hydrid-Ion 119, 212
Hydrierung 165, 167
Hydrierwärmen 167, 171
Hydrochinon 190, 215
Hydrochlorid 199, 260
Hydrohalogenierung 165
Hydrolyse, freie Energie 240
Hydroniumion 92
Hydroniumionen-Konzentration 96

Hydroperoxid 162
hydrophil 54, 154
hydrophob 54, 154
hydrophobe Wechselwirkung 63, 221, 274
Hydroxyapatit 87
3-Hydroxybuttersäure 223
Hydroxycarbonsäuren 223
Hydroxygruppe 183
Hydroxylamin 211
hypertonisch 59
Hyperventilation 112
hypotonisch 59

I

Imidazol 302
Indikator(en) 91, 101, 106
Indikatorpapier 102
Indol 304
induktiver Effekt 220
Infrarot-Spektrum 316
Inosit 189
Inositol 189
Insektizide 55
Insulin 268, 275
intermetallische Phasen 24
International Union of Pure and Applied Chemistry (IUPAC) 150
intrazellulär 60
– Iod 161
Ion-Dipol-Wechselwirkung 84
Ionenaustausch 64
Ionenbildung 25
Ionenbindung 25
Ionencharakter 38
Ionengitter 27
Ionenprodukt des Wassers 95
Ionenradius 27, 84
Ionenwanderung 89, 121
Ionisierungsenergie 25
IR-Spektren 316
isobar 75
Isobutan 150
Isocitronensäure 223
isoelektrischer Punkt 262
isolierte Doppelbindungen 169
Isomere 252
– geometrische 252
Isomerie, geometrische 163
Isopren 170
Isopropanol 184
Isopropyl 151
isotherm 57
Isotope 4
Isotopenhäufigkeit 5
IUPAC (International Union of Pure and Applied Chemistry) 150

K

K+/Na+-Pumpen 58
Kaliumcyanid 135, 141
Kaliumhexacyanoferrat(II) 135

Kaliumhexacyanoferrat(III) 135
Kaliumiodid 29, 120
Kalkstein 91
Kalomel-Elektrode 130
Kalorimeter 75
Kalotten-Modell 152
Kampfer 207
Katalyse 179
Kathode 89
kathodische Reduktion 89
Kationen 25
Kautschuk 170
Kekulé A. 171
β-Keratin 271
Kernladungszahl 4
kernmagnetische Resonanz 317
Kernspin-Tomographie 320
Ketal 210
Keto-Enol-Tautomerie 208
Ketoform 208
α-Ketoglutarsäure 223
Ketone 205, 207
– Aminaddition 211
– Reduktion 212
Ketosen 278
Kettenabbruchreaktionen 160
Kettenfortpflanzungsschritte 160
Kettenstart 160
Kinetik 177
kinetisch-kontrolliert 177
kinetisch-kontrollierte Reaktion 246
Knallgasreaktion 69, 77, 117, 130
Kochsalz 59, 71, 72, 115
Kohlendioxid 111, 162
Kohlenhydrate **278**
– Klasifizierung 277
Kohlenmonoxid 70, 134, 141
Kohlensäure 93, 99, 236
Kohlensäure-Puffer 107, **111**
Kohlenwasserstoff
– Chemie 145
– chlorierter 161
– gesättigter 149
– ungesättigter 163
kolloid-dispers 50
π-Komplex 165, 167
σ-Komplex 175
Komplexstabilität 137
Kondensationsmittel 268
Konfiguration 246, 253
Konfigurationsisomere 249, 252
Konfigurationsisomerie 164
Konformation 253
– ekliptische 153
– gestaffelte 153
Konformere 152, 252
Konglomerat 50
konjugierte Base 92
konjugierte Doppelbindungen 169
konjugierte Säure 92
Konstitution 253
Konstitutionsformel 246
Konstitutionsisomere 150, 252
Konzentrationsgradient 57

koordinative Bindung 133
Koordinationszahl 134
Koprostanol 192
kovalente Bindung 29
Kraft, elektromotorische 123
Kristall-Gitter 46
Kristallisation 62
Kronenether 139
Kunstluft 56
Kunststoffe 170
Kupfer(II)-sulfat 120, 137
Kupfer/Silber-Zelle 122

L

Lachgas 40, 56
Lackmus 102
β-Lactam-Antibiotika 309
Lactame 234
Lactamform 303
β-Lactamring 309
Lactimform 303
Lacton 232
Lactose 293
Ladung, Erhaltung 70
Ladungsbilanz 70, 116
Lambert-Beersches Gesetz 314
Lanthanoiden 13
Lecithin 238
Legierungen 24
Liganden 133–134
Liganden-Austauschreaktion 137
Linolensäure 231
Linolsäure 231
Liponsäure 225
Lipide 54, 297
lipophil 54, 154
lipophob 54
Lithiumaluminiumhydrid 212
Lithiumfluorid 28
Löslichkeit 53
Löslichkeitsprodukt 86
Lösung
– echte kolloidale 50
– gesättigte 53
– übersättigte 62
Lösungsenthalpie 85
Lösungswärme 85
Loganin 291
Lysin 258

M

Magnesium 17
– Bedeutung 17
Magnesiumammoniumphosphat 87
Magnesiumoxid 115
Magnesiumsulfat 29
magnetisches Moment 317
Magnetquantenzahl 7
Maleinsäure 218
Maleinsäureanhydrid 228
Malonsäure 218
Maltose 293
Malzzucker 293
Mannit 281
Mannitol 281

D-Mannose 280
Markovnikoff-Regel 166
Masse
– Erhaltung 70
– molare 31
Massenbilanz 70
Massenkonzentration 71
Massenspektren 320
Massenspektroskopie, hochauflösende 321
Massenwirkungsgesetz (MWG) 73, 95
Massenwirkungskonstante 73
Massenzahl 4
mehrprotonige Säuren 98
Membran(en) 54, 58
– semipermeable 60
Membranpotential ΔE 61
Mercaptoethanol 275
meso-Form 251
Mesomerie 172
– Carboxylat-Ion 219
– Phenol 188
– Phenolat 188
Mesomerieenergie 172
meso-Weinsäure 251
Messing 24
meta 174
Metalle 23
– edle 126
– halbedle 126
– unedle 126
metallische Bindung 23
metallischer Charakter 23–24
Metallkomplexe 133
– Farbe 139
– Gesamtladung 135
– Löslichkeit 139
– Redoxpotential 139
Metallkomplex-Reaktion 69, 137
Methan 30, 149
Methanol 184, 190
Methoxygruppe 193
Methyl 151
– aktives 193, 197
Methylamin 198
Methylchlorid 159
Methylcyclohexan 157
Methylenchlorid 159, 161
Methyl-ethyl-keton 207
Methylformamid 234
Methylglykoside 287
Methyliodid 162
Methylorange 102, 106
Methylrot 102
Methyl-tert.-butylether 193
Mevalonsäure 255
Micellen 222
Milchsäure 223, 243, 247
Milchzucker 293
mobile Phase 63
Modifikationen 46
mol 6, 70
molare Masse 31, 72
molarer Extinktionskoeffizient 315
Molarität 71, 106
Moleküle 30
– gewinkelte 38
Molekül-Ion 320
Molekülmasse 31

Molekülmodell 152
Molekülorbital 32
π-Molekülorbital 35
molekular-dispers 50
Molmasse, scheinbare 45
Molvolumen 44
Monocarbonsäuren 217
Monosaccharide 278
– Eigenschaften 281
Morphin 256
Morpholin 200
Mutarotation 283
MWG (Massenwirkungs-
  gesetz) 73, 85

N

Na⁺/K⁺-Pumpe 61
nachwachsende Rohstoffe 277
NAD (Nicotinamid-adenin-
  dinucleotid) 130
NADH 212, 315
– UV-Spektrum 315
NADH/NAD⊕ 130
Naphthalin 174
Naphthalinsulfonsäure 174
1,4-Naphthochinon 216
Naphthol 185
Naphthylrest 174
Natriumacetat 29
Natriumborhydrid 212
Natriumcarbonat 29, 104
Natriumchlorid 27, 29, 59, 71
Natriumdihydrogenphosphat
  29
Natriumhydrogencarbonat 29,
  104
Natriumhydroxid 71
Natriumlaurylsulfat 274
Natrium-methanolat 187
Natriumnitrit 29
Natriumstearat 221
Natrium-thiolat 196
Natronlauge 91
Nebengruppen 13
Nebengruppenelemente 16, 18
Nebenquantenzahl 7
Nernstsche Gleichung 54, 126,
  216
Neusilber 24
Neutralisation 103
Neutralisationswärme 103
Neutralpunkt 104–105
Neutronen 3
Newman-Projektion 153
Nichtmetalle 23
Nicotinamid-adenin-dinucleo-
  tid (NAD) 130
Nicotinsäure 303
niedermolekular 31
Ninhydrin 262, 269
Nitrierung 173
Nitrobenzol 173
NMR (Nuclear Magnetic
  Resonance) 317
NMR-Spektren 317
– Kopplungsmuster 317
NMR-Tomographie 320
R,S Nomenklatur 248
Normalität 106
Normalpotential 124

Normalwasserstoffelektrode
  123, 128
Normalbedingungen 44
Nucleophil 166, 201, 205
nucleophile Substitution 201
nucleophiles Zentrum 205
Nucleophilie 204
Nukleinsäuren 305
Nukleonen 3
Nuklid 4
Nullpunkt, absoluter 44

O

Oberflächenspannung 44, 221
Ölsäure 225, 231
offene Systeme 80
offenes Puffersystem 112
Oktett 15
Oktettregel 23, 30
Olefine 163
Oligopeptide 266
Orbitale 10
p-Orbitale 11
s-Orbitale 10
Ordnungszahl 4
Ornithin 237
ortho 174
Osazon 282
Osmose 58
osmotischer Druck 58
osmotischer Schock 59
Oxalessigsäure 223
Oxalsäure 93, 218
Oxidation 115
– anodische 89
– Definition 116
Oxidationskraft 118
Oxidationsmittel 116
Oxidationszahl 28, 118
oxidierte Form 117
Oxiran 193
Oxonium-Ion 187, 194
Ozon 37
Ozonschicht 37, 162

P

Palmitinsäure 218
Pantoinsäure 308
Pantothensäure 308
Papierelektrophorese
  262
PAPS 240
para 174
Paraffine 155
Partialdruck 112
Partialhydrolysen 270
Penicillamin 265
Penicillin G 309, 319
Penta-O-methyl-a-D-
  glucopyranosid 289
1,4-Pentadien 169
n-Pentan 34
Pentosen 279
PEP 238
Peptidbindung 266
– Biosynthese 269
– Konfiguration 271

Peptide
– α-Helix 272
– Aufbau 268–269
– Chelat-Komplexe 275
– Disulfid-Brücken 275
– Raumstruktur 273
Peptidgruppe 271
Peptidsequenz 267
Perioden 13
Periodensystem 13–14
– des Lebens 16
Peroxide 193
perspektivische Formel 246
pH-Meter 101
pH-Optimum 109
pH-Wert 96
– Bestimmung 128
– Messung 101
– Salzlösungen 103
Phase
– mobile 63
– stationäre 63, 65
Phasendiagramm 49
– des Wassers 49
Phasenumwandlung 41, 47
Phenolat-Ion 187
Phenole 185
– mehrwertige 190
Phenolphthalein 102, 106
Phenyl 174
Phenylalanin 258
Phenylhydrazin 282
Phosgen 236
Phosphatgruppen-Übertra-
  gungspotential 242
Phosphat-Puffer 110
Phosphoenolpyruvat 209, 238
3-Phosphoglycerinsäure 280
Phospholipid-Doppelschicht-
  membran 239
Phospholipide 238
Phosphorsäure 93, 110, 237
Phosphorsäureanhydride 239
Phosphorsäureester 237
– cyclische 238
Photometrie 315
Photosynthese 75, 277
Phthalsäure 219
Phthalsäureanhydrid 228
physikalische Eigenschaften
  313
Piperidin 198
pKₛ–Wert 98–99
polar 54
polarisierte Atombindung 37
Polyene 169
Polyethylen 170
Polymerisation 170
Polynukleotide 305
Polypeptide 266
– Denaturierung 274
– elektrostatische Anziehung
  274
– Hydratisierung 274
– hydrophobe Wechselwir-
  kung 274
Polyvinylchlorid 170
p-Orbitale 11
Porphyrin 140
Potentialdifferenz 122
Primärstruktur 267
prochiral 244, 255

Produkt 69
Progesteron 207
Prolin 302
Propan 149
Propanal 206
n-Propanol 184
Propanon 207
Propen 163
Propionaldehyd 206
Propionsäure 218
n-Propyl 151
Protein-Puffer 107
Protolyse-Reaktionen 92
Protonen 3
Protonenakzeptor 92
Protonendonator 92
Protonendonator-Stärke 95
Protonenübertragungs-
  Reaktionen 92
Pteridin 308
Pufferbereich 110
Puffergleichung 108
Pufferkapazität 109
Pufferlösungen 107
Puffersystem, offenes 112
Purin 304
PVC 170
Pyranosen 282
– Sesselform 285
Pyridin 198, 302
Pyridoxalphosphat 212
Pyridoxaminphosphat 212
Pyrimidin 303
Pyrophosphat 239
Pyrrol 299
Pyrrolidin 302
Pyrrolring 140
Pyruvat 223, 245

Q

Quantenzahlen 7
quartäres Ammoniumsalz 200
Quecksilber 43, 45
Quecksilber-Manometer 42

R

Racemat 250
Racemat-Trennung 250
Radikalfänger 161, 196
radikalische Bromierung 161
radikalische Chlorierung 160
radikalische Halogenierung 159
Radikalkettenreaktion 160
Radioaktivität 19
Radiocarbon-Methode 20
Radioisotope 19
Radionuklide 19
Radiopharmakon 20
Reagentien, chirale 246
Reaktion
– bimolekular 178, 203
– chemische 69
– endergone 180
– erster Ordnung 178
– exergone 180
– gekoppelte 79
– kinetisch-kontrollierte 117,
  246
– nullter Ordnung 179

Reaktion
- pseudo-erster Ordnung 178
- thermodynamisch-
  kontrollierte 176
- unimolekular 178, 203
- zweiter Ordnung 178
Reaktionsenergie 177
Reaktionsenthalpie 75
Reaktionsentropie 75
Reaktionsgeschwindigkeit 177
Reaktionsgleichung 69
Reaktionskinetik 177
Reaktionskoordinate 160, 203
Reaktionswärme 74
Rechnen, chemisches 70
Redoxpotential, pH-Abhängig-
  keit 127
Redox-Reaktionen 69, 89,
  116, 127
Redox-Teilprozeß 117
Reduktion 115
- Definition 116
- kathodische 89
Reduktionskraft 118
Reduktionsmittel 116
reduzierte Form 117
Reihe, homologe 149
reine Stoffe 49
Reinelement 5
Reinheitskriterien 48, 65
Resonanz 172
- kernmagnetische 317
Resonanzenergie 172
Resorcin 190
Retentionszeit 66
reversibel 73
D-Rhamnose 286
α-D-Ribofuranose 284
β-D-Ribofuranose 284
Ribonuclease 268
Ribonukleinsäure (RNA) 305
D-Ribose 279, 284
D-Ribulose 279
Ribulose-1,5-biphosphat 280
RNA (Ribonukleinsäure) 305
Röntgenkontrastmittel 87
Röntgenstrukturanalyse 46,
  301
Rohrzucker 293
Rohstoffe, nachwachsende
  277
R,S-Nomenklatur 248
Rückreaktion 73
R_f-Wert 64, 66

S

Saccharose 293
Sägebock-Schreibweise 153
Säulenchromatographie 63, 65
Säure/Base 91
Säure/Base-Paare 92
Säure/Base-Reaktionen 69,
  127
Säurekonstante 97
Säuren 92
- konjugierte 92
- mehrprotonige 98
- schwache 100
- starke 99
Säurestärke 97
Salicylaldehyd 206

Salicylsäure 229
Salpetersäure 93
Salzbrücke 120
Salze 27, 83
Salzlösungen 83
- pH-Wert 103
Salzsäure 91
Salzschmelze 88
Satz von Heß 76
Sauerstoff 36–37, 41, 69, 140
Sauerstoff-Halbzelle 128
Schiff'sche Base 211
Schmelzpunkt 47
Schmelzpunktserniedrigung
  48
Schock, osmotischer 59
Schutzgruppe 268
schwache Säuren 100
Schwefeldioxid 227
Schwefelsäure 93, 240
Schwefelwasserstoff 46, 88,
  93
Schweine-Insulin 276
SDS 274
Seiden-Fibroin 271
Seifen 221
Seifenlösungen 222
Sekundärstruktur 270
semipermeabel 58
semipermeable Membran 60
Sequenz 267
Sequenz-Analyse 269
Serin 258
Sesselform 156
Sialinsäure 287, 298
Siedepunkt 47
Siedepunkterhöhung 48
Silberchlorid 70, 88
Silbernitrat 29, 88
S_N1-Reaktion 202–203
S_N2-Reaktion 202–203
Sörensen 264
Solvatation 84
s-Orbitale 10
sp^2-Hybridisierung 35
sp^3-Hybridisierung 33
sp^3-Hybrid-Orbitale 33
Spannungsreihe 125
Spektren
- elektromagnetische 313
- infrarote 316
- Massen- 320
- NMR 317
- ultraviolette 313
Spektroskopie 313
spektroskopische Methoden
  313
spezifische Drehung 245
Sphingosin 297
Spiegelebene 243
Spinquantenzahl 7
Spurenelemente 18
Squalen 171
Stärke 295
Stahl 24
Standardbildungsenergie, freie
  77
Standard-Kupferelektrode 124
Standard-Zinkelektrode 124
starke Elektrolyte 83
starke Säuren 99
Startcodon 307

stationäre Phase 63, 65
Stearinsäure 218
Steran 191
Stereoformel 247
Stereoisomere 252
stereoselektiv 245
stereospezifisch 245
Steroide 191
- α/β-Stellung 192
- cis/trans-Verknüpfung 192
Stickstoff 36–37, 41
Stickstoff-Lost 200
Stöchiometrie 70
Stoffe, reine 49
Stoffgemische 50
Stoffmenge Mol 6, 70
Stoffmengenkonzentration 71
Stofftrennung 61
α-Strahlen 19
β-Strahlen 19
γ-Strahlen 19
Strahlentherapie 20
Strukturformel 30, 149
Strychnin 304
Sublimation 48, 62
Substitution 159, 173
- elektrophile 188
- elektrophile aromatische
  174
- nucleophile 201
Sucrose 293
Sulfadimethoxin 309
Sulfamethoxazol 309
Sulfonamide 308
Sulfonierung 173
Sulfoniumsalz 197
Sulfonsäure 173
Summenformel 30, 149
Suspension 50
System
- geschlossenes 77, 80
- heterogenes 50
- homogenes 50
- offenes 80

T

Tautomere 208
Tautomerie-Gleichgewicht
  208
Technetium 20
Teflon 170
Temperatur, absolute 44
Tertiärstruktur 273
Tetrachlorkohlenstoff 159,
  161
Tetraeder 34
Tetrafluorethen 170
Tetrahydrofuran 193
Tetrahydropyran 193
Tetramethylsilan 317
Tetramminkupfer(II)-Ion 135,
  138
Tetrosen 279
Thalidomid 254
Thermodynamik 176
thermodynamisch-kontrolliert
  176
thermodynamische Größe 75
Thiamin 302
Thiazol 302, 309

Thioctansäure 225
Thioester 233
Thioether 197
Thiole
- Acidität 196
- Oxydation 197
- Radikalfänger 196
Thiophen 299
Thiylradikal 196
threo 279
threo-Form 250
Threonin 249
Threose 279
Thymin 304, 306
Titration 104
Titrationskurve 104
Tollens-Reagens 207
Toluol 173
Toluolsulfonsäure 174
Totalhydrolyse 269
Tracer-Methoden 20
trans 164
trans-Addition 167
Transaminierung 212
Transport, aktiver 58, 61
Trehalose 294
Trennverfahren 62
Triacylglycerine 231
Tribromphenol 188
Tricarbonsäuren 217
Trichloressigsäure 220
Triebkraft 77
Triethanolamin 200
Trimethylamin 198
Triosen 278
Tripeptide 267
Triplett 307
Tris-Puffer 201
Tristearin 235
Tritium 5, 19
Trockeneis 48
Tryptophan 304

U

Ubichinon 216
Übergangsmetalle 23
Übergangszustand 160, 177,
  179, 203
Übertragungspotential 242
umklappen 156
Umschlagsbereich 102
Umweltgifte 51
Universalindikatoren 102
unpolar 54
Uracil 304
Urease 236
Ureid 236
Uroporphyrinogen-III 300
UV-Spektren 313

V

Vakuumdestillation 62
Valenzelektronen 8, 15
Valenzschwingung 316
Valenzschwingungsbanden
  317
Valenzzahl 29
Vanillin 206

Verbrennungsenthalpie 75
Verdampfungswärme 48
Verdunsten 48
Verdunstungskälte 48
Veresterung, säurekatalysierte
  230
Veronal 303
Verseifung 231
Verteilung 55
Vinylchlorid 170
Vitamin B_{12} 141, 301
Vitamin C 287
Volumenprozent 72
Vitamin B_1 302
Vitamin B_6 211
Vitamin B_{12} 141, 301
Vitamin C 287
Volumenprozent 72

W

van der Waals-Kräfte 44,
  154–155
Wannenform 156
Waschvorgang 222
Wasser 30, 39
Wassermolekül 45
Wasserstoff 69
Wasserstoff-Isotope
  5
Wasserstoffbrückenbindungen
  45–46, 270
 – intramolekulare 209
Wasserstoffelektrode
  128
Wasserstoffmolekül 32
Wasserstoffperoxid 119

Wechselwirkung, hydrophobe
  63, 221
Weingeist 190
Weinsäure 223
meso-Weinsäure 251
Wellenzahl 316
Rf-Wert 64, 66
$\Delta G°$-Werte 241
Wertigkeit 28, 118
Wöhler F. 145, 236

Z

Z/E-Zuordnung 164
Zelle, elektrochemische 122
Zentralion 133

Zentrum
 – aktives 251, 261
 – elektrophiles 205
 – nucleophiles 205
Zerfallskonstante 137
Zick-Zack-Kette 35,
  154
Zick-Zack-Konformation 154,
  221
Zink 91
Zinkchlorid 117
Zinksulfat 120
Zinn 47
Zustandsgröße 76
zweiprotonig 93
Zwitter-Ion 95

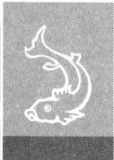

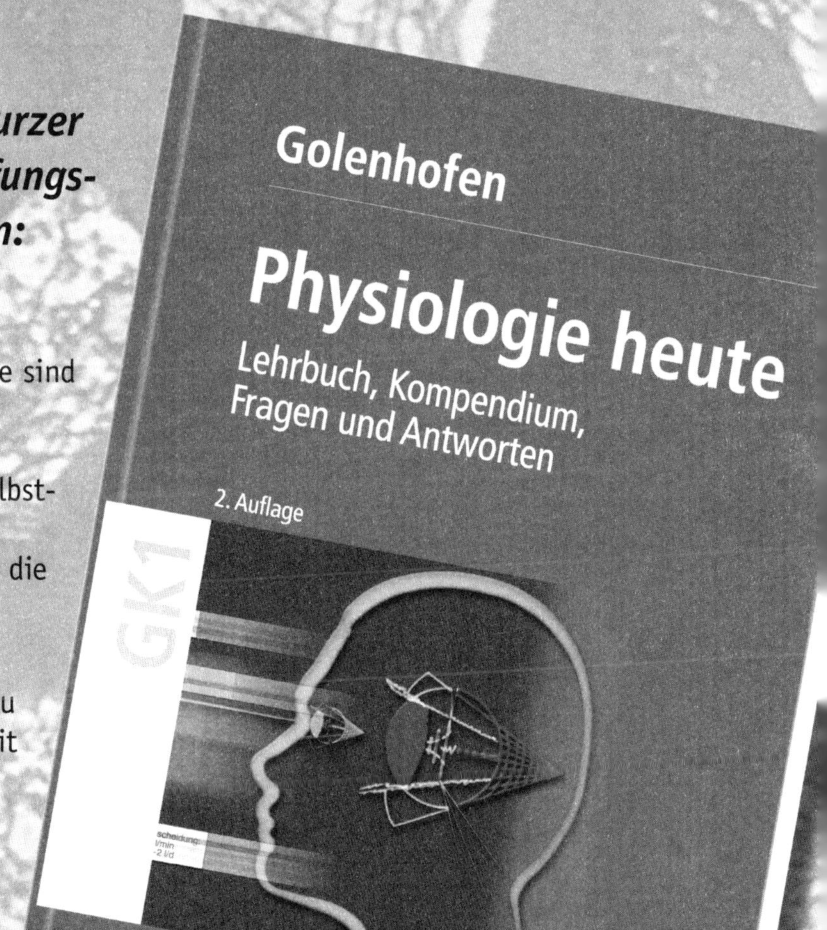

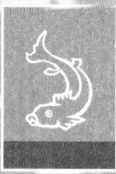

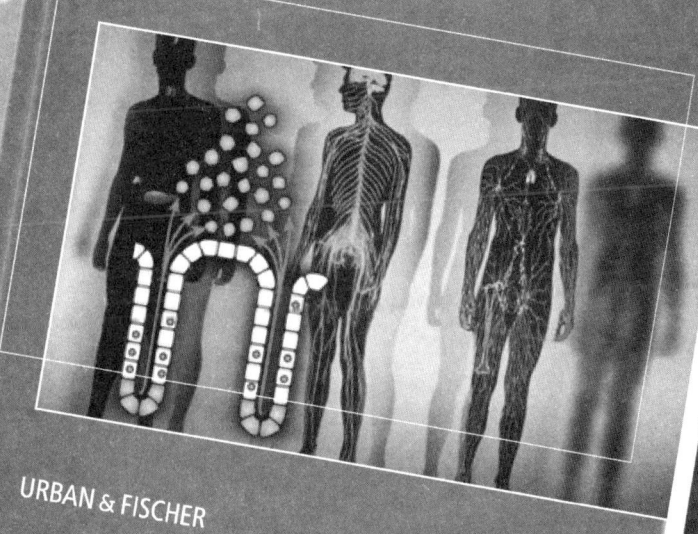
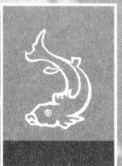